"十二五"普通高等教育本科国家级规划教材

普通高等教育中医药类"十三五"规划教材

全国普通高等教育中医药类精编教材

针 灸 学

（第 3 版）

（供中医学、中西医临床医学等专业用）

主 编

梁繁荣　常小荣

副主编

冀来喜　胡　玲　王瑞辉

崔　瑾　张永臣　唐纯志

王　斌

上海科学技术出版社

图书在版编目(CIP)数据

针灸学/梁繁荣,常小荣主编.—3 版.—上海:上海科学技术出版社,2018.7(2024.11重印)
普通高等教育中医药类"十三五"规划教材
全国普通高等教育中医药类精编教材
ISBN 978－7－5478－4007－8

Ⅰ.①针⋯　Ⅱ.①梁⋯②常⋯　Ⅲ.①针灸学－高等学校－教材　Ⅳ.①R245

中国版本图书馆 CIP 数据核字(2018)第 084226 号

针灸学(第 3 版)
主编　梁繁荣　常小荣

上海世纪出版(集团)有限公司
上海科学技术出版社　出版、发行
(上海市闵行区号景路 159 弄 A 座 9F－10F)
邮政编码 201101　　www.sstp.cn
常熟市华顺印刷有限公司印刷
开本 787×1092　1/16　印张 22.5
字数 480 千字
2006 年 8 月第 1 版
2018 年 7 月第 3 版　2024 年 11 月第 27 次印刷
ISBN 978－7－5478－4007－8/R·1627
定价:48.00 元

本书如有缺页、错装或坏损等严重质量问题,请向工厂联系调换

普通高等教育中医药类"十三五"规划教材
全国普通高等教育中医药类精编教材

专家指导委员会名单

（以姓氏笔画为序）

王　平　　王　键　　王占波　　王瑞辉　　方剑乔　　石　岩

冯卫生　　刘　文　　刘旭光　　严世芸　　李灿东　　李金田

肖鲁伟　　吴勉华　　何清湖　　谷晓红　　宋柏林　　陈　勃

周仲瑛　　胡鸿毅　　高秀梅　　高树中　　郭宏伟　　唐　农

梁沛华　　熊　磊　　冀来喜

普通高等教育中医药类"十三五"规划教材
全国普通高等教育中医药类精编教材

编委会名单

普通高等教育中医药类"十三五"规划教材

全国普通高等教育中医药类精编教材

前　言

　　新中国高等中医药教育开创至今历六十年。一甲子朝花夕拾,六十年砥砺前行,实现了长足发展,不仅健全了中医药高等教育体系,创新了中医药高等教育模式,也培养了一大批中医药人才,履行了人才培养、科技创新、社会服务、文化传承的职能和使命。高等中医药院校的教材作为中医药知识传播的重要载体,也伴随着中医药高等教育改革发展的进程,从少到多,从粗到精,一纲多本,形式多样,始终发挥着至关重要的作用。

　　上海科学技术出版社于1964年受国家卫生部委托出版全国中医院校试用教材迄今,肩负了半个多世纪的中医院校教材建设和出版的重任,产生了一大批学术深厚、内涵丰富、文辞隽永、具有重要影响力的优秀教材。尤其是1985年出版的全国统编高等医学院校中医教材(第五版),至今仍被誉为中医教材之经典而蜚声海内外。

　　2006年,上海科学技术出版社在全国中医药高等教育学会教学管理研究会的精心指导下,在全国各中医药院校的积极参与下,组织出版了供中医药院校本科生使用的"全国普通高等教育中医药类精编教材"(以下简称"精编教材"),并于2011年进行了修订和完善。这套教材融汇了历版优秀教材之精华,遵循"三基""五性""三特定"的教材编写原则,同时高度契合国家执业医师考核制度改革和国家创新型人才培养战略的要求,在组织策划、编写和出版过程中,反复论证,层层把关,使"精编教材"在内容编写、版式设计和质量控制等方面均达到了预期的要求,凸显了"精炼、创新、适用"的编写初衷,获得了全国中医药院校师生的一致好评。

　　2016年8月,党中央、国务院召开了新世纪以来第一次全国卫生与健康大会,印发实施《"健康中国2030"规划纲要》,并颁布了《中医药法》和《〈中国的中医药〉白皮书》,把发展中医药事业作为打造健康中国的重要内容。实施创新驱动发展、文化强国、"走出去"战略以及"一带一路"倡议,推动经济转型升级,都需要中医药发挥资源优势和核心作用。面对新时期中医药"创造性转化,创新性发展"的总体要求,中医药高等教育必须牢牢把握经济社会发展的大势,更加主动地服务和融入国家发展战略。为此,精编教材的编写将继续秉持"为院校提供服务、为行业打造精品"的工作要旨,在全国中医院校中广泛征求意见,多方听取要求,全面汲取经验,经过近一年的精心准备工作,在"十三五"开局之年启动了第三版的修订工作。

本次修订和完善将在保持"精编教材"原有特色和优势的基础上,进一步突出"经典、精炼、新颖、实用"的特点,并将贯彻习近平总书记在全国卫生与健康大会、全国高校思想政治工作会议等系列讲话精神,以及《国家中长期教育改革和发展规划纲要(2010—2020)》《中医药发展战略规划纲要(2016—2030年)》和《关于医教协同深化中医药教育改革与发展的指导意见》等文件要求,坚持高等教育立德树人这一根本任务,立足中医药教育改革发展要求,遵循我国中医药事业发展规律和中医药教育规律,深化中医药特色的人文素养和思想情操教育,从而达到以文化人、以文育人的效果。

同时,全国中医药高等教育学会教学管理研究会和上海科学技术出版社将不断深化高等中医药教材研究,在新版精编教材的编写组织中,努力将教材的编写出版工作与中医药发展的现实目标及未来方向紧密联系在一起,促进中医药人才培养与"健康中国"战略紧密结合起来,实现全程育人、全方位育人,不断完善高等中医药教材体系和丰富教材品种,创新、拓展相关课程教材,以更好地适应"十三五"时期及今后高等中医药院校的教学实践要求,从而进一步地提高我国高等中医药人才的培养能力,为建设健康中国贡献力量!

教材的编写出版需要在实践检验中不断完善,诚恳地希望广大中医药院校师生和读者在教学实践或使用中对本套教材提出宝贵意见,以敦促我们不断提高。

全国中医药高等教育学会常务理事、教学管理研究会理事长

胡鸿毅

2016 年 12 月

针灸学是以中医学理论为指导,在继承和发扬古代针灸学术思想和实践经验的基础上,运用传统与现代科学技术研究经络、腧穴、操作技能、治疗法则、作用机制及防治疾病规律的一门学科。本课程的主要内容包括经络腧穴、刺灸法和治疗等。

本教材的编写思想是:贯彻学生实用、教师易教的原则,坚持继承与创新相结合的编写思路。按照普通高等教育全日制五年制本科《针灸学教学大纲》和执业医师考试大纲要求,以《针灸学》第二版教材为蓝本,在充分吸收所有版本教材优点的同时,重点突出"经典、精炼、新颖、实用"的特点。

本教材在第二版的基础上做了部分修订:经络腧穴各论增加了腧穴的灸法操作;刺灸法增添了火针法、穴位贴敷法,删除了针刀法;治疗学部分增加了呃逆一证;附篇部分根据针灸经络研究最新进展进行了适当补充。

本教材适用于中医学、中西医临床医学、中医文献、养生康复、骨伤、全科医学等专业或方向的五年制本科学生使用。

本教材的绪言由梁繁荣编写,上篇经络总论由常小荣编写,腧穴总论由冀来喜编写,手太阴肺经至足太阴脾经由胡玲、蔡荣林编写,手少阴心经至足少阴肾经由王瑞辉编写,手厥阴心包经至足厥阴肝经由崔瑾编写,奇经八脉、经外奇穴由张永臣编写。中篇刺灸法总论由唐纯志编写,毫针刺法由王斌编写,灸法由成泽东编写,拔罐法由李晓泓编写,三棱针、皮肤针、皮内针法由陈勤编写,火针法由刘密编写,电针法由朱英编写,穴位注射法、穴位埋线法、穴位贴敷法由杜艳军编写,头针法由张立编写,耳针法由贾春生编写。下篇治疗总论由杨旭光编写,内科病证由郭太品、赵永海、陈波、郑美凤编写,妇儿科病证由李学智、黄泳编写,皮外科病证由黄冬梅、黄银兰编写,五官科病证由陈姣编写,急症由彭进编写,其他病证由邓瑜编写。附篇由刘迈兰、洪肖娟、李芳编写。全书由梁繁荣、常小荣、刘密统稿。

　　在编写过程中,我们力求做到保持和发扬中医学特色,并使之更切合教学和临床工作的需要,但不妥之处在所难免,敬请教师和学生在使用本教材的过程中提出意见,以便修改提高。

《针灸学》编委会

2018 年 4 月

绪论 ……………………………………………………………………………… 1

 一、针灸学发展简史 / 1

  （一）针灸的起源 / 1

  （二）针灸学理论体系的形成 / 2

  （三）针灸学理论体系的发展 / 3

 二、针灸学术的对外传播 / 4

 三、针灸学的基本内容和学习方法 / 5

上篇 经 络 腧 穴

第一章 经络总论 ………………………………………………………… 9

 第一节 经络学说的形成 / 9

  一、针灸等刺激的感应传导现象的观察 / 9

  二、腧穴主治功效的总结 / 10

  三、气功的"行气"与经络的发现 / 10

  四、体表病理现象的推理 / 10

  五、解剖生理知识的启发 / 10

 第二节 经络系统的组成 / 10

  一、十二经脉 / 11

   （一）十二经脉的名称 / 11

   （二）十二经脉在体表的分布规律 / 11

   （三）十二经脉表里属络关系 / 11

   （四）十二经脉循行与交接规律 / 12

   （五）十二经脉气血流注规律 / 12

   （六）十二经脉与脏腑器官的联络 / 12

  二、奇经八脉 / 13

   （一）奇经八脉的命名与分布概况 / 13

（二）奇经八脉的作用与临床意义 / 13

三、十五络脉 / 14

（一）十五络脉分布概况 / 14

（二）十五络脉的作用与临床意义 / 15

四、十二经别 / 15

（一）十二经别分布概况 / 15

（二）十二经别的作用与临床意义 / 15

五、十二经筋 / 16

（一）十二经筋分布概况 / 16

（二）十二经筋的作用与临床意义 / 16

六、十二皮部 / 16

（一）十二皮部分布概况 / 16

（二）十二皮部的作用与临床意义 / 16

第三节　经络的标本、根结和气街、四海 / 17

一、标本 / 17

二、根结 / 17

三、气街 / 18

四、四海 / 18

第四节　经络的作用和经络学说的临床应用 / 19

一、经络的作用 / 19

（一）联系脏腑，沟通内外 / 19

（二）运行气血，协调阴阳 / 19

（三）抗御病邪，反映证候 / 19

（四）传导感应，调整虚实 / 20

二、经络学说的临床应用 / 20

（一）诊断方面 / 20

（二）治疗方面 / 21

第二章　腧穴总论 ···························· 22

第一节　腧穴的分类和命名 / 22

一、腧穴的分类 / 22

（一）经穴 / 22

（二）奇穴 / 23

（三）阿是穴 / 23

二、腧穴的命名 / 23

（一）天象地理 / 24

（二）人事物象类 / 24

（三）形态功能类 / 24

第二节　腧穴的主治特点和规律 / 24
一、腧穴的主治特点 / 24
（一）近治作用 / 24
（二）远治作用 / 24
（三）特殊作用 / 25
二、腧穴的主治规律 / 25
（一）分经主治规律 / 25
（二）分部主治规律 / 26
第三节　特定穴 / 30
一、五输穴 / 30
二、原穴、络穴 / 32
三、背俞穴、募穴 / 33
四、八会穴 / 34
五、郄穴 / 34
六、下合穴 / 34
七、八脉交会穴 / 35
［附］　八脉交会八穴歌 / 35
八、交会穴 / 35
第四节　腧穴定位法 / 38
一、体表标志定位法 / 39
（一）固定标志 / 39
（二）活动标志 / 39
二、骨度分寸定位法 / 39
三、手指同身寸定位法 / 41
（一）中指同身寸 / 41
（二）拇指同身寸 / 41
（三）横指同身寸 / 41
四、简便取穴法 / 41

第三章　经络腧穴各论 ································ 42

第一节　手太阴经络及其腧穴 / 42
一、手太阴经络 / 42
（一）经脉循行 / 42
（二）主要病候 / 42
（三）络脉循行及其病候 / 43
（四）主治概要 / 43
二、手太阴腧穴 / 43
（一）常用腧穴 / 43

中府 / 43　　尺泽 / 44　　孔最 / 44　　列缺 / 44

太渊 / 45　　鱼际 / 45　　少商 / 45

（二）腧穴表解 / 45

第二节　手阳明经络及其腧穴 / 46

一、手阳明经络 / 46

（一）经脉循行 / 46

（二）主要病候 / 47

（三）络脉循行及其病候 / 47

（四）主治概要 / 47

二、手阳明腧穴 / 47

（一）常用腧穴 / 47

商阳 / 47　　三间 / 47　　合谷 / 48　　阳溪 / 48

偏历 / 48　　手三里 / 48　　曲池 / 49　　臂臑 / 49

肩髃 / 49　　扶突 / 49　　迎香 / 50

（二）腧穴表解 / 50

第三节　足阳明经络及其腧穴 / 52

一、足阳明经络 / 52

（一）经脉循行 / 52

（二）主要病候 / 52

（三）络脉循行及其病候 / 52

（四）主治概要 / 52

二、足阳明腧穴 / 53

（一）常用腧穴 / 53

承泣 / 53　　四白 / 53　　地仓 / 53　　颊车 / 53

下关 / 54　　头维 / 54　　梁门 / 54　　天枢 / 54

归来 / 55　　伏兔 / 55　　梁丘 / 55　　足三里 / 55

上巨虚 / 56　　下巨虚 / 56　　丰隆 / 56　　解溪 / 56

内庭 / 57　　厉兑 / 57

（二）腧穴表解 / 57

第四节　足太阴脾经络及其腧穴 / 61

一、足太阴经络 / 61

（一）经脉循行 / 61

（二）主要病候 / 61

（三）络脉循行及其病候 / 61

（四）主治概要 / 61

二、足太阴腧穴 / 61

（一）常用腧穴 / 61

隐白 / 61　　太白 / 62　　公孙 / 62　　三阴交 / 62

地机 / 62　　阴陵泉 / 63　　血海 / 63　　大横 / 63

大包 / 63

（二）腧穴表解 / 64

第五节　手少阴经络及其腧穴 / 66

一、手少阴经络 / 66

（一）经脉循行 / 66

（二）主要病候 / 67

（三）络脉循行及其病候 / 67

（四）主治概要 / 67

二、手少阴腧穴 / 67

（一）常用腧穴 / 67

极泉 / 67　　少海 / 67　　通里 / 67　　阴郄 / 68

神门 / 68　　少冲 / 68

（二）腧穴表解 / 68

第六节　手太阳经络及其腧穴 / 70

一、手太阳经络 / 70

（一）经脉循行 / 70

（二）主要病候 / 71

（三）络脉循行及其病候 / 71

（四）主治概要 / 71

二、手太阳腧穴 / 71

（一）常用腧穴 / 71

少泽 / 71　　后溪 / 71　　腕骨 / 71　　支正 / 72

天宗 / 72　　颧髎 / 72　　听宫 / 73

（二）腧穴表解 / 73

第七节　足太阳经络及其腧穴 / 75

一、足太阳经络 / 75

（一）经脉循行 / 75

（二）主要病候 / 75

（三）络脉循行及其病候 / 75

（四）主治概要 / 75

二、足太阳腧穴 / 75

（一）常用腧穴 / 75

睛明 / 75　　攒竹 / 76　　天柱 / 76　　风门 / 76

肺俞 / 77　　心俞 / 77　　膈俞 / 77　　肝俞 / 78

胆俞 / 78　　脾俞 / 78　　胃俞 / 78　　肾俞 / 79

大肠俞 / 79　膀胱俞 / 79　次髎 / 79　　委阳 / 80

委中 / 80　　膏肓 / 80　　志室 / 80　　秩边 / 81

承山 / 81　　飞扬 / 81　　昆仑 / 81　　申脉 / 82

束骨 / 82　　至阴 / 82

（二）腧穴表解 / 82

第八节　足少阴经络及其腧穴 / 87
　　一、足少阴经络 / 87
　　　　（一）经脉循行 / 87
　　　　（二）主要病候 / 88
　　　　（三）络脉循行及其病候 / 88
　　　　（四）主治概要 / 88
　　二、足少阴腧穴 / 88
　　　　（一）常用腧穴 / 88
　　　　　　涌泉 / 88　　然谷 / 88　　太溪 / 89　　大钟 / 89
　　　　　　照海 / 89　　复溜 / 89　　俞府 / 90
　　　　（二）腧穴表解 / 90
第九节　手厥阴经络及其腧穴 / 93
　　一、手厥阴经络 / 93
　　　　（一）经脉循行 / 93
　　　　（二）主要病候 / 93
　　　　（三）络脉循行及其病候 / 93
　　　　（四）主治概要 / 93
　　二、手厥阴腧穴 / 93
　　　　（一）常用腧穴 / 93
　　　　　　天池 / 93　　曲泽 / 94　　间使 / 94　　内关 / 94
　　　　　　大陵 / 95　　劳宫 / 95　　中冲 / 95
　　　　（二）腧穴表解 / 96
第十节　手少阳经络及其腧穴 / 97
　　一、手少阳经络 / 97
　　　　（一）经脉循行 / 97
　　　　（二）主要病候 / 97
　　　　（三）络脉循行及其病候 / 97
　　　　（四）主治概要 / 97
　　二、手少阳腧穴 / 97
　　　　（一）常用腧穴 / 97
　　　　　　关冲 / 97　　中渚 / 98　　阳池 / 98　　外关 / 98
　　　　　　支沟 / 98　　肩髎 / 99　　翳风 / 99　　耳门 / 100
　　　　　　丝竹空 / 100
　　　　（二）腧穴表解 / 100
第十一节　足少阳经络及其腧穴 / 102
　　一、足少阳经络 / 102
　　　　（一）经脉循行 / 102
　　　　（二）主要病候 / 102
　　　　（三）络脉循行及其病候 / 102

（四）主治概要 / 103

二、足少阳腧穴 / 103

（一）常用腧穴 / 103

瞳子髎 / 103　　听会 / 104　　阳白 / 104　　头临泣 / 104

风池 / 104　　肩井 / 105　　日月 / 105　　带脉 / 105

环跳 / 106　　风市 / 106　　阳陵泉 / 107　　光明 / 107

悬钟 / 107　　丘墟 / 107　　足临泣 / 108　　足窍阴 / 108

（二）腧穴表解 / 108

第十二节　足厥阴经络及其腧穴 / 112

一、足厥阴经络 / 112

（一）经脉循行 / 112

（二）主要病候 / 112

（三）络脉循行及其病候 / 112

（四）主治概要 / 112

二、足厥阴腧穴 / 112

（一）常用腧穴 / 112

大敦 / 112　　行间 / 113　　太冲 / 113　　曲泉 / 113

章门 / 113　　期门 / 114

（二）腧穴表解 / 114

第十三节　奇经八脉及其腧穴 / 116

一、督脉及其腧穴 / 116

（一）循行路线 / 116

（二）主要病候 / 116

（三）主治概要 / 116

（四）常用腧穴 / 117

长强 / 117　　腰阳关 / 117　　命门 / 118　　至阳 / 118

大椎 / 118　　哑门 / 118　　风府 / 119　　百会 / 119

上星 / 119　　素髎 / 119　　水沟 / 119　　印堂 / 120

（五）腧穴表解 / 120

二、任脉及其腧穴 / 122

（一）循行路线 / 122

（二）主要病候 / 123

（三）主治概要 / 123

（四）常用腧穴 / 123

中极 / 123　　关元 / 124　　气海 / 124　　神阙 / 124

下脘 / 124　　中脘 / 124　　膻中 / 125　　天突 / 125

廉泉 / 126　　承浆 / 126

（五）腧穴表解 / 126

三、冲脉 / 128

（一）循行路线 / 128

（二）主要病候 / 128

（三）交会腧穴 / 128

四、带脉 / 128

（一）循行路线 / 128

（二）主要病候 / 128

（三）交会腧穴 / 128

五、阳蹻脉 / 129

（一）循行路线 / 129

（二）主要病候 / 129

（三）交会腧穴 / 129

六、阴蹻脉 / 129

（一）循行路线 / 129

（二）主要病候 / 130

（三）交会腧穴 / 130

七、阳维脉 / 130

（一）循行路线 / 130

（二）主要病候 / 130

（三）交会腧穴 / 130

八、阴维脉 / 131

（一）循行路线 / 131

（二）主要病候 / 131

（三）交会腧穴 / 131

第十四节　奇穴 / 132

（一）常用奇穴 / 132

四神聪 / 132　太阳 / 132　球后 / 132　金津、玉液 / 133

牵正 / 133　翳明 / 133　提托 / 133　子宫 / 133

三角灸 / 134　定喘 / 134　夹脊 / 134　腰眼 / 134

十宣 / 134　四缝 / 135　八邪 / 135　外劳宫 / 136

腰痛点 / 136　臂中 / 136　肩前 / 136　百虫窝 / 136

鹤顶 / 137　膝眼 / 137　胆囊 / 137　阑尾 / 137

八风 / 138

（二）奇穴表解 / 138

中篇　刺　灸　法

第四章　刺灸法总论 ·························· 145

第一节　刺灸的起源与发展 / 145

一、刺法的起源与发展 / 145

二、灸法的起源与发展 / 146

第二节 刺灸法操作的量学要素 / 146

一、刺法的量学要素 / 146

（一）刺激的强度 / 146

（二）刺激的时间 / 147

二、灸法的量学要素 / 147

第三节 刺灸法的宜忌 / 148

一、施术部位的宜忌 / 148

二、患者体质的宜忌 / 148

三、病情性质的宜忌 / 148

四、刺灸时间的宜忌 / 148

五、特殊情况的宜忌 / 149

第五章 刺灸法各论 ·························· 150

第一节 毫针法 / 150

一、毫针的构造、规格、检查 / 150

（一）毫针的构造 / 150

（二）毫针的规格 / 150

（三）毫针的检查 / 151

二、针刺法的练习 / 151

（一）指力练习 / 151

（二）手法练习 / 151

（三）实体练习 / 151

三、针刺前的准备 / 152

（一）针具选择 / 152

（二）体位选择 / 152

（三）灭菌及消毒 / 153

四、进针法 / 154

（一）单手进针法 / 154

（二）双手进针法 / 154

（三）针管进针法 / 156

五、针刺的方向、角度和深度 / 156

（一）针刺的方向 / 156

（二）针刺的角度 / 156

（三）针刺的深度 / 156

六、行针与得气 / 157

（一）基本手法 / 157

（二）辅助手法 / 158

（三）得气 / 159

七、针刺补泻 / 159

（一）单式补泻手法 / 160

（二）复式补泻手法 / 160

（三）影响针刺补泻效应的因素 / 161

八、留针与出针 / 161

（一）留针法 / 161

（二）出针法 / 161

九、异常情况的处理和预防 / 161

（一）晕针 / 162

（二）滞针 / 162

（三）弯针 / 162

（四）断针 / 162

（五）血肿 / 163

（六）气胸 / 163

（七）刺伤内脏 / 163

（八）刺伤脑或脊髓 / 164

十、针刺注意事项 / 164

第二节　灸法 / 165

一、灸法的材料 / 165

（一）艾 / 165

（二）其他灸材 / 165

二、灸法的作用 / 165

（一）防病保健 / 165

（二）温经散寒 / 166

（三）扶阳固脱 / 166

（四）消瘀散结 / 166

（五）引热外行 / 166

三、灸法的种类及其运用 / 166

（一）艾炷灸 / 167

（二）艾条灸 / 168

（三）温针灸 / 169

（四）温灸器灸 / 170

（五）其他灸法 / 170

四、灸感及灸法补泻 / 171

（一）灸感 / 171

（二）灸法补泻 / 171

五、施灸的注意事项 / 171

（一）施灸的先后顺序 / 171

（二）施灸的禁忌 / 171

（三）灸后的处理 / 172

第三节　拔罐法 / 172

一、罐的种类 / 172

（一）玻璃罐 / 172

（二）竹罐 / 172

（三）陶罐 / 173

（四）抽气罐 / 173

二、吸罐的方法 / 173

（一）火罐法 / 173

（二）水罐法 / 173

（三）抽气法 / 174

三、拔罐法的应用 / 174

（一）留罐法 / 174

（二）闪罐法 / 174

（三）推罐法 / 174

（四）刺血（刺络）拔罐法 / 174

（五）留针拔罐法 / 174

（六）药罐法 / 175

四、起罐法 / 175

五、拔罐的作用和适应范围 / 175

（一）拔罐的作用 / 175

（二）拔罐的适应范围 / 175

六、注意事项 / 175

第四节　三棱针法、皮肤针法、皮内针法 / 176

一、三棱针法 / 176

（一）操作方法 / 176

（二）适应范围 / 177

（三）注意事项 / 178

二、皮肤针法 / 178

（一）操作方法 / 178

（二）适应范围 / 179

（三）注意事项 / 179

三、皮内针法 / 179

（一）操作方法 / 179

（二）适应范围 / 180

（三）注意事项 / 180

第五节　火针法 / 180

（一）操作方法 / 180

（二）适应范围 / 181

（三）注意事项 / 181

第六节　电针法 / 182

（一）操作方法 / 182

（二）电针刺激参数的作用 / 182

（三）适应范围 / 183

（四）注意事项 / 183

【附】　经皮穴位电刺激 / 183

（一）操作方法 / 183

（二）适应范围 / 184

（三）注意事项 / 184

第七节　穴位注射法、穴位埋线法、
穴位贴敷法 / 184

一、穴位注射法 / 184

（一）操作方法 / 184

（二）常用药物 / 185

（三）适应范围 / 185

（四）注意事项 / 185

二、穴位埋线法 / 186

（一）操作方法 / 186

（二）适应范围 / 188

（三）注意事项 / 188

三、穴位贴敷法 / 188

（一）操作方法 / 189

（二）适用范围 / 189

（三）注意事项 / 190

第八节　头针 / 190

一、标准头针线的定位和主治 / 190

（一）额区 / 190

（二）顶区 / 191

（三）颞区 / 192

（四）枕区 / 192

二、适应范围 / 192

三、操作方法 / 193

（一）穴位选择 / 193

（二）进针方法 / 193

（三）行针手法 / 193

（四）起针 / 193

四、注意事项 / 193

第九节　耳针 / 194

　　一、耳与经络脏腑的联系 / 194

　　二、耳郭表面解剖 / 194

　　三、耳穴的分布特点 / 195

　　四、耳穴的定位和主治 / 196

　　　　（一）耳轮穴位 / 196

　　　　（二）耳舟穴位 / 196

　　　　（三）对耳轮穴位 / 197

　　　　（四）三角窝穴位 / 198

　　　　（五）耳屏穴位 / 198

　　　　（六）对耳屏穴位 / 199

　　　　（七）耳甲穴位 / 199

　　　　（八）耳垂穴位 / 201

　　　　（九）耳背穴位 / 201

　　　　（十）耳根穴位 / 202

　　五、临床应用 / 202

　　　　（一）适应范围 / 202

　　　　（二）选穴原则 / 202

　　　　（三）耳穴探查方法 / 203

　　　　（四）耳穴的刺激方法 / 203

　　　　（五）注意事项 / 204

下篇　治　疗

第六章　**针灸治疗总论** ·· **207**

第一节　针灸治疗作用 / 207

　　一、疏通经络 / 207

　　二、调和阴阳 / 208

　　三、扶正祛邪 / 208

第二节　针灸治疗原则 / 208

　　一、补虚泻实 / 208

　　二、清热温寒 / 209

　　三、治病求本 / 209

　　四、三因制宜 / 210

第三节　针灸临床诊治特点 / 211

　　一、辨证与辨经结合 / 211

　　二、辨证与辨病结合 / 211

　　三、调神与调气并重 / 212

第四节　针灸配穴处方 / 212
　　　　一、选穴原则 / 212
　　　　二、配穴方法 / 213
　　　　　　（一）按部位配穴 / 213
　　　　　　（二）按经脉配穴 / 213
第五节　刺灸方法的选择 / 214
　　　　［附］　临床针灸处方常用符号 / 214

第七章　针灸治疗各论 ·················· 215

第一节　内科病证 / 215
　　中风 / 215　　　眩晕 / 218　　　头痛 / 220　　　面瘫 / 222
　　面痛 / 224　　　感冒 / 225　　　咳嗽 / 226　　　哮喘 / 227
　　心悸 / 229　　　不寐 / 230　　　胸痹 / 231　　　郁证 / 231
　　癫狂 / 232　　　痴呆 / 234　　　痫病 / 235　　　震颤麻痹 / 236
　　消渴 / 238　　　胁痛 / 239　　　胃痛 / 240　　　呃逆 / 241
　　腹痛 / 242　　　呕吐 / 243　　　泄泻 / 244　　　便秘 / 245
　　癃闭 / 246　　　阳痿 / 249

第二节　妇儿科病证 / 251
　　月经不调 / 251　痛经 / 253　　　经闭 / 255　　　崩漏 / 256
　　带下病 / 257　　不孕症 / 258　　胎位不正 / 260　滞产 / 260
　　乳少 / 262　　　遗尿 / 262　　　小儿惊风 / 263　小儿食积 / 265
　　小儿脑性瘫痪 / 266　　　　　　小儿多动症 / 267

第三节　皮外科病证 / 268
　　风疹 / 268　　　疔疮 / 269　　　痄腮 / 270　　　乳痈 / 271
　　乳癖 / 272　　　肠痈 / 272　　　痔疮 / 273　　　扭伤 / 274
　　肘劳 / 275　　　肩痹 / 276　　　颈痹 / 277　　　腰痛 / 279
　　痹证 / 281　　　痿证 / 282　　　腱鞘囊肿 / 285　丹毒 / 286
　　蛇丹 / 287　　　扁平疣 / 288　　神经性皮炎 / 289　痤疮 / 290
　　斑秃 / 291

第四节　五官科病证 / 292
　　目赤肿痛 / 292　麦粒肿 / 292　近视 / 293　　　耳鸣、耳聋 / 295
　　牙痛 / 296　　　鼻渊 / 296　　咽喉肿痛 / 297　口疮 / 298

第五节　急症 / 299
　　晕厥 / 299　　　虚脱 / 300　　高热 / 300　　　抽搐 / 301
　　内脏绞痛 / 302

第六节　其他 / 304
　　慢性疲劳综合征 / 304　　　　　戒断综合征 / 305
　　肥胖症 / 306　　衰老 / 306　　　术后切口疼痛 / 307
　　术后胃肠功能紊乱 / 307　　　　放疗、化疗反应 / 308

附　篇

参考资料 ··· **311**

　　第一节　针灸现代研究概况 / 311
　　　　一、针灸文献研究 / 311
　　　　　　（一）人体经脉漆雕的发现 / 311
　　　　　　（二）古典文献研究 / 311
　　　　　　（三）现代文献研究 / 312
　　　　二、针灸临床研究 / 312
　　　　　　（一）针灸临床适应证范围 / 312
　　　　　　（二）针灸临床穴位主治、配伍研究 / 312
　　　　　　（三）针灸临床研究 / 312
　　　　三、针灸开发研究 / 313
　　　　四、针灸标准化研究 / 313
　　　　五、针灸实验研究 / 314
　　　　　　（一）实验研究的重心和成果 / 314
　　　　　　（二）研究技术的发展与更新 / 315
　　第二节　古代人体部位释义 / 315
　　第三节　子午流注、灵龟飞腾八法 / 319
　　　　一、纳支法 / 319
　　　　　　（一）纳支法应用基础 / 319
　　　　　　（二）纳支法应用方法 / 319
　　　　二、纳甲法 / 320
　　　　　　（一）纳甲法应用基础 / 320
　　　　　　（二）纳甲法应用方法 / 321
　　　　三、灵龟八法 / 322
　　　　　　（一）灵龟八法应用基础 / 322
　　　　　　（二）灵龟八法应用方法 / 323
　　　　四、飞腾八法 / 323
　　　　　　（一）飞腾八法应用基础 / 323
　　　　　　（二）飞腾八法应用方法 / 324
　　第四节　针灸歌赋选 / 324
　　　　一、四总穴歌 / 324
　　　　二、十五络脉歌 / 324
　　　　三、井荥输（原）经合歌 / 324
　　　　四、十二背俞穴歌 / 324
　　　　五、郄穴歌 / 325

六、十四经穴歌 / 325

七、百症赋 / 326

八、徐凤《子午流注逐日按时定穴歌》/ 327

第五节　针灸临床病历书写格式 / 328

一、门诊病历书写格式 / 328

二、住院病历书写格式 / 328

绪　论

导学

　　本章介绍针灸学的起源和发展。学习本章应重点掌握针灸学发展过程中的重要论著,熟悉针法、灸法的不同特点,了解针灸学的基本内容和学习方法。

　　针灸学是以中医学理论为指导,研究经络、腧穴和刺灸方法,探讨运用针灸防治疾病规律的一门学科。它是中医学的重要组成部分,内容包括经络、腧穴、针灸技术和临床治疗等部分。

　　针灸疗法具有适应证广、疗效显著、应用方便、经济安全等优点,数千年来深受广大人民的欢迎,对中华民族的繁衍昌盛做出了巨大贡献。

一、针灸学发展简史

(一)针灸的起源

　　针灸的历史悠久。据考证,它起源于我国原始社会的氏族公社制度时代。我国从 400 万年前就有了人类活动,大约从 40 000 年前进入氏族公社制度时代,一直延续到距今 4 000 年前。在这个时期,先民们以石器作为主要的生产和生活工具,所以考古学上称为石器时代。从远古到 10 000 年前为旧石器时代,10 000 年前到 7 000～8 000 年前为中石器时代,7 000～8 000 年前到 4 000 年前为新石器时代。针灸疗法大约诞生于新石器时代。古书里保存着一些关于针灸起源的传说资料,都指这个时期。如皇甫谧《帝王世纪》里记载,太皞伏羲氏"尝味百药而制九针",罗泌《路史》则说太皞伏羲氏"尝草治砭,以制民疾"。又皇甫谧《针灸甲乙经·序》说:"黄帝咨访岐伯、伯高,少俞之徒……而针道生焉。"孙思邈《备急千金要方·序》则说:"黄帝受命,创制九针。"

　　针刺疗法起源于新石器时代,还可以从原始的针刺工具加以论证。在距今 2 000 多年以前的古书中,经常提到原始的针刺工具是石器,称为砭石。如《左传》收录的公元前 550 年一段史料提到"美疢不如恶石",《山海经·东山经》记载有"高氏之山,有石如玉,可以为箴。"《素问·宝命全形论篇》载有"制砭石小大"等,这些都是远古人类以砭石治病的佐证。砭石治病,最初主要是用于刺破脓疡,进而作为刺络泻血之用。我国曾在内蒙古自治区多伦县的新石器时代遗址中发现过一根 4.5 cm 长的砭石,一端扁平有弧形刃,可用来切开脓疡,另一端为四棱锥形,可用来放血。在山东省日照县新石器时代晚期的一个墓葬里,还发现过两根殉葬的砭石,长度分别为 8.3 cm 和 9.1 cm,尖端为三棱锥形和圆锥形,可用它们放血,调和经气。砭石实物的发现,为针刺起源于新石器时代提供了有力的证据。

砭石治病来源于我国东部沿海一带以渔业为生的民族。据《素问·异法方宜论篇》记载:"其民食鱼而嗜咸,皆安其处,美其食。鱼者使人热中,盐者胜血,故其民皆黑色疏理,其病皆为痈疡,其治宜砭石。故砭石者,亦从东方来。"这里所说的"东方",相当于我国山东省一带。近年来,在山东省发现了一批以针砭为题材的汉画像石,画像石上雕刻着半人半鸟形的神医正在用砭石或细针给人治病。鸟形显然来源于原始氏族的图腾崇拜,画像石反映了古代关于针砭起源的传说。

灸法也是起源于原始社会氏族公社制度时代。据《素问·异法方宜论篇》记载:"北方者,天地所闭藏之域也。其地高陵居,风寒冰冽。其民乐野处而乳食,藏寒生满病,其治宜灸焫。故灸焫者,亦从北方来。"这段记载说明灸法的发现与寒冷环境的生活习惯有密切关系。原始社会栖息在北方的人们离不开烤火取暖,加上他们野居乳食的生活习惯,容易患腹部寒痛、胀满等症,非常适宜于热疗。因而经过长期的积累经验,发明了灸法和熨热疗法。据考察,先民们钻木取火或敲击燧石取火,往往用艾绒作为引火材料,起源于原始社会晚期的骨卜也是用艾绒烧灼动物骨。很明显,这种用艾绒点火的方法,为发明艾灸提供了必要条件。

(二)针灸学理论体系的形成

从战国至秦汉时代,以《内经》成书为标志,此时的医学家们不但已构筑起以经络学说为核心的理论框架,而且已卓有成效地运用刺法、灸法等技术防病治病,并善于理论联系实践,在实践中不断发展和更新理论,初步形成了以理、法、方、穴、术为一体的独特的针灸学理论体系。

春秋战国至秦汉时代,我国由奴隶社会迈入封建社会,随着生产力的提高和社会制度的变革,各种学术思想的进步,古代哲学思想的影响,促进了针灸学从实践经验向理论高度的深化。针刺工具由砭石、骨针、竹针发展到了金属针,从而扩大了针灸疗法的适应范围。据《左传》记载,春秋战国时代的医缓、医和均擅长针灸。先秦名医扁鹊(秦越人)在给虢太子治尸厥时,让其弟子子阳取外三阳五会而使太子复苏,又令弟子子豹药熨两胁下,而太子坐起……证明在先秦时代针砭、火灸、药熨等均已广泛应用于各种疾病的治疗。1973年长沙马王堆三号汉墓出土的医学帛书中,有两种关于古代经脉的著作,它记载了十一条经脉的循行、病候和灸法治疗。根据其足臂、阴阳的命名特点,称为"足臂十一脉灸经"和"阴阳十一脉灸经",反映了针灸学核心理论的经络学说的早期面貌。

《内经》的问世,是先秦至西汉医学发展的必然结果。此书约成书于战国至秦汉时代,东汉至隋唐仍有修订和补充。《内经》包括《素问》和《灵枢》两部分,共18卷,162篇,它在汇总前人文献的基础上,以阴阳、五行、脏腑、经络、腧穴、精神、气血、津液等为基本理论,以针灸为主要医疗技术,用无神论观点、整体观点、发展变化的观点、人体与自然界相应的观点,论述了人体的生理、病理、诊断要领和防病治病原则,奠定了针灸学基础理论,其中以《灵枢》所载针灸理论更为丰富和系统,故《灵枢》又称"针经"。

《内经》对经络学说尤有精辟的论述,不但对十二经脉的循行走向、络属脏腑及其所主病证均有明确记载,而且对奇经八脉、十二经别、十五别络、十二经筋、十二皮部的走向、分布、功能以及与经络系统相关的根结、标本、气街、四海等亦有记叙。《内经》对腧穴理论也有较多的论述,载有160个左右常用穴位的名称,对特定穴理论阐述较详细,特别是对五输穴理论阐述较为全面,而对原穴、下合穴、十五络穴、五脏背俞穴等也都有载述。《内经》对刺法论述较为详尽,补泻手法上提出了迎随补泻、徐疾补泻、呼吸补泻、开阖补泻等。在治疗方面,论述了治疗原则如"盛则写之,虚则补之"。取穴配穴方面提出了许多具体方法,如俞募配穴法、远道取穴法等。《内经》记载了100多种病证,其中绝大多数疾病都应用针灸治疗。

《难经》是一部可与《内经》相媲美的古典医籍,相传系秦越人(扁鹊)所作。该书内容简要,辨析精微,进一步丰富和充实了针灸学理论体系。其中关于奇经八脉和原气的论述,更补充了《内经》的不足。同时,还提出了八会穴,并对五输穴按五行学说做了详细的解释。发明六经辨证的张仲景,在其著作《伤寒杂病论》中,不仅在方药方面给人留下许多光辉的典范,而且在针灸学术上也有许多独到的见解和贡献。在他的著作中直接与针灸有关的条文达69条,主张针药结合、辨证施治。已佚的《明堂孔穴针灸治要》(即《黄帝明堂经》)应该是这一时期有关腧穴的专著。以外科闻名于世的华佗亦精于针灸,创立了著名的"华佗夹脊穴",著有《枕中灸刺经》(已佚)。三国时代的曹翕擅长灸法,著《曹氏灸经》,可惜也失传。

(三) 针灸学理论体系的发展

1. **魏晋隋唐时代**　魏晋南北朝,历隋唐至五代,前后700余年。针灸学理论与技术随着这一时代政治、经济、文化的发展而有新的提高,出现了众多名医名著,推动了针灸学理论体系的发展。

魏晋时代的皇甫谧在魏甘露间(256～260年),将《素问》《灵枢》《明堂孔穴针灸治要》三书中的针灸内容汇而为一,去其重复,择其精要,编撰成《针灸甲乙经》。全书分为12卷128篇,共收349个腧穴,按脏腑、气血、经络、腧穴、脉诊、刺灸法和临床各科病证针灸治疗为次序加以编纂,成为一部最早的、体系比较完整的针灸专书,是继《内经》之后对针灸学的又一次总结,在针灸学发展史上起到了承先启后的作用。晋代名医葛洪撰《肘后备急方》,所录针灸医方109条,其中99条为灸方,从而使灸法得到了进一步的发展。其妻鲍姑,亦擅长用灸。晋末到南北朝的徐熙一族,累世精于医术,徐秋夫、徐文伯和徐叔响等都是针灸史上的有名人物。

隋至初唐时代的名医甄权和孙思邈,都精通中医各科,甄权著有《针方》《针经钞》《明堂人形图》等(均佚)。孙思邈撰有《备急千金要方》《千金翼方》等书,首载阿是穴法和指寸法,广泛地收入了前代各家的针灸临床经验,并绘制了《明堂三人图》,"其中十二经脉五色作之,奇经八脉以绿色为之,三人孔穴共六百五十六",成为历史上最早的彩色经络腧穴图(已佚)。此外,唐代杨上善在《明堂孔穴针灸治要》的基础上,撰《黄帝内经明堂类成》,按十二经脉和奇经八脉的次序,论列穴位。王焘编《外台秘要》,大量采录了诸家的灸法。这个时期还有了针对专病的著作,如唐代崔知悌的《骨蒸病灸方》专门介绍灸治痨病方法;刊于862年以前的《新集备急灸经》,是我国最早雕版印刷的医书,专论急证用灸。唐太医署掌管医药教育,分设四个医学专业和一个药学专业,针灸是医学专业之一,设"针博士一人,针助教一人,针师十人,针工二十人,针生二十人",为针灸学的学校教育开了先河。

2. **宋金元时代**　宋金元时代,由于印刷术的广泛应用,促进了医学文献的积累,加快了针灸学的传播和发展进程。著名针灸家王惟一,在北宋政府支持下,重新考订厘正了354个腧穴的位置及所属经脉,增补了腧穴的主治病证,于1026年撰成《铜人腧穴针灸图经》,雕印刻碑,由政府颁行。1027年,王惟一设计的两具铜人模型制成,外刻经络腧穴,内置脏腑,作为教学和考试针灸师之用。南宋的针灸家王执中撰《针灸资生经》,重视实践经验,对后世颇有影响。元代著名医学家滑寿,考订经络循行及其与腧穴的联系,在元代忽泰必烈《金兰循经取穴图解》基础上编撰而成的《十四经发挥》,首次把任、督脉和十二经脉并称为"十四经",进一步发展了经络腧穴理论。这个时期长于针灸的名医很多,著作也颇丰富,《备急灸法》《痈疽神秘灸经》《膏肓俞穴灸法》等书问世,标志着针灸在各科的深入发展。南宋初期的席弘,世代皆专针灸,传世的《席弘赋》特别讲究刺法。同时代的窦材著《扁鹊心书》,极力推崇烧灼灸法,每灸数十壮乃至数百壮。当时还有杨介、张济亲自观察尸体解剖,主张用解剖学知识指导针灸取穴。金代何若愚与撰《子午流注针经》的阎明广,提倡按时取穴法。金元名医窦汉卿既推崇子午流注,又提倡八法流注、按时取穴,他所编撰的《标幽赋》是针灸歌赋中的名篇。

3. **明清时代**　针灸学术在明代发展到高潮,名家更多,研究的问题更加深入和广阔。明代初期的陈会、中期的凌云、后期的杨继洲,都是名盛华夏的针灸学家,对针灸学术发展颇有影响。明代针灸学术发展的主要成就如下:第一,对前代的针灸文献进行了广泛的收集整理,出现了许多汇总历代针灸文献的著作。如朱橚的《普济方·针灸门》、徐凤的《针灸大全》、高武的《针灸聚英发挥》、杨继洲在家传著作《卫生针灸玄机秘要》基础上增辑而成的《针灸大成》(收录经穴 359 个)、吴崑的《针方六集》和张介宾的《类经图翼》等,都是汇总历代针灸文献的著作。第二,针刺手法的研究更加深入,在单式手法的基础上形成了 20 多种复式手法。其中,《针灸大全·金针赋》、《针灸大成·三衢杨氏补泻》、李梴的《医学入门·针灸》和汪机的《针灸问对》等,都是载述针刺手法之代表作。第三,灸法从用艾炷的烧灼灸法向用艾卷的温热灸法发展,14 世纪开始出现艾卷灸法,后来发展为加进药物的"雷火神针""太乙神针"。第四,对于历代不属于经穴的针灸部位,进行了整理,在腧穴里列出来"奇穴"这个类别。

从清初到鸦片战争这一历史时期,医者重药而轻针,针灸逐渐转入低潮。18 世纪吴谦等人奉敕撰《医宗金鉴·刺灸心法要诀》,以歌诀和插图为主,很切合实用。李学川撰《针灸逢源》,强调辨证取穴,针药并重,并完整地列出了 361 个经穴。此时著述虽多,但影响不大。1822 年,清王朝竟以"针刺火灸,究非奉君之所宜"为理由,下令太医院停止使用针灸,废止针灸科。

4. **近代与现代**　以 1840 年的鸦片战争为转折,中国沦为半殖民地半封建的社会。广大人民陷入深重灾难之中,针灸学术受到严重挫折。由于广大群众相信并且欢迎针灸治病,所以针灸在民间继续流传。许多针灸医师为了保存和发展针灸学术,成立针灸学社,编印针灸书刊,开展函授教育,取得一定成效。近代针灸学家承淡安先生为振兴针灸学术做出了很大贡献,被誉为中国针灸事业的复兴者和传播者。

中华人民共和国成立以来,由于党和政府的高度重视,各级政府采取了一系列措施发展中医事业,使针灸学术得到了前所未有的普及和提高。全国各地先后成立了中医院校、中医医院、针灸经络研究所,设置了针灸专业或针灸科,并建立了专门的针灸学院或针灸系,使针灸学在教学、医疗和科研等方面都获得了很大发展。中华人民共和国成立以来,针灸研究大体可分为四个阶段:第一阶段,即 20 世纪 50 年代,主要是推广普及针灸的知识,编写针灸读物和一般性的临床研究总结;第二阶段为 20 世纪 60 年代,比较广泛地进行针灸临床和针麻研究,并开展了一般性针灸治病原理与针麻原理的研究;第三阶段为 20 世纪 70 年代,进入了大规模有组织地广泛而深入开展经络现象、针麻临床和针刺镇痛机制的研究时期;第四阶段为 20 世纪 80 年代以来,针灸临床与针麻机制和经络实质的研究更加深入,进入有组织、有计划的巩固发展和提高阶段。1979 年 6 月和 1984 年 8 月,先后在北京召开了两次全国针灸针麻学术研讨会。1987 年 11 月,在北京召开了世界针灸学会联合会暨第一届世界针灸学术大会。在这三次大会上,我国代表的论文多达 1 745 篇,比较全面地反映了我国 20 世纪 90 年代以前针灸、针麻和经络研究的成就。自 2005 年起,随着我国 973 计划、国家科技支撑计划等针灸研究专项计划的立项和实施,针灸学的发展进入了新的阶段。

二、针灸学术的对外传播

公元 6 世纪时针灸传到朝鲜。梁武帝在 541 年曾派医师和工匠赴百济,朝鲜的新罗王朝在

693 年设置针博士教授针生。针灸传到日本也是在公元 6 世纪。552 年我国以《针经》赠日本钦明天皇,562 年吴人知聪携《明堂图》等医书赴日;公元 7 世纪时日本多次派人来我国学医,702 年日本颁布大宝律令,仿唐代的医学教育制度,设置针灸专业。我国针灸传到朝鲜和日本以后,一直被作为传统医学的重要组成部分,流传至今。随着中外文化交流,针灸也传到东南亚及印度大陆。14 世纪时针灸医师邹庚到越南为诸王侯治病,被誉为神医。针灸传到欧洲开始于 16 世纪,以后从事针灸者逐渐增多,法国是在欧洲传播针灸学术较早的国家。

中华人民共和国成立以来,扩大了我国针灸学术对国际的影响,加快了对外传播,在 20 世纪 50 年代我国曾帮助苏联和东欧国家的一些医师学习针灸,自 1975 年以来又与世界卫生组织(WHO)合作,在北京、上海、南京举办国际针灸班,为许多国家培训了针灸人才。WHO 还支持建立世界针灸学会联合会,公布了 43 种针灸适应证,制定了《经络穴位名称的国际标准》和《针灸临床研究规范》等。目前,全世界已有 160 多个国家和地区开展针灸医疗,从事针灸的专职医师有 20 万~30 万人。一些国家和地区还开展了针灸教育和针灸研究工作。1997 年 11 月,美国国立卫生研究院(national institutes of health, NIH)举行了针刺疗法听证会并明确指出,起源于中国的针刺疗法对许多疾病具有显著疗效,作用确切而副作用极小,可以广泛应用,这对针灸学在世界范围的普及和推广具有重要意义。

三、针灸学的基本内容和学习方法

针灸学的基本内容包括针灸理论、针灸技术和针灸临床应用。

针灸理论主要包括经络和腧穴。学习经络必须重点掌握经络的概念、经络系统的组成、经脉的循行规律及分布特点。古人云:"学医不知经络,开口动手便错。"腧穴部分要掌握腧穴的概念、主治特点,熟记常用穴尤其是特定穴的定位、主治及临床应用,训练自己准确取穴定位的能力及操作。腧穴的定位要善于在自己或他人身上摸穴而记忆,切记只背而不实际操作。腧穴的主治要善于总结、分析和归纳。

针灸技术主要包括刺法和灸法,是操作性很强的技能,在掌握基本知识的同时,要以操作练习为主。刺法练习首先是指力练习。指力就是持针之手的力量,指力产生是手部小肌肉群的力量和协调能力综合的结果。因此,只有经过长期不懈的训练才能达到要求,这是操作针具、施行手法的基本功。当有一定指力之后,才能练习各种进针法和针刺手法。进针和手法操作与疗效密切相关,更要认真训练,要善于在自己身上练习和体会。诸如无痛进针法、行针得气、针刺补泻、气至病所等都只有通过严格的训练才能掌握。

针灸临床应用是上述知识和技能的综合运用,是根据阴阳、脏腑、经络理论,运用"四诊"诊察疾病以获取病情资料,在此基础上进行相应的辨证、处方,依方施术,或针或灸,或针灸并用,从而达到治愈各种疾病的目的。由于针灸临床部分是阐述运用针灸治疗疾病的具体内容,要重视在实践中学习,做到早临床、多临床、反复临床,在见习、实习课中多动手、勤思考。只有这样,才能掌握针灸临床运用的知识和技能。

针灸之所以成为一门专门学科,是因为它除了可作为一种医疗手段以外,还包含着丰富的辨证论治知识和高深的基础理论。随着人类科学技术的进步和针灸学术与其他学科的日益结合,针灸学将会得到更快更深入的发展。

上 篇

经 络 腧 穴

第一章 经络总论

导学

本章介绍经络、经络学说、标本根结、气街四海的概念，经络系统的组成，经络的生理功能、临床运用。本章是经络学的导论，学习本章应重点掌握经络的概念、经络系统的组成和十二经脉的分布、循行、交接、气血流注规律，以及奇经八脉的分布功能；熟悉十二经别、十二经筋、十二皮部的特点，经说的生理功能、临床运用；了解经络学说的形成、标本根结、气街四海。

经络是经脉和络脉的总称，是人体内运行气血的通道。"经"，有路径的含义，经脉贯通上下，沟通内外，是经络系统中的主干；"络"，有网络的含义，络脉是经脉别出的分支，较经脉细小，纵横交错，遍布全身。《灵枢·脉度》载："经脉为里，支而横者为络，络之别者为孙。"《灵枢·经脉》说："经脉者，常不可见也。""诸脉之浮而常见者，皆络脉也。"

经络学说是阐述人体经络系统的循行分布、生理功能、病理变化及其与脏腑相互关系的一门学说。它是中医理论体系的重要组成部分，贯穿于中医学的生理、病理、诊断、治疗等方面，几千年来一直指导着中医各科的临床实践，与针灸学科的关系尤为密切。《灵枢·经别》说："夫十二经脉者，人之所以生，病之所以成，人之所以治，病之所以起。学之所始，工之所止也。"说明经络对生理、病理、诊断、治疗等方面的重要意义，而为历代医家所重视。

第一节 经络学说的形成

经络学说是古代医家通过长期的医疗实践，不断观察总结而逐步形成的。据文献资料分析，经络学说的形成，来自以下几个方面。

一、针灸等刺激的感应传导现象的观察

古代医家在长期的医疗实践中观察到针刺穴位或一定部位时，患者会产生一种酸、麻、胀、重等主观感觉，这种感觉称之为针感，而针感常沿着一定路线向远部传导。《灵枢·邪气藏府病形》指出："中气穴，则针游于巷。"《素问·宝命全形论篇》记载："见其乌乌，见其稷稷，从见其飞，不知其谁。"温灸时也会有热感由施灸部位向远处扩散。经过长期观察，古代医家逐步理解到人体各部有

复杂而又有规律的联系通路,从而提出经络分布的轮廓。

二、腧穴主治功效的总结

通过长期的针灸临床实践,发现腧穴不仅能治疗局部病证,而且还能治疗有关的远隔部位的病证。随着对腧穴主治范围知识的积累,将穴位的主治功效进行整理分类,从而发现主治范围基本相同的穴位往往有规律地排列在一条路线上,如分布于上肢外侧前缘的腧穴都能治疗头面病证,分布于上肢内侧前缘的腧穴,虽与上述腧穴距离很近,但却以治疗喉、胸、肺病证为主。古代医家把作用相似的穴位归纳分类,逐步形成经络的连线。

三、气功的"行气"与经络的发现

气功,古称导引、行气。《庄子·刻意》载:"吹呴呼吸,吐故纳新,熊经鸟申(伸),为寿而已矣。此道(导)引之士,养形之人,彭祖寿考者之所好也。"《灵枢·官能》亦载:"缓节柔筋而心和调者,可使导引、行气。"在导引、行气过程中,随着呼吸的调整,心神的内守,肢体的舒缓,常常出现"气"在体内有规律地流行的感觉,这种感觉的反复出现,对认识经气、发现经络是有益的。战国初期的文物有一佩玉,上刻有文字,名《行气玉佩铭》。铭文说:"深则蓄,蓄则伸,伸则下……"这是关于气功行气过程的描述,意思是呼吸深沉使气积蓄(于丹田)会出现气的上下运行。在长沙马王堆汉墓出土的帛书中,有一幅画有各种姿势的"导引图"与记载十一脉的文字连在一起,说明导引、行气与经络的关系是很密切的。

四、体表病理现象的推理

古代医家在医疗实践中发现,当体内某一脏腑发生疾病时,在体表相应部位可出现一些病理现象,如压痛、结节、皮疹、皮肤色泽改变等异常反应。《灵枢·背腧》记载:"欲得而验之,按其处,应在中而痛解,乃其腧也。"就是说脏腑有病,就会在体表相应部位出现反应,按压反应部位,病痛也随之缓解。又如《素问·藏气法时论篇》说:"心病者,胸中痛,胁支满,胁下痛,膺背肩甲间痛,两臂内痛。"这一病理现象即经络联系的典型反应之一。

五、解剖生理知识的启发

古代医家通过解剖,在一定程度上认识了内脏的位置、形态及某些生理功能。观察到人体分布着许多管状和条索状结构,并与四肢相联系,观察到某些脉内血液流动的现象等。《灵枢·经水》记载:"若夫八尺之士,皮肉在此,外可度量切循而得之,其死可解剖而视之。其藏之坚脆,府之大小,谷之多少,脉之长短,血之清浊,气之多少……"这些观察对认识经络有一定的启发。

以上几点说明,发现经络的途径是多方面的,各种认识又可相互启发、互相佐证,彼此补充,从而使人们对经络的认识逐步完善。从现存的医学文献资料来看,经络学说在 2 000 多年前已基本形成。

第二节 | 经络系统的组成

经络系统由经脉和络脉组成,是由经脉与络脉相互联系、彼此衔接而构成的体系。其中经脉包括十二经脉、奇经八脉,以及附属于十二经脉的十二经别、十二经筋、十二皮部;络脉包括十五络脉及其难以计数的浮络、孙络等(表1-1)。

一、十二经脉

十二经脉即手三阴经(肺、心包、心)、手三阳经(大肠、三焦、小肠)、足三阳经(胃、胆、膀胱)、足三阴经(脾、肝、肾)的总称,是经络系统的主体,故又称之为"正经"。

(一)十二经脉的名称

十二经脉的名称由手足、阴阳、脏腑三部分组成,是古人根据阴阳消长所衍化的三阴三阳,结合经脉循行于上肢和下肢的特点,以及经脉与脏腑相属的关系而确定的。十二经脉分别隶属于十二脏腑,各经都用其所属脏腑的名称,结合其循行于手足、内外、前中后的不同部位,根据阴阳学说而给予不同名称。如将其中隶属于六脏,循行于四肢内侧的经脉称为阴经;隶属于六腑,循行于四肢外侧的经脉称为阳经。并根据阴阳衍化的理论分为三阴经、三阳经,这样就形成了

表 1-1 经络系统组成

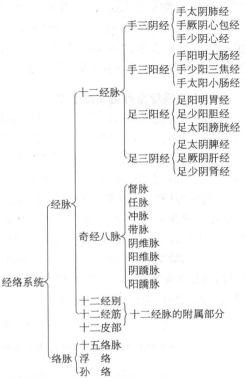

手太阴肺经、手阳明大肠经、手厥阴心包经、手少阳三焦经、手少阴心经、手太阳小肠经等十二经脉名称。

(二)十二经脉在体表的分布规律

十二经脉在体表左右对称地分布于头面、躯干和四肢,纵贯全身。以正立姿势,两臂下垂,拇指向前的体位为标准。十二经脉中六条阴经分布于四肢内侧和胸腹,其中上肢的内侧是手三阴经,下肢内侧是足三阴经;六条阳经分布于四肢外侧和头面、躯干,其中上肢的外侧是手三阳经,下肢的外侧是足三阳经。手、足三阳经在四肢的排列是阳明在前,少阳在中,太阳在后。手三阴经在上肢的排列是太阴在前、厥阴在中、少阴在后。足三阴在小腿下半部及足背,其排列是厥阴在前、太阴在中、少阴在后,至内踝上8寸处足厥阴经与足太阴经交叉后,足厥阴循行在足太阴和足少阴之间,便成为太阴在前,厥阴在中,少阴在后。

(三)十二经脉表里属络关系

十二经脉"内属于府藏,外络于支节",在体内与脏腑有明确的属络关系。其中阴经属脏络腑主里,阳经属腑络脏主表。手太阴肺经属肺络大肠,手阳明大肠经属大肠络肺,足阳明胃经属胃络脾,足太阴脾经属脾络胃,手少阴心经属心络小肠,手太阳小肠经属小肠络心,足太阳膀胱经属膀胱络肾,足少阴肾经属肾络膀胱,手厥阴心包经属心包络三焦,手少阳三焦经属三焦络心包,足少阳胆经属胆络肝,足厥阴肝经属肝络胆。

十二经脉除与脏腑有着密切的联系外,相互之间也存在着表里配对关系。《素问·血气形志

篇》提出:"足太阳与少阴为表里,少阳与厥阴为表里,阳明与太阴为表里,是为足阴阳也。手太阳与少阴为表里,少阳与心主为表里,阳明与太阴为表里,是为手之阴阳也。"即手太阴肺经与手阳明大肠经相表里,足阳明胃经与足太阴脾经相表里,手少阴心经与手太阳小肠经相表里,足太阳膀胱经与足少阴肾经相表里,手厥阴心包经与手少阳三焦经相表里,足少阳胆经与足厥阴肝经相表里。互为表里的经脉在生理上密切联系,病变时相互影响,治疗时相互为用。

(四)十二经脉循行与交接规律

十二经脉的循行走向是:手三阴经从胸走手,手三阳经从手走头,足三阳经从头走足,足三阴经从足走腹(胸)。正如《灵枢·逆顺肥瘦》所载:"手之三阴,从藏走手;手之三阳,从手走头;足之三阳,从头走足;足之三阴,从足走腹。"十二经脉的交接是:① 相表里的阴经与阳经在四肢末端交接,如手太阴肺经在手示指与手阳明大肠经交接,手少阴心经在手小指与手太阳小肠经交接,手厥阴心包经在手环指与手少阳三焦经交接,足阳明胃经在足大趾与足太阴脾经交接,足太阳膀胱经在足小趾与足少阴肾经交接,足少阳胆经从足跗上斜趋足大趾丛毛处与足厥阴肝经交接。② 同名的阳经与阳经在头面部交接,如手阳明大肠经与足阳明胃经交接于鼻旁,手太阳小肠经与足太阳膀胱经在目内眦交接,手少阳三焦经与足少阳胆经交接于目外眦。③ 相互衔接的阴经与阴经在胸中交接,如足太阴脾经与手少阴心经交接于心中,足少阴肾经与手厥阴心包经交接于胸中,足厥阴肝经与手太阴肺经交接于肺中(表1-2)。

表1-2 十二经脉循行走向与交接规律

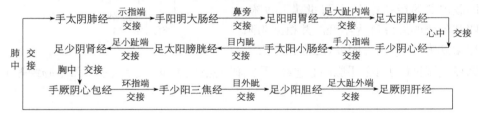

(五)十二经脉气血流注规律

十二经脉的气血流注顺序有一定的规律。经脉运行气血,而气血是通过中焦受纳、腐熟水谷,化生水谷精微而产生,所以十二经脉气血源于中焦。气血的运行,有赖于肺气的输送,故十二经脉气血流注从手太阴肺经开始。由肺经逐经相传,形成周而复始、如环无端的传注系统,将气血周流全身,使人体不断地得到营养而维持各组织器官的功能活动。具体的流注次序是:气血流注始于手太阴肺经,然后交手阳明大肠经,再交足阳明胃经、足太阴脾经,继交手少阴心经、手太阳小肠经、足太阳膀胱经、足少阴肾经、手厥阴心包经、手少阳三焦经、足少阳胆经、足厥阴肝经,自肝经上注肺,再返回至肺经,重新再循环,周而复始(图1-1)。正如《灵枢·卫气》载:"阴阳相随,外内相贯,如环之无端。"

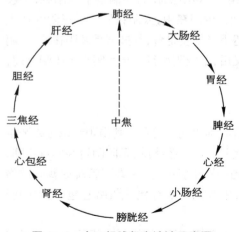

图1-1 十二经脉气血流注示意图

(六)十二经脉与脏腑器官的联络

十二经脉除了与体内的五(六)脏六腑相属络外,还与其循行分布部位的其他组织器官有着密切的联络。临床上辨证分经,循经取穴,多以此为依据。十二经脉与脏腑器官的联络,详见表1-3。

表1-3 十二经脉与脏腑器官联络

经脉名称	联络的脏腑	联络的器官
手太阴肺经	肺,大肠,中焦,胃口	肺系
手阳明大肠经	大肠,肺	下齿,口,鼻孔
足阳明胃经	胃,脾	鼻,上齿,口唇,耳,喉咙
足太阴脾经	脾,胃,心	咽,舌
手少阴心经	心,小肠,肺	心系,咽,目系
手太阳小肠经	小肠,心,胃	咽,耳,目内外眦,鼻
足太阳膀胱经	膀胱,肾	目内眦,耳,脑
足少阴肾经	肾,膀胱,肝,肺,心	喉咙,舌
手厥阴心包经	心包,三焦	
手少阳三焦经	三焦,心包	耳,目锐眦
足少阳胆经	胆,肝	目锐眦,耳
足厥阴肝经	肝,胆,胃,肺	阴器,喉咙,颃颡,目系,唇

二、奇经八脉

奇经八脉即别道奇行的经脉,有督脉、任脉、冲脉、带脉、阴维脉、阳维脉、阴跷脉、阳跷脉共8条,故称为奇经八脉。

(一)奇经八脉的命名与分布概况

奇经之"奇"有两个含义,一读为qí(音骑),指奇特、奇异,不同于一般的意思。它们与十二正经不同,既不直属脏腑,除任、督脉外又无专属穴位,且"别道奇行",故称"奇经"。一读为jī(音基),单也。因奇经没有表里配合关系。

八脉中督、任、冲脉皆起于胞中,同出会阴,称为"一源三歧",其中督脉之"督"有总督之意。督脉行于腰背正中,上至头面。任脉之"任"有妊养的意思。任脉循行于腹胸正中,上抵颏部。冲脉之"冲"为要冲。冲脉与足少阴肾经相并上行,环绕口唇。带脉之"带"为腰带。带脉起于胁下,绕行腰间一周。维脉之"维",有维系、主持之意。阴维脉起于小腿内侧,沿腿股内侧上行,至咽喉与任脉会合。阳维脉起于足跗外侧,沿腿膝外侧上行,至项后与督脉相会。跷脉之"跷"有足跟、跷捷之意。阴跷脉起于足跟内侧,随足少阴等经上行,至目内眦与阳跷脉会合。阳跷脉起于足跟外侧,伴足太阳等经上行,至目内眦与阴跷脉会合,再沿足太阳经上额,于项后会合足少阳经。

(二)奇经八脉的作用与临床意义

奇经八脉交错地循行分布于十二经之间,其作用主要体现在以下几个方面。① 统帅、主导作用:奇经八脉将部位相近、功能相似的经脉联系起来,达到统帅有关经脉气血、协调阴阳作用。如督脉督领诸阳经,统摄全身阳气和真元,为阳脉之海。任脉妊养诸阴经,总调全身阴气和精血,为阴脉之海。冲脉起于胞中,与督脉、任脉和足阳明、足少阴等经关系密切,故有"十二经脉之海"和"血海"之称,具有涵蓄十二经气血的作用。带脉约束了纵行躯干部的诸条经脉。阳维脉主一身之表,阴维脉主一身之里,具有维系一身阴经和阳经的作用。阴阳蹻脉主肢体两侧的阴阳,调节下肢运动与痿痹。② 沟通、联络作用:奇经八脉在循行分布过程中,与其他各经相互交会沟通,加强了十二经脉之间的相互联系。如手足三阳经共会督脉于大椎,任脉关元、中极穴为足三阴经之交会,冲脉加强了足阳明与足少阴经之间的联系,带脉横绕腰腹,联系着纵行于躯干的各条经脉等。③ 蓄积、渗灌的调节作用:奇经八脉纵横交错循行于十二经脉之间,当十二经脉和脏腑之气旺盛时,奇经加以储蓄;当十二经脉生理功能需要时,奇经又能渗灌和供应。正如《难经·二十八难》所说:"比与圣人图设沟渠,沟渠满溢,流于深湖,故圣人不能拘通也。而人脉隆盛,入于八脉而不环周,故十二经亦不能拘之。"奇经八脉循行分布和功能见表1-4。

表1-4 奇经八脉循分布和功能

奇 经 八 脉	循行分布概况	功　　能
任脉	腹、胸、颏下正中	妊养六阴经,调节全身阴经经气,故称"阴脉之海"
督脉	腰、背、头面正中	督领六阳经,调节全身阳经经气,故称"阳脉之海"
冲脉	与足少阴经并行,环绕口唇,且与任、督脉和足阳明经等有联系	涵蓄十二经气血,故称"十二经之海"或"血海"
带脉	起于胁下,环腰一周,状如束带	约束纵行躯干的诸条经脉
阴维脉	起于小腿内侧,并足太阴、厥阴上行,至咽喉合于任脉	维系全身阴经
阳维脉	起于足跗外侧,并足少阳经上行,至项后会于督脉	维系全身阳经
阴蹻脉	起于足跟内侧,伴足少阴等经上行,至目内眦与阳蹻脉会合	调节下肢运动,司痿痹
阳蹻脉	起于足跟外侧,伴足太阳等经上行,至目内眦与阴蹻脉会合	调节下肢运动,司痿痹

　　奇经八脉中的任脉和督脉,各有其所属的腧穴,故与十二经相提并论合称"十四经",其他六条奇经的腧穴都寄附于十二经脉与任、督脉之中。

　　奇经八脉理论是经络理论的重要内容之一。这一理论体现在临床实践中,不论是诊断、辨证,还是针灸治疗选穴配方,都有重要临床意义。"八脉交会穴"的提出,"灵龟八法"和"飞腾八法"的演绎,都是这一理论的具体运用。

三、十五络脉

　　十二经脉和任脉、督脉各自别出一络,加上脾之大络,总计15条,称为十五络脉,分别以其所别出处的腧穴命名。另胃也有一条大络,名为"虚里",出于左乳下,上贯横膈,联络肺脏,是宗气积聚的处所,故又有"十六络"之说。

(一)十五络脉分布概况

　　十二经脉的别络在四肢肘膝关节以下本经络穴分出后,均走向其相表里的经脉;任脉的别络,从胸骨剑突下鸠尾分出后,散布于腹部;督脉的别络,从尾骨下长强分出后,散布于头部,并走向背部两侧的足太阳经;脾的大络,出于腋下大包穴,散布于胸胁部。全身络脉中,十五络脉较大,络脉中浮行于浅表部位的称为"浮络"。络脉最细小的分支称为"孙络",遍布全身,难以计数。

(二) 十五络脉的作用与临床意义

四肢部的十二经别络,加强了十二经脉表里经之间的联系。络脉对十二经脉的表里配属关系起着紧密联系的作用,沟通分布于肢体的表经和里经。其中阴经络脉走向阳经,阳经络脉走向阴经,阴阳经的络脉相互交通连接。通过络脉的双重联系,进一步加强了表里两经的关系。

十五络脉为大络,具有统属全身浮络、血络、孙络的作用,从而使十二经脉气血由线状流行逐渐扩展为面状弥散。十二经的络穴部位,即是各经络脉脉气的汇聚点和枢纽;任脉之络,有统属腹部诸阴经络脉的作用;督脉之络有统属头背部诸阳经络脉的作用;脾之大络对人体全部血络均有统属能力。

络脉具有输送营卫气血、渗灌濡养周身组织的作用。《灵枢·本藏》说:"经脉者,所以行血气而营阴阳,濡筋骨,利关节也。"循行于经脉中的营卫气血,正是通过络脉而布散全身,以温养、濡润所有组织,维持人体正常生理功能。

络脉理论为经络理论的重要组成部分,对针灸临床有重要的指导意义。如根据络脉病候和络脉沟通表里两经的特点,选用络穴治疗相应的络脉病变和表里两经的病变。络脉理论还用于诊察疾病,如诊察络脉颜色的变化,可测知脏腑、经脉有关方面的病变;指导针刺放血,治疗相应疾病,如刺络拔罐以放出少许血液,可祛除络脉中的瘀积,达到通畅气血、治疗疾病的目的。

四、十二经别

十二经别是十二正经别行深入体腔的支脉。由于经别均是由十二经脉分出,故其名称也依十二经脉而定,即有手三阴、手三阳经别和足三阴、足三阳经别。

(一) 十二经别分布概况

十二经别的循行分布具有离、入、出、合的特点,多从四肢肘膝关节附近正经别出(离),经过躯干深入体腔与相关的脏腑联系(入),再浅出体表上行头项部(出),在头项部,阳经经别合于本经的经脉,阴经的经别合于其相表里的阳经经脉(合),由此将十二经别按阴阳表里关系汇合成六组,称为"六合"。

足太阳、足少阴经别从腘部分出,入走肾与膀胱,上出于项,合于足太阳膀胱经;足少阳、足厥阴经别从下肢分出,行至毛际,入走肝胆,上系于目,合于足少阳胆经;足阳明、足太阴经别从髀部分出,入走脾胃,上出鼻頞,合于足阳明胃经;手太阳、手少阴经别从腋部分出,入走心与小肠,上出目内眦,合于手太阳小肠经;手少阳、手厥阴经别分别从所属正经分出,进入胸中,入走三焦,上出耳后,合于手少阳三焦经;手阳明、手太阴经别从所属正经分出,入走肺与大肠,上出缺盆,合于手阳明大肠经。

(二) 十二经别的作用与临床意义

由于十二经别从其同名经脉分出后,其阴经经别多走向阳经经别,并与之会合,从而使十二经脉表里属络关系又增加了一重联系。同时,进入体腔以后,绝大多数经别都循行于该经脉所属脏腑,特别是阳经经别全部联系到与其本经有关的脏和腑。这样,就使体内脏腑的配合以及表里两经在内行部分的联系更加密切,也为临床常用的表里配穴法提供了理论依据。

在十二经脉中,循行于头面部位的主要是阳经,阴经一般不上头部。只有足厥阴肝经上达巅顶,手少阴心经上连目系。十二经别不仅阳经经别到达头部,阴经经别也合于头面。由于经别加强了十二经脉对头面的联系,从而突出了头面部经脉和穴位的重要性及其主治作用,为手足三阴经穴位之所以能治疗头面和五官疾病,以及近代发展起来的头针、面针、耳针等奠定了理论基础。

通过十二经别的分布循行,使经脉对肢体、内脏各部分之间的联系更加趋向周密。十二经脉脉气所没有分布到的某些部位和脏器,经别则把它联系起来,这样使机体增加了联系径路,密切了人体各部分之间的关系。如十二经脉中足阳明胃经没有联系到心脏,手少阴心经也没有循行到胃腑,而足阳明经别的循行是属于胃,散络于脾,又上通于心,沟通了心与胃之间的联系,从而为中医"和胃气以安心神"的治法提供了理论依据。又如足太阳膀胱经的承山穴之所以能够治疗与本经循行无直接联系的肛肠部位的疾患,也是因为足太阳经别"别入于肛"的缘故。

五、十二经筋

十二经筋是十二经脉之气结聚散络于筋肉骨节的体系,是附属十二经脉的筋肉系统。十二经筋皆隶属于十二经脉,并随所辖经脉而命名。

(一)十二经筋分布概况

十二经筋的循行分布,与其所辖经脉体表通路基本一致,其循行走向均从四肢末端走向头身,行于体表,不入内脏。在循行分布过程中有结、聚、散、络的现象。结聚多在关节及肌肉丰厚处,并与邻近的其他经相联结。其中,足三阳经筋起于足趾,循股外上行结于頄(面部);足三阴经筋起于足趾,循股内上行结于阴器(腹部);手三阳经筋起于手指,循臑外上行结于角(头部);手三阴经筋起于手指,循臑内上行结于贲(胸部)。前阴是宗筋所聚,足三阴与足阳明经筋都在该处聚合。散,主要在胸腹;络,只有足厥阴肝经除结于阴器外,还能总络诸筋。此外,经筋还有刚筋、柔筋之分。刚(阳)筋分布于项背和四肢外侧,以手足阳经经筋为主;柔(阴)筋分布于胸腹和四肢内侧,以手足阴经经筋为主。

(二)十二经筋的作用与临床意义

经筋的作用主要是约束骨骼,利于关节屈伸活动,以保持人体正常的运动功能。《素问·痿论篇》曰:"宗筋主束骨而利机关也。"

经筋为病,多为转筋、筋痛、弛纵等,针灸治疗多局部取穴,且多用燔针劫刺。如《灵枢·经筋》云:"治在燔针劫刺,以知为数,以痛为输。"

六、十二皮部

十二皮部是十二经脉功能活动反映于体表的部位,也是络脉之气在皮肤所散布的部位。《素问·皮部论篇》说:"皮者,脉之部也。""凡十二经络脉者,皮之部也。"

(一)十二皮部分布概况

十二皮部的分布区域,是以十二经脉体表的分布范围为依据的。《素问·皮部论篇》指出:"欲知皮部,以经脉为纪者,诸经皆然。"

(二)十二皮部的作用与临床意义

由于十二皮部居于人体最外层,又与经络气血相通,故是机体的卫外屏障,起着保卫机体、抗御外邪和反映病证的作用。

皮部理论的临床应用相当广泛,不仅包括针灸在内的各种外治法离不开皮部理论的指导,而且在临床诊断辨证上也常常以皮部理论为依据。作为针灸临床随时都要涉及的腧穴定位及其各种刺法操作,也都离不开皮部。特别是各种灸法、挑刺、拔罐、药物穴敷和近代兴起的各种皮肤针法等,与皮部的关系更加密切。

第三节 经络的标本、根结和气街、四海

经络与全身各部的联系是复杂的,除了前面所介绍的内容之外,还有标本、根结和气街、四海理论。掌握这些理论,可以加深对经络分布及经气运行特殊规律的认识,从而有效地指导临床实践。

一、标本

标本主要是指经脉腧穴分布部位的上下对应关系。"标"原意指树梢,引申为上部,与人体头面胸背的位置相应;"本"原意指树根,引申为下部,与人体四肢下端相应。

十二经脉均有"标"部和"本"部。如足太阳之本,在足跟以上5寸中,穴为跗阳;其标在两络命门(目),穴为睛明。根据《灵枢·卫气》所载十二经脉标本的位置,结合相应腧穴,列表1-5如下。

表1-5 十二经脉标本

十二经脉	本		标	
	部 位	相 应 腧 穴	部 位	相 应 腧 穴
足太阳	跟以上5寸	跗阳	两络命门(目)	睛明
足少阳	窍阴之间	足窍阴	窗笼(耳)之前	听会
足阳明	厉兑	厉兑	颊下,挟颃颡	人迎
足少阴	内踝下上3寸中	交信、复溜	背俞与舌下两脉	肾俞、廉泉
足厥阴	行间上5寸所	中封	背俞	肝俞
足太阴	中封前上4寸中	三阴交	背俞与舌本	脾俞、廉泉
手太阳	外踝之后	养老	命门(目)之上1寸	攒竹
手少阳	小指次指之间上2寸	中渚	耳后上角下外眦	丝竹空
手阳明	肘骨中上至别阳	曲池	颜下合钳上	迎香
手太阴	寸口之中	太渊	腋内动脉	中府
手少阴	锐骨之端	神门	背俞	心俞
手厥阴	掌后两筋之间2寸中	内关	腋下3寸	天池

二、根结

根结主要指经气的所起与所归,反映出经气上下两极间的关系。"根"指根本、开始,即四肢末

端井穴；"结"指结聚、归结，即头、胸、腹部。《标幽赋》指出："更穷四根三结，依标本而刺无不痊。"这里的"四根三结"意为十二经脉以四肢为"根"，以头、胸、腹三部为"结"。《灵枢·根结》记载了足三阴三阳的根与结，详见表1-6。

表1-6　足三阴三阳根结

经　　脉	根（井穴）	结
太阳	至阴	命门（目）
阳明	厉兑	颡大（钳耳）
少阳	窍阴	窗笼（耳）
太阴	隐白	太仓（胃）
少阴	涌泉	廉泉（舌下）
厥阴	大敦	玉英（玉堂），络膻中

十二经脉的"根"与"本"，"结"与"标"位置相近或相同，意义也相似。"根"有"本"意，"结"有"标"意。"根"与"本"部位在下，皆经气始生始发之地，为经气所出；"结"与"标"部位在上，皆为经气所结、所聚之处，为经气之所归。但它们在具体内容上又有所区别，即"根之上有本"，"结之外有标"，说明"标本"的范围较"根结"为广。标本理论强调经脉分布上下部位的相应关系，而根结理论则强调经气两极间的联系。

标本、根结理论补充说明了经气的流注运行状况，即经气循行的多样性和弥散作用，强调了人体四肢与头身的密切联系，进一步说明四肢肘膝关节以下的腧穴治疗远隔部位的脏腑及头面五官疾病的理由。

三、气街

气街是经气聚集运行的共同通路。《灵枢·卫气》记载："请言气街：胸气有街，腹气有街，头气有街，胫气有街。"《灵枢·动输》又指出："四街者，气之径路也。"说明了头、胸、腹、胫部有经脉之气聚集循行的通路。

《灵枢·卫气》对气街的部位有较详细记载："故气在头者，止之于脑。气在胸者，止之膺与背腧。气在腹者，止之背腧，与冲脉于脐左右之动脉者。气在胫者，止之于气街，与承山踝上以下。"由此可见，气街具有横向为主、上下分部、紧邻脏腑、前后相连的特点，横贯脏腑经络，纵分头、胸、腹、胫是其核心内容。气街理论又从另一个角度阐述了经气运行的规律，为临床配穴处方提供了理论依据。

四、四海

四海即髓海、血海、气海、水谷之海的总称，为人体气血精髓等精微物质汇聚之所。"海"是江河之水归聚之处。经络学说认为十二经脉内流行的气血像大地上的水流一样，如百川归海，故《灵枢·海论》指出："人有髓海，有血海，有气海，有水谷之海，凡此四者，以应四海也。"

四海的部位与气街的部位类似，髓海位于头部，气海位于胸部，水谷之海位于上腹部，血海位于下腹部，各部之间相互联系。

四海主持全身的气血、津液，其中脑部髓海为元神之府，是神气的本源，脏腑经络活动的主宰；

胸部为气海,宗气所聚之处,贯心脉而行呼吸;胃为水谷之海,是营气、卫气的化源之地,即气血生化之源;冲脉为十二经之海,起于胞宫,伴足少阴经上行,为十二经之根本,三焦原气之所出,乃人体生命活动的原动力,又称血海。

四海理论进一步明确了经气的组成和来源。四海病变,主要分为有余、不足二大类,临床上可据此辨证施治。

第四节　经络的作用和经络学说的临床应用

经络系统密切联系周身的组织和脏器,在生理功能和病理变化方面都起着重要的作用,现将经络的作用和经络学说的临床应用分述如下。

一、经络的作用

《灵枢·经脉》记载:"经脉者,所以能决死生,处百病,调虚实,不可不通。"说明经络在生理、病理和疾病防治等方面具有重要作用。其所以能决死生,是因为经络具有联系人体内外,起着运行气血的作用;处百病,是因为经络具有抗御病邪、反映证候的作用;调虚实,是因为经络具有传导感应的作用。

(一) 联系脏腑,沟通内外

人体的五脏六腑、四肢百骸、五官九窍、皮肉筋骨等组织器官,之所以能保持相对的协调与统一,完成正常的生理活动,是依靠经络系统的联络沟通而实现的。由于十二经脉及其分支纵横交错、入里出表、通上达下联系了脏腑器官,奇经八脉沟通于十二经之间,经筋皮部联结了肢体筋肉皮肤,从而使人体的各脏腑组织器官有机地地联系起来,正如《灵枢·海论》说:"夫十二经脉者,内属于府藏,外络于支节。"脏腑居于内,肢节居于外,其间是通过经络系统相联系的。

(二) 运行气血,协调阴阳

人体的各个脏腑组织器官均需要气血的温养濡润,才能发挥正常作用。气血必须依赖经络的传注,才能输布全身,以濡润全身各脏腑组织器官,维持机体的正常功能。如营气之和调于五脏,洒陈于六腑,这就为五脏藏精、六腑传化的功能活动提供了物质条件。所以《灵枢·本藏》说:"经脉者,所以行血气而营阴阳,濡筋骨,利关节者也。"这就指明了经络具有运行气血、协调阴阳和营养全身的作用。

(三) 抗御病邪,反映证候

在疾病的情况下,经络具有抗御病邪、反映证候的作用。《素问·气穴论篇》说"孙络"能"以溢奇邪,以通营卫",这是因为孙络的分布范围很广,最先接触到病邪。当疾病侵犯时,孙络和卫气发挥了重要的抗御作用。在正虚邪乘的情况下,经络又是病邪传注的途径。当体表受到病邪侵犯时,可通过经络由表及里,由浅入深。《素问·缪刺论篇》载:"夫邪之客于形也,必先舍于皮毛;留而不去,入舍于孙脉;留而不去,入舍于络脉;留而不去,入舍于经脉,内连五藏,散于肠胃。"指出了经络是外邪从皮毛腠理内传于脏腑的传变途径。此外,经络也是脏腑之间、脏腑与体表组织器官之间相互影响的渠道。如心热移于小肠、肝病影响到胃、胃病影响到脾等,这是脏腑病变通过经络传注而相互影响的结果。内脏病变又可通过经络反映到体表组织器官,如《灵枢·邪客》说:"肺心有邪,其气留于两肘;肝有邪,其气留于两腋;脾有邪,其气留于两髀;肾有邪,其气留于两腘。"《素问·藏气法时论篇》也说:"肝病者,两胁下痛引少腹""心病者,胸中痛,胁支满,胁下痛,膺背肩甲间痛,两臂内痛"等,都说明经络是病邪传注的途径。

(四)传导感应,调整虚实

针灸防治病,是基于经络具有传导感应和调整虚实的作用。针刺中的得气和气行现象都是经络传导感应的功能表现。人体经络之气发于周身腧穴,《灵枢·九针十二原》说:"节之交,三百六十五会……所言节者,神气之所游行出入也。"所以,针刺操作的主要关键在于调气,所谓"刺之要,气至而有效"。当经络或内脏功能失调时,通过针灸等刺激体表的一定穴位,经络可以将其治疗性刺激传导到有关的部位和脏腑,以发挥其调节人体脏腑气血的功能,从而使阴阳平复,达到治疗疾病的目的。

二、经络学说的临床应用

经络学说在临床上的应用,主要表现在诊断和治疗两个方面。

(一)诊断方面

1. **经络辨证** 这是以经络学说为理论依据,对患者所反映的症状、体征进行综合分析,以判断病属何经,并进而确定发病原因、病变性质及病机的一种辨证方法。由于经络有一定的循行部位和脏腑属络,它可以反映经络本身及所属脏腑的病证,因而在临床上,根据疾病所出现的症状,结合经脉循行的部位及所联系的脏腑,作为辨证归经的依据。如头痛一症,痛在前额部多与阳明经有关,痛在侧头部多与少阳经有关,痛在后头部多与太阳经有关,痛在巅顶部多与厥阴经有关。此外,临床上还可以根据所出现的证候进行辨证归经,如咳嗽、鼻流清涕、胸痛、上肢内侧前沿痛等,与手太阴肺经有关。

2. **经络望诊** 这是通过观察经络所过部位皮表所发生的各种异常改变来诊断疾病的方法。经络望诊要注意观察全身经络穴位的色泽、形态变化,如皮肤的皱缩、隆陷、松弛,以及颜色的变异、光泽的明晦、色素的沉着和斑疹的有无等。《灵枢·经脉》说:"凡诊络脉:脉色青则寒且痛,赤则有热。胃中有寒,手鱼之络多青矣;胃中有热,鱼际络赤。其暴黑者,留久痹也;其有赤有黑有青者,寒热气也;其青短者,少气也。"说明诊察络脉所表现的各种不同颜色,是诊断不同病证的重要依据之一。

3. **经络腧穴按诊** 这是在经络腧穴部位上运用按压、触摸等方法来寻找异常变化,如压痛、麻木、硬结、条索状物、肿胀、凹陷等,借以诊断疾病的方法。这一诊法常可为针灸临床治疗提供选穴的直接依据。经络按诊的部位多为背俞穴,其次是胸腹部的募穴和四肢的原穴、郄穴、合穴或阿是穴等。

切脉诊断,也是经络腧穴按诊的重要组成部分。《灵枢·九针十二原》指出:"凡将用针,必先诊脉,视气之剧易,乃可以治也。"目前临床上切脉,独取手太阴肺经寸口,但遇到危重患者时,除了寸口之外,还需兼切趺阳、太溪二脉,以验胃气、肾气之存亡。《素问·三部九候论篇》所说的对人体上、中、下各部经穴的遍诊法,以及《伤寒论》提出的人迎、寸口、跌阳上中下三部合参诊脉法,都是以经络学说为依据的。

4. **经络腧穴电测定**　这是利用经络穴位测定仪检测经络腧穴部位的电学参数,借以判断各经气血之盛衰的方法,测定内容主要包括经络穴位皮肤的电阻或电位。由于人体腧穴具有低电阻特性,并受疾病等因素的影响而发生变化。因此,测定这些变化,对于诊断经络、脏腑疾病和选取治疗穴位,都有重要参考价值。

(二) 治疗方面

1. **指导针灸治疗**　针灸临床选穴一般是在明确辨证的基础上,除选用局部腧穴外,通常以循经取穴为主,即某一经络或脏腑有病,便选用该经或脏腑的所属经络或相应经脉的腧穴来治疗,有上病下取、下病上取、中病旁取、左右交叉取和前后对取等。如胃痛循经选取足三里、梁丘;胁痛循经选取阳陵泉、太冲;前额阳明头痛,循经选取上肢的合谷穴和下肢的内庭穴等。《四总穴歌》说:"肚腹三里留,腰背委中求,头项寻列缺,面口合谷收。"就是循经取穴的很好说明。此外,根据皮部与经络、脏腑的密切联系,临床上用皮肤针叩刺皮肤、皮内针埋藏皮内来治疗脏腑经脉的病证;根据"菀陈则除之"的原则,使用刺络出血的方法来治疗一些常见病,如目赤肿痛刺太阳出血、咽喉肿痛刺少商出血、急性腰扭伤刺委中出血等;经筋的病候,多表现为拘挛、抽搐等症,治疗多局部取穴等。这些都是经络理论在针灸临床上的应用。

2. **指导药物归经**　药物按其主治功能归入某经或某几经,简称药物归经,它是在分经辨证的基础上发展起来的。因病证可以分经,主治某些病证的药物也就成为某经或某几经之药。徐灵胎《医学源流论》说:"如柴胡治寒热往来,能愈少阳之病;桂枝治畏寒发热,能愈太阳之病;葛根治肢体大热,能愈阳明之病。盖其止寒热、已畏寒、除大热,此乃柴胡、桂枝、葛根专长之事。因其能治何经之病,后人即指为何经之药。"此外,中医各科药物的临床应用,也有很多是以经络特殊联系的原理为依据的,如目病有时可以不治目而采用补肝的方法,乃因肝脉上通于目之故;口舌生疮,可清泄小肠,乃因心与小肠为表里,心火上炎,可以导火下行,两经经脉有密切联系之故。

第二章 腧穴总论

导学

　　本章介绍腧穴的概念、分类和命名，腧穴的主治特点和规律，特定穴的基本概念及腧穴的定位方法。本章是腧穴学的导论，学习本章应重点掌握腧穴的概念、腧穴的定位方法及特定穴的基本概念，熟悉腧穴的主治特点和规律，了解腧穴的命名。

　　腧穴是人体脏腑、经络之气血输注于体表的特殊部位。"腧"，又作"俞"，通"输"，有输注、转输的意思；"穴"，原意为"土室"，引申指孔隙、空窍、凹陷处。腧穴在《内经》中又有"节""会""气穴""气府""骨空"等名称，《针灸甲乙经》称"孔穴"，《太平圣惠方》称"穴道"，《铜人腧穴针灸图经》通称"腧穴"，《神灸经纶》则称为"穴位"。

　　腧穴既是疾病的反应处，也是针灸的施术部位。腧穴与脏腑、经络有密切关系。《素问·气府论篇》将腧穴解释为"脉气所发"。《灵枢·九针十二原》说："节之交，三百六十五会……所言节者，神气之所游行出入也，非皮肉筋骨也。"《灵枢·小针解》做了解释说："节之交，三百六十五会者，络脉之渗灌诸节者也。"腧穴归于经络，经络属于脏腑，故腧穴与脏腑脉气相通。《素问·调经论篇》曰："五藏之道，皆出于经隧，以行血气。"《灵枢·海论》曰："夫十二经脉者，内属于府藏，外络于支节。"明确指出脏腑-经络-腧穴之间的关系。《千金翼方·针灸下》进一步指出："凡孔穴者，是经络所行往来处，引气远入抽病也。"说明如果在体表的穴位上施以针或灸，就能够"引气远入"而治疗病证。脏腑病变又可从经络反映到相应的腧穴。

第一节 腧穴的分类和命名

一、腧穴的分类

腧穴一般可分为经穴、奇穴和阿是穴三类。

(一) 经穴

凡归属于十二经脉和任、督脉的腧穴，亦即归属于十四经的穴位，总称十四经穴，简称经穴。经穴都有具体的穴名和固定的位置,分布在十四经循行路线上,有明确的针灸主治证。《内经》多处提到"三百六十五穴"之数,但实际其载有穴名者约 160 穴左右;经穴专书《针灸甲乙经》载古代《明堂孔穴针灸治要》共 349 穴(《千金翼方》所载相同);宋代《铜人腧穴针灸图经》《十四经发挥》同)穴数有所增加,穴名数达 354;明代《针灸大成》载有 359 穴;至清代《针灸逢源》,经穴总数才达 361,目前经穴总数即以此为准。

(二) 奇穴

凡未归入十四经穴范围,而有具体的位置和名称的经验效穴,统称经外奇穴,简称奇穴。奇穴是在阿是穴的基础上发展起来的,这类腧穴的主治范围比较单一,多数对某些病证有特殊疗效,如百劳穴治瘰疬、四缝穴治小儿疳积等。

历代文献有关奇穴的记载很多,如《备急千金要方》载有奇穴 187 个之多,均散见于各类病证的治疗篇中。但这时没有奇穴这一称法,只因其取穴法不同于经穴,近人都把它算成奇穴。明代《奇效良方》才专列"奇穴",收集了 26 穴。《针灸大成》始列"经外奇穴"一门,载有 35 穴。《类经图翼》也专列"奇俞类集"一篇,载有 84 穴。《针灸集成》汇集了 144 穴。可见,历代医家对奇穴颇为重视。奇穴的分布较为分散,有的在十四经循行路线上;有的虽不在十四经循行路线上,但却与经络系统有着密切联系;有的奇穴并不是指一个穴位,而是多个穴位的组合,如十宣、八邪、八风、华佗夹脊等;有些虽名为奇穴,但实际上就是经穴,如胞门、子户实际就是水道穴,四花就是胆俞、膈俞四穴,灸痨穴就是心俞两穴。

(三) 阿是穴

阿是穴又称天应穴、不定穴等,通常是指该处既不是经穴,又不是奇穴,只是按压痛点取穴。这类穴既无具体名称,又无固定位置,而是以压痛或其他反应点作为刺灸的部位。阿是穴多当于病变附近,也可在与其距离较远处。

"阿是"之名见于唐代《备急千金要方·灸例》,曰:"有阿是之法,言人有病痛,即令捏(掐)其上,若里(果)当其处,不问孔穴,即得便快成(或)痛处,即云阿是,灸刺皆验,故曰阿是穴也。"因其没有固定的部位,故《扁鹊神应针灸玉龙经》称"不定穴",《医学纲目》称"天应穴"。其名虽异,意义则同。这种取穴法,实即出自《内经》所说之"以痛为输"。《灵枢·五邪》说:"以手疾按之,快然,乃刺之。"《素问·缪刺论篇》也说:"疾按之应手如痛,刺之……"《素问·骨空论篇》还说:"切之坚痛如筋者灸之。"说明或痛或快或特殊反应处,都有阿是之意。

二、腧穴的命名

腧穴各有一定的部位和命名,《素问·阴阳应象大论篇》说:"气穴所发,各有处名。"腧穴的名称都有一定的意义,故孙思邈《千金翼方·针灸下》说:"凡诸孔穴,名不徒设,皆有深意。"有关腧穴命名含义的解释在古代文献中早有记载。

古人对腧穴的命名,取义十分广泛,可谓上察天文,下观地理,中通人事,远取诸物,近取诸身,结合腧穴的分布特点、作用、主治等内容赋予一定的名称。清代程知(扶生)著《医经理解·穴名解》对腧穴命名意义曾做以下概括:"《经》曰:肉之大会为谷,小会为溪,谓经气会于孔穴,如水流之行而会于溪谷也。海,言其所归也。渊、泉,言其深也。狭者为沟、渎。浅者为池、渚也。市、府,言其所聚也。道、里,言其所由也。室、舍,言其所居也。门、户,言其所出入也。尊者为阙、堂。要会者为关、梁也。丘、陵,言其骨肉之高起者也。髎,言其骨之空阔者也。俞,言其气之传输也。天以言乎其上,地以言乎其下也……"现将腧穴命名归纳介绍如下。

（一）天象地理

1. 以日月星辰命名　如日月、上星、璇玑、华盖、太乙、太白、天枢等。
2. 以山、谷、丘、陵命名　如承山、合谷、大陵、梁丘、丘墟等。
3. 以大小水流命名　如后溪、支沟、四渎、少海、尺泽、曲池、曲泉、经渠、太渊等。
4. 以交通要冲命名　如气冲、水道、关冲、内关、风市等。

（二）人事物象类

1. 以动植物名称命名　如鱼际、鸠尾、伏兔、犊鼻、攒竹、禾髎等。
2. 以建筑居处命名　如天井、玉堂、巨阙、曲垣、库房、府舍、天窗、地仓、梁门、紫宫、内庭、气户等。
3. 以生活用具命名　如大杼、地机、阳辅、缺盆、天鼎、悬钟等。
4. 以人事活动命名　如人迎、百会、归来、三里等。

（三）形态功能类

1. 以解剖部位命名　如腕骨、完骨、大椎、曲骨、京骨、巨骨等。
2. 以脏腑功能命名　如脏腑背俞和神堂、魄户、魂门、意舍、志室等。
3. 以经络阴阳命名　如三阴交、三阳络、阴都(腹)、阳纲(背)、阴陵泉、阳陵泉等。
4. 以穴位作用命名　如承浆、承泣、听会、迎香、廉泉、劳宫、气海、血海、光明、水分等。

第二节　腧穴的主治特点和规律

一、腧穴的主治特点

腧穴有接受刺激、防治疾病的作用。《素问·五藏生成篇》说："人有大谷十二分，小溪三百五十四名，少十二俞，此皆卫气之所留止，邪气之所客也，针石缘而去之。"这表明腧穴不仅是气血输注的部位，也是邪气所客之处所，又是针灸防治疾病的刺激点。通过针刺、艾灸等对腧穴的刺激以通其经脉，调其气血，使阴阳归于平衡，脏腑趋于和调，从而达到扶正祛邪的目的。腧穴的主治作用有以下三个方面的特点。

（一）近治作用

近治作用是经穴、奇穴和阿是穴所共有的主治作用特点，即腧穴都能治疗其所在部位及邻近部位的病证，如眼区的睛明、承泣、四白、球后各穴，均能治眼病；耳区的听宫、听会、翳风、耳门诸穴，均能治疗耳病；胃部的中脘、建里、梁门等穴，均能治疗胃病。近治作用还可包括较宽的范围，如头和躯干部及分段选穴，脏腑俞募穴的应用等。

（二）远治作用

远治作用是经穴尤其是十二经脉在四肢肘膝关节以下的腧穴的主治特点，这些穴位不仅能治局部病证，而且能治本经循行所到达的远隔部位的病证。这就是常说的"经络所过，主治所及"。如合谷穴，不仅能治上肢病证，而且能治颈部和头面部病证；足三里穴不但能治下肢病证，而且能治胃肠和更高部位的病证等。

（三）特殊作用

除了上述近治和远治作用外,腧穴还具有双向调整、整体调整和相对的特异治疗作用。很多腧穴都有双向调整作用,如泄泻时针刺天枢能止泻,便秘时针刺则能通便;心动过速时针刺内关能减慢心率,心动过缓时针刺则可加快心率。有些穴位还能调治全身性的病证,这在手足阳明经穴和任督脉经穴中更为多见,如合谷、曲池、大椎可治外感发热,足三里、关元、膏肓具有增强人体防卫和免疫功能的作用。有些穴位的治疗作用还具有相对的特异性,如至阴穴可矫正胎位、阑尾穴可治阑尾炎等。

二、腧穴的主治规律

每个腧穴都有较广泛的主治范围,这与其所属经络和所在部位的不同有直接关系。无论腧穴的局部治疗作用,还是远隔部位的治疗作用,都是以经络学说为依据的,就是"经络所过,主治所及"。如要掌握腧穴的主治规律,一般可以从腧穴的分经、分部两方面来归纳。

（一）分经主治规律

十二经脉在四肢部的五输穴、原穴、络穴、郄穴对于头身部及脏腑病证有特殊的治疗作用,这是腧穴分经主治的基础,也是古人所总结的"四根三结"主治规律的由来。四肢是经脉的"根"和"本"部,对于头身的"结"和"标"部有远道主治作用。各经有其主要治症(主病),邻近的经又有类似作用,或两经相同,或三经相同,这是"三阴""三阳"在治疗作用上的共性。现归纳成手足三阴三阳经穴主治表,并配合四肢经穴图以便理解。表2-1~表2-4中只列远道主治病证而不是四肢部病证,因为腧穴的局部治疗作用不言而喻,故不多罗列。

表2-1　手三阴经穴主治表

经　名	本经主病	二经相同	三经相同
手太阴经	肺、喉病		
手厥阴经	心、胃病	神志病	胸部病
手少阴经	心病		

表2-2　手三阳经穴主治表

经　名	本经主病	二经相同	三经相同
手阳明经	前头、鼻、口、齿病		
手少阳经	侧头、胁肋病	耳病	眼病、咽喉病、热病
手太阳经	后头、肩胛、神志病		

表2-3　足三阳经穴主治表

经　名	本经主病	二经相同	三经相同
足阳明经	前头、口、齿、咽喉、胃肠病		
足少阳经	侧头、耳、项、胁肋、胆病	眼病	神志病、热病
足太阳经	后头、项、背腰、肛肠病		

表2-4 足三阴经穴主治表

经　名	本 经 主 病	二 经 相 同	三 经 相 同
足太阴经	脾胃病		
足厥阴经	肝病	前阴病	腹部病
足少阴经	肾、肺、咽喉病		

（二）分部主治规律

头身部从上而下分为头、胸、上下腹,各与背腰部前后对应,这是四海、气街及十二经脉"结"和"标"的所在部位。"脏腑腹背,气相通应",这是分部主治的规律,体现了经脉在纵行分经的基础上又有横行分部的关系。各部经穴主治,分别列表及图解如后(表2-5、表2-6,图2-1至图2-6)。

再如颈项和肩胛区,主局部病证,而颈项当头与背之间,还主咽喉、热病和上肢病证;侧胁部对肝胆,侧腹对脾胃,与中焦范围相类;腰髋部除对下焦脏腑之外,主要用于下肢病证,可参考经穴图所示,不另列表。

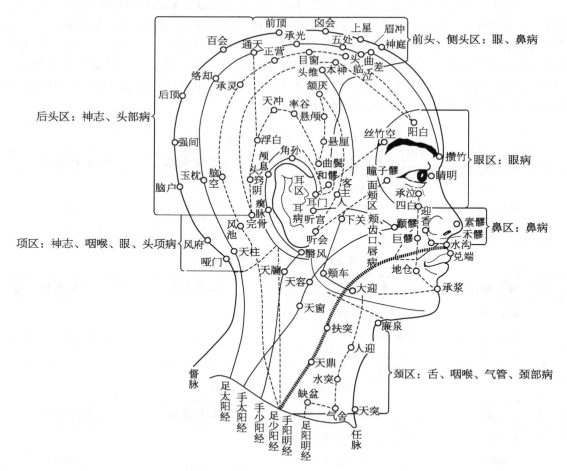

图2-1　十四经穴分部主治示意图(头面颈项部)

表2-5 头面颈项部经穴主治表

分　　部	主　　治
前头、侧头区	眼、鼻病
后　头　区	神志、头部病
项　　区	神志、咽喉、眼、头项病
眼　　区	眼病
鼻　　区	鼻病
颈　　区	舌、咽喉、气管、颈部病

表2-6 胸腹背腰部经穴主治表

前	后	主　　治
胸膺部	上背部	肺、心(上焦病)
胁腹部	下背部	肝、胆、脾、胃(中焦病)
少腹部	腰尻部	前后阴、肾、肠、膀胱(下焦病)

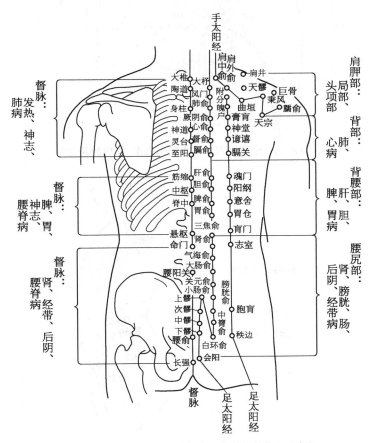

图2-2 十四经穴分部主治示意图(肩背腰尻部)

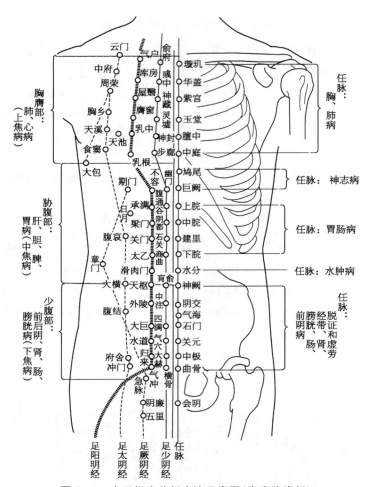

图2-3　十四经穴分部主治示意图（胸膺胁腹部）

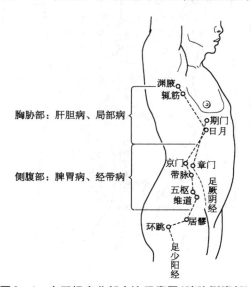

图2-4　十四经穴分部主治示意图（腋胁侧腹部）

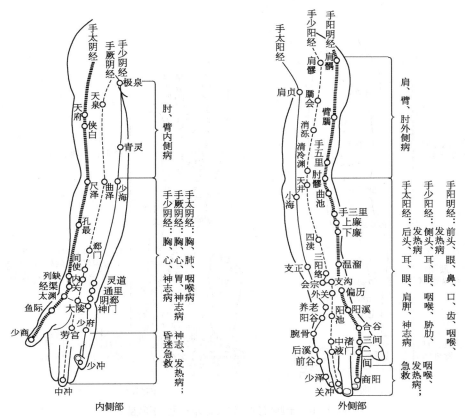

图 2-5 十四经穴分经主治示意图（上肢部）

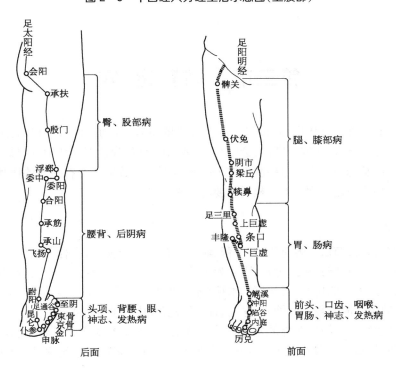

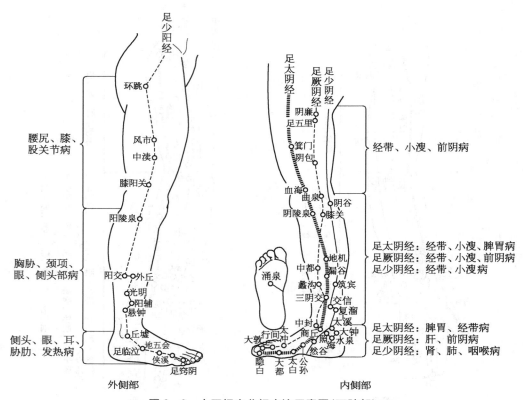

图 2-6　十四经穴分经主治示意图（下肢部）

第三节　特 定 穴

十四经中具有特殊治疗作用，并按特定称号归类的腧穴，称为特定穴。包括在四肢肘膝关节以下的五输穴、原穴、络穴、郄穴、八脉交会穴、下合穴，在胸腹、背腰部的背俞穴、募穴，在四肢躯干的八会穴和全身经脉的交会穴。这些腧穴在十四经中不仅在数量上占有相当的比例，而且在针灸学的基本理论和临床应用方面也有着极其重要的意义。

一、五输穴

十二经脉在肘膝关节以下各有称为井、荥、输、经、合的五个腧穴，合称五输穴。有关记载首见于《灵枢·九针十二原》，曰："所出为井，所溜为荥，所注为输，所行为经，所入为合。"这是按经气的由小到大、由浅而深所作的排列。《灵枢·本输》详细载述了各经井、荥、输、经、合各穴的名称和具体位置，但唯独缺手少阴心经的五输穴，这在《针灸甲乙经》中才补充完备。

古人把经气运行过程用自然界的水流由小到大、由浅入深的变化来形容，把五输穴按井、荥、输、经、合的顺序，从四肢末端向肘膝关节方向依次排列。井穴多位于手足之端，喻作水的源头，是经气所出的部位,即"所出为井"。荥穴多位于掌指或跖趾关节之前,喻作水流尚微,萦迂未成大流,是经气流行的部位,即"所溜为荥"。输穴多位于掌指或跖趾关节之后,喻作水流由小而大、由浅注深,是经气渐盛、由此注彼的部位,即"所注为输"。经穴多位于腕踝关节以上,喻作水流变大,畅通无阻,是经气正盛、运行经过的部位,即"所行为经"。合穴位于肘膝关节附近,喻作江河水流汇入湖海,是经气由此深入,进而会合于脏腑的部位,即"所入为合"。

五输穴在临床上应用非常广泛,是远部选穴的主要穴位。十二经脉中每条经有 5 个穴位属于五输穴,故人体共有五输穴 60 个。五腧穴不仅有经脉归属,而且具有自身的五行属性,按照"阴井木""阳井金"的规律进行配属。十二经脉五输穴穴名及其五行属性见表 2-7 和表 2-8 所示。

表2-7　阴经五输穴表

经 脉 名 称	井(木)	荥(火)	输(土)	经(金)	合(水)
手太阴肺经	少 商	鱼 际	太 渊	经 渠	尺 泽
手厥阴心包经	中 冲	劳 宫	大 陵	间 使	曲 泽
手少阴心经	少 冲	少 府	神 门	灵 道	少 海
足太阴脾经	隐 白	大 都	太 白	商 丘	阴陵泉
足少阴肾经	涌 泉	然 谷	太 溪	复 溜	阴 谷
足厥阴肝经	大 敦	行 间	太 冲	中 封	曲 泉

表2-8　阳经五输穴表

经 脉 名 称	井(金)	荥(水)	输(木)	经(火)	合(土)
手阳明大肠经	商 阳	二 间	三 间	阳 溪	曲 池
手少阳三焦经	关 冲	液 门	中 渚	支 沟	天 井
手太阳小肠经	少 泽	前 谷	后 溪	阳 谷	小 海
足阳明胃经	厉 兑	内 庭	陷 谷	解 溪	足三里
足少阳胆经	足窍阴	侠 溪	足临泣	阳 辅	阳陵泉
足太阳膀胱经	至 阴	足通谷	束 骨	昆 仑	委 中

根据古代文献和临床实际,五腧穴的应用可归纳为以下几点。

1. **按五输穴主病特点选用**　《灵枢·顺气一日分为四时》云:"病在藏者,取之井;病变于色者,取之荥;病时间时甚者,取之输;病变于音者,取之经;经满而血者,病在胃及以饮食不节得病者,取之合。"其后《难经·六十八难》又做了补充:"井主心下满,荥主身热,输主体重节痛,经主喘咳寒热,合主逆气而泄。"《灵枢》又有"合治内腑"之说。综合现代临床的应用情况,井穴多用于急救,荥穴主要用于治疗热证,输穴主要用于治疗关节疼痛,经穴治疗作用不典型,合穴则主要用于治疗脏腑病证。

2. **按五行生克关系选用**　五输穴具有五行属性,根据《难经·六十九难》提出"虚者补其母,实者泻其子"的观点,将五输穴配属五行,然后按"生我者为母,我生者为子"的原则,虚证用母穴,实证用子穴。这一取穴法亦称为子母补泻取穴法。在具体运用时,分本经子母补泻和他经子母补泻两种方法。例如,肺经的实证应"泻其子",肺在五行中属"金",因"金生水","水"为"金"之子,故可选本经五输穴中属"水"的合穴即尺泽;肺经的虚证应"补其母",肺属"金","土生金","土"为"金"之母,因此,应选本经属"土"的五输穴,即输穴太渊,这都属于本经子母补泻法。同样用肺经实证来举例,在五行配属中肺属"金",肾属"水",肾经为肺经的"子经",根据"实则泻其子"的原则,应在其子经(肾经)上选取"金"之"子"即属"水"的五输穴，为肾经合穴阴谷。各经五输穴子母补泻取穴详见表2-9。

表2-9　子母补泻取穴表

经脉取穴		脏						腑					
		金	水	木	火	相火	土	金	水	木	火	相火	土
本经子母穴	经脉	肺经	肾经	肝经	心经	心包经	脾经	大肠经	膀胱经	胆经	小肠经	三焦经	胃经
	母穴	太渊	复溜	曲泉	少冲	中冲	大都	曲池	至阴	侠溪	后溪	中渚	解溪
	子穴	尺泽	涌泉	行间	神门	大陵	商丘	二间	束骨	阳辅	小海	天井	厉兑
他经子母穴	母经	脾经	肺经	肾经	肝经	肝经	心经	胃经	大肠经	膀胱经	胆经	胆经	小肠经
	母穴	太白	经渠	阴谷	大敦	大敦	少府	足三里	商阳	足通谷	足临泣	足临泣	阳谷
	子经	肾经	肝经	心经	脾经	脾经	肺经	膀胱经	胆经	小肠经	胃经	胃经	大肠经
	子穴	阴谷	大敦	少府	太白	太白	经渠	足通谷	足临泣	阳谷	足三里	足三里	商阳

3. 按时选用　天人相应是中医整体观念的重要内容，经脉的气血运行和流注也与季节、每日时辰的不同有密切的关系。《难经·七十四难》云："春刺井，夏刺荥，季夏刺输，秋刺经，冬刺合。"这实质上是根据手足三阴经的五输穴均以井木为始，与一年的季节顺序相应而提出的季节选穴。此外，子午流注针法则是根据一日之中十二经脉气血盛衰开合的时间，而选用不同的五输穴，本针法将在附篇中介绍。

二、原穴、络穴

十二经脉在腕踝关节附近各有一个腧穴，是脏腑原气留止的部位，称为原穴，合称"十二原"。"原"即本原、原气之意，是人体生命活动的原动力。原穴名称首载于《灵枢·九针十二原》。阴经五脏之原穴，即是五输穴中的输穴，所谓"阴经之输并于原"（《图翼·经络》），或说成"以输为原"。《难经·六十二难》指出："三焦行诸阳，故置一输名曰原"。意思是说，三焦散布原气运行于外部，阳经的脉气较阴经盛长，故于输穴之外立一原穴。这样就是阴经的输穴与原穴合一，阳经则输穴与原穴分立。

络脉由经脉分出之处各有一穴，称络穴。"络"，是联络的意思。络穴名称首载于《灵枢·经脉》篇。十二经在肘膝关节以下各有一络穴，加上躯干前的任脉络穴、躯干后的督脉络穴和躯干侧的脾之大络，合称"十五络穴"。

原穴与脏腑之原气有着密切的联系，《难经·六十六难》说："三焦者，原气之别使也，主通行原气，经历于五脏六腑。"三焦为原气之别使，三焦之气源于肾间动气，输布全身，调和内外，通导上下，关系着脏腑气化功能，而原穴正是其所流注的部位。《难经·六十六难》又指出："五藏六府之有疾者，皆取其原也。"因此，临床上原穴主要用于治疗相关脏腑的疾病，也可协助诊断。

络穴是络脉从本经别出的部位，络穴除可治疗其络脉的病证外，由于十二络脉具有加强表里两经联系的作用，因此，络穴又可治疗表里两经的病证，正如《针经指南》所云："络穴正在两经中间……若刺络穴，表里皆活。"如肝经络穴蠡沟，既可治疗肝经病证，又可治疗胆经病证。同样胆经络穴光明，既可治疗胆经病证，又可治疗肝经病证。络穴的作用主要是扩大了经脉的主治范围。

原穴和络穴既可单独应用，又可相互配合使用。临床上常把先病经脉的原穴和后病的相表里的经脉络穴相配合，称为原络配穴法或主客原络配穴法，是表里经配穴法的典型用法。如肺经先病，先取其经的原穴太渊，大肠后病，再取该经络穴偏历。反之，大肠先病，先取本经原穴合谷，肺经后病，后取该经络穴列缺。十二经脉原穴、络穴见表2-10。

表 2 - 10　十二经脉原穴与络穴表

经　脉	原　穴	络　穴	经　脉	原　穴	络　穴
手太阴肺经	太　渊	列　缺	手阳明大肠经	合　谷	偏　历
手厥阴心包经	大　陵	内　关	手少阳三焦经	阳　池	外　关
手少阴心经	神　门	通　里	手太阳小肠经	腕　骨	支　正
足太阴脾经	太　白	公　孙	足阳明胃经	冲　阳	丰　隆
足厥阴肝经	太　冲	蠡　沟	足少阳胆经	丘　墟	光　明
足少阴肾经	太　溪	大　钟	足太阳膀胱经	京　骨	飞　扬

三、背俞穴、募穴

背俞穴是脏腑之气输注于背腰部的腧穴,首见于《灵枢·背腧》。背俞穴位于背腰部足太阳膀胱经的第一侧线上,大体依脏腑位置而上下排列。六脏六腑各有一相应的背俞穴,共 12 个,分别冠以脏腑之名。

募穴是脏腑之气结聚于胸腹部的腧穴,始见于《素问·奇病论篇》。"募",有聚集、汇合之意。六脏六腑各有一相应的募穴,共 12 个,部位都接近其相应的脏腑。

背俞穴位于背腰部的膀胱经第 1 侧线上,募穴则位于胸腹部,故又称为"腹募穴"和"前募穴"。每一脏腑均有各自的背俞穴和募穴。由于背俞穴和募穴都是脏腑之气输注和汇聚的部位,在分布上大体与对应的脏腑所在部位的上下排列相接近。因此,主要用于治疗相关脏腑的病变。如肺热咳嗽,可泻肺之背俞穴肺俞;寒邪犯胃出现的胃痛,可灸之募穴中脘。另外,背俞穴和募穴还可用于治疗与对应脏腑经络相联属的组织器官疾患,如肝开窍于目,主筋,目疾、筋病可选肝俞;肾开窍于耳,耳疾可选肾俞。

根据《难经·六十七难》"阴病行阳,阳病行阴。故令募在阴,俞在阳"及《素问·阴阳应象大论篇》"从阴引阳,从阳引阴"等论述,脏病(阴病)多与背俞穴(阳部)相关,腑病(阳病)多与募穴(阴部)联系。临床上脏病多选其背俞穴,腑病多选其募穴。当然,这仅是从阴阳理论角度来运用俞、募穴的一种方法,并不是绝对的。《灵枢·卫气》云:"气在胸者,止之膺与背腧。气在腹者,止之背腧……"说明了脏腑之气可通过气街与其俞、募穴相联系。由于俞、募穴均与脏腑之气密切联系。因此,临床上常常把病变脏腑的俞、募穴配合运用,以发挥其协同作用,就是俞募配穴法,这是前后配穴法典型的实例。《素问·奇病论篇》载:"口苦者……此人者,数谋虑不决,故胆虚气上溢而为之口苦,治之以胆募、俞。"即是最早记载的俞募配穴法。

此外,脏腑发生病变时,常在背俞穴、募穴上出现阳性反应,如压痛、敏感等。因此,诊察按压背俞穴、募穴,可结合其他症状判断脏腑疾患。脏腑背俞穴与募穴见表 2 - 11。

表 2 - 11　六脏六腑背俞穴与募穴表

六　脏	背俞穴	募　穴	六　腑	背俞穴	募　穴
肺	肺　俞	中　府	大　肠	大肠俞	天　枢
心　包	厥阴俞	膻　中	三　焦	三焦俞	石　门
心	心　俞	巨　阙	小　肠	小肠俞	关　元
脾	脾　俞	章　门	胃	胃　俞	中　脘
肝	肝　俞	期　门	胆	胆　俞	日　月
肾	肾　俞	京　门	膀　胱	膀胱俞	中　极

四、八会穴

八会穴是指脏、腑、气、血、筋、脉、骨、髓所会聚的 8 个腧穴,首载于《难经·四十五难》。"会",是聚会的意思。八会穴分散在躯干部和四肢部,其中脏、腑、气、血、骨之会穴位于躯干部,筋、脉、髓之会穴位于四肢部。

八会穴即脏会章门,腑会中脘,气会膻中,血会膈俞,筋会阳陵泉,脉会太渊,骨会大杼,髓会绝骨。这 8 个穴位虽属于不同经脉,但对于各自所会的脏、腑、气、血、筋、脉、骨、髓相关的病证有特殊的治疗作用,临床上常把其作为治疗这些病证的主要穴位。如六腑之病,可选腑会中脘,血证可选血会膈俞等。《难经·四十五难》说:"热病在内者,取其会之穴也。"提示八会穴还可治疗相关的热病。

五、郄穴

郄穴是各经脉在四肢部经气深聚的部位。"郄"与"隙"通,是空隙、间隙的意思,其名称和位置首载于《针灸甲乙经》。郄穴大多分布于四肢肘膝关节以下。十二经脉、阴阳蹻脉和阴阳维脉各有一郄穴,合为十六郄穴。

郄穴是治疗本经和相应脏腑病证的重要穴位,尤其在治疗急症方面有独特的疗效。一般来说,阴经郄穴治疗血证,阳经郄穴治疗痛证。如急性胃脘痛取胃经郄穴梁丘,肺病咯血取肺经郄穴孔最等。郄穴除单独使用外,常与八会穴配合使用,故有"郄会配穴"之称。如梁丘配腑会中脘治疗急性胃痛疗效更好。脏腑疾患也可在相应的郄穴上出现疼痛或压痛,有助于诊断。各经郄穴见表 2-12。

表 2-12 十六经脉郄穴表

经 脉	郄 穴	经 脉	郄 穴
手太阴肺经	孔 最	手阳明大肠经	温 溜
手厥阴心包经	郄 门	手少阳三焦经	会 宗
手少阴心经	阴 郄	手太阳小肠经	养 老
足太阴脾经	地 机	足阳明胃经	梁 丘
足厥阴肝经	中 都	足少阳胆经	外 丘
足少阴肾经	水 泉	足太阳膀胱经	金 门
阴维脉	筑 宾	阳维脉	阳 交
阴蹻脉	交 信	阳蹻脉	跗 阳

六、下合穴

下合穴即六腑下合穴,是六腑之气下合于足三阳经的 6 个腧穴,首见于《灵枢·邪气藏府病形》。下合穴共 6 个,其中胃、胆、膀胱三腑的下合穴,即本经五输穴中的合穴,而大肠、小肠、三焦三腑在下肢则另有合穴。大肠、小肠下合于胃经,三焦下合于膀胱经。

下合穴主要用于治疗六腑疾病。《灵枢·邪气藏府病形》有"合治内腑"的论述,概括了下合穴的主治特点。六腑中胃、大肠、小肠、胆、膀胱、三焦的下合穴依次分别为足三里、上巨虚、下巨虚、阳陵泉、委中、委阳。临床上与六腑相关的疾病常选其相应的下合穴治疗,如肠痈取上巨虚,泻痢选下巨虚。此外,下合穴也可协助诊断。

七、八脉交会穴

八脉交会穴是指与奇经八脉相通的十二经脉在四肢部的 8 个腧穴,原称交经八穴、流注八穴和八脉八穴,首见于窦汉卿《针经指南》。八脉交会穴均分布于肘膝关节以下。

八脉交会穴是古人在临床实践中总结出的可治疗奇经八脉病证的 8 个腧穴,认为这 8 个腧穴分别与相应的奇经八脉经气相通。《医学入门·子午八法》中说:"周身三百六十六,统于手足六十六穴,六十六穴又统于八穴。"这里的"八穴"就是指八脉交会穴,足见古人对其的重视。在临床上当奇经八脉出现相关的疾病时,可以对应八脉交会穴来治疗,如督脉病变出现的腰脊强痛可选后溪,冲脉病变出现的胸腹气逆可选公孙。此外,临床上也可把公孙和内关、后溪和申脉、足临泣和外关、列缺和照海相配,治疗有关部位的疾病,这属于上下配穴法的范畴。古人还以八脉交会穴为基础,创立按时取穴的灵龟八法和飞腾八法。八脉交会穴配伍及主治病证见表 2-13。

表 2-13 八脉交会穴配伍及主治表

穴 名	主 治	相 配 合 主 治
公 孙	冲脉病证	心、胸、胃疾病
内 关	阴维脉病证	
后 溪	督脉疾病	目内眦、颈项、耳、肩部疾病
申 脉	阳蹻脉病证	
足临泣	带脉病证	目锐眦、耳后、颊、颈、肩部疾病
外 关	阳维脉病证	
列 缺	任脉病证	肺系、咽喉、胸膈疾病
照 海	阴蹻脉病证	

[附] 八脉交会八穴歌

公孙冲脉胃心胸,内关阴维下总同。临泣胆经连带脉,阳维目锐外关逢。
后溪督脉内眦颈,申脉阳蹻络亦通。列缺任脉行肺系,阴蹻照海膈喉咙。

八、交会穴

交会穴是指两经或数经相交会合的腧穴,始见于《针灸甲乙经》。交会穴多分布于头面、躯干部。

交会穴具有治疗交会经脉疾病的特点。如三阴交本属足太阴脾经腧穴,它又是足三阴经的交会穴。因此,它不仅治疗脾经病证,也可治疗足少阴肾经和足厥阴肝经的病证。历代文献对交会穴的记载略有不同,但绝大部分内容出自《针灸甲乙经》,根据该书所载,列经脉交会穴于表 2-14。

表 2-14 经脉交会穴表(○所属经 √交会经)

交会穴	足太阴经	手太阴经	足厥阴经	手厥阴经	足少阴经	手少阴经	足太阳经	手太阳经	足少阳经	手少阳经	足阳明经	手阳明经	任脉	冲脉	督脉	带脉	阴维脉	阳维脉	阴蹻脉	阳蹻脉	备 注
承浆											√	√	○		√						《针灸大成》
廉泉													○				√				
天突													○					√			

续 表

交会穴	足太阴经	手太阴经	足厥阴经	手厥阴经	足少阴经	手少阴经	足太阳经	手太阳经	足少阳经	手少阳经	足阳明经	手阳明经	任脉	冲脉	督脉	带脉	阴维脉	阳维脉	阴蹻脉	阳蹻脉	备 注
上脘								√			√		○								
中脘								√		√	√		○								手太阳、少阳，足阳明所生
下脘	√												○								
阴交													○	√							
关元	√		√		√								○								
中极	√		√		√								○								
曲骨			√										○								
会阴													○	√	√						
三阴交	○		√		√																
冲门	○		√																		
府舍	○		√														√				
大横	○																√				
腹哀	○																√				
中府	√	○																			
章门			○						√												
期门	√		○														√				
天池				○					√												
横骨					○									√							
大赫					○									√							
气穴					○									√							
四满					○									√							
中注					○									√							
肓俞					○									√							
商曲					○									√							
石关					○									√							
阴都					○									√							
腹通谷					○									√							
幽门					○									√							
照海					○														√		阴蹻脉所生
交信					○														√		
筑宾					○												√				
神庭							√				√				○						
水沟											√	√			○						
百会							√								○						

续 表

交会穴	足太阴经	手太阴经	足厥阴经	手厥阴经	足少阴经	手少阴经	足太阳经	手太阳经	足少阳经	手少阳经	足阳明经	手阳明经	任脉	冲脉	督脉	带脉	阴维脉	阳维脉	阴蹻脉	阳蹻脉	备注
脑户							√								○						
风府															○			√			
哑门															○			√			
大椎							√	√	√						○						
陶道							√								○						《铜人》
长强					√				√						○						《铜人》
睛明							○	√			√								√	√	《素问》
大杼							○	√													
风门							○								√						
附分							○	√													
跗阳							○													√	
申脉							○													√	阳蹻脉所生
仆参							○													√	
金门							○											√			
臑俞								○										√		√	
秉风								○	√	√		√									
天容								○	√												手少阳脉气所发
颧髎								○	√												
听宫								○	√	√											
瞳子髎								√	○	√											
上关									○	√	√										
颔厌									○	√	√										
听会									○	√											手少阳脉气所发
悬厘									○	√	√										
曲鬓								√	○												
率谷								√	○												
浮白								√	○												
头窍阴								√	○									√			
完骨								√	○									√			
本神									○									√			
阳白									○									√			
头临泣								√	○									√			
目窗									○									√			
正营									○									√			
承灵									○									√			
脑空									○									√			

续　表

交会穴	足太阴经	手太阴经	足厥阴经	手厥阴经	足少阴经	手少阴经	足太阳经	手太阳经	足少阳经	手少阳经	足阳明经	手阳明经	任脉	冲脉	督脉	带脉	阴维脉	阳维脉	阴跷脉	阳跷脉	备注
风池									○									√			
肩井									○	√	√							√			
日月	√								○									√			
环跳							√		○												
带脉									○							√					
五枢									○							√					
维道									○							√					
居髎									○											√	
阳交									○									√			
臑会										○		√						√			手阳明之络
丝竹空									√	○											足少阳脉气所发
天髎										○								√			
翳风									√	○											
角孙									√	○	√										
耳和髎								√	√	○											《铜人》
承泣											○		√							√	
巨髎											○									√	
地仓											○	√								√	
下关									√		○										
头维									√		○							√			
气冲											○			√							冲脉所起
臂臑												○									手阳明络之会
肩髃												○								√	
巨骨												○								√	
迎香											√	○									

第四节　腧穴定位法

　　腧穴定位法又称取穴法，是指确定腧穴位置的基本方法。确定腧穴位置，要以体表标志为主要依据，在距离标志较远的部位，则于两标志之间折合一定的比例寸，即"骨度分寸"，用此"寸"表示上下、左右的距离；取穴时，用手指比量这种距离，则有手指"同身寸"的应用。以下就分体表标志定位法、骨度分寸定位法、手指同身寸定位法和简便取穴四法进行介绍。

一、体表标志定位法

体表标志定位法是以人体的各种体表标志为依据来确定穴位位置的方法,又称自然标志定位法。体表标志主要指分布于全身体表的骨性标志和肌性标志,可分为固定标志和活动标志两类,分述如下。

(一)固定标志

固定标志定位是指利用五官、毛发、爪甲、乳头、脐窝和骨节凸起、凹陷及肌肉隆起等固定标志来取穴的方法。比较明显的标志,如鼻尖取素髎,两眉中间取印堂,两乳中间取膻中,脐旁 2 寸取天枢,腓骨头前下缘取阳陵泉,俯首显示最高的第 7 颈椎棘突下取大椎等。在两骨分歧处,如锁骨肩峰端与肩胛冈分歧处取巨骨,胸骨下端与肋软骨分歧处取中庭等。此外,肩胛冈平第 3 胸椎棘突,肩胛骨下角平第 7 胸椎棘突,髂嵴平第 4 腰椎棘突,这些可作为背腰部穴的取穴标志。

(二)活动标志

活动标志定位是指利用关节、肌肉、皮肤随活动而出现的孔隙、凹陷、皱纹等活动标志来取穴的方法。如耳门、听宫、听会等应张口取;下关应闭口取。又如,曲池宜屈肘于横纹头处取之;外展上臂时肩峰前下方的凹陷中取肩髃;取阳溪穴时应将拇指翘起,当拇长、短伸肌腱之间的凹陷中取之;取养老穴时,应正坐屈肘,掌心向胸,当尺骨头桡侧骨缝中取之。

人体体表标志,尤其是固定标志的位置恒定不变,用这些标志定穴是准确性最高的取穴法,故此法是确定腧穴位置的主要依据。但由于全身腧穴中分布于体表标志处的仅限于部分穴位,所以此法也有一定的局限性。

二、骨度分寸定位法

骨度分寸法古称骨度法,即以骨节为主要标志测量周身各部的大小、长短,并依其尺寸按比例折算作为定穴的标准。《太素·骨度》说:"以此为定分,立经脉,并取空穴。"分部折寸以患者本人的身材为依据,此法的记载最早见于《灵枢·骨度》篇,其所测量的人体高度为七尺五寸,其横度(两臂外展,两手平伸,以中指端为准)也是七尺五寸。取用时,将设定的骨节两端之间的长度折成一定的等分,每一等分为 1 寸。不论男女老幼、肥瘦高矮,一概以此标准折量作为量取腧穴的依据。现将全身各部骨度折量寸列表、图示如表 2 - 15、图 2 - 7。

表 2 - 15 常用骨度表

部 位	起止点	折量寸	度量法	说 明
头部	前发际至后发际	12 寸	直寸	如前发际不明,从眉心至大椎穴作 18 寸,眉心至前发际作 3 寸,大椎穴至后发际作 3 寸
	前额两发角之间	9 寸	横寸	用于量头前部的横寸
	耳后两完骨(乳突)之间	9 寸	横寸	用于量头后部的横寸
胸腹部	天突至歧骨(胸剑联合)	9 寸	直寸	胸部与胁肋部取穴直寸,一般根据肋骨计算,每一肋骨折作 1.6 寸(天突穴至璇玑穴可作 1 寸,璇玑穴至中庭穴,各穴间可作 1.6 寸计算)
	歧骨至脐中	8 寸	直寸	
	脐中至横骨上廉(耻骨联合上缘)	5 寸	直寸	
	两乳头之间	8 寸	横寸	胸腹部取穴横寸,可根据两乳头间的距离折量,女性可用锁骨中线代替

续　表

部　位	起 止 点	折量寸	度 量 法	说　　　明	
背腰部	大椎以下至尾骶	21椎	直寸	背腰部腧穴以脊椎棘突作为定位标志。两肩胛骨下角	
	两肩胛骨脊柱缘之间	6寸	横寸	连线平第7胸椎棘突,两髂嵴连线平第4腰椎棘突	
身侧部	腋以下至季胁	12寸	直寸	季胁此指第11肋端下方	
	季胁以下至髀枢	9寸	直寸	髀枢指股骨大转子高点	
上肢部	腋前纹头(腋前皱襞)至肘横纹	9寸	直寸	用于手三阴、手三阳经的骨度分寸	
	肘横纹至腕横纹	12寸	直寸		
下肢部	横骨上廉至内辅骨上廉	18寸	直寸	内辅骨上廉指股骨内侧髁上缘	
	内辅骨下廉至内踝尖	13寸	直寸	内辅骨下廉指胫骨内侧髁下缘	
	髀枢至膝中	19寸	直寸	内踝尖指内踝向内的凸起处	
	膝中至外踝尖	16寸	直寸	臀横纹至膝中,可作14寸折量	
	外踝尖至足底	3寸	直寸	膝中的水平线,前平膝盖下缘,后平腘横纹,屈膝时可平犊鼻穴	

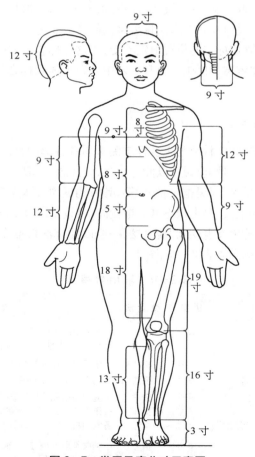

图2-7　常用骨度分寸示意图

骨度分寸法通常是以体表标志为基准,测量全身各部的长度或宽度,实际上是体表标志定位法应用的扩大,可补充体表标志定位法的局限性,是临床常用、适用穴位多、准确性较高的腧穴定位法。

三、手指同身寸定位法

手指同身寸定位法,是指以患者本人的手指为尺寸折量标准来量取穴位的定位方法,又称手指比量法和指寸法。此法常用的有中指同身寸、拇指同身寸和横指同身寸三种。

(一)中指同身寸

中指同身寸是以患者中指屈曲时中节桡侧两端纹头之间的距离为1寸(图2-8)。这种同身寸法与骨度分寸相比略微偏长,临床应用时应予注意。

(二)拇指同身寸

拇指同身寸是以患者拇指指骨间关节之宽度为1寸(图2-9)。与中指同身寸比较,拇指同身寸标志清晰,应用方便,故是指寸法中较为常用的一种。

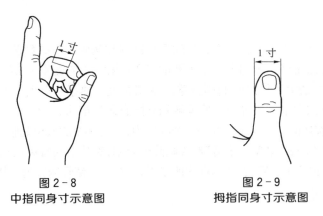

图2-8
中指同身寸示意图

图2-9
拇指同身寸示意图

(三)横指同身寸

横指同身寸是当患者第2~5指并拢时中指近侧指骨间关节横纹水平的4指宽度为3寸(图2-10)。四横指为一夫,合3寸,故此法又称一夫法。横指同身寸也是指寸法中较为常用的一种。

手指同身寸定位法是在体表标志和骨度分寸定位法的基础上应用,不能以指寸悉量全身各部,否则长短失度。

四、简便取穴法

简便取穴法是一种简便易行的腧穴定位方法。常用的简便取穴方法有:两手伸开,于虎口交叉,当示指端处取列缺;半握拳,当中指端所指处取劳宫;两手自然下垂,于中指端处取风市;垂肩屈肘于平肘尖处取章门;两耳角直上连线中点取百会等。

简便取穴法通常仅作为取穴法的参考和补充。

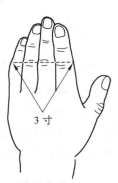

图2-10 横指同身寸
示意图(一夫法)

第三章 经络腧穴各论

导学

本章介绍十二经脉、奇经八脉和十五络脉的循行和病候,十四经的主治概要,十四经穴和常用奇穴的定位、功效、主治、操作、解剖和配伍内容。本章是针灸学的核心内容,学习本章应重点掌握十四经脉的循行、十四经常用腧穴和常用奇穴的定位、功效、主治和操作,熟悉十四经病候和主治概要,了解常用穴的解剖和配伍内容及非常用穴的全部内容。

十二经脉、奇经八脉和十五络脉均有各自的循行路线和病候。十二经脉和十五络脉的内容主要记载于《灵枢·经脉》,奇经八脉的内容则主要散见于《内经》《难经》《奇经八脉考》。十二经脉和任、督脉均有所属腧穴,其主治与经脉的循行路线密切相关。熟悉经脉所联系的脏器及所过部位的循行分布特点,对腧穴主治特点等内容的理解和掌握有很大帮助。

腧穴是针灸治疗疾病的特殊部位。在361个经穴中,约有1/3的穴位是临床常用穴。为突出重点,本章将361个经穴的内容以"腧穴表解"形式做简要介绍,对其中的常用穴在正文中作详细介绍。奇穴无经脉归属,有些记载于古籍,有些为近代所发现,本章仅介绍临床较为常用的50余个奇穴。

第一节 手太阴经络及其腧穴

一、手太阴经络

(一)经脉循行

手太阴肺经起于中焦,向下联络大肠,上行经胃口,过膈,属肺。从肺系(气管及喉咙)横走浅出侧胸上部(中府),沿上肢内侧前缘、手少阴心经和手厥阴心包经之前,经过肘关节、腕后寸口部,沿手掌大鱼际缘,止于拇指桡侧端(少商)。分支从腕后分出,止于示指桡侧端。(图3-1)

(二)主要病候

咳嗽、气喘、少气不足以息、咳血、伤风、胸部胀满、咽喉肿痛、缺盆部和手臂内侧前缘痛、肩背部寒冷与疼痛。

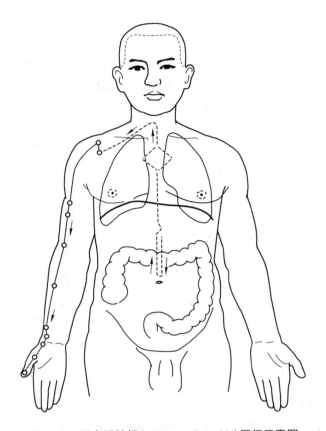

图 3-1　手太阴肺经(lung meridian, LU)循行示意图

《灵枢·经脉》：肺手太阴之脉，起于中焦，下络大肠，还循胃口，上膈属肺。从肺系，横出腋下，下循臑内，行少阴、心主之前，下肘中，循臂内上骨下廉，入寸口，上鱼，循鱼际，出大指之端。其支者：从腕后，直出次指内廉，出其端。

(三) 络脉循行及其病候

《灵枢·经脉》：手太阴之别，名曰列缺。起于腕上分间，并太阴之经，直入掌中，散入于鱼际。其病：实，则手锐掌热；虚，则欠去欠，小便遗数。取之去腕一寸半，别走阳明也。

(四) 主治概要

本经腧穴主治咳、喘、咯血、咽喉痛等肺系的疾患，及经脉循行部位的其他病证。

二、手太阴腧穴

(一) 常用腧穴

中府(Zhōngfǔ, LU1)　肺募穴

【定位】　在胸部，横平第 1 肋间隙，锁骨下窝外侧，前正中线旁开 6 寸(图 3-2)。

【功效】　宣肺利气，通络止痛。

【主治】　① 咳嗽，气喘，胸满痛，胸中烦满；② 肩背痛。

【操作】　向外侧斜刺或平刺 0.5～0.8 寸，不可向内深刺，以免伤及肺脏，引起气胸。可灸。

（说明：各穴的操作部分，除禁针穴位外，主要介绍毫针的常规针法。一般穴位皆可用灸法，除特殊情况注明，其他不一一列示。）

【解剖】　皮肤→皮下组织→胸大肌→胸小肌→胸腔。浅层布有锁骨上中间神经，第1肋间神经外侧皮支，头静脉等。深层有胸肩峰动、静脉和胸内、外侧神经。

【配伍】　配肺俞治外感和内伤咳嗽；配复溜治肺阴虚之干咳等。

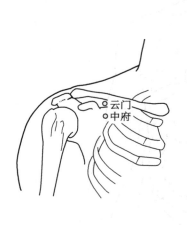
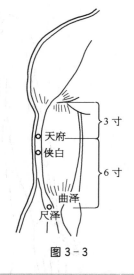

图 3-2　　　　　　　　　　　图 3-3

尺泽（Chǐzé，LU5）　合穴

【定位】　在肘区，肘横纹上，肱二头肌腱桡侧缘凹陷中（图 3-3）。

【功效】　滋阴润肺，宽胸理气，通络止痛。

【主治】　① 咳嗽，气喘，咳血，咽喉肿痛；② 肘臂挛痛；③ 急性吐泻，中暑，小儿惊风。

【操作】　直刺 0.5～0.8 寸，或点刺出血。可灸。

【解剖】　皮肤→皮下组织→肱桡肌→桡神经→肱肌。浅层布有头静脉，前臂外侧皮神经等。深层有桡神经，桡侧副动、静脉前支，桡侧返动、静脉等。

【配伍】　配列缺、肺俞治咳嗽、气喘；配委中治急性吐泻、中暑等。

孔最（Kǒngzuì，LU6）　郄穴

【定位】　在前臂前区，腕掌侧远端横纹上 7 寸处，尺泽（LU5）与太渊（LU9）连线上（图 3-4）。

【功效】　清热利肺，凉血止血，通络止痛。

【主治】　① 咯血，咳嗽，气喘，咽喉肿痛；② 肘臂挛痛；③ 热病无汗，头痛，痔疮。

【操作】　直刺 0.5～0.8 寸。可灸。

【解剖】　皮肤→皮下组织→肱桡肌→桡侧腕屈肌→指浅层肌与旋前圆肌之间→拇长屈肌。浅层布有头静脉和前臂外侧皮神经的分支。深层有桡动、静脉，桡神经浅支等。

【配伍】　配肺俞、风门治咳嗽、气喘；配少商治咽喉肿痛。

列缺（Lièquē，LU7）　络穴；八脉交会穴，通任脉

【定位】　在前臂，腕掌侧远端横纹上 1.5 寸，拇短伸肌腱与拇长展肌腱之间，拇长展肌腱沟的凹陷中。简便取穴法：两手虎口自然平直交叉，一手示指按在另一手桡骨茎突上，指尖下凹陷中是

穴(图3-4)。

　　【功效】　宣肺理气,祛风散邪。

　　【主治】　① 咳嗽,气喘,咽喉肿痛;② 头痛,齿痛,项强,口眼㖞斜。

　　【操作】　向肘部斜刺0.2~0.3寸。可灸。

　　【解剖】　皮肤→皮下组织→拇长展肌腱→肱桡肌腱→旋前方肌。浅层布有头静脉前臂外侧皮神经和桡神经浅支。深层有桡动、静脉的分支。

　　【配伍】　配风池、风门等治感冒、咳嗽、头痛等;配合谷、外关治项强等;配照海治咽喉疼痛。

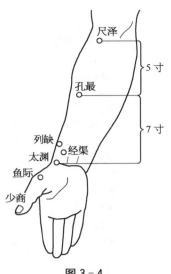

图3-4

太渊(Tàiyuān,LU9)　输穴;原穴;八会穴之脉会

　　【定位】　在腕前区,桡骨茎突与手舟骨之间,拇长展肌腱尺侧凹陷中(图3-4)。

　　【功效】　宣肺利咽,益气复脉,通络止痛。

　　【主治】　① 咳嗽,气喘;② 无脉症;③ 腕臂痛。

　　【操作】　避开桡动脉,直刺0.2~0.3寸。可灸。

　　【解剖】　皮肤→皮下组织→桡侧腕屈肌腱与拇长展肌腱之间。浅层布有前臂外侧皮神经,桡神经浅支和桡动脉掌浅支等分布。深层有桡动、静脉等。

　　【配伍】　配列缺、肺俞治咳嗽、气喘、胸背痛;配内关、三阴交治无脉症。

鱼际(Yújì,LU10)　荥穴

　　【定位】　在手外侧,第1掌骨桡侧中点赤白肉际处(图3-4)。

　　【功效】　宣肺利咽,清热解表。

　　【主治】　① 咳嗽,咳血;② 咽干,咽喉肿痛,失音;③ 小儿疳积。

　　【操作】　直刺0.5~0.8寸。可灸。

　　【解剖】　皮肤→皮下组织→拇短展肌→拇对掌肌→拇短屈肌。浅层布有正中神经掌皮支及桡神经浅支等分布。深层有正中神经肌支和尺神经肌支。

　　【配伍】　配合谷治肺热所致的咳嗽、咽喉肿痛、失音;配孔最、天突等治哮喘发作期。

少商(Shàoshāng,LU11)　井穴

　　【定位】　在手指,拇指末节桡侧,指甲根角侧上方0.1寸(图3-4)。

　　【功效】　宣肺利咽,清热解暑,醒脑开窍,通络止痛。

　　【主治】　① 咽喉肿痛,鼻衄;② 高热,昏迷,癫狂。

　　【操作】　浅刺0.1寸,或点刺出血。可灸。

　　【解剖】　皮肤→皮下组织→指甲根。有正中神经的指掌侧固有神经的指背支,拇主要动、静脉,第1掌背动、静脉分支所形成的动、静脉网。

　　【配伍】　配合谷治咽喉肿痛。

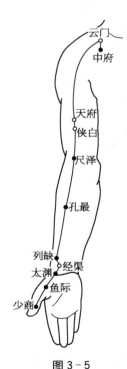

图3-5

手太阴肺经腧穴总图

(二)腧穴表解

　　手太阴肺经腧穴见表3-1、图3-5。

表 3-1   手太阴肺经腧穴表解

	穴 名	定 位	主 治	操 作
1	中府(肺募穴) Zhōngfǔ, LU1	在胸部,横平第1肋间隙,锁骨下窝外侧,前正中线旁开6寸	① 咳嗽、气喘、胸中烦满;② 肩背痛	向外侧斜刺或平刺0.5~0.8寸。可灸
2	云门 Yúnmén, LU2	在胸部,锁骨下窝凹陷中,肩胛骨喙突内缘,前正中线旁开6寸	① 咳嗽、气喘、胸痛;② 肩背痛	向外斜刺或平刺0.5~0.8寸。可灸
3	天府 Tiānfǔ, LU3	在臂前区,腋前纹头下3寸,肱二头肌桡侧缘处	① 咳嗽、气喘、鼻衄;② 瘿气;③ 上臂痛	直刺0.5~1寸。可灸
4	侠白 Xiábái, LU4	在臂前区,腋前纹头下4寸,肱二头肌桡侧缘处	① 咳嗽、气喘;② 干呕;③ 上臂痛	直刺0.5~1寸。可灸
5	尺泽(合穴) Chǐzé, LU5	在肘区,肘横纹上,肱二头肌腱桡侧缘凹陷中	① 咳嗽、气喘、咳血、咽喉肿痛;② 肘臂挛痛;③ 急性吐泻、中暑、小儿惊风	直刺0.5~0.8寸,或点刺出血。可灸
6	孔最(郄穴) Kǒngzuì, LU6	在前臂前区,腕掌侧远端横纹上7寸,尺泽(LU5)与太渊(LU9)连线上	① 咳血、咳嗽、气喘、咽喉肿痛;② 肘臂挛痛;③ 热病无汗、头痛、痔疮	直刺0.5~0.8寸。可灸
7	列缺(络穴;八脉交会穴,通任脉) Lièquē, LU7	在前臂,腕掌侧远端横纹上1.5寸,拇短伸肌腱与拇长展肌腱之间,拇长展肌腱沟的凹陷中	① 咳嗽、气喘、咽喉肿痛;② 头痛、齿痛、项强、口眼㖞斜	向肘部斜刺0.2~0.3寸。可灸
8	经渠(经穴) Jīngqú, LU8	在前臂前区,腕掌侧远端横纹上1寸,桡骨茎突与桡动脉之间	① 咳嗽、气喘、胸痛、咽喉肿痛;② 手腕痛	避开桡动脉,直刺0.3~0.5寸。禁灸
9	太渊(输穴、原穴;八会穴之脉会) Tàiyuān, LU9	在腕前区,桡骨茎突与手舟骨之间,拇长展肌腱尺侧凹陷中	① 咳嗽、气喘;② 无脉症;③ 腕臂痛	避开桡动脉,直刺0.2~0.3寸。可灸
10	鱼际(荥穴) Yújì, LU10	在手外侧,第1掌骨桡侧中点赤白肉际处	① 咳嗽、咳血;② 咽干、咽喉肿痛、失音;③ 小儿疳积	直刺0.5~0.8寸。可灸
11	少商(井穴) Shàoshāng, LU11	在手指,拇指末节桡侧,指甲根角侧上方0.1寸	① 咽喉肿痛、鼻衄;② 高热、昏迷、癫狂	浅刺0.1寸,或点刺出血。可灸

第二节 ┃ 手阳明经络及其腧穴

一、手阳明经络

(一) 经脉循行

手阳明大肠经起于示指桡侧端,沿示指桡侧缘,出第1、第2掌骨间,进入两筋(拇长伸肌腱和拇短伸肌腱)之间,沿前臂桡侧,进入肘外侧,经上臂外侧前边,上肩,入缺盆,络肺属大肠。

缺盆部支脉：上走颈部,通过面颊,进入下齿龈,回绕至上唇,交叉于人中,左脉向右,右脉向左,止于对侧鼻旁(迎香)。(图3-6)

(二)主要病候

腹痛、肠鸣、泄泻、便秘、痢疾、咽喉肿痛、齿病、鼻流清涕或出血和本经循行部位疼痛、热肿或寒冷等症。

(三)络脉循行及其病候

《灵枢·经脉》：手阳明之别,名曰偏历。去腕三寸,别走太阴。其别者,上循臂,乘肩髃,上曲颊偏齿;其别者,入耳合于宗脉。其病：实,则龋聋;虚,则齿寒、痹隔。取之所别也。

(四)主治概要

本经腧穴主治头面五官疾患、热病、皮肤病、肠胃病、神志病等及经脉循行部位的其他病证。

二、手阳明腧穴

(一)常用腧穴

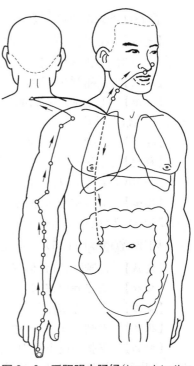

图3-6 手阳明大肠经(large intestine meridian, LI)循行示意图

《灵枢·经脉》：大肠手阳明之脉,起于大指次指之端,循指上廉,出合谷两骨之间,上入两筋之中,循臂上廉,入肘外廉,上臑外前廉,上肩,出髃骨之前廉,上出于柱骨之会上,下入缺盆,络肺,下膈,属大肠。其支者：从缺盆上颈,贯颊,入下齿中;还出挟口,交人中,左之右,右之左,上挟鼻孔。

商阳(shāngyáng, LI1) 井穴

【定位】 在手指,示指末节桡侧,指甲根角侧上方0.1(图3-7)。

【功效】 清热利窍,疏经活血。

【主治】 ① 齿痛,咽喉肿痛;② 热病,昏迷。

【操作】 浅刺0.1寸,或点刺出血。可灸。

【解剖】 皮肤→皮下组织→指甲根。有正中神经的指掌侧固有神经之指背支,示指桡侧动、静脉,第1掌背动、静脉分支所形成的动、静脉网。

【配伍】 配少商、水沟治热病,昏迷;配合谷、少商治咽喉肿痛。

三间(Sānjiān, LI3) 输穴

【定位】 在手背,第2掌指关节桡侧近端凹陷中(图3-7)。

【功效】 清热利窍,疏经活络。

【主治】 ① 齿痛,咽喉肿痛;② 腹胀,腹痛,肠鸣,泄泻。

【操作】 直刺0.3～0.5寸。可灸。

【解剖】 皮肤→皮下组织→第1骨间背侧肌→第1蚓状肌与第2掌骨之间→示指的指浅、深屈肌腱与第1骨间掌侧肌之间。浅层布有桡神经的指背侧神经与正中神经的指掌侧固有神经,手背静脉网,第1掌背动、静脉和示指桡侧动、静脉的分布支。深层布有尺神经深支和正中神经肌支。

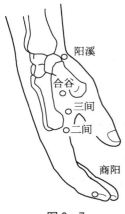

图3-7

【配伍】 配前谷、睛明治目急痛;配阳溪治喉痹咽如梗;配天枢、足三里治腹满、肠鸣、洞泄。

合谷(Hégǔ, LI4) 原穴

【定位】 在手背,第2掌骨桡侧的中点处。简便取穴:以一手的拇指指骨间关节横纹,放在另一手拇、示指之间的指蹼缘上,当拇指尖下是穴(图3-7)。

【功效】 镇痛利窍,清热解表,调经利产,疏经活络。

【主治】 ① 头痛,目赤肿痛,鼻衄,齿痛,口眼㖞斜,耳聋;② 发热恶寒外感病证,热病无汗或多汗;③ 经闭,滞产。

【操作】 直刺0.5～1寸。可灸。

【解剖】 皮肤→皮下组织→第1骨间背侧肌→拇收肌。浅层布有桡神经浅支,手背静脉网的桡侧部和第1掌背动、静脉的分支或属支。深层有尺神经深支的分支等结构。

【配伍】 配太阳治头痛;配太冲治目赤肿痛;配迎香治鼻疾;配少商治咽喉肿痛;配三阴交治经闭,滞产;配地仓、颊车治口眼㖞斜。《神应经》:孕妇不宜针。

阳溪(Yángxī, LI5) 经穴

【定位】 在腕区,腕背侧远端横纹桡侧,桡骨茎突远端,解剖学"鼻烟窝"凹陷中(图3-7)。

【功效】 清热利窍,疏经活络。

【主治】 ① 手腕痛;② 头痛,目赤肿痛,耳聋,齿痛,咽喉肿痛。

【操作】 直刺0.5～0.8寸。可灸。

【解剖】 皮肤→皮下组织→拇短伸肌腱与拇长伸肌腱之间→桡侧腕长伸肌腱前方。浅层布有头静脉和桡神经浅支等。深层有桡动、静脉的分支或属支。

【配伍】 配合谷治头痛;配阳池、阳谷治腕关节炎。

偏历(Piānlì, LI6) 络穴

【定位】 在前臂,腕背侧远端横纹上3寸,当阳溪(LI5)与曲池(LI11)连线上(图3-8)。

【功效】 清热利窍,利水消肿,疏经活络。

【主治】 ① 耳鸣,鼻衄,喉痛;② 手臂酸痛;③ 腹部胀满;④ 水肿。

【操作】 直刺或斜刺0.5～0.8寸。可灸。

【解剖】 皮肤→皮下组织→拇短伸肌→桡侧腕长伸肌腱→拇长展肌腱。浅层布有头静脉的属支,前臂外侧皮神经和桡神经浅支等结构。深层有桡神经的骨间后神经分支。

【配伍】 配太渊治咽喉痛;配曲池治手臂疼痛。

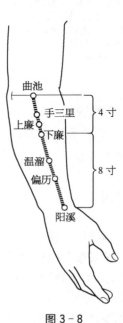

图3-8

手三里(Shǒusānlǐ, LI10)

【定位】 在前臂,肘横纹下2寸,阳溪(LI5)与曲池(LI11)连线上(图3-8)。

【功效】 疏经活络,理气通腑,清热止痛。

【主治】 ① 手臂无力,上肢不遂;② 腹痛,腹泻;③ 齿痛、颊肿。

【操作】 直刺1～1.5寸。可灸。

【解剖】 皮肤→皮下组织→桡侧腕长伸肌→桡侧腕短伸肌→指伸肌的前方→旋后肌。浅层布有前臂外侧皮神经,前臂后皮神经。深层有桡侧返动、静脉的分支或属支以及桡神经深支。

【配伍】　配曲池治上肢不遂;配足三里治腹痛、腹胀、腹泻;配中渚、曲池治咽喉肿痛。

曲池(Qūchí，LI11)　合穴

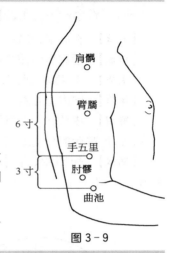

图 3-9

【定位】　在肘区,尺泽(LU5)与肱骨外上髁连线的中点处(图3-9)。

【功效】　清热利窍,疏经活络,祛风凉血,理气通腑,活血调经。

【主治】　① 手臂痹痛,上肢不遂;② 热病;③ 高血压;④ 癫狂;⑤ 腹痛吐泻;⑥ 咽喉肿痛,齿痛,目赤痛;⑦ 瘾疹,湿疹,瘰疬。

【操作】　直刺0.8～1.2寸。可灸。

【解剖】　皮肤→皮下组织→桡侧腕长伸肌和桡侧腕短伸肌→肱桡肌。浅层布有头静脉的属支和前臂后皮神经。深层有桡神经,桡侧返动、静脉和桡侧副动、静脉间的吻合支。

【配伍】　配血海、足三里治瘾疹;配手三里治上肢不遂;配太冲、大椎治高血压。

臂臑(Bìnào，LI14)

【定位】　在臂部,曲池(LI11)上7寸,三角肌前缘处(图3-9)。

【功效】　通络止痛,消瘰散结,清热明目。

【主治】　① 肩臂疼痛,上肢不遂,颈项拘挛;② 瘰疬;③ 目疾。

【操作】　直刺或向上斜刺0.8～1.5寸。可灸。

【解剖】　皮肤→皮下组织→三角肌。浅层布有臂外侧上、下皮神经。深层有肱动脉的肌支。

【配伍】　配光明治目疾;配曲池、手三里治颈淋巴结核。

肩髃(Jiānyú，LI15)

【定位】　在三角肌区,肩峰外侧缘前端与肱骨大结节两骨间凹陷中(图3-9)。

【功效】　通络止痛,消瘰散结,活血祛风。

【主治】　① 肩臂挛痛,上肢不遂;② 瘾疹。

【操作】　直刺或向下斜刺0.8～1.5寸。可灸。

【解剖】　皮肤→皮下组织→三角肌→三角肌下囊→冈上肌腱。浅层布有锁骨上外侧神经,臂外侧上皮神经分布。深层有旋肱后动、静脉和腋神经的分支。

【配伍】　配肩髎、臂臑治肩臂疼痛;配曲池、阳陵泉、绝骨治偏瘫;配阳溪治风热瘾疹。

扶突(Fútū，LI18)

【定位】　在胸锁乳突肌区,横平喉结,胸锁乳突肌前、后缘中间(图3-10)。

【功效】　清热利咽,理气散结,止咳平喘。

【主治】　① 咽喉肿痛,暴瘖;② 瘰疬,瘿气;③ 咳嗽,气喘。

【操作】　直刺0.5～0.8寸。注意避开颈动脉,不可深刺。一般不使用电针,以免引起迷走神经中枢反应。可灸。

【解剖】　皮肤→皮下组织→胸锁乳突肌的胸骨头和锁骨头之

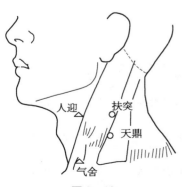

图 3-10

间→颈血管鞘的后缘。浅层布有颈横神经、颈阔肌等结构。深层有颈血管鞘。

【配位】 配合谷治瘰气;配大椎、合谷、曲池治咽喉肿痛;配天突治喘息、喉中痰鸣。

迎香(Yíngxiāng, LI20)

【定位】 在面部,鼻翼外缘中点旁,鼻唇沟中(图3-11)。

【功效】 通利鼻窍,散风通络,杀虫止痛。

【主治】 ① 鼻塞,鼽衄,口㖞,面痒;② 胆道蛔虫症。

【操作】 向内上方斜刺或平刺0.3~0.5寸。慎灸。

【解剖】 皮肤→皮下组织→提上唇肌。浅层布有上颌神经的眶下神经分支。深层布有面神经颊支,面动、静脉的分支或属支。

【配位】 配印堂、合谷治急、慢性鼻炎;配合谷治面痒肿;配四白、地仓、颊车治面神经麻痹。

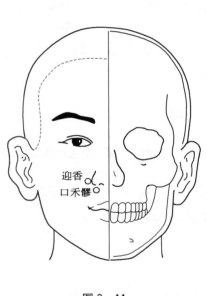

图3-11

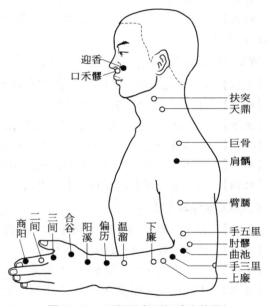

图3-12　手阳明大肠经腧穴总图

(二) 腧穴表解

手阳明大肠经腧穴见表3-2、图3-12。

表3-2　手阳明大肠经腧穴表解

	穴　名	定　位	主　治	操　作
1	商阳(井穴) Shāngyáng, LI1	在手指,示指末节桡侧,指甲根角侧上方0.1寸	① 齿痛、咽喉肿痛;② 热病、昏迷	浅刺0.1寸,或点刺出血。可灸
2	二间(荥穴) Èrjiān, LI2	在手指,第2掌指关节桡侧远端赤白肉际处	① 鼻衄、齿痛;② 热病	直刺0.2~0.3寸。可灸
3	三间(输穴) Sānjiān, LI3	在手背,第2掌指关节桡侧近端凹陷中	① 齿痛、咽喉肿痛;② 腹胀、腹痛、肠鸣、泄泻	直刺0.3~0.5寸。可灸

续 表

	穴 名	定 位	主 治	操 作
4	合谷(原穴) Hégǔ, LI4	在手背,第2掌骨桡侧的中点处	① 头面五官疾患;② 外感病证;③ 经闭、滞产	直刺 0.5～1 寸。可灸
5	阳溪(经穴) Yángxī, LI5	在腕区,腕背侧远端横纹桡侧,桡骨茎突远端。解剖学"鼻烟窝"凹陷中	① 手腕痛;② 头痛、目赤肿痛、耳聋、齿痛、咽喉肿痛	直刺 0.5～0.8 寸。可灸
6	偏历(络穴) Piānlì, LI6	在前臂,腕背侧远端横纹上3寸,阳溪(LI5)与曲池(LI11)连线上	① 耳鸣、鼻衄、喉痛;② 手臂酸痛;③ 腹部胀满;④ 水肿	直刺或斜刺 0.5～0.8 寸。可灸
7	温溜(郄穴) Wēnliū, LI7	在前臂,腕背侧远端横纹上5寸,阳溪(LI5)与曲池(LI11)连线上	① 肠鸣腹痛;② 疔疮;③ 头痛、面肿、咽喉肿痛;④ 肩背酸痛	直刺 0.5～1 寸。可灸
8	下廉 Xiàlián, LI8	在前臂,肘横纹下4寸,阳溪(LI5)与曲池(LI11)连线上	① 肘臂痛;② 头痛、眩晕、目痛;③ 腹胀、腹痛	直刺 0.5～1 寸。可灸
9	上廉 Shànglián, LI9	在前臂,肘横纹下3寸,阳溪(LI5)与曲池(LI11)连线上	① 肩臂酸痛、半身不遂、手臂麻木;② 头痛;③ 肠鸣腹痛	直刺 0.5～1 寸。可灸
10	手三里 Shǒusānlǐ, LI10	在前臂,肘横纹下2寸,阳溪(LI5)与曲池(LI11)连线上	① 手臂无力、上肢不遂;② 腹痛、腹泻;③ 齿痛、颊肿	直刺 1～1.5 寸。可灸
11	曲池(合穴) Qūchí, LI11	在肘区,尺泽(LU5)与肱骨外上髁连线的中点处	① 手臂痹痛、上肢不遂;② 热病;③ 高血压;④ 癫狂;⑤ 腹痛吐泻;⑥ 咽喉肿痛、齿痛、目赤痛;⑦ 瘾疹、湿疹、瘰疬	直刺 0.8～1.2 寸。可灸
12	肘髎 Zhǒuliáo, LI12	在肘区,肱骨外上髁上缘,髁上嵴的前缘	肘臂部疼痛、麻木、挛急	直刺 0.5～1 寸。可灸
13	手五里 Shǒuwǔlǐ, LI13	在臂部,肘横纹上3寸,曲池(LI11)与肩髃(LI15)连线上	① 肘臂挛痛;② 瘰疬	避开动脉,直刺 0.5～1寸。可灸
14	臂臑 Bìnào, LI14	在臂部,曲池(LI11)上7寸,三角肌前缘处	① 肩臂疼痛、上肢不遂、颈项拘挛;② 瘰疬;③ 目疾	直刺或向上斜刺 0.8～1.5寸。可灸
15	肩髃 Jiānyú, LI15	在三角肌区,肩峰外侧缘前端与肱骨大结节两骨间凹陷中	① 肩臂挛痛、上肢不遂;② 瘾疹	直刺或向下斜刺 0.8～1.5寸。可灸
16	巨骨 Jùgǔ, LI16	在肩胛区,锁骨肩峰端与肩胛冈之间凹陷中	① 肩臂挛痛、上肢不遂;② 瘰疬、瘿气	直刺,微斜向外下方,进针 0.5～1 寸。可灸
17	天鼎 Tiāndǐng, LI17	在颈部,横平环状软骨,胸锁乳突肌后缘	① 暴喑气梗、咽喉肿痛;② 瘰疬、瘿气	直刺 0.5～0.8 寸。可灸
18	扶突 Fútū, LI18	在胸锁乳突肌区,横平喉结,胸锁乳突肌前、后缘中间	① 咽喉肿痛、暴喑;② 瘰疬、瘿气;③ 咳嗽、气喘	直刺 0.5～0.8 寸。注意避开颈动脉,不可深刺。一般不使用电针,以免引起迷走神经中枢反应。可灸
19	口禾髎 KǒuHéLiáo, LI19	在面部,横平人中沟上1/3与下2/3交点,鼻孔外缘直下	鼻塞、鼻衄、口㖞、口噤	直刺或斜刺 0.3～0.5寸。可灸
20	迎香 Yíngxiāng, LI20	在面部,鼻翼外缘中点旁,鼻唇沟中	① 鼻塞、鼻衄、口㖞、面痒;② 胆道蛔虫症	向内上方斜刺或平刺 0.3～0.5 寸。慎灸

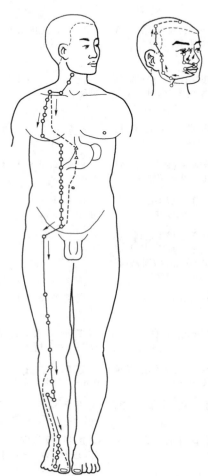

图 3-13 足阳明胃经(stomach meridian, ST)循行示意图

《灵枢·经脉》：胃足阳明之脉，起于鼻，交颊中，旁约太阳之脉，下循鼻外，入上齿中，还出挟口，环唇，下交承浆，却循颐后下廉，出大迎，循颊车，上耳前，过客主人，循发际，至额颅。其支者：从大迎前，下人迎，循喉咙，入缺盆，下膈，属胃，络脾。其直者：从缺盆下乳内廉，下挟脐，入气街中。其支者：起于胃口，下循腹里，下至气街中而合。——以下髀关，抵伏兔，下膝髌中，下循胫外廉，下足跗，入中指内间。其支者，下廉三寸而别，下入中指外间。其支者：别跗上，入大指间，出其端。

第三节 足阳明经络及其腧穴

一、足阳明经络

(一) 经脉循行

足阳明胃经起于鼻翼两侧(迎香)，上行到鼻根部，与旁侧足太阳经交会，向下沿着鼻的外侧(承泣)，进入上齿龈内，回出环绕口唇，向下交会于颏唇沟处。再向后沿着口腮后下方，出于下颌大迎处，沿着下颌角(颊车)，上行耳前，沿着发际，到达前额(神庭)。

面部支脉：从大迎前下走人迎，沿着喉咙，进入缺盆部，向下通过横膈，属于胃，联络脾脏。

胸腹部直行的脉：经乳头，向下挟脐旁，进入少腹两侧气冲。

胃下口部支脉：沿着腹里向下到气冲会合，再由此下行至髀关沿着胫骨外侧前缘，下经足跗，进入第2足趾外则端(厉兑)。

小腿部支脉：从膝下3寸(足三里)处分出，进入足中趾外侧端。

足跗部支脉：从跗上(冲阳)分出，进入足大趾内侧端(隐白)，与足太阴脾经相接。(图 3-13)

(二) 主要病候

肠鸣腹胀、水肿、胃痛、呕吐或消谷善饥、口渴、咽喉肿痛、鼻衄、热病、发狂及胸、膝髌等本经循行部位疼痛、麻木等症。

(三) 络脉循行及其病候

《灵枢·经脉》：足阳明之别，名曰丰隆。去踝八寸，别走太阴；其别者，循胫骨外廉，上络头项，合诸经之气，下络喉嗌。其病：气逆则喉痹卒瘖。实，则狂癫；虚，则足不收、胫枯。取之所别也。

(四) 主治概要

本经腧穴主治胃肠病，头面、目、鼻、口齿病及神志病，以及经脉循行部位的其他病证。

二、足阳明腧穴

(一) 常用腧穴

承泣(Chéngqì，ST1)

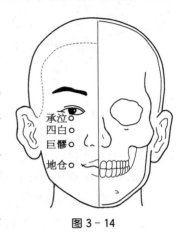

图 3-14

【定位】　在面部,眼球与眶下缘之间,瞳孔直下(图 3-14)。

【功效】　清热明目,疏风止痉。

【主治】　① 眼睑𬌗动,迎风流泪,目赤肿痛,夜盲;② 口眼㖞斜,面肌痉挛。

【操作】　嘱患者闭目,医者押手拇指向上轻推眼球固定,刺手持针紧靠眶缘缓慢直刺 0.5～0.7 寸,不宜提插,以防刺破血管引起血肿。出针时按压针孔片刻,以防出血。禁灸。

【解剖】　皮肤→皮下组织→眼轮匝肌→眶内眼球下直肌和下斜肌。浅层布有眶下神经的分支,面神经的颧支。深层有动眼神经的分支,眼动、静脉的分支或属支。

【配伍】　配太阳治目赤肿痛;配阳白、合谷、颊车、地仓治口眼㖞斜。

四白(Sìbái，ST2)

【定位】　在面部,眶下孔处(图 3-14)。

【功效】　清热明目,疏风止痉,通络止痛。

【主治】　① 目赤痛痒,目翳,眼睑𬌗动;② 口眼㖞斜,面肌痉挛;③ 头痛,眩晕。

【操作】　直刺或微向上斜刺 0.3～0.5 寸,不可深刺。不可过度提插捻转。可灸。

【解剖】　皮肤→皮下组织→眼轮匝肌→提上唇肌→眶下肌。浅层布有眶下神经。深层有面神经颧支,眶下神经,眶下动、静脉。

【配伍】　配阳白、地仓、颊车、合谷治口眼㖞斜;配攒竹治眼睑𬌗动。

地仓(Dìcāng，ST4)

【定位】　在面部,口角旁开 0.4 寸(指寸)(图 3-14)。

【功效】　疏风止痉,通络止痛。

【主治】　口㖞,流涎,眼睑𬌗动。

【操作】　斜刺或平刺 0.5～0.8 寸。可向迎香、颊车方向透刺。可灸。

【解剖】　皮肤→皮下组织→口轮匝肌→颊肌。浅层布有眶下神经,下颌神经的分支,颏神经。深层有面神经颊支,面动、静脉分支或属支。

【配伍】　配颊车、四白治口㖞、流涎;配颊车、合谷治齿痛。

颊车(Jiáchē，ST6)

【定位】　在面部,下颌角前上方一横指(中指)(图 3-15)。

【功效】　祛风止痉,通络止痛。

【主治】　口㖞,齿痛,颊肿,口噤不语。

【操作】　直刺 0.3～0.5 寸,平刺 0.5～1 寸。可向地仓方向透刺。可灸。

【解剖】　皮肤→皮下组织→笑肌→咬肌。浅层布有耳大神经分支,下颌神经的分支,颏神经。

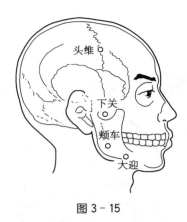

图 3-15

深层有面神经颊支,面动、静脉分支或属支。

【配伍】 配地仓治口眼㖞斜;配合谷、内庭治胃火牙痛;配太溪治肾虚牙痛。

下关(Xiàguān,ST7)

【定位】 在面部,颧弓下缘中央与下颌切迹之间凹陷中(图 3-15)。

【功效】 祛风止痛,聪耳通络。

【主治】 ① 耳聋,耳鸣,聤耳,齿痛;② 口噤,口眼㖞斜。

【操作】 直刺 0.5~1 寸。可灸。

【解剖】 皮肤→皮下组织→咬肌→翼外肌。浅层布有耳大神经,耳颞神经。深层有面神经颧支,下颌神经肌支,颞浅动脉。再深层有下颌神经干经过。

【配伍】 配翳风、耳门治耳疾;配颊车、大迎治面瘫;配合谷、外关、翳风治牙关紧闭。

头维(Tóuwéi,ST8)

【定位】 在头部,额角发际直上 0.5 寸,头正中线旁 4.5 寸(图 3-15)。

【功效】 通络止痛,疏风明目。

【主治】 头痛,目眩,目痛,流泪。

【操作】 平刺 0.5~1 寸。可灸。

【解剖】 皮肤→皮下组织→帽状腱膜。布有眶上神经,耳颞神经,面神经的颞支,颞浅动、静的额支等。

【配伍】 配合谷治头痛;配太冲治目眩。

梁门(Liángmén,ST21)

【定位】 在上腹部,脐中上 4 寸,前正中线旁开 2 寸(图 3-16)。

【功效】 消积和胃。

【主治】 胃痛,呕吐,食欲不振。

【操作】 直刺 0.8~1.2 寸。不宜大幅度提插。可灸。

【解剖】 皮肤→皮下组织→腹直肌鞘前壁→腹直肌→腹直肌鞘后壁。浅层布有肋间神经前皮支,胸腹壁静脉。深层有肋间神经,肋间动脉,腹壁上动、静脉分支与属支。

【配伍】 配梁丘、中脘、足三里治胃痛;配梁门、日月治反酸,呕吐。

天枢(Tiānshū,ST25) 大肠募穴

【定位】 在腹部,横平脐中,前正中线旁开 2 寸(图 3-16)。

【功效】 通腑理肠,调经止痛。

【主治】 ① 腹胀肠鸣,绕脐痛,便秘,泄泻,痢疾;② 月经不调,痛经。

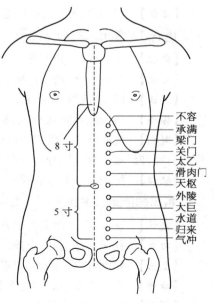

图 3-16

【操作】　直刺 1～1.5 寸。可灸,孕妇不可灸。

【解剖】　皮肤→皮下组织→腹直肌鞘前壁→腹直肌→腹直肌鞘后壁。浅层布有肋间神经前皮支,胸壁浅动、静脉。深层有肋间神经,肋间动脉,腹壁上下动、静脉的吻合支。

【配伍】　配足三里治腹胀肠鸣;配气海治绕脐痛;配上巨虚、下巨虚治便秘、泄泻;配中极、三阴交、太冲治痛经。

归来(Guīlái，ST29)

【定位】　在下腹部,脐中下 4 寸,前正中线旁开 2 寸(图 3-16)。

【功效】　理气止痛,调经止带,益气升提。

【主治】　① 腹痛,疝气;② 月经不调,白带,阴挺。

【操作】　直刺 1～1.5 寸。可灸。

【解剖】　皮肤→皮下组织→腹直肌鞘前壁→腹直肌。浅层布有髂腹下神经,腹壁浅动、静脉。深层有肋下神经,腹壁下动、静脉。

【配伍】　配大敦、太冲治疝气;配三阴交、中极治月经不调;配气海、三阴交治子宫下垂。

伏兔(Fútù，ST32)

【定位】　在股前区,髌底上 6 寸,髂前上棘与髌底外侧端的连线上(图 3-17)。

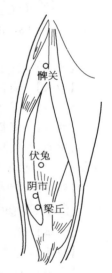

图 3-17

【功效】　疏经通络,壮腰健膝。

【主治】　① 腰痛膝冷,下肢麻痹;② 疝气;③ 脚气。

【操作】　直刺 1～2 寸。可灸。

【解剖】　皮肤→皮下组织→阔筋膜→股直肌→股中间肌。浅层布有股前皮神经,股外侧皮神经,股外侧静脉。深层有股神经肌支,旋股外侧动、静脉的降支。

【配伍】　配髀关、阳陵泉治下肢痿痹;配环跳、犊鼻治腿膝疼痛。

梁丘(Liángqiū，ST34)　郄穴

【定位】　在股前区,髌底上 2 寸,股外侧肌与股直肌肌腱之间(图 3-17)。

【功效】　和胃止痛,疏经活络,宽胸通乳。

【主治】　① 急性胃痛;② 膝肿痛,下肢不遂;③ 乳痛。

【操作】　直刺 1～1.2 寸。可灸。

【解剖】　皮肤→皮下组织→阔筋膜→股外侧肌。浅层布有股前皮神经,股外侧皮神经,股外侧静脉。深层有股神经肌支,旋股外侧动、静脉降支。

【配伍】　配足三里、中脘治胃痛;艾灸梁丘治急性腹泻;配膝阳关、阳陵泉治膝关节不得屈伸。

足三里(Zúsānlǐ，ST36)　合穴;胃下合穴

【定位】　在小腿外侧,犊鼻(ST35)下 3 寸,犊鼻(ST35)与解溪(ST41)连线上(图 3-18)。

【功效】　健脾和胃,疏经活络,祛痰镇静,消痈止痛,强壮保健。

【主治】　① 胃痛,呕吐,噎膈,腹胀,泄泻,痢疾,便秘;② 乳痈,肠痈;③ 下肢痹痛,水肿;④ 癫狂;⑤ 脚气;⑥ 虚劳羸瘦,为强壮保健要穴。

【操作】　直刺 1～2 寸。可灸。

【解剖】　皮肤→皮下组织→胫骨前肌→趾长伸肌→小腿骨间膜→胫骨后肌。浅层布有腓肠

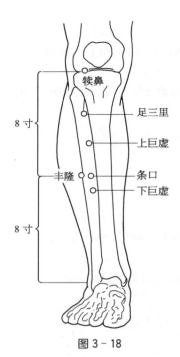

图 3 - 18

外侧皮神经。深层有胫深神经肌支,胫前动脉,小腿骨间膜深面有胫神经,胫后动、静脉分支或属支。

【配伍】 配中脘、梁丘治胃痛;配内关治呕吐;配气海治腹胀;配膻中、乳根治乳痈;配阳陵泉、悬钟治下肢痹痛;常灸足三里可养生保健。

上巨虚(Shàngjùxū, ST37)　大肠下合穴

【定位】 在小腿外侧,犊鼻(ST35)下 6 寸,犊鼻(ST35)与解溪(ST41)连线上(图 3 - 18)。

【功效】 通腑理肠,疏经活络。

【主治】 ① 肠鸣,腹痛,泄泻,便秘,肠痈;② 下肢痿痹,脚气。

【操作】 直刺 1～2 寸。可灸。

【解剖】 皮肤→皮下组织→胫骨前肌→趾长伸肌→小腿骨间膜→胫骨后肌。浅层布有腓肠外侧皮神经。深层有胫深神经肌支,胫前动、静脉,小腿骨间膜深面有胫神经,胫后动、静脉。

【配伍】 配足三里、气海治便秘、泄泻;配天枢、阑尾穴、足三里治肠痈。

下巨虚(Xiàjùxū, ST39)　小肠下合穴

【定位】 在小腿外侧,犊鼻(ST35)下 9 寸,犊鼻(ST35)与解溪(ST41)连线上(图 3 - 18)。

【功效】 通腑理肠,通络止痛,散结通乳。

【主治】 ① 小腹痛,泄泻,痢疾;② 下肢痿痹;③ 乳痈。

【操作】 直刺 1～1.5 寸。可灸。

【解剖】 皮肤→皮下组织→胫骨前肌→小腿骨间膜→胫骨后肌。浅层布有腓肠外侧皮神经。深层有胫深神经,胫前动、静脉。

【配伍】 配天枢、气海治腹痛;配阳陵泉、解溪治下肢麻木;配足三里、梁丘、肩井治乳痈。

丰隆(Fēnglóng, ST40)　络穴

【定位】 在小腿外侧,外踝尖上 8 寸,胫骨前肌的外缘(图 3 - 18)。

【功效】 清窍安神,健脾化痰,疏经活络。

【主治】 ① 头痛、眩晕;② 癫狂;③ 痰多咳嗽;④ 下肢痿痹;⑤ 腹胀、便秘。

【操作】 直刺 1～1.5 寸。可灸。

【解剖】 皮肤→皮下组织→趾长伸肌→𧿹长伸肌→小腿骨间膜→胫骨后肌。浅层布有腓肠外侧皮神经。深层有胫深神经,胫前动、静脉,小腿骨间膜深面有胫神经、腓动脉。

【配伍】 配风池、脾俞治眩晕;配膻中、肺俞治痰多咳嗽;配神门、太冲治痫病;配内关治支气管哮喘。

解溪(Jiěxī, ST41)　经穴

【定位】 在踝区,踝关节前面中央凹陷中,𧿹长伸肌腱与趾长伸肌腱之间(图 3 - 19)。

【功效】 健脾和胃,镇惊宁心,疏经活络。

【主治】 ① 下肢痿痹,踝关节病,足下垂;② 头痛,眩晕;③ 癫狂;④ 腹胀,便秘。

【操作】 直刺 0.5～1 寸。可灸。

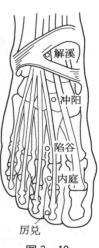

图 3 - 19

【解剖】 皮肤→皮下组织→踇长伸肌腱→趾长伸肌腱。浅层布有足背内侧皮神经,足背皮下神经。深层有腓深神经,足背动、静脉。

【配伍】 配阳陵泉、悬钟治下肢痿痹;配血海、商丘、足三里治腹胀。

内庭(Nèitíng, ST44) 荥穴

【定位】 在足背,第2、第3趾间,趾蹼缘后方赤白肉际处(图3-19)。

【功效】 清热消肿,健脾和胃。

【主治】 ① 齿痛,咽喉肿痛,口㖞,鼻衄;② 热病;③ 胃病吐酸,腹胀,泄泻,痢疾,便秘;④ 足背肿痛。

【操作】 直刺或斜刺0.5～0.8寸。可灸。

【解剖】 皮肤→皮下组织→第2、第3趾的趾长、短伸肌腱之间。浅层布有趾背神经,足背神经。深层有腓深神经,足背动、静脉。

【配伍】 配合谷治齿痛;配地仓、颊车治口㖞;点刺放血治麦粒肿。

厉兑(Lìduì, ST45) 井穴

【定位】 在足趾,第2趾末节外侧,趾甲根角侧后方0.1寸(图3-19)。

【功效】 清热消肿,醒神苏厥。

【主治】 ① 鼻衄,齿痛,咽喉肿痛;② 热病;③ 多梦,癫狂。

【操作】 浅刺0.1寸。可灸。

【解剖】 皮肤→皮下组织。布有趾背神经,趾背动、静脉网。

【配伍】 配内关、神门治多梦;配水沟、百会、中冲、大敦治中风昏迷。

(二)腧穴表解

足阳明胃经腧穴见表3-3、图3-20。

表3-3 足阳明胃经腧穴表解

	穴 名	定 位	主 治	操 作
1	承泣 Chéngqì, ST1	在面部,眼球与眶下缘之间,瞳孔直下	① 眼睑瞤动、迎风流泪、目赤肿痛、夜盲;② 口眼㖞斜、面肌痉挛	嘱患者闭目,医者押手拇指向上轻推眼球固定,刺手持针紧靠眶缘缓慢直刺0.5～0.7寸,不宜提插,以防刺破血管引起血肿。出针时按压针孔片刻,以防出血。禁灸
2	四白 Sìbái, ST2	在面部,眶下孔处	① 目赤痛痒、目翳、眼睑瞤动;② 口眼㖞斜、面肌痉挛;③ 头痛、眩晕	直刺或微向上斜刺0.3～0.5寸,不可深刺。不可过度提插捻转。可灸
3	巨髎 Jùliáo, ST3	在面部,横平鼻翼下缘,瞳孔直下	口眼㖞斜、眼睑瞤动、鼻衄、齿痛、唇颊肿	斜刺或平刺0.3～0.5寸。可灸
4	地仓 Dìcāng, ST4	在面部,口角旁开0.4寸(指寸)	口㖞、流涎、眼睑瞤动	斜刺或平刺0.5～0.8寸。可向迎香、颊车方向透刺。可灸
5	大迎 Dàyíng, ST5	在面部,下颌角前方,咬肌附着部的前缘凹陷中,面动脉搏动处	口㖞、口噤、颊肿、齿痛	避开动脉,斜刺或平刺0.3～0.5寸。可灸

续 表

	穴 名	定 位	主 治	操 作
6	颊车 Jiáchē, ST6	在面部,下颌角前上方约一横指(中指)	口喎、齿痛、颊肿、口噤不语	直刺 0.3～0.5 寸,平刺 0.5～1 寸。可向地仓方向透刺。可灸
7	下关 Xiàguān, ST7	在面部,颧弓下缘中央与下颌切迹之间凹陷中	① 耳聋、耳鸣、聤耳、齿痛;② 口噤、口眼㖞斜	直刺 0.5～1 寸。可灸
8	头维 Tóuwéi, ST8	在头部,额角发际直上 0.5 寸,头正中线旁 4.5 寸	头痛、目眩、目痛、流泪	平刺 0.5～1 寸。可灸
9	人迎 Rényíng, ST9	在颈部,横平喉结,胸锁乳突肌前缘,颈总动脉搏动处	① 瘿气、瘰疬;② 咽喉肿痛;③ 高血压;④ 气喘	避开颈总动脉,直刺 0.3～0.8 寸。禁灸
10	水突 Shuǐtū, ST10	在颈部,横平环状软骨,胸锁乳突肌前缘	① 咽喉肿痛;② 咳嗽、气喘	直刺 0.3～0.8 寸。可灸
11	气舍 Qìshě, ST11	在胸锁乳突肌区,锁骨上小窝,锁骨胸骨端上缘,胸锁乳突肌胸骨头与锁骨头中间的凹陷中	① 咽喉肿病;② 瘿瘤、瘰疬;③ 气喘、呃逆;④ 颈项强痛	直刺 0.3～0.5 寸。可灸
12	缺盆 Quēpén, ST12	在颈外侧区,锁骨上大窝,锁骨上缘凹陷中,前正中线旁开 4 寸	咳嗽、气喘、咽喉肿痛、缺盆中痛、瘰疬	直刺或斜刺 0.3～0.5 寸。可灸
13	气户 Qìhù, ST13	在胸部,锁骨下缘,前正中线旁开 4 寸	① 咳嗽、气喘、呃逆、胸胁支满;② 胸痛	斜刺或平刺 0.5～0.8 寸。可灸
14	库房 Kùfáng, ST14	在胸部,第 1 肋间隙,前正中线旁开 4 寸	① 咳嗽、气喘、咳唾脓血;② 胸肋胀痛	斜刺或平刺 0.5～0.8 寸。可灸
15	屋翳 Wūyì, ST15	在胸部,第 2 肋间隙,前正中线旁开 4 寸	① 咳嗽、气喘、咳唾脓血;② 胸肋胀痛;③ 乳痈	斜刺或平刺 0.5～0.8 寸。可灸
16	膺窗 Yīngchuāng, ST16	在胸部,第 3 肋间隙,前正中线旁开 4 寸	① 咳嗽、气喘;② 胸肋胀痛;③ 乳痈	斜刺或平刺 0.5～0.8 寸。可灸
17	乳中 Rǔzhōng, ST17	在胸部,乳头中央	本穴不针不灸,只作胸腹部腧穴的定位标志	不针不灸
18	乳根 Rǔgēn, ST18	在胸部,第 5 肋间隙,前正中线旁开 4 寸	① 乳痈、乳汁少;② 咳嗽、气喘、呃逆;③ 胸痛	斜刺或平刺 0.5～0.8 寸。可灸
19	不容 Bùróng, ST19	在上腹部,脐中上 6 寸,前正中线旁开 2 寸	呕吐、胃病、食欲不振、腹胀	直刺 0.5～0.8 寸。可灸
20	承满 Chéngmǎn, ST20	在上腹部,脐中上 5 寸,前正中线旁开 2 寸	胃痛、吐血、食欲不振、腹胀	直刺 0.8～1 寸。可灸
21	梁门 Liángmén, ST21	在上腹部,脐中上 4 寸,前正中线旁开 2 寸	胃痛、呕吐、食欲不振	直刺 0.8～1.2 寸。可灸
22	关门 Guānmén, ST22	在上腹部,脐中上 3 寸,前正中线旁开 2 寸	腹胀、腹痛、肠鸣泄泻、水肿	直刺 0.8～1.2 寸。可灸
23	太乙 Tàiyǐ, ST23	在上腹部,脐中上 2 寸,前正中线旁开 2 寸	① 胃病;② 心烦、癫狂	直刺 0.8～1.2 寸。可灸

续 表

	穴 名	定 位	主 治	操 作
24	滑肉门 Huáròumén, ST24	在上腹部,脐中上1寸,前正中线旁开2寸	① 胃痛、呕吐;② 癫狂	直刺0.8~1.2寸。可灸
25	天枢(大肠募穴) Tiānshū, ST25	在腹部,横平脐中,前正中线旁开2寸	① 腹胀肠鸣、绕脐痛、便秘、泄泻、痢疾;② 月经不调、痛经	直刺1~1.5寸。可灸
26	外陵 Wàilíng, ST26	在下腹部,脐中下1寸,前正中线旁开2寸	① 腹痛、疝气;② 痛经	直刺1~1.5寸。可灸
27	大巨 Dàjù, ST27	在下腹部,脐中下2寸,前正中线旁开2寸	① 小腹胀满;② 小便不利;③ 疝气;④ 遗精、早泄	直刺1~1.5寸。可灸
28	水道 ShuǐDào, ST28	在下腹部,脐中下3寸,前正中线旁开2寸	① 小腹胀满;② 水肿、小便不利;③ 疝气;④ 痛经、不孕	直刺1~1.5寸。可灸
29	归来 Guīlái, ST29	在下腹部,脐中下4寸,前正中线旁开2寸	① 腹痛、疝气;② 月经不调、白带、阴挺	直刺1~1.5寸。可灸
30	气冲 Qìchōng, ST30	在腹股沟区,耻骨联合上缘,前正中线旁开2寸,动脉搏动处	① 肠鸣腹痛;② 疝气;③ 月经不调、不孕、阳痿、阴肿	直刺0.5~1寸。可灸
31	髀关 Bìguān, ST31	在股前区,股直肌近端、缝匠肌与阔筋膜张肌3条肌肉之间凹陷中	腰痛膝冷、下肢痿痹、腹痛	直刺1~2寸。可灸
32	伏兔 Fútù, ST32	在股前区,髌底外上缘上6寸,髂前上棘与髌底外侧端的连线上	① 腰痛膝冷、下肢麻痹;② 疝气;③ 脚气	直刺1~2寸。可灸
33	阴市 Yīnshì, ST33	在股前区,髌底上3寸,股直肌肌腱外侧缘	① 腿膝痿痹、屈伸不利;② 疝气、腹胀腹痛	直刺1~1.5寸。可灸
34	梁丘(郄穴) Liángqiū, ST34	在股前区,髌底上2寸,股外侧肌与股直肌肌腱之间	① 急性胃痛;② 膝肿痛、下肢不遂;③ 乳痈	直刺1~1.2寸。可灸
35	犊鼻 Dúbí, ST35	在膝前区,髌韧带外侧凹陷中	膝痛、下肢麻痹、屈伸不利、脚气	向后内斜刺0.5~1寸。可灸
36	足三里(合穴;胃之下合穴) Zúsānlǐ, ST36	在小腿外侧,犊鼻(ST35)下3寸,犊鼻(ST35)与解溪(ST41)连线上	① 胃痛、呕吐、嗳膈、腹胀、泄泻、痢疾、便秘;② 乳痈、肠痈;③ 下肢痹痛、水肿;④ 癫狂;⑤ 脚气;⑥ 虚劳羸瘦,为强壮保健要穴	直刺1~2寸。可灸
37	上巨虚(大肠下合穴) Shàngjùxū, ST37	在小腿外侧,犊鼻(ST35)下6寸,犊鼻(ST35)与解溪(ST41)连线上	① 肠鸣、腹痛、泄泻、便秘、肠痈;② 下肢痿痹、脚气	直刺1~2寸。可灸
38	条口 Tiáokǒu, ST38	在小腿外侧,犊鼻(ST35)下8寸,犊鼻(ST35)与解溪(ST41)连线上	① 下肢痿痹、转筋;② 肩臂痛;③ 脘腹疼痛	直刺1~1.5寸。可灸

	穴 名	定 位	主 治	操 作
39	下巨虚（小肠下合穴）Xiàjùxū, ST39	在小腿外侧，犊鼻（ST35）下9寸，犊鼻（ST35）与解溪（ST41）连线上	① 小腹痛、泄泻、痢疾；② 下肢痿痹；③ 乳痈	直刺1～1.5寸。可灸
40	丰隆（络穴）Fēnglóng, ST40	在小腿外侧，外踝尖上8寸，胫骨前肌的外缘	① 头痛、眩晕；② 癫狂；③ 痰多咳嗽；④ 下肢痿痹；⑤ 腹胀、便秘	直刺1～1.5寸。可灸
41	解溪（经穴）Jiěxī, ST41	在踝区，踝关节前面中央凹陷中，踇长伸肌腱与趾长伸肌腱之间	① 下肢痿痹、踝关节病、足下垂；② 头痛、眩晕；③ 癫狂；④ 腹胀、便秘	直刺0.5～1寸。可灸
42	冲阳（原穴）Chōngyáng, ST42	在足背，第2跖骨基底部与中间楔状骨关节处，可触及足背动脉	① 胃痛；② 口眼㖞斜；③ 癫狂痫；④ 足痿无力	避开动脉，直刺0.3～0.5寸。可灸
43	陷谷（输穴）Xiàngǔ, ST43	在足背，当第2、第3跖骨间，第2跖趾关节近端凹陷中	① 面目浮肿、水肿；② 足背肿痛；③ 肠鸣腹痛	直刺0.3～0.5寸。可灸
44	内庭（荥穴）Nèitíng, ST44	在足背，第2、第3趾间，趾蹼缘后方赤白肉际处	① 齿痛、咽喉肿痛、口㖞、鼻衄；② 热病；③ 胃病吐酸、腹胀、泄泻、痢疾、便秘；④ 足背肿痛	直刺或斜刺0.5～0.8寸。可灸
45	厉兑（井穴）Lìduì, ST45	在足趾，第2趾末节外侧，趾甲根角侧后方0.1寸	① 鼻衄、齿痛、咽喉肿痛；② 热病；③ 多梦、癫狂	浅刺0.1寸。可灸

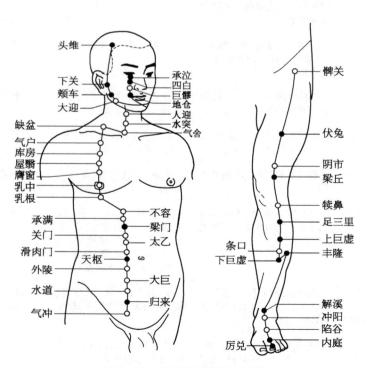

图 3-20 足阳明胃经腧穴总图

第四节 | 足太阴脾经络及其腧穴

一、足太阴经络

（一）经脉循行

起于足大趾末端（隐白），沿着大趾内侧赤白肉际，经过大趾本节后的第 1 跖趾关节后面，上行至内踝前面，再上小腿，沿着胫骨后面，交出足厥阴经的前面，经膝股部内侧前缘，进入腹部，属于脾脏，联络胃，通过横膈上行，挟咽部两旁，连系舌根，分散于舌下。

胃部支脉：向上通过横膈，流注于心中，与手少阴心经相接。（图3-21）

（二）主要病候

胃脘痛、食则呕、嗳气、腹胀便溏、黄疸、身重无力、舌根强痛、下肢内侧肿胀、厥冷等症。

（三）络脉循行及其病候

《灵枢·经脉》：足太阴之别，名曰公孙。去本节后一寸，别走阳明；其别者入络肠胃。其病：厥气上逆则霍乱。实，则腹中切痛；虚，则鼓胀。取之所别也。

《灵枢·经脉》：脾之大络，名曰大包，出渊腋下三寸，布胸胁。实则身尽痛，虚则百节皆纵。

（四）主治概要

本经腧穴主治脾胃病、妇科病、前阴病和经脉循行部位的其他病证。

二、足太阴腧穴

（一）常用腧穴

隐白（Yǐnbái，SP1）　井穴

【定位】　在足趾，大趾末节内侧，趾甲根角侧后方 0.1 寸（图3-22）。

【功效】　调经统血，健脾宁心。

【主治】　① 月经过多，崩漏；② 便血，尿血；③ 癫狂，多梦；④ 惊风；⑤ 腹胀。

【操作】　浅刺 0.1 寸。可灸。

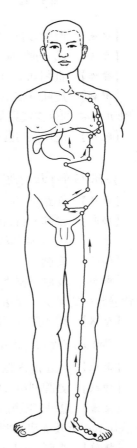

图 3-21　足太阴脾经（spleen meridian, SP）循行示意图

《灵枢·经脉》：脾足太阴之脉，起于大指之端，循指内侧白肉际，过核骨后，上内踝前廉，上踹内，循胫骨后，交出厥阴之前，上循膝股内前廉，入腹，属脾，络胃，上膈，挟咽，连舌本，散舌下。其支者：复从胃别上膈，注心中。

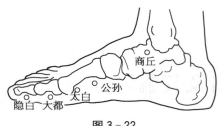

图 3 - 22

【解剖】 皮肤→皮下组织→甲指。布有足背内侧皮神经、趾背神经和趾背动、静脉。

【配伍】 配地机、三阴交、气海治崩漏;配足三里治大便下血。

太白(Tàibái,SP3) 输穴;原穴

【定位】 在跖区,第1跖趾关节近端赤白肉际凹陷中(图 3 - 22)。

【功效】 健脾和胃,通络止痛。

【主治】 ① 肠鸣,腹胀,泄泻,胃痛、便秘;② 体重节痛;③ 痔漏。

【操作】 直刺 0.5~0.8 寸。可灸。

【解剖】 皮肤→皮下组织→跨展肌→跨短屈肌。浅层布有隐神经、浅静脉网等。深层有足底内侧动、静脉的分支或属支,足底内侧神经的分支。

【配伍】 配中脘、足三里治胃痛;配中渚治大便难;配公孙治腹胀食不化;灸太白、丰隆治脾虚泄泻。

公孙(Gōngsūn,SP4) 络穴;八脉交会穴,通冲脉

【定位】 在跖区,第1跖骨底的前下缘赤白肉际处(图 3 - 22)。

【功效】 健脾和胃,镇静安神,调理冲脉。

【主治】 ① 胃痛,呕吐,腹痛,泄泻,痢疾;② 心烦失眠,狂病;③ 气上冲心。

【操作】 直刺 0.6~1.2 寸。可灸。

【解剖】 皮肤→皮下组织→跨展肌→跨短屈肌→跨长屈肌腱。浅层布有隐神经的足内缘支,足背静脉弓的属支。深层有足底内侧动、静脉的分支或属支,足底内侧神经的分支。

【配伍】 配中脘、内关治心、胸、胃疾患;配梁门、足三里治胃酸过多、胃痛。

三阴交(Sānyīnjiāo,SP6)

【定位】 在小腿内侧,内踝尖上 3 寸,胫骨内侧面缘后际(图 3 - 23)。

【功效】 健脾利湿,调经助产,宁心安神,调和肝肾,疏经活络。

【主治】 ① 肠鸣腹胀,泄泻;② 月经不调,带下,阴挺,不孕,滞产;③ 遗精,阳痿,遗尿,疝气;④ 失眠;⑤ 下肢痿痹,脚气。

【操作】 直刺 1~1.5 寸。孕妇禁针。可灸。

【解剖】 皮肤→皮下组织→趾长屈肌→胫骨后肌→跨长屈肌。浅层布有隐神经的小腿内侧皮支,大隐静脉的属支。深层有胫神经和胫后动、静脉。

【配伍】 配足三里治肠鸣泄泻;配中极治月经不调;配子宫治阴挺;配大敦治疝气;配内关、神门治失眠。

地机(Dìjī,SP8) 郄穴

【定位】 在小腿内侧,阴陵泉(SP9)下 3 寸,胫骨内侧缘后际(图 3 - 23)。

【功效】 调经止崩,健脾利湿,疏经活络。

【主治】 ① 月经不调,痛经,崩漏;② 腹痛,泄泻;③ 小便不利,水肿。

【操作】 直刺 1~1.5 寸。可灸。

【解剖】 皮肤→皮下组织→腓肠肌→比目鱼肌。浅层布有隐神经的小

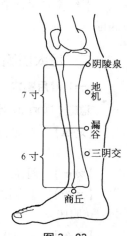

图 3 - 23

腿皮侧皮支和大隐静脉。深层有胫神经和胫后动、静脉。

【配伍】 配三阴交、关元治痛经;配隐白治崩漏。

阴陵泉(Yīnlíngquán,SP9) 合穴

【定位】 在小腿内侧,胫骨内侧髁下缘与胫骨内侧缘之间的凹陷中(图3-23)。

【功效】 健脾渗湿,通利下焦,通络止痛。

【主治】 ① 腹胀,泄泻,水肿,黄疸,小便不利或失禁;② 膝痛。

【操作】 直刺1～2寸。可灸。

【解剖】 皮肤→皮下组织→半腱肌腱→腓肠肌内侧头。浅层布有隐神经的小腿内侧皮支、大隐静脉和膝降动脉分支。深层有膝下内侧动、静脉。

【配伍】 配肝俞、至阳治黄疸;阴陵泉透阳陵泉治膝痛;配水分治水肿。

血海(Xuèhǎi,SP10)

【定位】 在股前区,髌底内侧端上2寸,股内侧肌隆起处。简便取穴法:患者屈膝,医者以对侧掌心按于患者髌骨上缘,第2～5指向上伸直,拇指约呈45°斜置,拇指尖下是穴(图3-24)。

【功效】 调经统血,清热凉血。

【主治】 ① 月经不调,崩漏,经闭;② 瘾疹,湿疹,丹毒。

【操作】 直刺1～1.5寸。可灸。

【解剖】 皮肤→皮下组织→股内侧肌。浅层布有股神经前皮支、大隐静脉的属支。深层有股动、静脉的肌支和股神经的肌支。

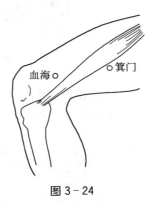

血海○　　○箕门

图3-24

【配伍】 配三阴交治月经不调;配曲池治瘾疹;配梁丘、膝阳关、阴陵泉治膝关节疼痛。

大横(Dàhéng,SP15)

【定位】 在腹部,脐中旁开4寸(图3-25)。

【功效】 通腑理肠。

【主治】 ① 腹痛,泄泻,便秘;② 蛔虫症。

【操作】 直刺1～2寸。可灸。

【解剖】 皮肤→皮下组织→腹外斜肌→腹横肌。浅层布有第9、第10、第11胸神经前支的外侧皮支和胸腹壁静脉的属支。深层有第9、第10、第11胸神经前支的肌支及伴行的动、静脉。

【配伍】 配天枢、足三里治腹痛;配脾俞、中脘治慢性胃痛;配四缝、足三里治肠道蛔虫症。

大包(Dàbāo,SP21) 脾之大络

【定位】 在胸外侧部,第6肋间隙,在腋中线上(图3-26)。

【功效】 宽胸理气,养血柔筋。

【主治】 ① 气喘;② 胸胁痛;③ 全身疼痛;④ 四肢无力。

【操作】 斜刺或向后平刺0.5～0.8寸。可灸。

【解剖】 皮肤→皮下组织→前锯肌。浅层布有第6肋间神经外侧皮支和胸腹壁静脉的属支。深层有胸长神经的分支和胸背动、静脉的分支或属支。

【配伍】 配足三里治四肢无力。

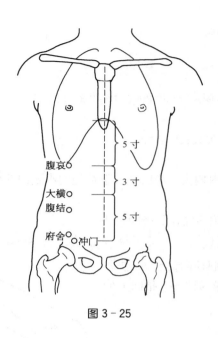

图 3 - 25

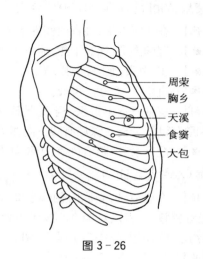

图 3 - 26

（二）腧穴表解

足太阴脾经腧穴见表 3 - 4、图 3 - 27。

表 3 - 4　足太阴脾经腧穴表解

	穴 名	定 位	主 治	操 作
1	隐白（井穴） Yǐnbái, SP1	在足趾，大趾末节内侧，趾甲根角侧后方 0.1 寸（指寸）	① 月经过多、崩漏；② 便血、尿血；③ 癫狂、多梦；④ 惊风；⑤ 腹胀	浅刺 0.1 寸。可灸
2	大都（荥穴） Dàdū, SP2	在足趾，第 1 跖趾关节远端赤白肉际凹陷中	① 腹胀、胃痛、呕吐、泄泻、便秘；② 热病	直刺 0.3～0.5寸。可灸
3	太白（输穴；原穴） Tàibái, SP3	在跖区，第 1 跖趾关节近端赤白肉际凹陷中	① 肠鸣、腹胀、泄泻胃痛、便秘；② 体重节痛；③ 痔漏	直刺 0.5～0.8寸。可灸
4	公孙（络穴；八脉交会穴，通冲脉） Gōngxūn, SP4	在跖区，第 1 跖骨底的前下缘赤白肉际处	① 胃痛、呕吐、腹痛泄泻、痢疾；② 心烦失眠、狂证；③ 气上冲心	直刺 0.6～1.2寸。可灸
5	商丘（经穴） Shāngqiū, SP5	在踝区内踝前下方，舟骨粗隆与内踝尖连线中点处凹陷中	① 腹胀、泄泻、便秘；② 黄疸；③ 足踝痛	直刺 0.5～0.8寸。可灸
6	三阴交 Sānyīnjiāo, SP6	在小腿内侧，内踝尖上 3 寸，胫骨内侧缘后际	① 肠鸣腹胀、泄泻；② 月经不调、带下、阴挺、不孕、滞产；③ 遗精、阳痿、遗尿疝气；④ 失眠；⑤ 下肢痿痹，脚气	直刺 1～1.5寸。孕妇禁针。可灸
7	漏谷 Lòugǔ, SP7	在小腿内侧，内踝尖上 6 寸，胫骨内侧缘后际	① 腹胀、肠鸣；② 小便不利、遗精；③ 下肢痿痹	直刺 1～1.5寸。可灸
8	地机（郄穴） Dìjī, SP8	在小腿内侧，阴陵泉（SP9）下 3寸，胫骨内侧缘后际	① 月经不调、痛经、崩漏；② 腹痛、泄泻；③ 小便不利、水肿	直刺 1～1.5寸。可灸
9	阴陵泉（合穴） Yīnlíngquán, SP9	在小腿内侧，胫骨内侧髁下缘与胫骨内侧缘之间的凹陷中	① 腹胀、泄泻、水肿、黄疸、小便不利或失禁；② 膝痛	直刺 1～2寸。可灸
10	血海 Xuèhǎi, SP10	在股前区，髌底内侧端上 2 寸，股内侧肌隆起处	① 月经不调、崩漏、经闭；② 瘾疹、湿疹、丹毒	直刺 1～1.5寸。可灸

（图中标注）5 寸　3 寸　5 寸

腹哀　大横　腹结　府舍　冲门

周荣　胸乡　天溪　食窦　大包

续 表

	穴 名	定 位	主 治	操 作
11	箕门 Jìmén, SP11	在股前区,髌底内侧端与冲门(SP12)的连线上 1/3 与下 2/3 交点,长收肌和缝匠肌交角的动脉搏动处	① 小便不利、遗尿;② 腹股沟肿痛	避开动脉,直刺0.5～1 寸。可灸
12	冲门 Chōngmén, SP12	在腹股沟区,腹股沟斜纹中,髂外动脉搏动处的外侧	① 腹痛、疝气;② 崩漏、带下	避开动脉,直刺0.5～1 寸。可灸
13	府舍 Fùshě, SP13	在下腹部,脐中下 4.3 寸,前正中线旁开 4 寸	腹痛、疝气、积聚	直刺 1～1.5 寸。可灸
14	腹结 Fùjié, SP14	在下腹部,脐中下 1.3 寸,前正中线旁开 4 寸	① 腹痛、泄泻;② 疝气	直刺 1～2 寸。可灸
15	大横 Dàhéng, SP15	在腹部,脐中旁开 4 寸	① 腹痛、泄泻、便秘;② 蛔虫症	直刺 1～2 寸。可灸
16	腹哀 Fù'āi, SP16	在上腹部,脐中上 3 寸,前正中线旁开 4 寸	消化不良、腹痛、便秘、痢疾	直刺 1～1.5 寸。可灸
17	食窦 Shídòu, SP17	在胸部,第 5 肋间隙,前正中线旁开 6 寸	① 胸胁胀痛;② 噫气、翻胃、腹胀;③ 水肿	斜刺或向外平刺0.5～0.8 寸。可灸
18	天溪 Tiānxī, SP18	在胸部,第 4 肋间隙,前正中线旁开 6 寸	① 胸胁疼痛、咳嗽;② 乳痛、乳汁少	斜刺或向外平刺0.5～0.8 寸。可灸
19	胸乡 Xiōngxiāng, SP19	在胸部,第 3 肋间隙,前正中线旁开 6 寸	胸胁胀痛	斜刺或向外平刺0.5～0.8 寸。可灸
20	周荣 Zhōuróng, SP20	在胸部,第 2 肋间隙,前正中线旁开 6 寸	① 咳嗽、气逆;② 胸胁胀满	斜刺或向外平刺0.5～0.8 寸。可灸
21	大包(脾之大络) Dàbāo, SP21	在胸外侧部,第 6 肋间隙,在腋中线上	① 气喘;② 胸胁痛;③ 全身疼痛;④ 四肢无力	斜刺或向后平刺0.5～0.8 寸。可灸

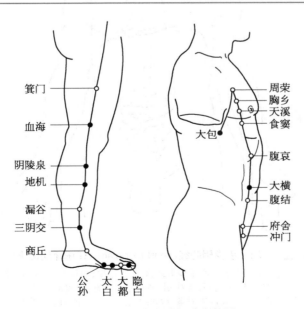

图 3-27　足太阴脾经腧穴总图

第五节 | 手少阴经络及其腧穴

一、手少阴经络

(一) 经脉循行

手少阴心经起于心中,出属"心系"(心与其他脏器相联系的部位),通过横膈,联络小肠。

"心系"向上的脉:挟着咽喉上行,连系于"目系"(眼球连系脑的部位)。

"心系"直行的脉:上行于肺部,再向下出于腋窝部(极泉),沿着上臂内侧后缘,行于手太阴经和手厥阴经的后面,到达肘窝,沿前臂内侧后缘,至掌后豌豆骨部进入掌内,沿小指内侧至末端(少冲),与手太阳小肠经相接。(图 3 - 28)

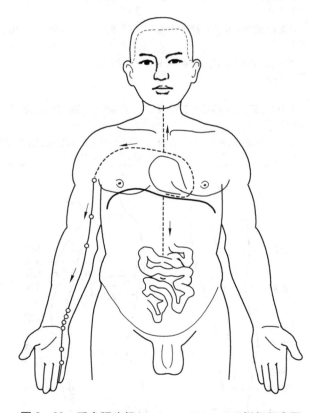

图 3 - 28　手少阴心经(heart meridian, HT)循行示意图

《灵枢·经脉》:心手少阴之脉,起于心中,出属心系,下膈,络小肠。其支者,从心系,上挟咽,系目系。其直者,复从心系,却上肺,下出腋下,下循臑内后廉,行太阴、心主之后,下肘内,循臂内后廉,抵掌后锐骨之端,入掌内后廉,循小指之内,出其端。

（二）主要病候

心痛、咽干、口渴、目黄、胁痛、上臂内侧痛、手心发热等症。

（三）络脉循行及其病候

《灵枢·经脉》：手少阴之别，名曰通里。去腕一寸，另而上行，循经入于心中，系舌本，属目系。取之去腕后一寸。别走太阳也。其实，则支膈；虚，则不能言。

（四）主治概要

本经腧穴主治心、胸、神志病和经脉循行部位的其他病证。

二、手少阴腧穴

（一）常用腧穴

极泉（Jíquán，HT1）

【定位】　在腋区，腋窝中央，腋动脉搏动处（图3-29）。

【功效】　宁心定悸，通络止痛，活血散结。

【主治】　① 心痛，心悸，咽干烦渴；② 肩臂疼痛，胁肋疼痛；③ 瘰疬；④ 腋臭。

【操作】　避开腋动脉，直刺或斜刺0.3～0.5寸。可灸。

【解剖】　皮肤→皮下组织→腋筋膜→喙肱肌。浅层布有肋间神经分布。深层有臂丛与其分支及腋动、静脉。

【配伍】　配肩髃、曲池治肩臂痛；配太渊、天突、偏历治咽干、咽痛；配神门、内关治心悸、心痛。

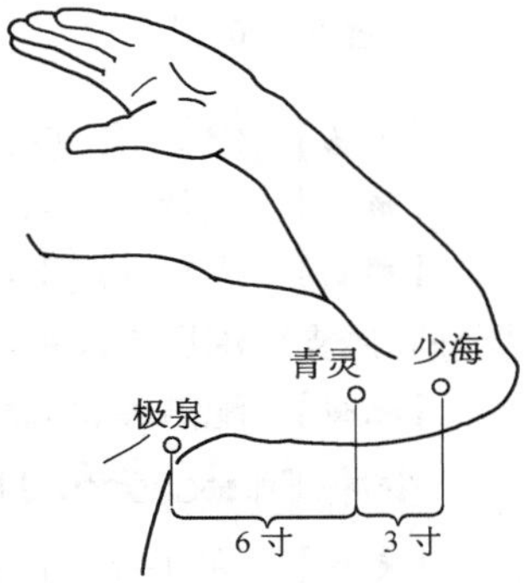

图3-29

少海（Shàohǎi，HT3）　合穴

【定位】　在肘前区，横平肘横纹，肱骨内上髁前缘（图3-29）。

【功效】　宁心安神，通络止痛。

【主治】　① 心痛，癔病，神志病；② 肘臂挛痛；③ 头项痛，腋胁痛；④ 瘰疬。

【操作】　直刺0.5～1寸。可灸。

【解剖】　皮肤→皮下组织→旋前圆肌→肱肌。浅层布有前臂内侧皮神经、贵要静脉。深层有正中神经，尺侧返动、静脉，尺侧下副动、静脉的吻合支。

【配伍】　配曲池治肘臂挛痛；配天井治瘰疬；配风池、后溪治头痛项强。

通里（Tōnglǐ，HT5）　络穴

【定位】　在前臂前区，腕掌侧远端横纹上1寸，尺侧腕屈肌腱的桡侧缘（图3-30）。

【功效】　宁心安神，利窍开音，通络止痛。

【主治】　① 心悸，怔忡；② 暴喑，舌强不语；③ 腕臂痛。

【操作】　直刺0.3～0.5寸。不宜深刺以免伤及血管和神经。可灸。

【解剖】　皮肤→皮下组织→尺侧腕屈肌腱与指浅屈肌腱之间→指深屈肌。浅层布有前臂内侧皮神经、贵要静脉属支分布。深层有尺神经及尺动、静脉。

【配伍】　配廉泉、哑门治不语；配内关、心俞治胸痹、心痛；配太阳、风池、百会治头痛、目眩。

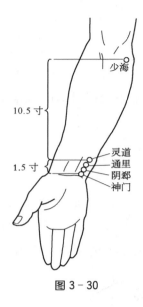

图 3-30

10.5 寸

1.5 寸

少海

灵道
通里
阴郄
神门

阴郄(Yīnxì，HT6)　郄穴

【定位】　在前臂前区，腕掌侧远端横纹上0.5寸，尺侧腕屈肌腱的桡侧缘(图3-30)。

【功效】　宁心安神，滋阴清热，凉血固表。

【主治】　① 心痛，惊悸；② 骨蒸盗汗；③ 吐血，衄血。

【操作】　直刺0.3～0.5寸。不宜深刺，以免伤及血管和神经。可灸。

【解剖】　皮肤→皮下组织→尺侧腕屈肌腱与指浅屈肌腱之间→指深屈肌。浅层布有前臂内侧皮神经、贵要静脉属支。深层有尺神经及尺动、静脉。

【配伍】　配心俞、巨阙治心痛；配大椎治阴虚盗汗。

神门(Shénmén，HT7)　输穴；原穴

【定位】　在腕前区，腕掌侧远端横纹尺侧端，尺侧腕屈肌腱的桡侧缘(图3-30)。

【功效】　宁心安神。

【主治】　① 心痛，心烦，惊悸，怔忡，健忘，失眠，癫狂痫；② 高血压；③ 胸胁痛。

【操作】　直刺0.3～0.5寸。可灸。

【解剖】　皮肤→皮下组织→尺侧腕屈肌腱与指浅屈肌腱之间。浅层布有前臂内侧皮神经、贵要静脉属支。深层有尺神经及尺动、静脉。

【配伍】　配内关、心俞治心痛；配内关、三阴交、大陵治健忘、失眠。

少冲(Shàochōng，HT9)　井穴

【定位】　在手指，小指末节桡侧，指甲根角侧上方0.1寸(图3-31)。

【功效】　开窍醒神，泻热止痛。

【主治】　① 心悸，心痛，癫狂，昏迷；② 热病；③ 胸胁痛。

【操作】　浅刺0.1寸或点刺出血。可灸。

【解剖】　皮肤→皮下组织→指甲根。有指掌侧固有神经及指掌侧固有动、静脉指背支所形成的动、静脉网。

【配伍】　配太冲、中冲、大椎治热病、昏迷；配合谷、太冲、水沟治小儿惊风；配内关、心俞治心悸、心痛。

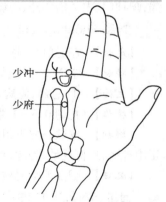

少冲

少府

图 3-31

(二) 腧穴表解

手少阴心经腧穴见表3-5、图3-32。

表3-5　手少阴心经腧穴表解

	穴 名	定 位	主 治	操 作
1	极泉 Jíquán, HT1	在腋区，腋窝中央，腋动脉搏动处	① 心痛、心悸、咽干烦渴；② 肩臂疼痛、胁肋疼痛；③ 瘰疬；④ 腋臭	避开腋动脉，直刺或斜刺0.3～0.5寸。可灸
2	青灵 Qīnglíng, HT2	在上臂前区，肘横纹上3寸，肱二头肌的内侧沟中	① 头痛、振寒；② 胁痛、肩臂疼痛	直刺0.5～1寸。可灸

续 表

	穴 名	定 位	主 治	操 作
3	少海(合穴) Shàohǎi, HT3	在肘前区,横平肘横纹,肱骨内上髁前缘	① 心痛、癫病、神志病;② 肘臂挛痛;③ 头项痛、腋胁痛;④ 瘰疬	直刺 0.5~1 寸。可灸
4	灵道(经穴) Língdào, HT4	在前臂前区,腕掌侧远端横纹上 1.5 寸,尺侧腕屈肌腱的桡侧缘	① 心痛;② 暴喑;③ 肘臂挛痛	直刺 0.3~0.5 寸。不宜深刺,以免伤及血管和神经。可灸
5	通里(络穴) Tōnglǐ, HT5	在前臂前区,腕掌侧远端横纹上 1 寸,尺侧腕屈肌腱的桡侧缘	① 心悸、怔忡;② 暴喑、舌强不语;③ 腕臂痛	直刺 0.3~0.5 寸。不宜深刺,以免伤及血管和神经。可灸
6	阴郄(郄穴) Yīnxì, HT6	在前臂前区,腕掌侧远端横纹上 0.5 寸,尺侧腕屈肌腱的桡侧缘	① 心痛、惊悸;② 骨蒸盗汗;③ 吐血、衄血	直刺 0.3~0.5 寸。不宜深刺,以免伤及血管和神经。可灸
7	神门(输穴;原穴) Shénmén, HT7	在腕前区,腕掌侧远端横纹尺侧端,尺侧腕屈肌腱的桡侧缘	① 心痛、心烦、惊悸、怔忡、健忘、失眠、癫狂痫;② 高血压;③ 胸胁痛	直刺 0.3~0.5 寸。可灸
8	少府(荥穴) Shàofǔ, HT8	在手掌,横平第 5 掌指关节近端,第 4、第 5 掌骨之间	心悸、胸痛、小便不利、遗尿、阴痒痛、小指挛痛	直刺 0.3~0.5 寸。可灸
9	少冲(井穴) Shàochōng, HT9	在手指,小指末节桡侧,指甲根角侧上方 0.1 寸	① 心悸、心痛、癫狂、昏迷;② 热病;③ 胸胁痛	浅刺 0.1 寸或点刺出血。可灸

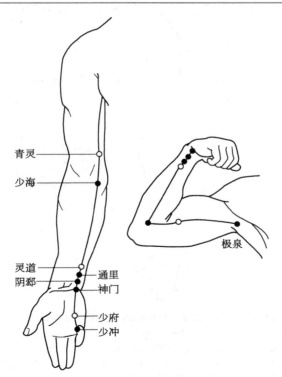

图 3-32 手少阴心经腧穴总图

第六节 手太阳经络及其腧穴

一、手太阳经络

(一) 经脉循行

手太阳小肠经起于手小指外侧端(少泽),沿着手背外侧至腕部,出于尺骨茎突,直上沿着前臂外侧后缘,经尺骨鹰嘴与肱骨内上髁之间,沿上臂外侧后缘,出于肩关节,绕行肩胛部,交会于大椎(督脉),向下进入缺盆部,联络心脏,沿着食管,通过横膈,到达胃部,属于小肠。

缺盆部支脉:沿着颈部,上达面颊,至目外眦,转入耳中(听宫)。

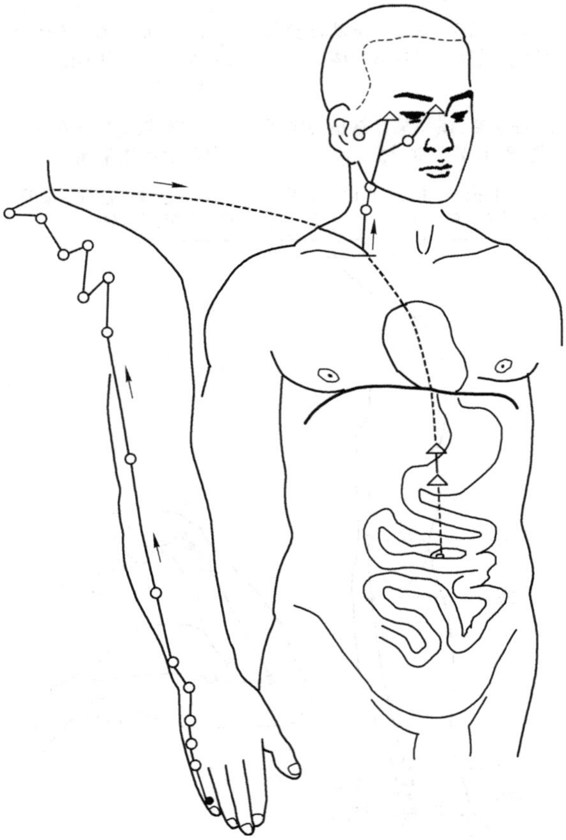

图 3-33 手太阳小肠经(small intestine meridian, SI)循行示意图

《灵枢·经脉》:小肠手太阳之脉,起于小指之端,循手外侧上腕,出踝中,直上循臂骨下廉,出肘内侧两骨之间,上循臑外后廉,出肩解,绕肩胛,交肩上,入缺盆,络心,循咽下膈,抵胃,属小肠。其支者,从缺盆循颈,上颊,至目锐眦,却入耳中。其支者,别颊上䪼,抵鼻,至目内眦(斜络于颧)。

颊部支脉：上行目眦下,抵于鼻旁,至目内眦(睛明),与足太阳膀胱经相接,而又斜行络于颧骨部。(图 3 - 33)

(二)主要病候

少腹痛、腰脊痛引睾丸、耳聋、目黄、颊肿、咽喉肿痛、肩臂外侧后缘痛等症。

(三)络脉循行及其病候

《灵枢·经脉》:手太阳之别,名曰支正。上腕五寸,内注少阴;其别者,上走肘,络肩髃。实,则节弛肘废;虚,则生疣,小者如指痂疥。取之所别也。

(四)主治概要

本经腧穴主治头面五官病、热病、神志病,以及经脉循行部位的其他病证。

二、手太阳腧穴

(一)常用腧穴

少泽(Shàozé,SI1)　井穴

【定位】　在手指,小指末节尺侧,指甲根角侧上方 0.1 寸(图 3 - 34)。

【功效】　疏经活血,通乳散结,清热醒神,利咽通窍。

【主治】　① 乳痈,乳汁少;② 昏迷,热病;③ 头痛,目翳,咽喉肿痛。

【操作】　浅刺 0.1 寸或点刺出血。孕妇慎用。可灸。

【解剖】　皮肤→皮下组织→指甲根。布有尺神经指掌侧固有神经的指背支和小指尺掌侧动、静脉指背支形成的动、静脉网。

【配伍】　配膻中、乳根治乳汁少、乳痈;配天容、合谷、尺泽治咽喉肿痛。

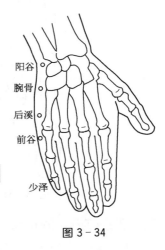

图 3 - 34

后溪(Hòuxī,SI3)　输穴;八脉交会穴,通督脉

【定位】　在手内侧,第 5 掌指关节尺侧近端赤白肉际中(图 3 - 34)。

【功效】　疏经活络,清热利窍,安神定志,通督截疟。

【主治】　① 头项强痛,腰背痛,手指及肘臂挛痛;② 目赤,耳聋,咽喉肿痛;③ 癫狂;④ 疟疾。

【操作】　直刺 0.5～1 寸。治手指挛痛可透刺合谷。可灸。

【解剖】　皮肤→皮下组织→小指展肌→小指短屈肌。浅层布有尺神经手背支、尺神经掌支和皮下浅静脉等。深层有小指尺掌侧固有动、静脉和指掌侧固有神经以及小指功能肌。

【配伍】　配列缺、悬钟治项强痛;配水沟治急性腰扭伤;配环跳、阳陵泉治腿痛。

腕骨(Wàngǔ,SI4)　原穴

【定位】　在腕区,第 5 掌骨底与三角骨之间的赤白肉际凹陷中(图 3 - 34)。

【功效】　疏经活络,聪耳明目,清热退黄,通阳截疟。

【主治】　① 指挛腕痛,头项强痛;② 目翳,耳鸣;③ 黄疸;④ 热病,疟疾。

【操作】 直刺 0.3～0.5 寸。可灸。

【解剖】 皮肤→皮下组织→小指展肌→豆掌韧带。浅层有前臂内侧皮神经,尺神经掌支,尺神经手背支和浅静脉等。深层有尺动、静脉的分支及小指展肌和韧带。

【配伍】 配阳陵泉、肝俞、胆俞治黄疸;配环跳、阳陵泉治腿痛;配天柱、大杼治颈项强痛。

支正(Zhīzhèng,SI7) 络穴

【定位】 在前臂后区,腕背侧远端横纹上 5 寸,尺骨尺侧与尺侧腕屈肌之间(图 3-35)。

【功效】 疏经活络,清热安神,解毒散疣。

【主治】 ① 头痛,项强,肘臂酸痛;② 热病;③ 癫狂、目眩。

【操作】 直刺或斜刺 0.5～0.8 寸。可灸。

【解剖】 皮肤→皮下组织→尺侧腕屈肌→指深屈肌→前臂骨间膜。浅层布有前臂内侧皮神经,贵要静脉属支。深层有尺动、静脉和尺神经。

【配伍】 配合谷治头痛;配内关、神门治心痛;配曲池、肩髃治肘臂手指麻痛。

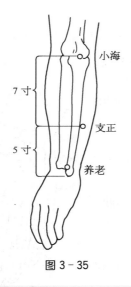

图 3-35

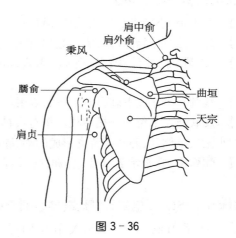

图 3-36

天宗(Tiānzōng,SI11)

【定位】 在肩区,肩胛冈中点与肩胛骨下角连线上 1/3 与下 2/3 交点凹陷中(图 3-36)。

【功效】 疏经活络,行气宽胸,通乳散结。

【主治】 ① 肩胛疼痛;② 气喘;③ 乳痈。

【操作】 直刺或斜刺 0.5～1 寸。遇到阻力不可强行进针。可灸。

【解剖】 皮肤→皮下组织→斜方肌下缘→冈下肌。浅层布有第 3、第 4、第 5 胸神经后支的皮支重叠分布及其伴行的动、静脉。深层有肩胛上神经的分支和旋肩胛动、静脉的分支或属支。

【配伍】 配肩外俞治肩胛痛;配膻中、足三里治乳痈。

颧髎(Quánliáo,SI18)

【定位】 在面部,颧骨下缘,目外眦直下凹陷中(图 3-37)。

【功效】 疏经活络。

【主治】 口眼㖞斜,眼睑𥆧动,齿痛,颊肿,三叉神经痛。

【操作】　直刺 0.3～0.5 寸,斜刺或平刺 0.5～1 寸。可灸。

【解剖】　皮肤→皮下组织→颧肌→咬肌→颞肌。浅层布有上颌神经的眶下神经分支,面神经的颧支、颊支,面横动、静脉的分支或属支。深层有三叉神经的下颌神经分支。

【配伍】　配地仓、颊车治口㖞;配合谷、颊车、翳风治齿痛、三叉神经痛。

听宫(Tīnggōng，SI19)

【定位】　在面部,耳屏正中与下颌骨髁突之间的凹陷中(图3-37)。

【功效】　聪耳开窍,疏经活络,安神定志。

【主治】　① 耳鸣,耳聋,聤耳;② 齿痛。

【操作】　张口,直刺 1～1.5 寸。留针时要保持一定的张口姿势。可灸。

【解剖】　皮肤→皮下组织→外耳道软骨。布有耳颞神经,颞浅动、静脉耳前支的分支或属支等结构。

【配伍】　配翳风、中渚治耳鸣、耳聋;配颊车、合谷、下关治齿痛。

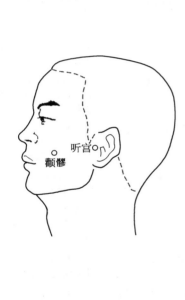

图 3-37

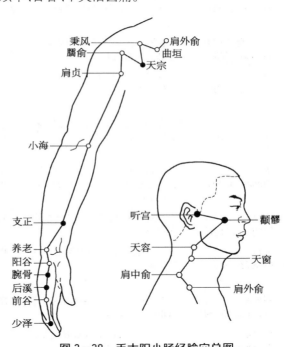

图 3-38　手太阳小肠经腧穴总图

(二) 腧穴表解

手太阳小肠经腧穴见表3-6、图3-38。

表 3-6　手太阳小肠经腧穴表解

	穴　名	定　位	主　治	操　作
1	少泽(井穴) Shàozé, SI1	在手指,小指末节尺侧,指甲根角侧上方 0.1 寸	① 乳痈、乳汁少;② 昏迷、热病;③ 头痛、目翳、咽喉肿痛	浅刺 0.1 寸或点刺出血。孕妇慎用。可灸
2	前谷(荥穴) Qiángǔ, SI2	在手指,第5掌指关节尺侧远端赤白肉际中	① 热病;② 乳少;③ 头痛、目痛、耳鸣、咽喉肿痛	直刺 0.3～0.5 寸。可灸

	穴　名	定　位	主　治	操　作
3	后溪(输穴;八脉交会穴,通于督脉) Hòuxī, SI3	在手内侧,第5掌指关节尺侧近端赤白肉际中	① 头项强痛、腰背痛、手指及肘臂挛痛;② 目赤、耳聋、咽喉肿痛;③ 癫狂;④ 疟疾	直刺 0.5～1 寸。治手指挛痛可透刺合谷。可灸
4	腕骨(原穴) Wàngǔ, SI4	在腕区,第5掌骨基底与三角骨之间的赤白肉际凹陷中	① 指挛腕痛、头项强痛;② 目翳、耳鸣;③ 黄疸;④ 热病、疟疾	直刺 0.3～0.5 寸。可灸
5	阳谷(经穴) Yánggǔ, SI5	在腕后区,尺骨茎突与三角骨之间的凹陷中	① 颈颔肿、臂外侧痛、腕痛;② 头痛、目眩、耳鸣耳聋;③ 热病;④ 癫狂病	直刺 0.3～0.5 寸。可灸
6	养老(郄穴) Yǎnglǎo, SI6	在前臂后区,腕背横纹上 1 寸,尺骨头桡侧凹陷中	① 目视不明;② 肩、背、肘、臂酸痛	直刺或斜刺 0.5～0.8 寸。可灸
7	支正(络穴) Zhīzhèng, SI7	在前臂后区,腕背侧远端横纹上 5 寸,尺骨尺侧与尺侧腕屈肌之间	① 头痛、项强、肘臂酸痛;② 热病;③ 癫狂、目眩	直刺或斜刺 0.5～0.8 寸。可灸
8	小海(合穴) Xiǎohǎi, SI8	在肘后区,尺骨鹰嘴与肱骨内上髁之间凹陷中	① 肘臂疼痛;② 癫痫	直刺 0.3～0.5 寸。可灸
9	肩贞 Jiānzhēn, SI9	在肩胛区,肩关节后下方,腋后纹头直上 1 寸	① 肩臂疼痛;② 瘰疬	直刺 1～1.5 寸。不宜向胸侧深刺。可灸
10	臑俞 Nàoshū, SI10	在肩胛区,腋后纹头直上,肩胛冈下缘凹陷中	① 肩臂疼痛;② 瘰疬	直刺或斜刺 0.5～1.5 寸。不宜向胸侧深刺。可灸
11	天宗 Tiānzōng, SI11	在肩胛区,肩胛冈中点与肩胛骨下角连线上 1/3 与下 2/3 交点凹陷中	① 肩胛疼痛;② 气喘;③ 乳痈	直刺或斜刺 0.5～1 寸。遇到阻力不可强行进针。可灸
12	秉风 Bǐngfēng, SI12	在肩胛区,肩胛冈中点上方冈上窝中	肩胛疼痛、上肢酸麻	直刺或斜刺 0.5～1 寸。可灸
13	曲垣 Qūyuán, SI13	在肩胛区,肩胛冈内侧端上缘凹陷中	肩胛疼痛	直刺或斜刺 0.5～1 寸。不宜向胸侧深刺。可灸
14	肩外俞 Jiānwàishū, SI14	在脊柱区,第1胸椎棘突下,后正中线旁开 3 寸	肩背疼痛、颈项强急	斜刺 0.5～0.8 寸。不宜深刺。可灸
15	肩中俞 Jiānzhōngshū, SI15	在脊柱区,第7颈椎棘突下,后正中线旁开 2 寸	① 咳嗽、气喘;② 肩背疼痛	斜刺 0.5～0.8 寸。不宜深刺。可灸
16	天窗 Tiānchuāng, SI16	在颈部,横平喉结,胸锁乳突肌的后缘	① 耳鸣、耳聋、咽喉肿痛、暴瘖;② 颈项强痛	直刺 0.5～1 寸。可灸
17	天容 Tiānróng, SI17	在颈部,下颌角后方,胸锁乳突肌的前缘凹陷中	① 耳鸣、耳聋、咽喉肿痛;② 颈项强痛、头痛	直刺 0.5～1 寸。注意避开血管。可灸
18	颧髎 Quánliáo, SI18	在面部,颧骨下缘,目外眦直下凹陷中	口眼㖞斜、眼睑𥆧动、齿痛、颊肿、三叉神经痛	直刺 0.3～0.5 寸,斜刺或平刺 0.5～1 寸。可灸
19	听宫 Tīnggōng, SI19	在面部,耳屏正中与下颌骨髁突之间的凹陷中	① 耳鸣、耳聋、聤耳;② 齿痛	张口,直刺 1～1.5 寸。留针时要保持一定的张口姿势。可灸

第七节　足太阳经络及其腧穴

一、足太阳经络

(一) 经脉循行

足太阳膀胱经起于目内眦(睛明),上额,交于巅顶(百会)。

巅顶部支脉:从头顶到颞颥部。

巅顶部直行的脉:从头顶入里络脑,向下至项部,沿着肩胛部内侧,挟脊柱,抵达腰部,进入体内,络肾,属膀胱。

腰部的支脉:向下经过臀部,进入腘窝中。

后项部的支脉:通过肩胛骨内侧缘下行,经臀部,沿着大腿外侧后缘,与腰部支脉在腘窝相合,从此向下,通过腓肠肌,经外踝后,沿着第5跖骨粗隆,至小趾外侧端(至阴),交足少阴肾经。(图3-39)

(二) 主要病候

脏腑病证:小便不通,遗尿,癫狂等;经脉病证:目痛,鼻塞多涕,头痛,项、背、腰、股、臀部及下肢后侧本经循行部位疼痛。

(三) 络脉循行及其病候

《灵枢·经脉》:足太阳之别,名曰飞阳。去踝七寸,别走少阴。实,则鼽窒,头背痛;虚,则鼽衄。取之所别也。

(四) 主治概要

本经腧穴主治头面五官病,项、背、腰、下肢病证及神志病;位于背部两条侧线的背俞穴及其他腧穴主治相应的脏腑病证和有关的组织器官病证。

二、足太阳腧穴

(一) 常用腧穴

睛明(Jīngmíng, BL1)

【定位】　在面部,目内眦内上方眶内侧壁凹陷中(图

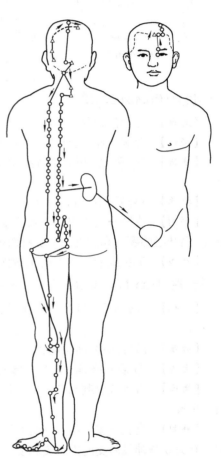

图3-39　足太阳膀胱经(bladder meridian, BL)循行示意图

《灵枢·经脉》:膀胱足太阳之脉,起于目内眦,上额,交巅。其支者,从巅至耳上角。其直者,从巅入络脑,还出别下项,循肩膊内,挟脊抵腰中,入循膂,络肾,属膀胱。其支者,从腰中,下挟脊,贯臀,入腘中。其支者,从膊内左右别下贯胛,挟脊内,过髀枢,循髀外后廉下合腘中,以下贯踹内,出外踝之后,循京骨至小指外侧。

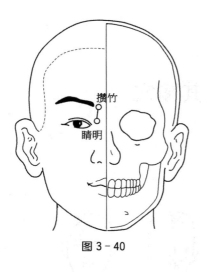

图 3 - 40

3 - 40)。

【功效】 清热明目,疏经活络。

【主治】 ① 目赤肿痛,目眩,近视;② 急性腰扭伤;③ 心动过速。

【操作】 嘱患者闭目,医生左手轻推眼球向外侧固定,右手缓慢进针,紧靠眶缘直刺 0.5～1 寸,不捻转,不提插(或只轻微的捻转和提插),出针后按压针孔片刻,以防出血。禁灸。

【解剖】 皮肤→皮下组织→眼轮匝肌→眶脂体→内直肌与眶内侧壁之间。浅层布有眼神经的滑车上神经,内眦动、静脉的分支或属支。深层有眼动、静脉的分支或属支,视神经,动眼神经的分支,内直肌等。

【配伍】 配合谷、四白治目生翳膜;配后溪、目窗、瞳子髎治目赤;配行间治雀目。

攒竹(Cuánzhú, BL2)

【定位】 在面部,眉头凹陷中,额切迹处(图 3 - 40)。

【功效】 疏风止痛,通络明目,宽胸利膈。

【主治】 ① 头痛,眉棱骨痛;② 眼睑𥆧动,眼睑下垂,目视不明,目赤肿痛;③ 急性腰扭伤。

【操作】 可向眉中平刺或斜刺 0.5～0.8 寸或直刺 0.2～0.3 寸。禁灸。

【解剖】 皮肤→皮下组织→眼轮匝肌。浅层布有眼神经的滑车上神经,眶上动、静脉的分支或属支,面神经的颞支和颧支。深层有面神经的颞支和颧支。

【配伍】 配头维治头目疼痛;配列缺、颊车治面瘫、面肌痉挛。

天柱(Tiānzhù, BL10)

【定位】 在颈后区,横平第 2 颈椎棘突上际,斜方肌外缘凹陷中(图 3 - 41)。

【功效】 疏经活络,清头明目。

【主治】 ① 后头痛,项强,肩背腰痛;② 鼻塞;③ 癫狂痫,热病。

【操作】 直刺或斜刺 0.5～0.8 寸,不可向内上方深刺,以免伤及延髓。可灸。

【解剖】 皮肤→皮下组织→斜方肌→头夹肌的内侧头→半棘肌。浅层布有第 3 颈神经后支的内侧支和皮下静脉。深层有枕大神经。

【配伍】 配列缺、后溪治头项强痛;配少商治咳嗽。

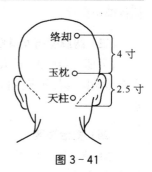

图 3 - 41

风门(Fēngmén, BL12)

【定位】 在脊柱区,第 2 胸椎棘突下,后正中线旁开 1.5 寸(图 3 - 42)。

【功效】 疏风解表,疏经活络。

【主治】 ① 感冒,咳嗽,发热,头痛;② 项强,胸背痛。

【操作】 斜刺 0.5～0.8 寸。可灸。

【解剖】 皮肤→皮下组织→斜方肌→菱形肌→上后锯肌→颈夹肌→竖脊肌。浅层布有第 2、第 3 胸神经后支的内侧皮支和伴行的肋间后动、静脉背侧支的内侧皮支。深层有第 2、第 3 胸神经后支的肌支和相应的肋间后动、静脉背侧支的分支及斜方肌、菱形肌等结构,再深层为胸腔。

【配伍】 配肩井、中渚、委中治肩背酸痛;配列缺治咳喘;配风池治外感风寒。

肺俞(Fèishū,BL13) 肺之背俞穴

【定位】 在脊柱区,第 3 胸椎棘突下,后正中线旁开 1.5 寸(图 3-42)。

【功效】 宣肺理气,滋阴清热,疏经活络,祛风止痒。

【主治】 ① 咳嗽,气喘,咯血;② 骨蒸潮热,盗汗。

【操作】 斜刺 0.5~0.8 寸。可灸。

【解剖】 皮肤→皮下组织→斜方肌→菱形肌→上后锯肌→竖脊肌。浅层布有第 3、第 4 胸神经后支的内侧皮支和伴行的肋间后动、静脉背侧支的内侧皮支。深层有第 3、第 4 胸神经后支的肌

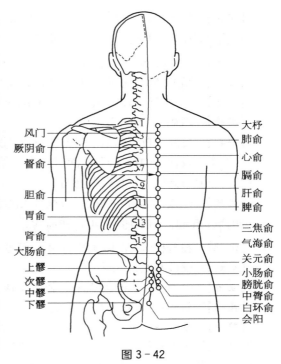

图 3-42

支和相应的肋间后动、静脉背侧支的分支及斜方肌、菱形肌等结构,再深层为胸腔。

【配伍】 配列缺、合谷、外关治风寒咳嗽;配尺泽、曲池、大椎治风热咳嗽;配魄户、太渊、丰隆、合谷治痰湿咳嗽。

心俞(Xīnshū,BL15) 心之背俞穴

【定位】 在脊柱区,第 5 胸椎棘突下,后正中线旁开 1.5 寸(图 3-42)。

【功效】 宁心安神,宽胸理气,滋阴降火。

【主治】 ① 心痛,惊悸,失眠,健忘,癫痫;② 咳嗽,吐血。

【操作】 斜刺 0.5~0.8 寸。可灸。

【解剖】 皮肤→皮下组织→斜方肌→菱形肌下缘→竖脊肌。浅层布有第 5、第 6 胸神经后支的内侧皮支及伴行的动、静脉。深层有第 5、第 6 胸神经后支的肌支和相应肋间后动、静脉背侧支的分支及斜方肌、菱形肌等结构,再深层为胸腔。

【配伍】 配巨阙治心痛;配脾俞、神门、足三里、三阴交治失眠健忘;配大椎治癫痫。

膈俞(Géshū,BL17) 八会穴之血会

【定位】 在脊柱区,第 7 胸椎棘突下,后正中线旁开 1.5 寸(图 3-42)。

【功效】 和胃降逆,养血止血,清热凉血,益气养阴。

【主治】 ① 呕吐,呃逆,气喘,吐血;② 贫血;③ 瘾疹,皮肤瘙痒;④ 潮热,盗汗。

【操作】 斜刺 0.5~0.8 寸。可灸。

【解剖】 皮肤→皮下组织→斜方肌→背阔肌→竖脊肌。浅层布有第 7、第 8 胸神经后支的内侧皮支和伴行的动、静脉。深层有第 7、第 8 胸神经后支的肌支和相应肋间后动、静脉背侧支的分支及斜方肌背阔肌等,再深层为胸腔。

【配伍】 配大椎、足三里治血虚;配中脘、内关治胃痛、呃逆。

肝俞(Gānshū, BL18) 肝之背俞穴

【定位】 在脊柱区,第9胸椎棘突下,后正中线旁开1.5寸(图3-42)。

【功效】 疏肝利胆,清肝明目,息风定志,活血止痉。

【主治】 ① 黄疸,胸胁胀痛,目疾;② 癫狂痫;③ 脊背痛。

【操作】 斜刺0.5～0.8寸。可灸。

【解剖】 皮肤→皮下组织→斜方肌→背阔肌→下后锯肌→竖脊肌。浅层布有第9、第10胸神经后支的皮支及伴行的动、静脉。深层有第9、第10胸神经后支的肌支和相应的肋间后动、静脉的分支及斜方肌背阔肌等,再深层为胸腔。

【配伍】 配太冲治胁肋疼痛;配肾俞、太溪治健忘、失眠;配光明治目昏。

胆俞(Dǎnshū, BL19) 胆之背俞穴

【定位】 在脊柱区,第10胸椎棘突下,后正中线旁开1.5寸(图3-42)。

【功效】 疏肝利胆,养阴补虚。

【主治】 ① 黄疸,口苦,胁痛;② 肺痨,潮热。

【操作】 斜刺0.5～0.8寸。可灸。

【解剖】 皮肤→皮下组织→斜方肌下缘→背阔肌→下后锯肌→竖脊肌。浅层布有第10、第11胸神经后支的皮支和伴行的动、静脉。深层有第10、第11胸神经后支的肌支和相应的肋间后动、静脉的分支及斜方肌、背阔肌等,再深层为胸腔。

【配伍】 配日月治胁肋疼痛;配公孙、至阳、委中、神门、小肠俞治黄疸。

脾俞(Píshū, BL20) 脾之背俞穴

【定位】 在脊柱区,第11胸椎棘突下,后正中线旁开1.5寸(图3-42)。

【功效】 健脾利湿,疏经活络。

【主治】 ① 腹胀,腹泻,呕吐,痢疾,便血;② 背痛。

【操作】 斜刺0.5～0.8寸。可灸。

【解剖】 皮肤→皮下组织→背阔肌→下后锯肌腱膜→竖脊肌。浅层布有第11、第12胸神经后支的皮支和伴行的动、静脉。深层有第11、第12胸神经后支的肌支和相应肋间、肋下动、静脉的分支及背阔肌、腱膜等。

【配伍】 配中脘、三阴交、足三里治呕吐;配胃俞、中脘、章门、足三里、关元俞治泄泻;配肾俞、三阴交治消渴。

胃俞(Wèishū, BL21) 胃之背俞穴

【定位】 在脊柱区,第12胸椎棘突下,后正中线旁开1.5寸(图3-42)。

【功效】 健脾和胃。

【主治】 ① 胃脘痛,呕吐,腹胀,肠鸣;② 背痛。

【操作】 斜刺0.5～0.8寸。可灸。

【解剖】 皮肤→皮下组织→背阔肌腱膜和胸腰筋膜浅层→竖脊肌。浅层布有第12胸神经和第1腰神经后支的皮支和伴行的动、静脉。深层有第12胸神经和第1腰神经后支的肌支和相应的动、静脉的分支及胸腰筋膜、竖脊肌等。

【配伍】 配中脘治胃痛、呕吐;配上巨虚治泄泻。

肾俞(Shènshū，BL23)　肾之背俞穴

【定位】　在脊柱区,第2腰椎棘突下,后正中线旁开1.5寸(图3-42)。

【功效】　补肾填精。

【主治】　① 腰痛;② 遗尿,遗精,阳痿,月经不调,带下;③ 耳鸣,耳聋。

【操作】　直刺0.5~1寸。可灸。

【解剖】　皮肤→皮下组织→背阔肌腱膜和胸腰筋膜浅层→竖脊肌。浅层布有第2、第3腰神经后支的皮支和伴行的动、静脉。深层有第2、第3腰神经后支的肌支和相应腰动、静脉背侧支的分支及胸腰筋膜、竖脊肌等。

【配伍】　配气海、三阴交、志室治滑精;配关元、三阴交、太溪、水泉治月经不调;配中脘、天枢、足三里治五更泄泻。

大肠俞(Dàchángshū，BL25)　大肠之背俞穴

【定位】　在脊柱区,第4腰椎棘突下,后正中线旁开1.5寸(图3-42)。

【功效】　疏经活络,通调肠腑。

【主治】　① 腰腿痛;② 腹胀,腹泻,便秘。

【操作】　直刺0.8~1.2寸。可灸。

【解剖】　皮肤→皮下组织→背阔肌腱膜和胸腰筋膜浅层→竖脊肌。浅层布有第4、第5腰神经后支的皮支和伴行的动、静脉。深层有第4、第5腰神经后支的肌支和有关动、静脉的分支及胸腰筋膜、竖脊肌等。

【配伍】　配肾俞、命门、腰阳关、委中治腰脊强痛;配小肠俞治二便不利。

膀胱俞(Pángguāngshū，BL28)　膀胱之背俞穴

【定位】　在骶区,横平第2骶后孔,骶正中嵴旁开1.5寸(图4-42)。

【功效】　通调膀胱,疏经活络,清热利湿。

【主治】　① 小便不利,遗尿;② 腰骶痛;③ 腹泻,便秘。

【操作】　直刺或斜刺0.8~1.2寸。可灸。

【解剖】　皮肤→皮下组织→臀大肌→竖脊肌腱。浅层布有臀中皮神经。深层有臀下神经的属支和相应脊神经后支的肌支及臀大肌、竖脊肌腱等。

【配伍】　配中极、阴陵泉、三阴交、行间治小便不利;配阴陵泉、下巨虚、天枢治腹痛泄泻。

次髎(Cìliáo，BL32)

【定位】　在骶区,正对第2骶后孔中(图3-42)。

【功效】　通调下焦,疏经活络。

【主治】　① 月经不调,痛经,带下;② 小便不利;③ 遗精;④ 疝气;⑤ 腰骶痛,下肢痿痹。

【操作】　直刺1~1.5寸。可灸。

【解剖】　皮肤→皮下组织→竖脊肌→第2骶后孔。浅层布有臀中皮神经。深层有第2骶神经和骶外侧动、静脉的后支。若取穴准确,针正好刺入第2骶后孔,刺及第2骶神经后支。若继续深刺,可到达骶前孔,刺到第2骶神经本干,产生强烈的触电感。

【配伍】　配三阴交治月经不调、痛经;配委中治腰骶疼痛。

委阳(Wěiyáng, BL39)   三焦之下合穴

【定位】   在膝部,腘横纹上,股二头肌腱的内侧缘(图3-43)。

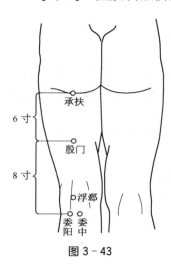

图3-43

【功效】   利水消肿,疏经活络。

【主治】   ① 腹满,小便不利;② 腰脊强痛,腿足挛痛。

【操作】   直刺1～1.5寸。可灸。

【解剖】   皮肤→皮下组织→股二头肌腱→腓肠肌外侧头→腘肌起始腱和腘肌。浅层布有股后皮神经。深层有腓总神经和腓肠外侧皮神经及股二头肌腱、腓肠肌外侧头、腘肌起始腱、腘肌等。

【配伍】   配殷门、阴陵泉、行间治腰痛;配中极、三阴交、中髎治小便淋漓。

委中(Wěizhōng, BL40)   合穴,膀胱之下合穴

【定位】   在膝后区,腘横纹中点(图3-43)。

【功效】   疏经活络,通调胃肠,利水通淋,凉血解毒。

【主治】   ① 腰背痛,下肢痿痹;② 腹痛,急性吐泻;③ 小便不利,遗尿;④ 丹毒。

【操作】   直刺1～1.5寸,或用三棱针点刺腘静脉出血。针刺不宜过快、过强、过深,以免损伤血管和神经。可灸。

【解剖】   皮肤→皮下组织→腓肠肌内、外侧头之间。浅层布有股后皮神经和小隐静脉。深层有胫神经,腘动、静脉和腓肠动脉等结构。

【配伍】   配肾俞、阳陵泉、腰阳关、志室、太溪治腰痛;配长强、次髎、上巨虚、承山治便血。

膏肓(Gāohuāng, BL43)

【定位】   在脊柱区,第4胸椎棘突下,后正中线旁开3寸(图3-44)。

【功效】   滋阴润肺,疏经活络,补虚益损。

【主治】   ① 咳嗽,气喘,肺痨;② 肩胛痛;③ 健忘、盗汗、遗精等虚损诸疾。

【操作】   斜刺0.5～0.8寸。可灸。

【解剖】   皮肤→皮下组织→斜方肌→菱形肌→竖脊肌。浅层布有第4、第5胸神经后支的皮支和伴行的动、静脉。深层有肩胛背神经,肩胛背动、静脉,第4、第5胸神经后支的肌支和相应的肋间后动、静脉背侧支的分支或属支及斜方肌、菱形肌等结构。

【配伍】   配肺俞治久咳;配百劳治虚劳。

志室(Zhìshì, BL52)

【定位】   在腰区,第2腰椎棘突下,后正中线旁开3寸(图3-44)。

【功效】   补肾固精,化湿利水,强腰健脊。

【主治】   ① 遗精,阳痿;② 小便不利;③ 腰脊强痛。

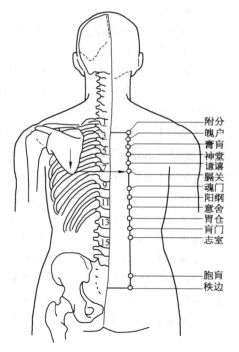

图3-44

【操作】　斜刺 0.5～0.8 寸。可灸。

【解剖】　皮肤→皮下组织→背阔肌腱膜→竖脊肌→腰方肌。浅层布有第 1、第 2 腰神经后支的外侧皮支和伴行的动、静脉。深层有第 1、第 2 腰神经后支的肌支和相应的腰动、静脉背侧支的分支或属支,以及背阔肌腱膜、竖脊肌、腰方肌等,再深层接近肾脏。

【配伍】　配命门、委中治腰痛;配肾俞、关元治阳痿。

秩边(Zhìbiān，BL54)

【定位】　在骶区,横平第 4 骶后孔,骶正中嵴旁开 3 寸(图 3-44)。

【功效】　疏经活络,通调下焦。

【主治】　① 腰骶痛,下肢痿痹;② 小便不利;③ 便秘,痔疾。

【操作】　直刺 1.5～2 寸。可灸。

【解剖】　皮肤→皮下组织→臀大肌→臀中肌→臀小肌。浅层布有臀中皮神经和臀下皮神经。深层有臀上、下动、静脉和臀上、下神经,及臀肌等。

【配伍】　配殷门、阳陵泉、委中治腰腿痛。

承山(Chéngshān，BL57)

【定位】　在小腿后区,腓肠肌两肌腹与肌腱交角处(图 3-45)。

【功效】　疏经活络,通畅大肠。

【主治】　① 腰腿拘急、疼痛;② 痔疾,便秘。

【操作】　直刺 1～2 寸。不宜作过强的刺激,以免引起腓肠肌痉挛。可灸。

【解剖】　皮肤→皮下组织→腓肠肌→比目鱼肌。浅层布有小隐静脉和腓肠内侧皮神经。深层有胫神经和胫后动、静脉,以及腓肠肌、比目鱼肌等。

【配伍】　配环跳、阳陵泉治下肢痿痹;配长强、百会、二白治痔疾。

飞扬(Fēiyáng，BL58)　络穴

【定位】　在小腿后区,昆仑(BL60)直上 7 寸,腓肠肌外下缘与跟腱移行处(图 3-45)。

【功效】　疏风通窍,活血通络,通调大肠。

【主治】　① 头痛,目眩;② 腰腿疼痛;③ 痔疾。

【操作】　直刺 1～1.5 寸。可灸。

【解剖】　皮肤→皮下组织→小腿三头肌→踇长屈肌。浅层布有腓肠外侧皮神经。深层有胫神经和胫后动、静脉,以及小腿三头肌、踇长屈肌等。

【配伍】　配风池、上星、头维、合谷治头痛目眩。

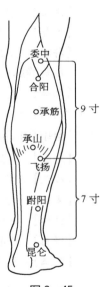

图 3-45

昆仑(Kūnlún，BL60)　经穴

【定位】　在踝区,外踝尖与跟腱之间的凹陷中(图 3-46)。

【功效】　疏经活络,息风止痉,转胎催产。

【主治】　① 后头痛,项强,腰骶疼痛,足踝肿痛;② 癫痫;③ 滞产。

【操作】　直刺 0.5～0.8 寸。孕妇禁用,经期慎用。可灸。

【解剖】　皮肤→皮下组织→跟腱前方的疏松结缔组织中。浅层布有腓肠神经和小隐静脉。深层有腓动、静脉的分支或属支。若透刺太溪穴可刺到位于跟腱与内踝之间的胫神经和胫后动、静脉。

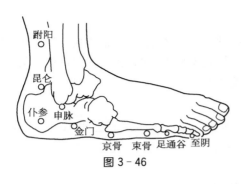

图 3 - 46

【配伍】 配风池、天柱、肩中俞、后溪治项强;配太溪、丘墟、三阴交治足跟痛。

申脉(Shēnmài,BL62) 八脉交会穴,通阳蹻脉

【定位】 在踝区,外踝尖直下,外踝下缘与跟骨之间凹陷中(图 3 - 46)。

【功效】 通络清脑,安神定志,强腰健膝。

【主治】 ① 头痛,眩晕;② 癫狂痫病,失眠;③ 腰腿酸痛。

【操作】 直刺 0.3～0.5 寸。可灸。

【解剖】 皮肤→皮下组织→腓骨长肌腱→腓骨短肌腱→距跟外侧韧带。有小隐静脉,腓肠神经的分支,外踝前动、静脉,以及腓骨长肌腱、腓骨短肌腱、距跟外侧韧带等。

【配伍】 配后溪、前谷治癫狂;配金门、足三里治头痛目眩。

束骨(Shùgǔ,BL65) 输穴

【定位】 在跖区,第 5 跖趾关节的近端,赤白肉际处(图 3 - 46)。

【功效】 疏风清热,强腰健膝,镇静安神。

【主治】 ① 头痛,项强,目眩;② 腰腿痛;③ 癫狂。

【操作】 直刺 0.3～0.5 寸。可灸。

【解剖】 皮肤→皮下组织→小趾展肌→小趾对跖肌腱→小趾短屈肌。浅层布有足背外侧皮神经,足背静脉弓的属支。深层主要有趾底固有神经和趾底固有动、静脉等。

【配伍】 配风池、百会、印堂、太冲治头痛;配风池、天柱、后溪治项强;配大肠俞、腰阳关、委中、昆仑治腰腿痛。

至阴(Zhìyīn,BL67) 井穴

【定位】 在足趾,小趾末节外侧,趾甲根角侧后方 0.1 寸(图 3 - 46)。

【功效】 转胎催产,通窍止痛。

【主治】 ① 胎位不正,滞产;② 头痛,目痛,鼻塞,鼻衄。

【操作】 浅刺 0.1 寸;胎位不正用灸法。可灸。

【解剖】 皮肤→皮下组织→甲根。布有足背外侧皮神经的趾背神经和趾背动、静脉网等。

【配伍】 艾灸至阴矫正胎位不正成功率较高。

(二)腧穴表解

足太阳膀胱经腧穴见表 3 - 7、图 3 - 47。

表 3 - 7 足太阳膀胱经腧穴表解

穴 名	定 位	主 治	操 作
睛明 Jīngmíng,BL1	在面部,目内眦内上方眶内侧壁凹陷中	① 目赤肿痛、目眩、近视;② 急性腰扭伤;③ 心动过速	嘱患者闭目,医生左手轻推眼球向外侧固定,右手缓慢进针,紧靠眶缘直刺 0.5～1 寸,不捻转,不提插,出针后按压针孔片刻,以防出血。禁灸

1

续 表

穴 名	定 位	主 治	操 作
2 攒竹 Cuánzhú, BL2	在面部,眉头凹陷中,额切迹处	①头痛、眉棱骨痛;②眼睑瞤动、眼睑下垂、目视不明、目赤肿痛;③急性腰扭伤	可向眉中平刺或斜刺0.5~0.8寸或直刺0.2~0.3寸。禁灸
3 眉冲 Méichōng, BL3	在头部,额切迹直上入发际0.5寸	①头痛、目眩;②鼻塞、鼻衄	平刺0.3~0.5寸。慎灸
4 曲差 Qūchā, BL4	在头部,前发际正中直上0.5寸,旁开1.5寸	①头痛、目眩;②鼻塞、鼻衄	平刺0.3~0.5寸。可灸
5 五处 Wǔchù, BL5	在头部,前发际正中直上1寸,旁开1.5寸	①头痛、目眩;②癫痫	平刺0.3~0.5寸。可灸
6 承光 Chéngguāng, BL6	在头部,前发际正中直上2.5寸,旁开1.5寸	①头痛、目眩;②鼻塞;③热病	平刺0.3~0.5寸。可灸
7 通天 Tōngtiān, BL7	在头部,前发际正中直上4寸,旁开1.5寸	①头痛、目眩;②鼻塞、鼻衄、鼻渊	平刺0.3~0.5寸。可灸
8 络却 Luòquè, BL8	在头部,前发际正中直上5.5寸,旁开1.5寸	①头晕;②目视不明、耳鸣	平刺0.3~0.5寸。可灸
9 玉枕 Yùzhěn, BL9	在头部,横平枕外隆凸上缘,后发际正中旁开1.3寸	①头项痛、目痛;②鼻塞	平刺0.3~0.5寸。可灸
10 天柱 Tiānzhù, BL10	在颈后区,横平第2颈椎棘突上际,斜方肌外缘凹陷中	①后头痛、项强、肩背腰痛;②鼻塞;③癫狂病,热病	直刺或斜刺0.5~0.8寸,不可向内上方深刺,以免伤及延髓。可灸
11 大杼(八会穴之骨会) Dàzhù, BL11	在脊柱区,第1胸椎棘突下,后正中线旁开1.5寸	①咳嗽;②项强、肩背痛	斜刺0.5~0.8寸。本经背部诸穴不宜深刺,以免伤及内部重要脏器。可灸
12 风门 Fēngmén, BL12	在脊柱区,第2胸椎棘突下,后正中线旁开1.5寸	①感冒、咳嗽、发热、头痛;②项强、胸背痛	斜刺0.5~0.8寸。可灸
13 肺俞(肺之背俞穴) Fèishū, BL13	在脊柱区,第3胸椎棘突下,后正中线旁开1.5寸	①咳嗽、气喘、咯血;②骨蒸潮热、盗汗	斜刺0.5~0.8寸。可灸
14 厥阴俞(心包之背俞穴) Juéyīnshū, BL14	在脊柱区,第4胸椎棘突下,后正中线旁开1.5寸	①心痛、心悸;②咳嗽、胸闷;③呕吐	斜刺0.5~0.8寸。可灸
15 心俞(心之背俞穴) Xīnshū, BL15	在脊柱区,第5胸椎棘突下,后正中线旁开1.5寸	①心痛、惊悸、失眠、健忘、癫痫;②咳嗽、吐血	斜刺0.5~0.8寸。可灸
16 督俞 Dūshū, BL16	在脊柱区,第6胸椎棘突下,后正中线旁开1.5寸	①心痛、胸闷;②寒热、气喘	斜刺0.5~0.8寸。可灸
17 膈俞(八会穴之血会) Géshū, BL17	在脊柱区,第7胸椎棘突下,后正中线旁开1.5寸	①呕吐、呃逆、气喘、吐血;②贫血;③瘾疹、皮肤瘙痒;④潮热、盗汗	斜刺0.5~0.8寸。可灸
18 肝俞(肝之背俞穴) Gānshū, BL18	在脊柱区,第9胸椎棘突下,后正中线旁开1.5寸	①黄疸、胸胁胀痛、目疾;②癫狂痫;③脊背痛	斜刺0.5~0.8寸。可灸
19 胆俞(胆之背俞穴) Dǎnshū, BL19	在脊柱区,第10胸椎棘突下,后正中线旁开1.5寸	①黄疸、口苦、胁痛;②肺痨、潮热	斜刺0.5~0.8寸。可灸
20 脾俞(脾之背俞穴) Píshū, BL20	在脊柱区,第11胸椎棘突下,后正中线旁开1.5寸	①腹胀、腹泻、呕吐、痢疾、便血;②背痛	斜刺0.5~0.8寸。可灸

	穴 名	定 位	主 治	操 作
21	胃俞(胃之背俞穴) Wèishū, BL21	在脊柱区,第12胸椎棘突下,后正中线旁开1.5寸	① 胃脘痛、呕吐、腹胀、肠鸣等脾胃疾患;② 背痛	斜刺 0.5～0.8 寸。可灸
22	三焦俞(三焦之背俞穴) Sānjiāoshū, BL22	在脊柱区,第1腰椎棘突下,后正中线旁开1.5寸	① 肠鸣、腹胀、腹泻、水肿;② 腰背强痛	直刺 0.5～1 寸。可灸
23	肾俞(肾之背俞穴) Shènshū, BL23	在脊柱区,第2腰椎棘突下,后正中线旁开1.5寸	① 腰痛;② 遗尿、遗精、阳痿、月经不调、带下;③ 耳鸣、耳聋	直刺 0.5～1 寸。可灸
24	气海俞 Qìhǎishū, BL24	在脊柱区,第3腰椎棘突下,后正中线旁开1.5寸	① 肠鸣腹胀;② 痛经、腰痛	直刺 0.5～1 寸。可灸
25	大肠俞(大肠之背俞穴) Dàchángshū, BL25	在脊柱区,第4腰椎棘突下,后正中线旁开1.5寸	① 腰腿痛;② 腹胀、腹泻、便秘	直刺 0.8～1.2 寸。可灸
26	关元俞 Guānyuánshū, BL26	在脊柱区,第5腰椎棘突下,后正中线旁开1.5寸	① 腹胀、腹泻;② 腰骶痛;③ 小便频数或不利、遗尿	直刺 0.8～1.2 寸。可灸
27	小肠俞(小肠之背俞穴) Xiǎochángshū, BL27	在骶区,横平第1骶后孔,骶正中嵴旁开1.5寸	① 遗精、遗尿、尿血、尿痛、带下;② 腹泻、痢疾;③ 腰骶痛	直刺 0.8～1 寸。可灸
28	膀胱俞(膀胱之背俞穴) Pángguāngshū, BL28	在骶区,横平第2骶后孔,骶正中嵴旁开1.5寸	① 小便不利、遗尿;② 腰骶痛;③ 腹泻、便秘	直刺 0.8～1.2 寸。可灸
29	中膂俞 Zhōnglǚshū, BL29	在骶区,横平第3骶后孔,骶正中嵴旁开1.5寸	① 腹泻;② 疝气;③ 腰骶痛	直刺 1～1.5 寸。可灸
30	白环俞 Báihuánshū, BL30	在骶区,横平第4骶后孔,骶正中嵴旁开1.5寸	① 遗尿、遗精;② 月经不调、带下;③ 疝气;④ 腰骶痛	直刺 1～1.5 寸。可灸
31	上髎 Shàngliáo, BL31	在骶区,正对第1骶后孔中	① 大小便不利;② 月经不调、带下、阴挺;③ 遗精、阳痿;④ 腰骶痛	直刺 1～1.5 寸。可灸
32	次髎 Cìliáo, BL32	在骶区,正对第2骶后孔中	① 月经不调、痛经、带下;② 小便不利;③ 遗精;④ 疝气;⑤ 腰骶痛、下肢痿痹	直刺 1～1.5 寸。可灸
33	中髎 Zhōngliáo, BL33	在骶区,正对第3骶后孔中	① 便秘、腹泻;② 小便不利;③ 月经不调、带下;④ 腰骶痛	直刺 1～1.5 寸。可灸
34	下髎 Xiàliáo, BL34	在骶区,正对第4骶后孔中	① 腹痛、便秘;② 小便不利;③ 带下;④ 腰骶痛	直刺 1～1.5 寸。可灸
35	会阳 Huìyáng, BL35	在骶区,尾骨端旁开0.5寸	① 痔疾、腹泻;② 阳痿;③ 带下	直刺 1～1.5 寸。可灸
36	承扶 Chéngfú, BL36	在股后区,臀沟的中点	① 腰、骶、臀、股部疼痛;② 痔疾	直刺1～2寸。可灸

续 表

	穴 名	定 位	主 治	操 作
37	殷门 Yīnmén, BL37	在股后区,臀沟下6寸,股二头肌与半腱肌之间	腰痛、下肢痿痹	直刺1～2寸。可灸
38	浮郄 Fúxì, BL38	在膝后区,腘横纹上1寸,股二头肌腱的内侧缘	① 股、腘部疼痛、麻木;② 便秘	直刺1～2寸。可灸
39	委阳(三焦之下合穴) Wěiiyáng, BL39	在膝部,腘横纹上,股二头肌腱的内侧缘	① 腹满、小便不利;② 腰脊强痛、腿足挛痛	直刺1～1.5寸。可灸
40	委中(合穴,膀胱之下合穴) Wěizhōng, BL40	在膝后区,腘横纹中点	① 腰背痛、下肢痿痹;② 腹痛、急性吐泻;③ 小便不利、遗尿;④ 丹毒	直刺1～1.5寸,或用三棱针点刺腘静脉出血。针刺不宜过快、过强、过深,以免损伤血管和神经。可灸
41	附分 Fùfēn, BL41	在脊柱区,第2胸椎棘突下,后正中线旁开3寸	颈项强痛、肩背拘急、肘臂麻木	斜刺0.5～0.8寸。可灸
42	魄户 Pòhù, BL42	在脊柱区,第3胸椎棘突下,后正中线旁开3寸	① 咳嗽、气喘、肺痨;② 项强、肩背痛	斜刺0.5～0.8寸。可灸
43	膏肓 Gāohuāng, BL43	在脊柱区,第4胸椎棘突下,后正中线旁开3寸	① 咳嗽、气喘、肺痨;② 肩胛痛;③ 健忘、盗汗、遗精等虚损诸疾	斜刺0.5～0.8寸。可灸
44	神堂 Shéntáng, BL44	在脊柱区,第5胸椎棘突下,后正中线旁开3寸	① 咳嗽、气喘、胸闷;② 脊背强痛	斜刺0.5～0.8寸。可灸
45	譩譆 Yìxǐ, BL45	在脊柱区,第6胸椎棘突下,后正中线旁开3寸	① 咳嗽、气喘;② 肩背痛;③ 疟疾、热病	斜刺0.5～0.8寸。可灸
46	膈关 Géguān, BL46	在脊柱区,第7胸椎棘突下,后正中线旁开3寸	① 胸闷、嗳气、呕吐;② 脊背强痛	斜刺0.5～0.8寸。可灸
47	魂门 Húnmén, BL47	在脊柱区,第9胸椎棘突下,后正中线旁开3寸	① 胸胁痛、背痛;② 呕吐、腹泻	斜刺0.5～0.8寸。可灸
48	阳纲 Yánggāng, BL48	在脊柱区,第10胸椎棘突下,后正中线旁开3寸	① 肠鸣、腹痛、腹泻;② 黄疸;③ 消渴	斜刺0.5～0.8寸。可灸
49	意舍 Yìshè, BL49	在脊柱区,第11胸椎棘突下,后正中线旁开3寸	腹胀、肠鸣、呕吐	斜刺0.5～0.8寸。可灸
50	胃仓 Wèicāng, BL50	在脊柱区,第12胸椎棘突下,后正中线旁开3寸	① 胃脘痛、腹胀、小儿食积;② 水肿;③ 脊背痛	斜刺0.5～0.8寸。可灸
51	肓门 Huāngmén, BL51	在腰区,第1腰椎棘突下,后正中线旁开3寸	① 腹痛、痞块、便秘;② 乳疾	斜刺0.5～0.8寸。可灸
52	志室 Zhìshì, BL52	在腰区,第2腰椎棘突下,后正中线旁开3寸	① 遗精、阳痿;② 小便不利;③ 腰脊强痛	斜刺0.5～0.8寸。可灸

	穴 名	定 位	主 治	操 作
53	胞肓 Bāohuāng, BL53	在骶区,横平第2骶后孔,骶正中嵴旁开3寸	① 肠鸣、腹胀、便秘;② 癃闭;③ 腰脊强痛	直刺1～1.5寸。可灸
54	秩边 Zhìbiān, BL54	在骶区,横平第4骶后孔,骶正中嵴旁开3寸	① 腰骶痛、下肢痿痹;② 小便不利;③ 便秘、痔疾	直刺1.5～2寸。可灸
55	合阳 Héyáng, BL55	在小腿后区,腘横纹下2寸,腓肠肌内、外头之间	① 腰脊强痛、下肢痿痹;② 疝气;③ 崩漏	直刺1～2寸。可灸
56	承筋 Chéngjīn , BL56	在小腿后区,腘横纹下5寸,腓肠肌两肌腹之间	① 腰腿拘急、疼痛;② 痔疾	直刺1～1.5寸。可灸
57	承山 Chéngshān , BL57	在小腿后区,腓肠肌两肌腹与肌腱交角处	① 腰腿拘急、疼痛;② 痔疾、便秘	直刺1～2寸。不宜作过强的刺激,以免引起腓肠肌痉挛。可灸
58	飞扬(络穴) Fēiyáng, BL 58	在小腿后区,昆仑(BL60)直上7寸,腓肠肌外下缘与跟腱移行处	① 头痛、目眩;② 腰腿疼痛;③ 痔疾	直刺1～1.5寸。可灸
59	跗阳(阳跷脉之郄穴) Fūyáng, BL59	在小腿后区,昆仑(BL60)直上3寸,腓骨与跟腱之间	① 腰骶疼痛、下肢痿痹、外踝肿痛;② 头痛	直刺0.8～1.2寸。可灸
60	昆仑(经穴) Kūnlún, BL60	在踝区,外踝尖与跟腱之间的凹陷中	① 后头痛、项强、腰骶疼痛、足踝肿痛;② 癫痫;③ 滞产	直刺0.5～0.8寸。孕妇禁用,经期慎用。可灸
61	仆参 Púcān, BL61	在跟区,昆仑(BL60)直下,跟骨外侧,赤白肉际处	① 下肢痿痹、足跟痛;② 癫痫	直刺0.3～0.5寸。可灸
62	申脉(八脉交会穴,通阳跷脉) Shēnmài, BL62	在踝区,外踝尖直下,外踝下缘与跟骨之间凹陷中	① 头痛、眩晕;② 癫狂痫病、失眠;③ 腰腿酸痛	直刺0.3～0.5寸。可灸
63	金门(郄穴) Jīnmén, BL63	在足背,外踝前缘直下,第5跖骨粗隆后方,骰骨下缘凹陷中	① 头痛;② 腰痛、下肢痿痹、外踝痛;③ 癫痫、小儿惊风	直刺0.3～0.5寸。可灸
64	京骨(原穴) Jīnggǔ, BL64	在跖区,第5跖骨粗隆前下方,赤白肉际处	① 头痛、项强;② 腰痛;③ 癫痫	直刺0.3～0.5寸。可灸
65	束骨(输穴) Shùgǔ, BL65	在跖区,第5跖趾关节的近端,赤白肉际处	① 头痛、项强、目眩;② 腰腿痛;③ 癫狂	直刺0.3～0.5寸。可灸
66	足通谷(荥穴) Zútōnggǔ, BL66	在足趾,第5跖趾关节的远端,赤白肉际处	① 头痛、项强;② 鼻衄;③ 癫狂	直刺0.2～0.3寸。可灸
67	至阴(井穴) Zhìyīn, BL67	在足趾,小趾末节外侧,趾甲根角侧0.1寸	① 胎位不正、滞产;② 头痛、目痛、鼻塞、鼻衄	浅刺0.1寸。胎位不正用灸法

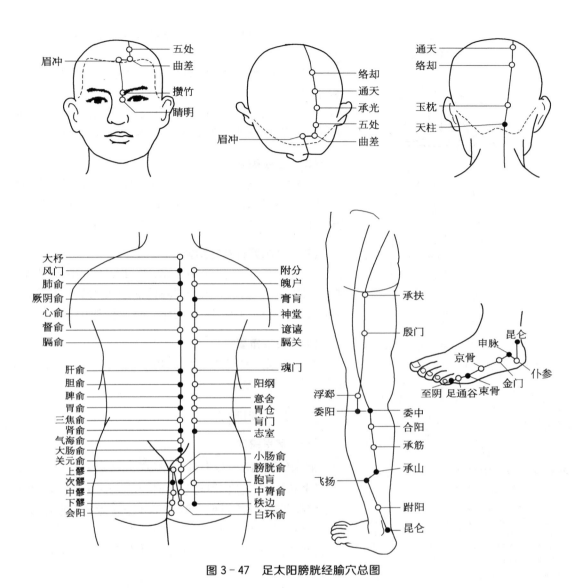

图 3-47 足太阳膀胱经腧穴总图

第八节 足少阴经络及其腧穴

一、足少阴经络

(一) 经脉循行

足少阴肾经起于足小趾之下,斜向足心(涌泉穴),出于舟骨粗隆下,沿内踝后,进入足跟,再上行于腿肚内侧,出腘窝内侧,向上行股内后缘,通向脊柱,属于肾,络于膀胱。

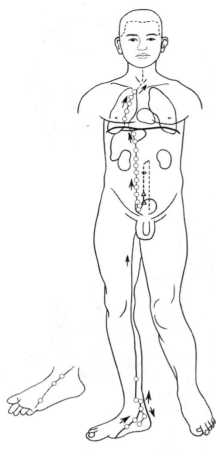

图 3-48　足少阴肾经(kidney meridian, KI)循行示意图

《灵枢·经脉》：肾足少阴之脉，起于小指之下，邪走足心，出于然谷之下。循内踝之后，别入跟中，出腘内廉，上股内后廉，贯脊属肾，络膀胱。其直者，从肾上贯肝膈，入肺中，循喉咙，挟舌本。其支者，从肺出络心，注胸中。

其直行的支脉：从肾向上通过肝和横膈，入肺中，循着喉咙，上挟舌本。

肺部的支脉：从肺出来络心，注入胸中，与手厥阴心包经相交接。

有一腧穴通路：行于腹部正中线旁开 0.5 寸，胸部前正中线旁开 2 寸，终止于锁骨下缘(俞府)。(图 3-48)

(二)主要病候

脏腑病证：遗尿、小便不利、水肿、泄泻、月经不调、痛经、遗精、阳痿等；经脉病证：耳聋、耳鸣、咽喉肿痛、腰脊强痛、腘内廉痛、小腿内侧痛、内踝肿痛、足跟痛等。

(三)络脉循行及其病候

《灵枢·经脉》：足少阴之别，名曰大钟，当踝后绕跟，别走太阳；其别者，并经上走于心包下，外贯腰脊。其病，气逆则烦闷；实，则闭癃；虚，则腰痛。取之所别也。

(四)主治概要

本经腧穴主治妇科、前阴病和肾、肺、咽喉病，以及经脉循行部位的其他病证。

二、足少阴腧穴

(一)常用腧穴

涌泉(Yǒngquán，KI1)　井穴

【定位】　在足底，屈足卷趾时足心最凹陷中。或卷足时足前部凹陷处，约当足底第 2、第 3 趾蹼缘与足跟连线的前 1/3 与后 2/3 凹陷中(图 3-49)。

【功效】　醒神开窍，平肝息风，益肾调便，利咽润肺，滋阴清热。

【主治】　① 昏厥，中暑，癫痫，小儿惊风；② 头痛，头晕；③ 咯血，咽喉肿痛；④ 小便不利，便秘；⑤ 足心热；⑥ 奔豚气。

【操作】　直刺 0.5~1 寸，针刺时要防止刺伤足底动脉弓。可灸。

【解剖】　皮肤→皮下组织→足底腱膜(跖腱膜)→第 2 趾足底总神经→第 2 蚓状肌。布有足底内侧神经的分支、第 2 趾足底总神经和第 2 趾足底总动、静脉。

【配伍】　为急救穴之一，配水沟、内关治昏厥；配前顶、印堂、神门治小儿惊风；配太溪、照海、鱼际治咽喉肿痛。涌泉药物贴敷是临床常用的治疗方法之一。

然谷(Rángǔ，KI2)　荥穴

【定位】　在足内侧，足舟骨粗隆下方，赤白肉际处(图 3-50)。

【功效】　益肾调经，温阳固精，清热利湿，疏经活络。

【主治】　① 月经不调，带下，阴挺；② 遗精，阳痿，小便不利；③ 咯血，咽喉肿

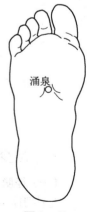

涌泉

图 3-49

痛;④ 消渴;⑤ 小儿脐风,口噤不开;⑥ 下肢痿痹,足跗痛。

【操作】　直刺 0.5～1 寸。可灸。

【解剖】　皮肤→皮下组织→踇展肌→趾长屈肌腱。布有隐神经的小腿内侧皮支、足底内侧神经和足底内侧动、静脉。

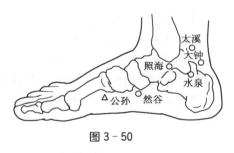

图 3-50

【配伍】　配肾俞、太溪、关元、三阴交治月经不调;配肾俞、志室、气海治遗精;配中极、血海、蠡沟、三阴交治阴痒。

太溪(Tàixī，KI3)　输穴;原穴

【定位】　在踝区,内踝尖与跟腱之间的凹陷中(图 3-50)。

【功效】　补肾益气,滋阴利窍,益肾纳气,通调二便,温阳散寒。

【主治】　① 头痛,目眩,咽喉肿痛,齿痛,耳聋,耳鸣;② 月经不调,遗精,阳痿,小便频数;③ 腰脊痛及下肢厥冷,内踝肿痛;④ 气喘,胸痛,咯血;⑤ 消渴;⑥ 失眠,健忘。

【操作】　直刺 0.5～1 寸。可灸。

【解剖】　皮肤→皮下组织→胫骨后肌腱、趾长屈肌腱与跟腱、足底肌腱之间→踇长屈肌。布有隐神经的小腿内侧皮神经、胫神经和胫后动、静脉。

【配伍】　配大陵、神门、少冲、志室治失眠;配尺泽、鱼际、孔最治咯血;配气海、三阴交、志室治滑精。

大钟(Dàzhōng，KI4)　络穴

【定位】　在跟区,内踝后下方,跟骨上缘,跟腱附着部前缘凹陷中(图 3-50)。

【功效】　益肾利水,止咳平喘,调神益智,通络止痛。

【主治】　① 癃闭,遗尿;② 月经不调;③ 腰脊强痛,足跟痛;④ 气喘,咯血。

【操作】　直刺 0.5～1 寸。可灸。

【解剖】　皮肤→皮下组织→足底肌腱和跟腱的前方→跟骨。布有小腿内侧皮神经,胫后动脉的内踝支和跟支构成的动脉网,以及胫神经的足底内侧神经。

【配伍】　配孔最、尺泽、鱼际治咯血;配肾俞、关元、三阴交治月经不调;配肾俞、太溪、委中治腰脊强痛。

照海(Zhàohǎi，KI5)　八脉交会穴(通阴蹻脉)

【定位】　在踝区,内踝尖下 1 寸,内踝下缘边际凹陷中(图 3-50)。

【功效】　滋阴调经,宁心安神,清热利咽,通调二便。

【主治】　① 痫病,失眠;② 咽干咽痛,目赤肿痛;③ 小便不利,小便频数;④ 月经不调,痛经,赤白带下;⑤ 下肢痿痹。

【操作】　直刺 0.5～1 寸。可灸。

【解剖】　皮肤→皮下组织→胫骨后肌腱。布有隐神经的小腿内侧皮神经、大隐静脉的属支,有胫后动、静脉,胫神经本干。

【配伍】　配列缺治咽喉肿痛;配中极、三阴交治癃闭;配肾俞、关元、三阴交治月经不调。

复溜(Fùliū，KI7)　经穴

【定位】　在小腿内侧,内踝尖上 2 寸,跟腱的前缘(图 3-51)。

【功效】　补肾利水,敛阴止汗,疏经活络。

【主治】 ① 水肿,腹胀;② 盗汗,身热无汗;③ 肠鸣,泄泻;④ 足痿,腰脊强痛。

【操作】 直刺 0.5～1 寸。可灸。

【解剖】 皮肤→皮下组织→足底肌腱和跟腱前方→踇长屈肌。布有隐神经的小腿内侧皮支和腓肠肌内侧皮神经,有胫后动、静脉,胫神经。

【配伍】 配肾俞、关元、天枢、足三里治泄泻;配肾俞、脾俞、太溪、足三里治水肿;配合谷治汗出不止。

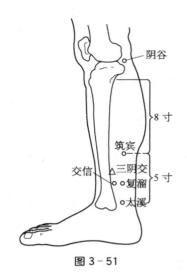

图 3-51

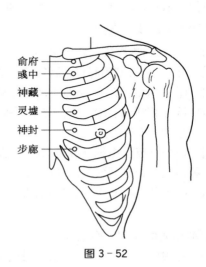

图 3-52

俞府(Shūfǔ,KI27)

【定位】 在胸部,锁骨下缘,前正中线旁开 2 寸(图 3-52)。

【功效】 宽胸理气。

【主治】 ① 咳嗽,气喘,胸痛;② 不嗜食。

【操作】 斜刺或平刺 0.5～0.8 寸。可灸。

【解剖】 皮肤→皮下组织→胸大肌中。布有锁骨上神经前支,胸内动、静脉的前穿支。

【配伍】 配肺俞、膻中、丰隆治咳喘多痰;配天突治呕吐。

(二) 腧穴表解

足少阴肾经腧穴见表 3-8、图 3-53。

表 3-8　足少阴肾经腧穴表解

穴 名	定 位	主 治	操 作
1	涌泉(井穴) Yǒngquán, KI1	在足底,屈足卷趾时足心最凹陷中	① 昏厥、中暑、癫痫、小儿惊风;② 头痛、头晕;③ 咯血、咽喉肿痛;④ 小便不利、便秘;⑤ 足心热;⑥ 奔豚气	直刺 0.5～1寸,针刺时要防止刺伤足底动脉弓。可灸
2	然谷(荥穴) Rángǔ, KI2	在足内侧,足舟骨粗隆下方,赤白肉际处	① 月经不调、带下、阴挺;② 遗精、阳痿、小便不利;③ 咯血、咽喉肿痛;④ 消渴;⑤ 小儿脐风、口噤不开;⑥ 下肢痿痹、足跗痛	直刺 0.5～1寸。可灸

	穴　名	定　位	主　治	操　作
3	太溪(输穴,原穴) Tàixī, KI3	在踝区,内踝尖与跟腱之间的凹陷中	① 头痛、目眩、咽喉肿痛、齿痛、耳聋、耳鸣;② 月经不调、遗精、阳痿、小便频数;③ 腰脊痛及下肢厥冷、内踝肿痛;④ 气喘、胸痛、咯血;⑤ 消渴;⑥ 失眠、健忘	直刺 0.5～1寸。可灸
4	大钟(络穴) Dàzhōng, KI4	在跟区,内踝后下方,跟骨上缘,跟腱附着部前缘凹陷中	① 癃闭、遗尿;② 月经不调;③ 腰脊强痛、足跟痛;④ 气喘、咯血	直刺 0.5～1寸。可灸
5	水泉(郄穴) Shuǐquán, KI5	在跟区,太溪(KI3)直下 1寸,跟骨结节内侧凹陷中	① 月经不调、痛经;② 小便不利	直刺 0.3～0.5寸。可灸
6	照海(八脉交会穴,通阴蹻脉) Zhàohǎi, KI6	在踝区,内踝尖下 1寸,内踝下缘边际凹陷中	① 痫病、失眠;② 咽干咽痛、目赤肿痛;③ 小便不利、小便频数;④ 月经不调、痛经、赤白带下;⑤ 下肢痿痹	直刺 0.5～1寸。可灸
7	复溜(经穴) Fùliū, KI7	在小腿内侧,内踝尖上 2寸,跟腱的前缘	① 水肿、腹胀;② 盗汗、身热无汗;③ 肠鸣、泄泻;④ 足痿、腰脊强痛	直刺 0.5～1寸。可灸
8	交信(阴蹻脉之郄穴) Jiāoxìn, KI8	在小腿内侧,内踝尖上 2寸,胫骨内侧缘后际凹陷中	① 月经不调、痛经、崩漏;② 腹痛、腹泻;③ 小便不利、水肿;④ 睾丸肿痛、疝气;⑤ 膝、股、腘内侧痛	直刺 0.5～1寸。可灸
9	筑宾(阴维脉之郄穴) Zhùbīn, KI9	在小腿内侧,太溪(KI3)直上 5寸,比目鱼肌与跟腱之间	① 癫狂痫病;② 呕吐;③ 疝气;④ 小腿内侧痛	直刺 1～1.5寸。可灸
10	阴谷(合穴) Yīngǔ, KI10	在膝后区,腘横纹上,半腱肌肌腱外侧缘	① 阳痿、疝气、月经不调、崩漏、小便难;② 膝股内侧痛	直刺 1～1.5寸。可灸
11	横骨 Hénggǔ, KI11	在下腹部,脐中下 5寸,前正中线旁开 0.5寸	① 少腹胀痛、疝气;② 小便不利、遗尿、遗精、阳痿	直刺 1～1.5寸。可灸
12	大赫 Dàhè, KI12	在下腹部,脐中下 4寸,前正中线旁开 0.5寸	① 月经不调、痛经、带下;② 遗精、阳痿	直刺 1～1.5寸。可灸
13	气穴 Qìxué, KI13	在下腹部,脐中下 3寸,前正中线旁开 0.5寸	① 月经不调、带下;② 小便不利;③ 泄泻	直刺 1～1.5寸。可灸
14	四满 Sìmǎn, KI14	在下腹部,脐中下 2寸,前正中线旁开 0.5寸	① 腹痛、疝气、便秘;② 月经不调、带下;③ 遗尿、遗精	直刺 1～1.5寸。可灸
15	中注 Zhōngzhù, KI15	在下腹部,脐中下 1寸,前正中线旁开 0.5寸	① 腹痛、便秘、泄泻;② 月经不调	直刺 1～1.5寸。可灸
16	肓俞 Huāngshū, KI16	在腹部,脐中旁开 0.5寸	腹痛、泄泻、便秘	直刺 1～1.5寸。可灸
17	商曲 Shāngqū, KI17	在上腹部,脐中上 2寸,前正中线旁开 0.5寸	① 噫气、反胃、腹胀、水肿;② 胸胁胀痛	直刺 1～1.5寸。可灸
18	石关 Shíguān, KI18	在上腹部,脐中上 3寸,前正中线旁开 0.5寸	① 呕吐、腹痛、便秘;② 不孕	直刺 1～1.5寸。可灸
19	阴都 Yīndū, KI19	在上腹部,脐中上 4寸,前正中线旁开 0.5寸	① 腹胀、腹泻、便秘;② 不孕	直刺 1～1.5寸。可灸
20	腹通谷 Fùtōnggǔ, KI20	在上腹部,脐中上 5寸,前正中线旁开 0.5寸	腹胀、腹痛、呕吐	直刺 0.5～0.8寸。可灸

	穴 名	定 位	主 治	操 作
21	幽门 Yōumén, KI21	在上腹部,脐中上6寸,前正中线旁开0.5寸	腹痛、腹胀、呕吐、泄泻	直刺0.5～0.8寸。不可向上深刺,以免损伤内脏。可灸
22	步廊 Bùláng, KI22	在胸部,第5肋间隙,前正中线旁开2寸	① 胸痛、咳嗽、气喘;② 乳痈;③ 呕吐不嗜食	斜刺或平刺0.5～0.8寸。可灸
23	神封 Shénfēng, KI23	在胸部,第4肋间隙,前正中线旁开2寸	① 咳嗽、气喘、胸胁支满;② 乳痈;③ 呕吐不嗜食	斜刺或平刺0.5～0.8寸。可灸
24	灵墟 Língxū, KI24	在胸部,第3肋间隙,前正中线旁开2寸	① 咳嗽、气喘、痰多;② 胸胁胀痛、乳痈;③ 呕吐	斜刺或平刺0.5～0.8寸。可灸
25	神藏 Shéncáng, KI25	在胸部,第2肋间隙,前正中线旁开2寸	① 咳嗽、气喘、胸痛;② 烦满、呕吐、不嗜食	斜刺或平刺0.5～0.8寸。可灸
26	彧中 Yùzhōng, KI26	在胸部,第1肋间隙,前正中线旁开2寸	① 咳嗽、气喘、胸胁胀满;② 不嗜食	斜刺或平刺0.5～0.8寸。可灸
27	俞府 Shūfǔ, KI27	在胸部,锁骨下缘,前正中线旁开2寸	① 咳嗽、气喘、胸痛;② 不嗜食	斜刺或平刺0.5～0.8寸。可灸

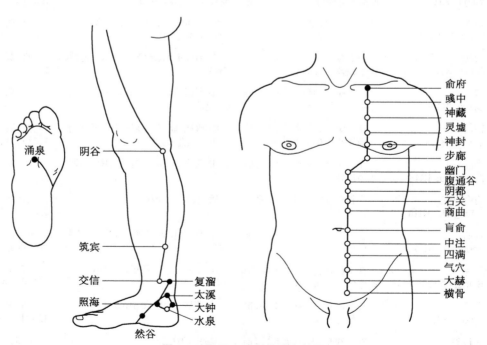

图 3-53　足少阴肾经腧穴总图

第九节 ｜ 手厥阴经络及其腧穴

一、手厥阴经络

（一）经脉循行

手厥阴心包经起于胸中,出属心包络,向下通过横膈,从胸至腹依次联络上、中、下三焦。

胸部的支脉:沿着胸中,出于胁部,至腋下3寸处(天池),上行抵腋窝中,沿上臂内侧,行于手太阴和手少阴之间,进入肘窝中,向下行于前臂两筋之间,进入掌中,沿着中指到指端(中冲)。

掌中的支脉:从劳宫分出,沿环指到指端(关冲),与手少阳三焦经相接。(图3-54)

（二）主要病候

脏腑病证:心痛、胸闷、心悸、心烦、癫狂等;经脉病证:腋肿、肘臂挛急、掌心发热等。

（三）络脉循行及其病候

《灵枢·经脉》:手心主之别,名曰内关,去腕两寸,出于两筋之间,别走少阳。循经以上,系于心包,络心系。实,则心痛;虚,则为烦心。取之两筋间也。

（四）主治概要

本经腧穴主治心、胸、胃、神志病,以及经脉循行部位的其他病证。

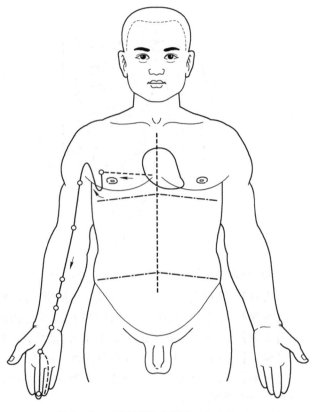

图3-54　手厥阴心包经(pericardium meridian, PC)循行示意图

《灵枢·经脉》:心主手厥阴心包络之脉,起于胸中,出属心包络,下膈,历络三焦。其支者,循胸出胁,下腋三寸,上抵腋下,循臑内,行太阴、少阴之间,入肘中,下臂,行两筋之间,入掌中,循中指,出其端。其支者,别掌中,循小指次指出其端。

二、手厥阴腧穴

（一）常用腧穴

天池（Tiānchí，PC1）

【定位】　在胸部,第4肋间隙,前正中线旁开5寸(图3-55)。

【功效】　宽胸理气,散结通乳,化痰散瘀。

【主治】 ① 乳痈,乳少;② 咳嗽、气喘,胸胁疼痛。

【操作】 斜刺或平刺 0.5～0.8 寸,不可深刺,以免伤及内脏。可灸。

【解剖】 皮肤→皮下组织→胸大肌外下部→胸小肌下部起端→第 4 肋间内、外肌。布有胸腹壁静脉,胸外侧动、静脉分支,胸前神经肌支,第 4 肋间神经。

【配伍】 配膻中、乳根、少泽治乳痈、乳少;配委阳、极泉治腋窝淋巴结炎。

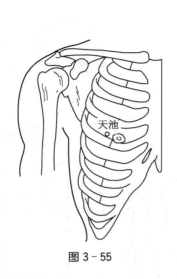
图 3 - 55

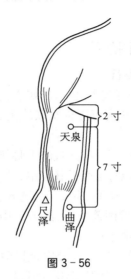
图 3 - 56

曲泽(Qūzé,PC3)　合穴

【定位】 在肘前区,肘横纹上,肱二头肌腱的尺侧缘凹陷中(图 3 - 56)。

【功效】 宁心止痛,和中降逆,运脾止泻,清心泻热,疏经活络。

【主治】 ① 心痛,心悸;② 胃痛,呕吐,泄泻;③ 肘臂挛痛;④ 热病。

【操作】 直刺 1～1.5 寸;或点刺出血。可灸。

【解剖】 皮肤→皮下组织→肱二头肌→肱肌→喙肱肌缘。在肱二头肌腱的尺侧;当肱动、静脉处;布有正中神经的主干。

【配伍】 配内关、中脘治呕吐;配委中、曲池治中暑。

间使(Jiānshǐ,PC5)　经穴

【定位】 在前臂前区,腕掌侧远端横纹上 3 寸,掌长肌腱与桡侧腕屈肌腱之间(图 3 - 57)。

【功效】 宽胸止痛,和胃降逆,泻热截疟,宁心安神,疏经止痛。

【主治】 ① 心痛,心悸,癫狂痫;② 胃痛,呕吐;③ 热病,疟疾;④ 臂痛。

【操作】 直刺 0.5～1 寸。可灸。

【解剖】 皮肤→皮下组织→桡侧腕屈肌腱与掌长肌腱之间→指浅屈肌→指深屈肌。布有前臂正中动、静脉,深部为前臂掌侧骨间动、静脉。布有前臂内侧皮神经,其下为正中神经,深层有前臂掌侧骨间神经。

【配伍】 配心俞治心悸;配后溪、合谷治癫狂;配内关、胃俞、中脘治胃痛。

内关(Nèiguān,PC6)　络穴;八脉交会穴(通阴维脉)

【定位】 在前臂前区,腕掌侧远端横纹上 2 寸,掌长肌腱与桡侧腕屈肌腱之间(图 3 - 57)。

【功效】　宽胸理气,和胃止呕,疏经止痛,宁心安神。

【主治】　① 心痛,心悸,胸闷,胸痛;② 胃痛,呕吐,呃逆;③ 失眠,癫狂;④ 上肢疼痛,偏瘫,手指麻木。

【操作】　直刺 0.5~1 寸。可灸。

【解剖】　皮肤→皮下组织→桡侧腕屈肌腱与掌长肌腱之间→指浅屈肌→指深屈肌。布有前臂正中动、静脉,深部为前臂掌侧骨间动、静脉。布有前臂内侧皮神经,其下为正中神经,深层有前臂掌侧骨间神经。

【配伍】　配大陵、神门治失眠;配郄门治心痛;配足三里、中脘治胃痛、呕吐。

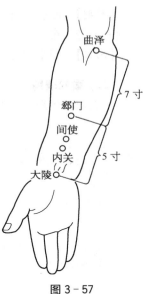

图 3-57

大陵(Dàlíng, PC7)　输穴;原穴

【定位】　在腕前区,腕掌侧远端横纹中,掌长肌腱与桡侧腕屈肌腱之间(图 3-57)。

【功效】　宽胸理气,和胃降逆,宁心安神,疏经止痛。

【主治】　① 心痛,心悸,胸胁痛;② 癫狂;③ 胃痛,呕吐;④ 腕臂痛。

【操作】　直刺 0.3~0.5 寸。可灸。

【解剖】　皮肤→皮下组织→掌长肌腱与桡侧腕屈肌腱之间→拇长屈肌和指深屈肌腱。布有腕掌侧动、静脉网。布有前臂内侧皮神经、正中神经掌皮支,深层为正中神经本干。

【配伍】　配心俞、巨阙、间使、神门治心悸;配曲泽、内关治心胸痛;配内关、公孙、足三里、中脘治胃痛。

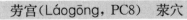

图 3-58

劳宫(Láogōng, PC8)　荥穴

【定位】　在掌区,横平第 3 掌指关节近端,当第 2、第 3 掌骨之间偏于第 3 掌骨。握拳屈指时,中指尖到处,第 3 掌骨桡侧(图 3-58)。

【功效】　醒神开窍,宽胸理气,清心泻火,祛风止痒。

【主治】　① 心痛,心悸;② 癫狂痫;③ 口疮,口臭。

【操作】　直刺 0.3~0.5 寸。针刺时较痛,年老体弱者及孕妇慎用。可灸。

【解剖】　皮肤→皮下组织→第 2 掌骨间下有掌腱膜→第 2 蚓状肌及指浅、深屈肌腱→拇指内收肌横头的起点,有骨间肌。布有指掌侧总动脉。有正中神经的第 2 指掌侧总神经。

【配伍】　配水沟、十宣、曲泽、委中治昏迷中暑;配金津、玉液、内庭治口疮、口臭。

中冲(Zhōngchōng, PC9)　井穴

【定位】　在手指,中指末端最高点(图 3-58)。

【功效】　醒神开窍,清心泻热。

【主治】　① 昏迷,中暑,昏厥;② 心痛;③ 小儿夜啼,舌强肿痛。

【操作】　浅刺 0.1 寸,或点刺出血。可灸。

【解剖】　皮肤→皮下组织。布有指掌侧固有动、静脉所形成的动、静脉网。有正中神经的指掌侧固有神经分布处。

【配伍】　配水沟、太冲、劳宫、曲泽治中风昏迷、舌强不语;配大椎、曲池、曲泽治中暑。

(二)腧穴表解

手厥阴心包经腧穴见表3-9、图3-59。

表3-9　手厥阴心包经腧穴表解

	穴　　名	定　　位	主　　治	操　　作
1	天池 Tiānchí, PC1	在胸部,第4肋间隙,前正中线旁开5寸	① 乳痛、乳少;② 咳嗽、气喘、胸胁疼痛	斜刺或平刺0.5~0.8寸,不可深刺,以免伤及内脏。可灸
2	天泉 Tiānquán, PC2	在臂前区,腋前纹头下2寸,肱二头肌的长、短头之间	① 咳嗽、胸胁胀痛;② 胸背及上臂内侧痛	直刺0.5~0.8寸。可灸
3	曲泽(合穴) Qūzé, PC3	在肘前区,肘横纹上,肱二头肌腱的尺侧缘凹陷中	① 心痛、心悸;② 胃痛、呕吐、泄泻等急性胃肠病;③ 肘臂挛痛;④ 热病	直刺1~1.5寸;或点刺出血。可灸
4	郄门(郄穴) Xìmén, PC4	在前臂前区,腕掌侧远端横纹上5寸,掌长肌腱与桡侧腕屈肌腱之间	① 心痛、心悸、心烦、胸痛;② 呕吐、咯血;③ 疔疮;④ 癫痫	直刺0.5~1寸。可灸
5	间使(经穴) Jiānshǐ, PC5	在前臂前区,腕掌侧远端横纹上3寸,掌长肌腱与桡侧腕屈肌腱之间	① 心痛、心悸、癫狂痫;② 胃痛、呕吐;③ 热病、疟疾;④ 臂痛	直刺0.5~1寸。可灸
6	内关(络穴,八脉交会穴,通阴维脉) Nèiguān, PC6	在前臂前区,腕掌侧远端横纹上2寸,掌长肌腱与桡侧腕屈肌腱之间	① 心痛、心悸、胸闷、胸痛;② 胃痛、呕吐、呃逆;③ 失眠、癫狂;④ 上肢疼痛、偏瘫、手指麻木	直刺0.5~1寸。可灸
7	大陵(输穴,原穴) Dàlíng, PC7	在腕前区,腕掌侧远端横纹中,掌长肌腱与桡侧腕屈肌腱之间	① 心痛、心悸、胸胁痛;② 癫狂;③ 胃痛、呕吐;④ 腕臂痛	直刺0.3~0.5寸。可灸
8	劳宫(荥穴) Láogōng, PC8	在掌区,横平第3掌指关节近端,当第2、第3掌骨之间偏于第3掌骨	① 心痛、心悸;② 癫狂痫;③ 口疮、口臭	直刺0.3~0.5寸。针刺时较痛,年老体弱者及孕妇慎用。可灸
9	中冲(井穴) Zhōngchōng, PC9	在手指,中指末端最高点	① 昏迷、中暑、昏厥;② 心痛;③ 小儿夜啼、舌强肿痛	浅刺0.1寸,或点刺出血。可灸

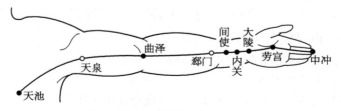

图3-59　手厥阴心包经腧穴总图

第十节 | 手少阳经络及其腧穴

一、手少阳经络

（一）经脉循行

手少阳三焦经起于环指末端（关冲），向上行于小指与环指之间，沿着手背，出于前臂外侧桡骨和尺骨之间，向上通过肘尖，沿上臂外侧，上达肩部，交出足少阳经的后面，向上进入缺盆部，分布于胸中，散络于心包，向下通过横膈，从胸至腹，属上、中、下三焦。

胸部的支脉：从胸向上，出于缺盆部，上走颈旁，联系耳后，沿耳后直上，出于耳部上行额角，再屈而下行至面颊部，到达眶下部。

耳部的支脉：从耳后进入耳中，出走耳前，过足少阳经上关穴的前方，与前一条支脉交会于面颊部，到达目外眦（丝竹空），与足少阳胆经相接。（图 3-60）

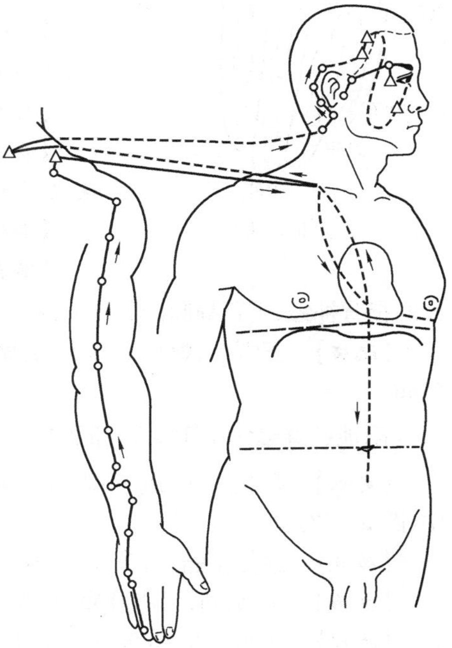

（二）主要病候

脏腑病证：腹胀、水肿、遗尿、小便不利；经脉病证：耳鸣、耳聋、咽喉肿痛、目赤肿痛、颊肿和耳后、肩臂、肘部外侧疼痛等。

（三）络脉循行及其病候

《灵枢·经脉》：手少阳之别，名曰外关，去腕二寸，外绕臂，注胸中，合心主。实，则肘挛；虚，则不收。取之所别也。

（四）主治概要

本经腧穴主治侧头、耳、胸胁、咽喉病和热病，以及经脉循行部位的其他病证。

图 3-60　手少阳三焦经（triple energizer meridian，TE）循行示意图

《灵枢·经脉》：三焦手少阳之脉，起于小指次指之端，上出两指之间，循手表腕，出臂外两骨之间，上贯肘，循臑外上肩，而交出足少阳之后，入缺盆，布膻中，散落心包，下膈，遍属三焦。其支者，从膻中，上出缺盆，上项，系耳后，直上出耳上角，以屈下颊至䪼。其支者，从耳后入耳中，出走耳前，过客主人前，交颊，至目锐眦。

二、手少阳腧穴

（一）常用腧穴

关冲（Guānchōng，TE1）　井穴

【定位】　在手指，第 4 指末节尺侧，指甲根角侧上方 0.1 寸（图 3-61）。

【功效】　清心利窍，泄热解表。

【主治】　① 热病，昏厥；② 头痛，目赤，耳聋，喉痹。

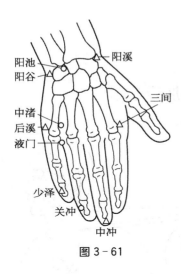

图 3-61

【操作】　浅刺 0.1 寸,或点刺出血。可灸。

【解剖】　皮肤→皮下组织→指甲根。皮下组织内有尺神经指掌侧固有神经的指背支的分支,指掌侧固有动、静脉指背支的动、静脉网。

【配伍】　配少商、少泽治咽喉肿痛;配水沟、劳宫治中暑;配风池、商阳治热病无汗。

中渚(Zhōngzhǔ,TE3)　输穴

【定位】　在手背,第 4、第 5 掌骨间,第 4 掌指关节近端凹陷中(图 3-61)。

【功效】　通络止痛,清头利窍,和解少阳。

【主治】　① 头痛,目赤,耳鸣,耳聋,喉痹;② 肩、背、肘、臂疼痛麻木,手指不能屈伸;③ 热病。

【操作】　直刺 0.3~0.5 寸。可灸。

【解剖】　皮肤→皮下组织→第 4 骨间肌背侧肌。浅层布有尺神经的指背神经、手背静脉网的尺侧部。深层有第 4 掌背动脉。

【配伍】　配听宫、翳风治耳鸣、头痛;配肩髎、曲池、外关治肩臂肘酸痛;配外关、期门治肋间神经痛。

阳池(Yángchí,TE4)　原穴

【定位】　在腕后区,腕背侧远端横纹上,指伸肌腱的尺侧缘凹陷中(图 3-62)。

【功效】　通络止痛,清头利窍,养阴润燥。

【主治】　① 头痛,目赤肿痛,耳聋,喉痹;② 腕痛;③ 消渴。

【操作】　直刺 0.3~0.5 寸。可灸。

【解剖】　皮肤→皮下组织→腕背侧韧带→指伸肌腱(桡侧)与小指伸肌腱→桡腕关节。浅层布有尺神经手背支、腕背静脉网和前臂后皮神经的末支。深层有尺动脉腕背支的分支。

【配伍】　配外关、曲池治前臂疼痛、麻木;配少商、廉泉治咽喉疼痛;配胃脘下俞、脾俞、太溪治糖尿病。

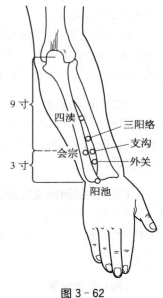

图 3-62

外关(Wàiguān,TE5)　络穴;八脉交会穴(通阳维脉)

【定位】　在前臂后区,腕背侧远端横纹上 2 寸,尺骨与桡骨间隙中点(图 3-62)。

【功效】　清热利窍,通络止痛,清热解表,解表疏风。

【主治】　① 头痛,颊痛,目赤肿痛,耳鸣,耳聋;② 热病;③ 胁肋痛,上肢痹痛;④ 瘰疬。

【操作】　直刺 0.5~1 寸。可灸。

【解剖】　皮肤→皮下组织→小指伸肌和指伸肌→拇长伸肌和示指伸肌。浅层布有前臂后皮神经、头静脉和贵要静脉的属支。深层有骨间后动、静脉和骨间后神经。

【配伍】　配太阳、率谷治偏头痛;配后溪治落枕;配阳池、中渚治手指疼痛、腕关节疼痛。

支沟(Zhīgōu,TE6)　经穴

【定位】　在前臂后区,腕背侧远端横纹上 3 寸,尺骨与桡骨间隙中点(图 3-62)。

【功效】 清热通便,清利头窍,通络利胁。

【主治】 ① 便秘;② 胁肋痛;③ 耳聋,耳鸣,暴瘖;④ 瘰疬。

【操作】 直刺 0.5～1 寸。可灸。

【解剖】 皮肤→皮下组织→小指伸肌→拇长伸肌→前臂骨间膜。浅层布有前臂后皮神经、头静脉和贵要神经的属支。深层有骨间后动、静脉和骨间后神经。

【配位】 配阳陵泉、外关治胸胁疼痛;配足三里、天枢治便秘;配阳池、八邪治手指震颤。

肩髎(Jiānliáo,TE14)

【定位】 在三角肌区,肩峰角与肱骨大结节两骨间凹陷中(图 3 - 63)。

【功效】 疏经活络,祛风泄热。

【主治】 ① 臂痛,肩重不能举;② 胁肋疼痛。

【操作】 向肩关节直刺 1～1.5 寸。可灸。

【解剖】 皮肤→皮下组织→肱三头肌→小圆肌→大圆肌→背阔肌腱。浅层布有锁骨上外侧神经。深层有腋神经和旋肱后动、静脉。

【配位】 配曲池、肩髃治肩臂痛;配外关、章门治肋间神经痛。

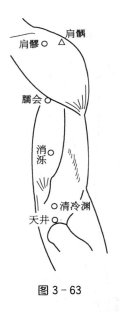

图 3 - 63

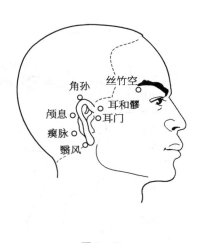

图 3 - 64

翳风(Yìfēng,TE17)

【定位】 在颈部,耳垂后方,乳突下端前方凹陷中(图 3 - 64)。

【功效】 聪耳利窍,祛风通络,化痰散结。

【主治】 ① 口角㖞斜,牙关紧闭,齿痛,颊肿,耳鸣,耳聋;② 瘰疬。

【操作】 直刺 0.8～1.2 寸。可灸。

【解剖】 皮肤→皮下组织→腮腺。浅层布有耳大神经和颈外静脉的属支。深层有颈外动脉的分支、耳后动脉、面神经。

【配位】 配听宫、听会治耳鸣、耳聋;配地仓、颊车、阳白治面瘫;配下关、颊车、合谷治颊痛。

耳门（Ěrmén，TE21）

【**定位**】 在耳区，耳屏上切迹与下颌骨髁突之间的凹陷中（图3-64）。

【**功效**】 通窍聪耳，活络止痛，祛风解痉。

【**主治**】 ① 耳鸣，耳聋，聤耳；② 齿痛。

【**操作**】 张口，直刺0.5～1寸。可灸。

【**解剖**】 皮肤→皮下组织→腮腺。布有耳颞神经，颞浅动、静脉耳前支，面神经颞支。

【**配伍**】 配听宫、听会、翳风治耳鸣、耳聋、聤耳；配颊车、下关、合谷治牙痛；配颧髎、颊车、翳风治颞下颌关节炎。

丝竹空（Sīzhúkōng，TE23）

【**定位**】 在面部，眉梢凹陷中（图3-64）。

【**功效**】 清热疏风，平肝息风。

【**主治**】 ① 目赤肿痛，眼睑𥆧动；② 偏头痛；③ 癫狂病。

【**操作**】 平刺0.5～1寸。禁灸。

【**解剖**】 皮下→ 皮下组织→眼轮匝肌。布有眶上神经，颧面神经，面神经颞支和颧支，颞浅动、静脉的额支。

【**配伍**】 配瞳子髎、睛明、攒竹治目赤肿痛；配太阳、外关治偏头痛。

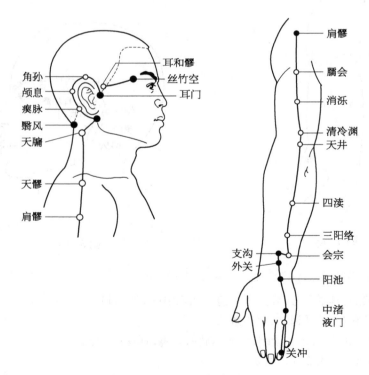

图3-65 手少阳三焦经腧穴总图

（二）腧穴表解
手少阳三焦经腧穴见表3-10、图3-65。

表 3-10　手少阳三焦经腧穴表解

	穴　名	定　位	主　治	操　作
1	关冲(井穴) Guānchōng, TE1	在手指,第 4 指末节尺侧,指甲根角侧上方 0.1 寸(指寸)	① 热病、昏厥;② 头痛、目赤、耳聋、喉痹	浅刺 0.1 寸,或点刺出血。可灸
2	液门(荥穴) Yèmén, TE2	在手背,第 4、第 5 指间,指蹼缘上方赤白肉际凹陷中	① 头痛、目赤、耳鸣、耳聋、喉痹;② 热病、疟疾;③ 手臂痛	直刺 0.5～1 寸。可灸
3	中渚(输穴) Zhōngzhǔ, TE3	在手背,第 4、第 5 掌骨间,第 4 掌指关节近端凹陷中	① 头痛、目赤、耳鸣、耳聋、喉痹;② 肩、背、肘、臂疼痛麻木、手指不能屈伸;③ 热病	直刺 0.3～0.5 寸。可灸
4	阳池(原穴) Yángchí, TE4	在腕后区,腕背侧远端横纹上,指伸肌腱的尺侧缘凹陷中	① 头痛、目赤肿痛、耳聋、喉痹;② 腕痛;③ 消渴	直刺 0.3～0.5 寸。可灸
5	外关(络穴,八脉交会穴,通阳维脉) Wàiguān, TE5	在前臂后区,腕背侧远端横纹上 2 寸,尺骨与桡骨间隙中点	① 头痛、颊痛、目赤肿痛、耳鸣、耳聋;② 热病;③ 胁肋痛、上肢痹痛;④ 瘰疬	直刺 0.5～1 寸。可灸
6	支沟(经穴) Zhīgōu, TE6	在前臂后区,腕背侧远端横纹上 3 寸,尺骨与桡骨间隙中点	① 便秘;② 胁肋痛;③ 耳聋、耳鸣、暴瘖;④ 瘰疬	直刺 0.5～1 寸。可灸
7	会宗(郄穴) Huìzōng, TE7	在前臂后区,腕背侧远端横纹上 3 寸,尺骨的桡侧缘	① 耳鸣、耳聋;② 上肢痹痛;③ 癫痫	直刺 0.5～1 寸。可灸
8	三阳络 Sānyángluò, TE8	在前臂后区,腕背侧远端横纹上 4 寸,尺骨与桡骨间隙中点	① 上肢痹痛;② 耳聋、暴瘖、齿痛	直刺 0.8～1.2 寸。可灸
9	四渎 Sìdú, TE9	在前臂后区,肘尖(EX-UE1)下 5 寸,尺骨与桡骨间隙中点	① 手臂疼痛、麻木;② 耳聋、暴瘖、齿痛、头痛	直刺 0.5～1 寸。可灸
10	天井(合穴) Tiānjǐng, TE10	在肘后区,肘尖(EX-UE1)上 1 寸凹陷中	① 手臂无力、上肢不遂;② 偏头痛、耳聋;③ 胸胁痛;④ 瘰疬	直刺 0.5～1 寸。可灸
11	清冷渊 Qīnglíngyuān, TE11	在臂后区,肘尖(EX-UE1)与肩峰角连线上,肘尖上 2 寸	① 手臂痹痛、上肢不遂;② 头痛、目痛	直刺 0.5～1 寸。可灸
12	消泺 Xiāoluò, TE12	在臂后区,肘尖(EX-UE1)与肩峰角连线上,肘尖上 5 寸	① 肩臂疼痛、麻木;② 头痛、齿痛、项强;③ 癫痫	直刺 1～1.5 寸。可灸
13	臑会 Nàohuì, TE13	在臂后区,肩峰角下 3 寸,三角肌的后下缘	① 上肢痹痛;② 瘰疬、瘿气	直刺 1～1.5 寸。可灸
14	肩髎 Jiānliáo, TE14	在三角肌区,肩峰角与肱骨大结节两骨间凹陷中	① 臂痛、肩重不能举;② 胁肋疼痛	向肩关节直刺 1～1.5 寸。可灸
15	天髎 Tiānliáo, TE15	在肩胛区,肩胛骨上角骨际凹陷中	① 肩臂痛;② 颈项强急	直刺 0.5～0.8 寸。可灸
16	天牖 Tiānyǒu, TE16	在颈部,横平下颌角,胸锁乳突肌的后缘凹陷中	① 头痛、项强、头晕、目痛、耳聋;② 瘰疬	直刺 0.5～1 寸。可灸
17	翳风 Yìfēng, TE17	在颈部,耳垂后方,乳突下端前方凹陷中	① 口眼㖞斜、牙关紧闭、齿痛、颊肿、耳鸣、耳聋;② 瘰疬	直刺 0.8～1.2 寸。可灸
18	瘈脉 Chìmài, TE18	在头部,乳突中央,角孙(TE20)与翳风(TE17)沿耳轮弧形连线的上 2/3 与下 1/3 的交点处	① 头痛、耳鸣、耳聋;② 小儿惊风	平刺 0.3～0.5 寸。或点刺出血。可灸

	穴 名	定 位	主 治	操 作
19	颅息 Lúxī, TE19	在头部,角孙(TE20)与翳风(TE17)沿耳轮弧形连线的上 1/3 与下 2/3 的交点处	① 头痛、耳鸣、耳聋;② 小儿惊风	平刺 0.3～0.5寸。可灸
20	角孙 Jiǎosūn, TE20	在头部,耳尖正对发际处	① 颊肿、目翳、齿痛;② 项强	平刺 0.3～0.5寸。可灸
21	耳门 Ěrmén, TE21	在耳区,耳屏上切迹与下颌骨髁突之间的凹陷中	① 耳鸣、耳聋、聤耳;② 齿痛	张口,直刺 0.5～1寸。可灸
22	耳和髎 Ěrhéliáo, TE22	在头部,鬓发后缘,耳廓根的前方,颞浅动脉后缘	① 头痛、耳鸣;② 牙关紧闭、口㖞	避开动脉,斜刺或平刺 0.3～0.5寸。可灸
23	丝竹空 Sīzhúkōng, TE23	在面部,眉梢凹陷中	① 目赤肿痛、眼睑瞤动;② 偏头痛;③ 癫狂痫	平刺 0.5～1寸。禁灸

第十一节 足少阳经络及其腧穴

一、足少阳经络

(一) 经脉循行

足少阳胆经起于目外眦(瞳子髎),上行额角部,下行至耳后,沿颈项部行于手少阳经的前面至肩上,又交叉到手少阳经的后面,下入缺盆。

耳部的分支:从耳后入耳中,经耳前到目外眦后方。

外眦部的分支:从目外眦下走大迎,会合于手少阳经,再向上到达目眶下,下行经颊车,行颈部,会合前一支脉于缺盆,内行进入胸中,通过横膈,络肝,属胆,沿胁肋内下达腹股沟动脉部,经过外阴部毛际横入髋关节部。

缺盆部直行的脉:从缺盆下行经腋部、侧胸、胁肋部,下合前一支脉于髋关节部,再向下沿着大腿外侧、膝外缘,行腓骨之前,达外踝前,沿足背部,止于第 4 趾外侧端(足窍阴)。

足背部的分支:从足背上分出,沿第 1、第 2 跖骨间,出于大趾端,穿过趾甲,回过来到趾甲后的毫毛部,接足厥阴肝经。(图 3-66)

(二) 主要病候

脏腑病证:口苦,目眩,疟疾等;经脉病证:目外眦痛,缺盆部肿痛,腋下肿,胸、胁、股及下肢外侧痛,足外侧发热等。

(三) 络脉循行及其病候

《灵枢·经脉》:足少阳之别,名曰光明。去踝 5 寸,别走厥阴,下络足跗。实,则厥;虚,则痿躄,坐不能起。取之所别也。

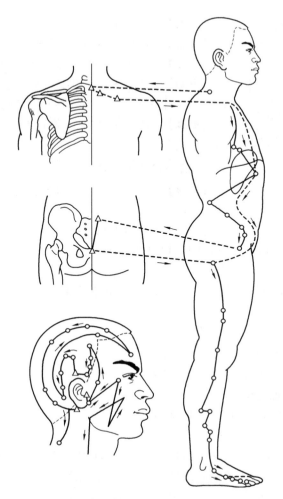

图 3-66   足少阳胆经(gallbladder meridian,
GB)循行示意图

《灵枢·经脉》：胆足少阳之脉，起于目锐眦，上抵头角，下耳后，循颈，行手
少阳之前，至肩上，却交出手少阳之后，入缺盆。其支者，从耳后入耳中，出走
耳前，至目锐眦后。其支者，别锐眦，下大迎，合于手少阳，抵于䪼，下加颊车，
下颈，合缺盆，以下胸中，贯膈，络肝属胆，循胁里，出气街，绕毛际，横入髀厌
中。其直者，从缺盆下腋，循胸，过季胁，下合髀厌中。以下循髀阳，出膝外廉，
下外辅骨之前，直下抵绝骨之端，下出外踝之前，循足跗上，入小指次指之间。
其支者，别跗上，入大指之间，循大指歧骨内，出其端；还贯爪甲，出三毛。

(四) 主治概要

本经腧穴主治侧头、目、耳、咽喉病，神志病，热病，及经脉循行部位的其他病证。

二、足少阳腧穴

(一) 常用腧穴

瞳子髎(Tóngzǐliáo，GB1)

【定位】 在面部，目外眦外侧 0.5 寸凹陷中(图 3-67)。

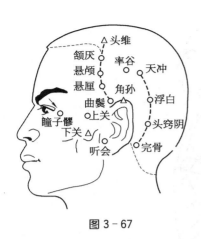

图 3-67

【功效】 清热明目,平肝息风。

【主治】 ① 目赤,目痛,目翳;② 头痛,口眼㖞斜。

【操作】 平刺 0.3～0.5 寸;或点刺出血。禁灸。

【解剖】 皮肤→皮下组织→眼轮匝肌→颞筋膜→颞肌。当颧眶动、经脉分布处;布有颧面神经和颧颞神经,面神经的额颞支。

【配伍】 配睛明、丝竹空、攒竹治目痛、目赤、目翳;配头维、印堂、太冲治头痛。

听会(Tīnghuì,GB2)

【定位】 在面部,耳屏间切迹与下颌骨髁突之间的凹陷中(图 3-67)。

【功效】 开窍聪耳,通络止痛。

【主治】 ① 耳鸣,耳聋,聤耳;② 齿痛,口眼㖞斜,面痛。

【操作】 直刺 0.5～1 寸。可灸。

【解剖】 皮肤→皮下组织→腮腺囊→腮腺。浅层布有耳颞神经和耳大神经。深层有颞浅动、静脉和面神经丛等。

【配伍】 配听宫、翳风治耳聋、耳鸣。

阳白(Yángbái,GB14)

【定位】 在头部,眉上 1 寸,瞳孔直上(图 3-67)。

【功效】 疏风清热,通络明目。

【主治】 目赤肿痛,眼睑下垂,口眼㖞斜,头痛。

【操作】 平刺 0.3～0.5 寸。可灸。

【解剖】 皮肤→皮下组织→枕额肌额腹。布有眶上神经外侧支和眶上动、静脉外侧支。

【配伍】 配颧髎、颊车、合谷治面瘫;配睛明、太阳治目赤肿痛。

头临泣(Tóulíngqì,GB15)

【定位】 在头部,前发际上 0.5 寸,瞳孔直上(图 3-68)。

【功效】 清热祛风,镇静宁神。

【主治】 ① 头痛,目痛,目翳,鼻渊;② 小儿惊风,癫痫。

【操作】 平刺 0.3～0.5 寸。可灸。

【解剖】 皮肤→皮下组织→帽状腱膜→腱膜下疏松结缔组织。布有眶上神经和眶上动、静脉。

【配伍】 配百会、印堂、头维治头痛;配阳白、太阳治目痛。

风池(Fēngchí,GB20)

【定位】 在颈后区,枕骨之下,胸锁乳突肌上端与斜方肌上端之间的凹陷中(图 3-68)。

【功效】 平肝息风,清利头窍,祛风解表。

【主治】 ① 头痛,眩晕,目赤肿痛,鼻渊,耳鸣;② 中

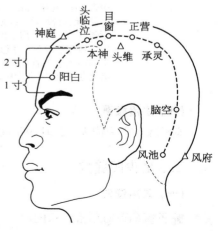

图 3-68

风,不寐,癫痫;③ 颈项强痛。

【操作】　针尖微下,向鼻尖方向斜刺 0.8～1.2 寸,或平刺透风府穴。可灸。

【解剖】　皮肤→皮下组织→斜方肌和胸锁乳突肌之间→头夹肌→头半棘肌→头后大直肌与头上斜肌之间。浅层布有枕小神经和枕动、静脉的分支属支。深层有枕大神经。

【配位】　配大椎、后溪治颈项强痛;配睛明、太阳、太冲治目赤肿痛。

肩井(Jiānjǐng,GB21)

【定位】　在肩胛区,第 7 颈椎棘突与肩峰最外侧点连线的中点(图 3 - 69)。

【功效】　活络止痛,利气通乳。

【主治】　① 肩背臂痛,上肢不遂,颈项强痛;② 瘰疬;③ 乳痈,乳汁不下;④ 难产,胞衣不下。

【操作】　直刺 0.3～0.5 寸,深部正当肺尖,慎不可深刺。可灸。

【解剖】　皮肤→皮下组织→斜方肌→肩胛提肌。浅层布有锁骨上神经及颞浅动、静脉的分支或属支。深层有颈横动、静脉的分支或属支和肩胛背神经的分支。

【配位】　配肩髃、天宗治肩背臂痛;配乳根、少泽治乳汁不足、乳痈。

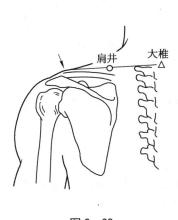

图 3 - 69

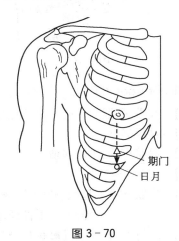

图 3 - 70

日月(Rìyuè,GB24)　胆之募穴

【定位】　在胸部,第 7 肋间隙中,前正中线旁开 4 寸(图 3 - 70)。

【功效】　疏肝利胆,通络止痛。

【主治】　① 黄疸,呃逆,呕吐,吞酸,胁肋疼痛;② 胃脘痛。

【操作】　斜刺 0.5～0.8 寸。可灸。

【解剖】　皮肤→皮下组织→腹外斜肌→肋间外肌。浅层布有第 6、第 7、第 8 肋间神经外侧皮支和伴行的动、静脉。深层有第 7 肋间神经和第 7 肋间后动、静脉。

【配位】　配大椎、至阳、肝俞、阴陵泉治黄疸;配丘墟、阳陵泉、支沟治胁肋疼痛。

带脉(Dàimài,GB26)

【定位】　在侧腹部,第 11 肋骨游离端垂线与脐水平线的交点处(图 3 - 71)。

【功效】　调经止带,通络止痛。

【主治】 ① 月经不调,带下,经闭,小腹痛;② 胁痛、腰痛。

【操作】 斜刺 0.8～1 寸。可灸。

【解剖】 皮肤→皮下组织→腹外斜肌→腹内斜肌→腹横肌。浅层布有第 9、第 10、第 11 胸神经前支的外侧皮支和伴行的动、静脉。深层有第 9、第 10、第 11 胸神经前支的肌支和相应的动、静脉。

【配伍】 配白环俞、阴陵泉、三阴交治带下病。

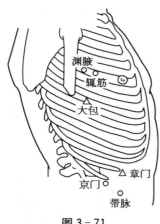

图 3 - 71

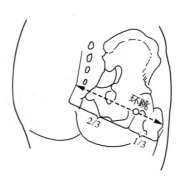

图 3 - 72

环跳(Huántiào,GB30)

【定位】 在臀区,股骨大转子最凸点与骶管裂孔连线的外 1/3 与内 2/3 交点处(图 3 - 72)。

【功效】 祛风通络。

【主治】 腰胯疼痛,下肢痿痹。

【操作】 直刺 2～3 寸。可灸。

【解剖】 皮肤→皮下组织→臀大肌→坐骨神经→股方肌。浅层布有臀上皮神经。深层有坐骨神经,臀下神经,股后皮神经和臀下动、静脉等。

【配伍】 配殷门、阳陵泉、委中、昆仑治下肢痹痛;配风池、曲池治风疹。

风市(Fēngshì,GB31)

【定位】 在股部,髌底上 7 寸,直立垂手,掌心贴于大腿时,中指尖所指凹陷中,髂胫束后缘(图 3 - 73)。

【功效】 疏经活络,祛风止痒。

【主治】 ① 下肢痿痹;② 遍身瘙痒,脚气。

【操作】 直刺 1～1.5 寸。可灸。

【解剖】 皮肤→皮下组织→髂胫束→股外侧肌→股中间肌。浅层布有股外侧皮神经。深层有旋股外侧动脉降支的肌支和股神经的肌支。

【配伍】 配阳陵泉、悬钟治下肢痿痹;配风池、曲池、血海治风疹。

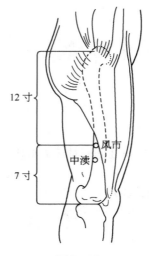

图 3 - 73

阳陵泉（Yánglíngquán，GB34） 合穴；胆之下合穴；八会穴之筋会

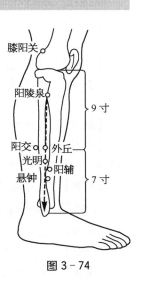

图 3-74

【定位】 在小腿外侧，腓骨头前下方凹陷中（图 3-74）。

【功效】 疏肝利胆，通络止痛，息风止痉。

【主治】 ① 黄疸，口苦，呃逆，呕吐，胁肋疼痛；② 下肢痿痹，膝膑肿痛；③ 肩痛。

【操作】 直刺 1～1.5 寸。可灸。

【解剖】 皮肤→皮下组织→腓骨长肌→趾长伸肌。浅层布有腓肠外侧皮神经。深层有胫前返动、静脉，膝下外侧动、静脉的分支或属支和腓总神经分支。

【配伍】 配支沟治胁肋痛；配日月治胆囊炎；配环跳、委中、悬钟等治下肢痿痹。

光明（Guāngmíng，GB37） 络穴

【定位】 在小腿外侧，外踝尖上 5 寸，腓骨前缘（图 3-74）。

【功效】 清肝明目，宽胸通乳。

【主治】 ① 目痛，夜盲，目视不明；② 下肢痿痹；③ 乳房胀痛、乳少。

【操作】 直刺 1～1.5 寸。可灸。

【解剖】 皮肤→皮下组织→腓骨短肌→前肌间隔→趾长伸肌→踇长伸肌→小腿骨间膜→胫骨后肌。浅层布有腓浅神经和腓肠外侧皮神经。深层有腓深神经和胫前动、静脉。

【配伍】 配睛明、承泣、瞳子髎治目痛；配太冲对青少年近视有效；配足临泣可回乳。

悬钟（Xuánzhōng，GB39）（绝骨 Juégǔ） 八会穴之髓会

【定位】 在小腿外侧，外踝尖上 3 寸，腓骨前缘（图 3-74）。

【功效】 通络止痛，疏肝利胆，活血祛风。

【主治】 ① 颈项强痛，胸胁胀痛，下肢痿痹；② 痴呆，中风。

【操作】 直刺 1～1.5 寸。可灸。

【解剖】 皮肤→皮下组织→趾长伸肌→小腿骨间膜。浅层布有腓肠外侧皮神经。深层有腓深神经的分支。如穿透小腿骨间膜可刺中腓动、静脉。

【配伍】 配天柱、后溪治颈项强痛；配风池治眩晕、耳鸣；配丰隆治高脂血症。

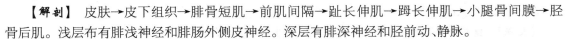

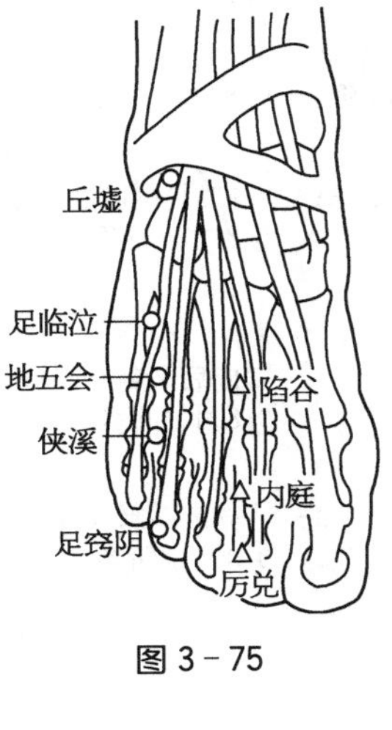

丘墟（Qiūxū，GB40） 原穴

【定位】 在踝区，外踝的前下方，趾长伸肌腱的外侧凹陷中（图 3-75）。

【功效】 疏肝利胆，活血通络，清热截疟。

【主治】 ① 胸胁胀痛；② 下肢痿痹，脚气，外踝肿痛；③ 疟疾，疝气；④ 中风偏瘫。

【操作】 直刺 0.5～0.8 寸。可灸。

【解剖】 皮肤→皮下组织→趾短伸肌→距跟外侧韧带→跗骨窦。布有足背浅静脉，足背外侧皮神经，足背中间皮神经，外踝前动、静脉。

【配伍】 配昆仑、申脉治外踝肿痛；配阳陵泉、期门治胸胁胀痛。

图 3-75

足临泣（Zúlínqì，GB41） 输穴；八脉交会穴，通带脉

【定位】 在足背，第4、第5跖骨底结合部的前方，第5趾长伸肌腱外侧凹陷中（图3－75）。

【功效】 清利头目，调经通乳，疏肝利气，化痰散结，清热截疟。

【主治】 ① 偏头痛，眩晕，目痛；② 乳房胀痛，乳少，乳痈；③ 胸胁胀痛，足跗肿痛；④ 瘰疬，疟疾。

【操作】 直刺0.3～0.5寸。可灸。

【解剖】 皮肤→皮下组织→第4骨间背侧肌和第3骨间足底肌（第4、第5跖骨间）。布有足背静脉网，足背中间皮神经，第4跖背侧动、静脉和足底外侧神经的分支。

【配伍】 配外关、风池、太阳治偏头痛；配光明治乳房胀痛；配乳根、肩井治乳痈。

足窍阴（Zúqiàoyīn，GB44） 井穴

【定位】 在足趾，第4趾末节外侧，趾甲根角侧后方0.1寸（图3－75）。

【功效】 清利头目，宁心安神，清热解毒，疏肝消肿。

【主治】 ① 头痛，目赤肿痛，耳鸣，耳聋，喉痹；② 失眠，多梦；③ 胸胁胀痛，足跗肿痛。

【操作】 浅刺0.1～0.2寸，或点刺出血。可灸。

【解剖】 皮肤→皮下组织→甲根。布有足背中间皮神经的趾背神经，趾背动、静脉和趾底固有动、静脉构成的动、静脉网。

【配伍】 配翳风、听会、外关治耳鸣、耳聋；配少商、商阳治喉痹。

（二）腧穴表解

足少阳胆经腧穴见表3－11、图3－76。

表3－11 足少阳胆经腧穴表解

	穴 名	定 位	主 治	操 作
1	瞳子髎 Tóngzǐliáo, GB1	在面部，目外眦外侧0.5寸凹陷中	① 目赤、目痛、目翳；② 头痛、口眼㖞斜	平刺0.3～0.5寸；或点刺出血。禁灸
2	听会 Tīnghuì, GB2	在面部，耳屏间切迹与下颌骨髁突之间的凹陷中	① 耳鸣、耳聋、聤耳；② 齿痛、口眼㖞斜、面痛	直刺0.5～1寸。可灸
3	上关（客主人） Shàngguān, GB3	在面部，颧弓上缘中央的凹陷中	① 耳鸣、耳聋、聤耳；② 齿痛、面痛、偏头痛、口眼㖞斜、口噤；③ 惊痫	平刺0.5～0.8寸。可灸
4	颔厌 Hànyàn, GB4	在头部，从头维（ST8）至曲鬓（GB7）的弧形连线（其弧度与鬓发弧度相应）的上1/4与下3/4交点处	① 偏头痛、耳鸣、齿痛；② 眩晕；③ 癫痫	向后平刺0.5～0.8寸。可灸
5	悬颅 Xuánlú, GB5	在头部，从头维（ST8）至曲鬓（GB7）的弧形连线（其弧度与鬓发弧度相应）的中点处	偏头痛、齿痛、面肿、鼽衄	向后平刺0.5～0.8寸。可灸
6	悬厘 Xuánlí, GB6	在头部，从头维（ST8）至曲鬓（GB7）的弧形连线（其弧度与鬓发弧度相应）的上3/4与下1/4交点处	偏头痛、齿痛、面肿、耳鸣	向后平刺0.5～0.8寸。可灸

续　表

	穴　名	定　位	主　治	操　作
7	曲鬓 Qūbìn, GB7	在头部,耳前鬓角发际后缘与耳尖水平线的交点处	① 偏头痛、齿痛、颔颊肿、目赤肿痛;② 眩晕	向后平刺 0.5～0.8寸。可灸
8	率谷 Shuàigǔ, GB8	在头部,耳尖直上入发际1.5寸	① 偏头痛、眩晕;② 耳鸣、耳聋;③ 小儿惊风	平刺 0.5～1寸。可灸
9	天冲 Tiānchōng, GB9	在头部,耳根后缘直上,入发际2寸	① 头痛;② 耳鸣、耳聋;③ 瘿气;④ 惊恐、癫痫	平刺 0.5～1寸。可灸
10	浮白 Fúbái, GB10	在头部,耳后乳突的后上方,从天冲(GB9)至完骨(GB12)的弧形连线(其弧度与耳郭弧度相应)的上1/3与下2/3交点处	① 头痛;② 耳鸣、耳聋;③ 瘿气、瘰疬	平刺 0.5～0.8寸。可灸
11	头窍阴 Tóuqiàoyīn, GB11	在头部,耳后乳突的后上方,从天冲(GB9)至完骨(GB12)的弧形连线(其弧度与耳郭弧度相应)的上2/3与下1/3交点处	① 头痛、眩晕;② 耳鸣、耳聋;③ 瘿气	平刺 0.5～0.8寸。可灸
12	完骨 Wángǔ, GB12	在头部,耳后乳突的后下方凹陷中	① 头痛、颊肿、口眼㖞斜、喉痹、齿痛;② 颈项强痛;③ 癫痫;④ 疟疾	斜刺 0.5～0.8寸。可灸
13	本神 Běnshén, GB13	在头部,前发际上0.5寸,头正中线旁开3寸	① 头痛、眩晕;② 癫痫、小儿惊风、中风;③ 不寐	平刺 0.5～0.8寸。可灸
14	阳白 Yángbái, GB14	在头部,眉上1寸,瞳孔直上	目赤肿痛、眼睑下垂、口眼㖞斜、头痛	平刺 0.3～0.5寸。可灸
15	头临泣 Tóulínqì, GB15	在头部,前发际上0.5寸,瞳孔直上	① 头痛、目痛、目翳、鼻渊;② 小儿惊风、癫痫	平刺 0.3～0.5寸。可灸
16	目窗 Mùchuāng, GB16	在头部,前发际上1.5寸,瞳孔直上	① 头痛、目赤肿痛、青盲;② 癫痫	平刺 0.3～0.5寸。可灸
17	正营 Zhèngyíng, GB17	在头部,前发际上2.5寸,瞳孔直上	① 头痛、眩晕;② 齿痛	平刺 0.3～0.5寸。可灸
18	承灵 Chénglíng, GB18	在头部,前发际上4寸,瞳孔直上	① 头痛、眩晕;② 鼻渊、鼻衄	平刺 0.3～0.5寸。可灸
19	脑空 Nǎokōng, GB19	在头部,横平枕外隆凸的上缘风池(GB20)直上	① 头痛、眩晕;② 颈项强痛;③ 癫痫、惊悸	平刺 0.3～0.5寸。可灸
20	风池 Fēngchí, GB20	在颈后区,枕骨之下,胸锁乳突肌上端与斜方肌上端之间的凹陷中	① 头痛、眩晕、目赤肿痛、鼻渊、耳鸣;② 中风、不寐、癫痫;③ 颈项强痛	针尖微下,向鼻尖方向斜刺0.8～1.2寸,或平刺透风府穴。可灸
21	肩井 Jiānjǐng, GB21	在肩胛区,第7颈椎棘突与肩峰最外侧点连线的中点	① 肩背臂痛、上肢不遂、颈项强痛;② 瘰疬;③ 乳痈、乳汁不下;④ 难产、胞衣不下	直刺0.3～0.5寸,深部正当肺尖,慎不可深刺。可灸
22	渊腋 Yuānyè, GB22	在胸外侧区,第4肋间隙中,在腋中线上	① 胸满、胁痛;② 上肢痹痛	斜刺或平刺0.5～0.8寸。禁灸

	穴　名	定　位	主　治	操　作
23	辄筋 Zhéjīn, GB23	在胸外侧区，第4肋间隙中，腋中线前1寸	① 胸满、胁痛；② 气喘；③ 呕吐、吞酸	斜刺或平刺0.5～0.8寸。可灸
24	日月(胆之募穴) Rìyuè, GB24	在胸部，第7肋间隙中，前正中线旁开4寸	① 黄疸、呃逆、呕吐、吞酸、胁肋疼痛；② 胃脘痛	斜刺0.5～0.8寸。可灸
25	京门(肾之募穴) Jīngmén, GB25	在上腹部，第12肋骨游离端的下际	① 小便不利、水肿；② 胁痛、腰痛；③ 腹胀、腹泻、肠鸣、呕吐	斜刺0.5～1寸。可灸
26	带脉 Dàimài, GB26	在侧腹部，第11肋骨游离端垂线与脐水平线的交点上	① 月经不调、带下、经闭、小腹痛；② 胁痛、腰痛	斜刺0.8～1寸。可灸
27	五枢 Wǔshū, GB27	在下腹部，横平脐下3寸处，髂前上棘内侧	带下、月经不调、阴挺、小腹痛	直刺1～1.5寸。可灸
28	维道 Wéidào, GB28	在下腹部，髂前上棘内下0.5寸	① 带下、月经不调、阴挺、小腹痛；② 腰胯痛	直刺1～1.5寸。可灸
29	居髎 Jūliáo, GB29	在臀区，髂前上棘与股骨大转子最凸点连线的中点处	① 腰胯疼痛、下肢痿痹；② 疝气	直刺1.5～2寸。可灸
30	环跳 Huántiào, GB30	在臀区，股骨大转子最凸点与骶管裂孔连线的外1/3与内2/3交点处	腰胯疼痛、下肢痿痹	直刺2～3寸。可灸
31	风市 Fēngshì, GB31	在股部，髌底上7寸，直立垂手，掌心贴于大腿时，中指尖所指凹陷中，髂胫束后缘	① 下肢痿痹；② 遍身瘙痒、脚气	直刺1～1.5寸。可灸
32	中渎 Zhōngdú, GB32	在股部，腘横纹上7寸，髂胫束后缘	下肢痿痹	直刺1～1.5寸。可灸
33	膝阳关 Xīyángguān, GB33	在膝部，股骨外上髁后上缘，股二头肌腱与髂胫束之间的凹陷中	① 膝髌肿痛挛急、小腿麻木；② 脚气	直刺0.8～1寸。可灸
34	阳陵泉(合穴，胆之下合穴，八会穴之筋会) Yánglíngquán, GB34	在小腿外侧，腓骨头前下方凹陷中	① 黄疸、口苦、呃逆、呕吐、胁肋疼痛；② 下肢痿痹、膝髌肿痛；③ 肩痛	直刺1～1.5寸。可灸
35	阳交(阳维脉之郄穴) Yángjiāo, GB35	在小腿外侧，外踝尖上7寸，腓骨后缘	① 下肢痿痹；② 胸胁胀痛；③ 癫狂	直刺1～1.5寸。可灸
36	外丘(郄穴) Wàiqiū, GB36	在小腿外侧，外踝尖上7寸，腓骨前缘	① 下肢痿痹；② 胸胁胀痛；③ 癫狂；④ 颈项强痛	直刺1～1.5寸。可灸
37	光明(络穴) Guāngmíng, GB37	在小腿外侧，外踝尖上5寸，腓骨前缘	① 目痛、夜盲、目视不明；② 下肢痿痹；③ 乳房胀痛、乳少	直刺1～1.5寸。可灸
38	阳辅(经穴) Yángfǔ, GB38	在小腿外侧，外踝尖上4寸，腓骨前缘	① 下肢痿痹；② 偏头痛、目外眦痛、腋下痛、胸胁痛；③ 瘰疬、疟疾	直刺1～1.5寸。可灸

续　表

	穴　名	定　位	主　治	操　作
39	悬钟(八会穴之髓会) Xuánzhōng, GB39	在小腿外侧,外踝尖上 3 寸,腓骨前缘	① 颈项强痛、胸胁胀痛、下肢痿痹;② 痴呆、中风	直刺 1～1.5 寸。可灸
40	丘墟(原穴) Qiūxū, GB40	在踝区,外踝的前下方,趾长伸肌腱的外侧凹陷中	① 胸胁胀痛;② 下肢痿痹、脚气、外踝肿痛;③ 疟疾、疝气;④ 中风偏瘫	直刺 0.5～0.8寸。可灸
41	足临泣(输穴,八脉交会穴,通带脉) Zúlínqì GB41	在足背,第 4、第 5 跖骨底结合部的前方,第 5 趾长伸肌腱外侧凹陷中	① 偏头痛、眩晕、目痛;② 乳房胀痛、乳少、乳痈;③ 胸胁胀痛、足跗肿痛;④ 瘰疬、疟疾	直刺 0.3～0.5寸。可灸
42	地五会 Dìwǔhuì, GB42	在足背,第 4、第 5 跖骨间,第 4 跖趾关节近端凹陷中	① 头痛、目赤肿痛、耳鸣、耳聋;② 胁痛、足跗肿痛;③ 乳痈	直刺 0.3～0.5寸。可灸
43	侠溪(荥穴) Xiáxī, GB43	在足背,第 4、第 5 趾间,趾蹼缘后方赤白肉际处	① 头痛、耳鸣、耳聋、目痛、眩晕;② 胸胁胀痛;③ 足跗肿痛;④ 热病	直刺 0.3～0.5寸。可灸
44	足窍阴(井穴) Zúqiàoyīn, GB44	在足趾,第 4 趾末节外侧,趾甲根角侧后方 0.1 寸	① 头痛、目赤肿痛、耳鸣、耳聋、喉痹;② 失眠、多梦;③ 胸胁胀痛、足跗肿痛	浅刺 0.1～0.2寸,或点刺出血。可灸

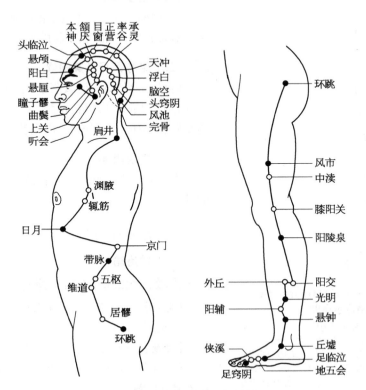

图 3-76　足少阳胆经腧穴总图

第十二节 | 足厥阴经络及其腧穴

一、足厥阴经络

(一) 经脉循行

足厥阴肝经起于足大趾背上丛毛部(大敦),上沿足跗到内踝前 1 寸处(中封),至内踝上 8 寸处

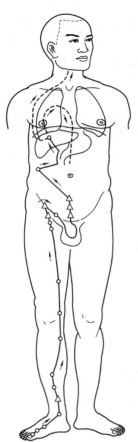

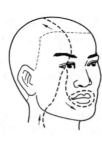

交到足太阴经之后,上经膝、股内侧,入阴毛中,环绕阴器,达小腹,挟胃,属肝,络胆,上过横膈,分布于胁肋(期门),经喉咙的后面,上入鼻咽部,连目系,上出额部,与督脉会于巅顶。

目系的分支:从目系下循颊里,环绕唇内。

肝部的分支:从肝分出,通过横膈,流注于肺,与手太阴肺经相接。(图 3-77)

(二) 主要病候

脏腑病证:胸满、呕逆、飧泄、嗌干、遗尿、癃闭等;经脉病证:腰痛、疝气、少腹肿等。

(三) 络脉循行及其病候

《灵枢·经脉》:足厥阴之别,名曰蠡沟。去内踝五寸,别走少阳;其别者,循胫,上睾,结于茎。其病,气逆则睾肿卒疝。实则挺长,虚则暴痒。取之所别也。

(四) 主治概要

本经腧穴主治肝胆、妇科、前阴病及经脉循行部位的其他病证。

二、足厥阴腧穴

(一) 常用腧穴

图 3-77 足厥阴肝经(liver meridian, LR)循行示意图

《灵枢·经脉》:肝足厥阴之脉,起于大指丛毛之际,上循足跗上廉,去内踝一寸,上踝八寸,交出太阴之后,上腘内廉,循股阴,入毛中,环绕器,抵小腹,挟胃,属肝,络胆,上贯膈,布胁肋,循喉咙之后,上入颃颡,连目系,上出额,与督脉会于巅。其支者,从目系下颊里,环唇内。其支者,复从肝,别贯膈,上注肺。

大敦(Dàdūn,LR1) 井穴

【定位】 在足趾,大趾末节外侧,趾甲根角侧后方 0.1 寸(图 3-78)。

【功效】 疏肝理气,平肝息风。

【主治】 ① 疝气;② 经闭,崩漏,阴挺,遗尿,小便不利;③ 癫痫。

【操作】 浅刺 0.1~0.2 寸,或点刺出血。可灸。

【解剖】　皮肤→皮下组织→甲根。布有腓深神经的背外侧神经和趾背动、静脉。

【配伍】　配太冲、气海、地机治疝气;配隐白治崩漏;配太冲、曲泉治睾丸肿痛。

行间(Xíngjiān，LR2)　荥穴

【定位】　在足背,当第1、第2趾间,趾蹼缘后方赤白肉际处(图3-78)。

【功效】　清肝明目,调经止崩,平肝息风,疏肝利胆。

【主治】　① 中风,癫痫,头痛,目眩,目赤肿痛,青盲,口㖞;② 月经不调,痛经,崩漏,带下;③ 遗尿,癃闭;④ 疝气;⑤ 胸胁胀痛。

【操作】　直刺0.5～0.8寸。可灸。

【解剖】　皮肤→皮下组织→蹞趾近节趾骨基底部与第2跖骨之间。布有腓深神经的趾背神经和趾背动、静脉。

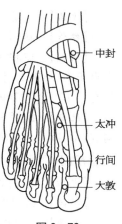

图3-78

【配伍】　配耳尖、太阳治目赤肿痛。

太冲(Tàichōng，LR3)　输穴;原穴

【定位】　在足背,第1、第2跖骨间,跖骨底结合部前方凹陷中,或触及动脉搏动(图3-78)。

【功效】　清肝明目,调经止崩,平肝息风,疏肝利胆,疏经活络。

【主治】　① 头痛,眩晕,目赤肿痛,青盲,口㖞;② 中风,癫痫,小儿惊风;③ 黄疸,胁痛,口苦,腹胀;④ 月经不调,痛经,经闭,带下;⑤ 遗尿,癃闭;⑥ 下肢痿痹,足跗肿痛。

【操作】　直刺0.5～1寸。可灸。

【解剖】　皮肤→皮下组织→蹞长伸肌腱与趾长伸肌腱之间→蹞短伸肌腱的外侧→第1骨间背侧肌。浅层布有足背静脉网,足背内侧皮神经等。深层有腓深神经和第1趾背动、静脉。

【配伍】　配合谷称为四关穴,治头痛、眩晕、小儿惊风、口㖞等。

曲泉(Qūquán，LR8)　合穴

【定位】　在膝部,腘横纹内侧端,半腱肌肌腱内缘凹陷中(图3-79)。

【功效】　利水通淋,通调冲任,通络止痛。

【主治】　① 小便不利,淋证,阳痿,遗精;② 月经不调,痛经,白带,阴挺;③ 膝髌肿痛,下肢痿痹。

【操作】　直刺1～1.5寸。可灸。

【解剖】　皮肤→皮下组织→缝匠肌后缘→股薄肌腱后缘→半膜肌腱→腓肠肌内侧头。浅层布有隐神经、大隐静脉。深层有膝上内侧动、静脉的分支或属支。

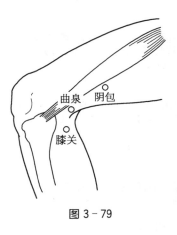

图3-79

【配伍】　配中极、阴陵泉治小便不利;配膝眼、梁丘、血海治膝髌肿痛。

章门(Zhāngmén，LR13)　脾之募穴;八会穴之脏会

【定位】　在侧腹部,在第11肋游离端的下际(图3-80)。

【功效】　健脾消痞,疏肝利胆。

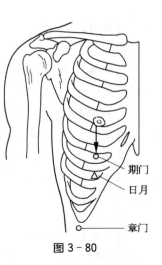

图 3-80

【主治】 ① 胁痛,黄疸;② 腹胀,泄泻,呕吐,痞块。

【操作】 斜刺 0.5~0.8 寸。可灸。

【解剖】 皮肤→皮下组织→腹外斜肌→腹内斜肌→腹横肌。浅层布有第 10 及第 11 胸神经前支的外侧皮支,胸腹壁浅静脉的属支。深层有第 10 及第 11 胸神经和肋间后动、静脉的分支或属支。

【配伍】 配足三里、梁门治腹胀;配内关、阳陵泉治胸胁痛;配肝俞、脾俞、期门治肝脾肿大。

期门(Qīmén,LR14) 肝之募穴

【定位】 在胸部,第 6 肋间隙,前正中线旁开 4 寸(图 3-80)。

【功效】 疏肝利气,和胃降逆,解郁通乳。

【主治】 ① 胸胁胀痛;② 腹胀,呃逆,呕吐;③ 乳痈。

【操作】 斜刺 0.5~0.8 寸。可灸。

【解剖】 皮肤→皮下组织→胸大肌下缘→腹外斜肌→肋间外肌→肋间内肌。浅层布有第 6 肋间神经的外侧皮支,胸腹壁浅静脉的属支。深层有第 6 肋间神经和第 6 肋间后动、静脉的分支或属支。

【配伍】 配肝俞、膈俞治胸胁胀痛;配阴陵泉、中封治黄疸。

(二) 腧穴表解

足厥阴肝经腧穴见表 3-12、图 3-81。

表 3-12 足厥阴肝经腧穴表解

	穴 名	定 位	主 治	操 作
1	大敦(井穴) Dàdūn, LR1	在足趾,大趾末节外侧,趾甲根角侧后方 0.1 寸	① 疝气;② 经闭、崩漏、阴挺、遗尿、小便不利;③ 癫痫	浅刺 0.1~0.2 寸,或点刺出血。可灸
2	行间(荥穴) Xíngjiān, LR2	在足背,第 1、第 2 趾间,趾蹼缘后方赤白肉际处	① 中风、癫痫、头痛、目眩、目赤肿痛、青盲、口㖞;② 月经不调、痛经、崩漏、带下;③ 遗尿、癃闭;④ 疝气;⑤ 胸胁胀痛	直刺 0.5~0.8 寸。可灸
3	太冲(输穴,原穴) Tàichōng, LR3	在足背,第 1、第 2 跖骨间,跖骨底结合部前方凹陷中	① 头痛、眩晕、目赤肿痛、青盲、口㖞;② 中风、癫痫、小儿惊风;③ 黄疸、胁痛、口苦、腹胀;④ 月经不调、痛经、经闭、带下;⑤ 遗尿、癃闭;⑥ 下肢痿痹、足跗肿痛	直刺 0.5~1 寸。可灸
4	中封(经穴) Zhōngfēng, LR4	在踝区,内踝前,胫骨前肌肌腱的内侧缘凹陷中	① 疝气、腹痛;② 小便不利;③ 遗精;④ 下肢痿痹、足踝肿痛	直刺 0.5~0.8 寸。可灸
5	蠡沟(络穴) Lígōu, LR5	在小腿内侧,内踝尖上 5 寸,胫骨内侧面的中央	① 月经不调、赤白带下、阴挺、睾丸肿痛、遗尿等妇科及前阴病证;② 疝气;③ 小便不利;④ 足胫疼痛	平刺 0.5~0.8 寸。可灸
6	中都(郄穴) Zhōngdū, LR6	在小腿内侧,内踝尖上 7 寸,胫骨内侧面的中央	① 疝气、小腹痛;② 崩漏、恶露不尽;③ 胁痛、腹胀;④ 下肢痿痹	平刺 0.5~0.8 寸。可灸

续 表

	穴 名	定 位	主 治	操 作
7	膝关 Xīguān, LR7	在膝部,胫骨内侧髁的下方,阴陵泉(SP9)后1寸	膝髌肿痛、下肢痿痹	直刺0.8～1寸。可灸
8	曲泉(合穴) Qūquán, LR8	在膝部,腘横纹内侧端,半腱肌肌腱内缘凹陷中	① 小便不利、淋证、阳痿、遗精;② 月经不调、痛经、白带、阴挺;③ 膝髌肿痛、下肢痿痹	直刺1～1.5寸。可灸
9	阴包 Yīnbāo, LR9	在股前区,髌底上4寸,股薄肌与缝匠肌之间	① 小便不利、遗尿;② 月经不调;③ 腹痛、腰骶痛	直刺1～1.5寸。可灸
10	足五里 Zúwǔlǐ, LR10	在股前区,气冲(ST30)直下3寸,动脉搏动处	① 少腹胀痛、睾丸肿痛、小便不利;② 倦怠嗜卧	直刺1～1.5寸。可灸
11	阴廉 Yīnlián, LR11	在股前区,气冲(ST30)直下2寸	① 月经不调、赤白带下;② 少腹疼痛	直刺1～1.5寸。可灸
12	急脉 Jímài, LR12	在腹股沟区,横平耻骨联合上缘,前正中线旁开2.5寸	少腹痛、阴茎痛、阴挺、疝气	避开动脉,直刺0.5～0.8寸。可灸
13	章门(脾之募穴,八会穴之脏会) Zhāngmén, LR13	在侧腹部,在第11肋游离端的下际	① 胁痛、黄疸;② 腹胀、泄泻、呕吐、痞块	斜刺0.5～0.8寸。可灸
14	期门(肝之募穴) Qímén, LR14	在胸部,第6肋间隙,前正中线旁开4寸	① 胸胁胀痛;② 腹胀、呃逆、呕吐;③ 乳痈	斜刺0.5～0.8寸。可灸

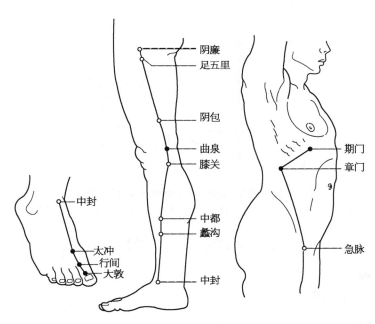

图 3-81　足厥阴肝经腧穴总图

第十三节 | 奇经八脉及其腧穴

一、督脉及其腧穴

（一）循行路线

经脉：起于小腹（胞中），下出会阴，经长强，行于后背正中，上至风府，入属于脑，上巅，循额，至鼻柱，经素髎、水沟，会手足阳明，至兑端，入龈交。（图3-82）

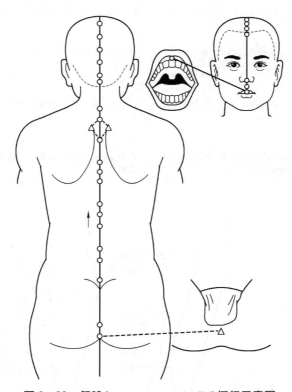

图3-82 督脉（governor vessel，GV）循行示意图

《难经·二十八难》：督脉者，起于下极之俞，并于脊里，上至风府，入属于脑。

络脉：督脉之别，名曰长强，挟膂上项，散头上，下当肩胛左右，别走太阳，入贯膂。

（二）主要病候

腰背强痛、脊强反折、头重、癫痫等。

（三）主治概要

本经腧穴主治神志病，热病，腰骶、背项、头部及相应内脏病证。

（四）常用腧穴

长强（Chángqiáng，GV1）　络穴

【定位】　在会阴区，尾骨下方，尾骨端与肛门连线的中点处（图 3-83）。

【功效】　止血固脱，通利腰脊，开窍宁神。

【主治】　① 痔疾，脱肛，泄泻，便秘；② 肩背痛，癫狂痫；③ 腰痛，尾骶骨痛。

【操作】　斜刺，针尖向上与骶骨平行刺入 0.5～1 寸。不得刺穿直肠，以防感染。可灸。

【解剖】　皮肤→皮下组织→肛尾韧带→肛门外括约肌深部→肛提肌。在肛尾韧带中；有肛门动、静脉分支，棘突间静脉丛的延续部；布有尾神经后支及肛门神经。

【配伍】　配承山治痔疾、便秘；配大肠俞、承山、百会治脱肛。

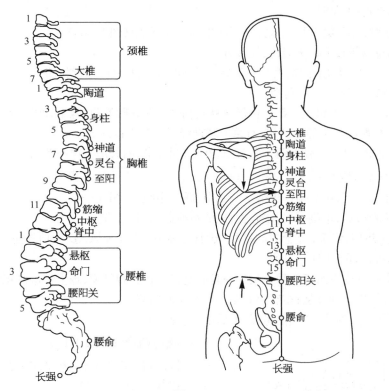

图 3-83

腰阳关（Yāoyángguān，GV3）

【定位】　在脊柱区，第 4 腰椎棘突下凹陷中，后正中线上（图 3-83）。

【功效】　调血固精，壮腰健膝。

【主治】　① 腰骶疼痛，下肢痿痹；② 月经不调，带下；③ 遗精，阳痿。

【操作】　直刺 0.5～1 寸。可灸。

【解剖】　皮肤→皮下组织→棘上韧带→棘间韧带。在胸腰筋膜、棘上韧带及棘间韧带中；有腰动脉后支、棘间皮下静脉丛；布有腰神经后支的内侧支。

【配伍】　配肾俞、次髎、委中治腰腿痛。

命门（Mìngmén，GV4）

【定位】　在脊柱区，第 2 腰椎棘突下凹陷中，后正中线上（图 3-83）。

【功效】　补肾培元，强壮腰脊。

【主治】　① 腰痛，下肢痿痹；② 遗精，阳痿，早泄；③ 月经不调，赤白带下；④ 遗尿，尿频；⑤ 泄泻。

【操作】　直刺 0.5～1 寸。可灸。

【解剖】　皮肤→皮下组织→棘上韧带→棘间韧带。在胸腰筋膜、棘上韧带及棘间韧带中；有腰动脉后支和棘间皮下静脉丛；布有腰神经后支的内侧支。

【配伍】　配肾俞治肾虚尿多、腰酸背痛；配肾俞、气海、然谷治阳痿、早泄、滑精。

至阳（Zhìyáng，GV9）

【定位】　在脊柱区，第 7 胸椎棘突下凹陷中，后正中线上（图 3-83）。

【功效】　疏肝利胆，止咳平喘，强壮腰脊。

【主治】　① 黄疸，胸胁胀痛，身热；② 咳嗽，气喘；③ 胃痛；④ 脊背强痛。

【操作】　斜刺 0.5～1 寸。可灸。

【解剖】　皮肤→皮下组织→棘上韧带→棘间韧带。在胸腰筋膜、棘上韧带及棘间韧带中；有第 7 肋间动脉后支和棘间皮下静脉丛；布有第 7 胸神经后支的内侧支。

【配伍】　配阳陵泉、日月治胸胁痛、黄疸、呕吐；配心俞、内关治心律不齐、胸闷。

大椎（Dàzhuī，GV14）

【定位】　在脊柱区，第 7 颈椎棘突下凹陷中，后正中线上（图 3-83）。

【功效】　解表退热，止咳平喘，宁心安神，清热凉血，强壮腰脊。

【主治】　① 热病，疟疾；② 感冒，咳嗽，气喘；③ 癫痫，小儿惊风；④ 头项强痛；⑤ 风疹，痤疮。

【操作】　斜刺 0.5～1 寸。可灸。

【解剖】　皮肤→皮下组织→棘上韧带→棘间韧带。在胸腰筋膜、棘上韧带及棘间韧带中；有颈横动脉分支和棘间皮下静脉丛；布有第 8 颈神经后支的内侧支。

【配伍】　配曲池、列缺、风门治感冒；配后溪、间使治疟疾。

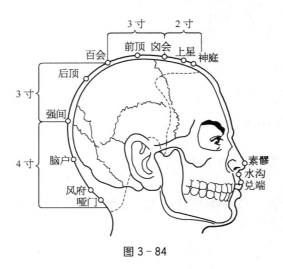

图 3-84

哑门（Yǎmén，GV15）

【定位】　在颈后区，第 2 颈椎棘突上际凹陷中，后正中线上（图 3-84）。

【功效】　开音利喉，宁心安神，通络止痛。

【主治】　① 暴瘖，舌强不语；② 癫狂痫；③ 头痛，项强。

【操作】　伏案正坐位，使头微前倾，项肌放松，向下颌方向缓慢刺入 0.5～1 寸。可灸。

【解剖】　皮肤→皮下组织→项韧带→棘间韧带→黄韧带。在项韧带和项肌中，深部为弓间韧带和脊髓；有枕动、静脉分支及棘间静脉丛；布有第 3 颈神经和枕大神经支。

【配伍】　配水沟、腰奇治癫痫；配廉泉、耳门、翳风、合谷治聋哑。

风府(Fēngfǔ, GV16)

【定位】　在颈后区,枕外隆凸直下,两侧斜方肌之间凹陷中(图3-84)。

【功效】　醒神开窍,疏风清脑。

【主治】　① 头痛,眩晕,项强;② 中风不语,半身不遂;③ 癫狂痫。

【操作】　伏案正坐,使头微前倾,项肌放松,向下颌方向缓慢刺入0.5~1寸。针尖不可向上,以免刺入枕骨大孔,误伤延髓。可灸。

【解剖】　皮肤→皮下组织→项韧带→棘间韧带→黄韧带。在项韧带和项肌中,深部为寰枕后膜和小脑延髓池;有枕动、静脉分支及棘间静脉丛;布有第3颈神经和枕大神经分支。

【配伍】　配百会、太阳、昆仑治头痛;配风池、水沟、太冲、合谷治小儿惊风。

百会(Bǎihuì, GV20)

【定位】　在头部,前发际正中直上5寸。或折耳,两耳尖连线的中点(图3-84)。

【功效】　醒脑开窍,宁心安神,平肝潜阳,升阳固脱。

【主治】　① 头痛,眩晕;② 中风失语,癫狂痫;③ 失眠,健忘;④ 脱肛,阴挺,久泻。

【操作】　平刺0.5~1寸。可灸。

【解剖】　皮肤→皮下组织→帽状腱膜→腱膜下疏松组织。布有枕大神经,额神经的分支,左、右颞浅动、静脉及枕动、静脉吻合网。

【配伍】　配脑空、天柱治头风、眼花;配承山、长强治脱肛、痔疾;配脾俞治久泻下陷。

上星(Shàngxīng, GV23)

【定位】　在头部,前发际正中直上1寸(图3-84)。

【功效】　清脑通窍,宁心安神,清热截疟。

【主治】　① 鼻渊,鼻衄,目痛;② 头痛,眩晕,癫狂;③ 热病,疟疾。

【操作】　平刺0.5~0.8寸。可灸。

【解剖】　皮肤→皮下组织→枕额肌额腹。在左右额肌交界处;有额动、静脉分支,颞浅动、静脉分支;布有额神经分支。

【配伍】　配百会、囟会、承光治鼻塞不闻香臭、头痛;配合谷、足三里治鼻渊、眩晕。

素髎(Sùliáo, GV25)

【定位】　在面部,鼻尖的正中央(图3-84)。

【功效】　宣通鼻窍,苏厥救逆。

【主治】　① 鼻塞,鼻渊,鼻衄,酒皶鼻;② 惊厥,昏迷,窒息。

【操作】　向上斜刺0.3~0.5寸,或点刺出血。一般不灸。

【解剖】　皮肤→皮下组织。在鼻尖软骨中;有面动、静脉鼻背支;布有筛前神经鼻外支(眼神经分支)。

【配伍】　配上星、迎香治鼻衄;配内关、足三里治休克。

水沟(Shuǐgōu, GV26)

【定位】　在面部,人中沟的上1/3与中1/3交点处(图3-84)。

【功效】　苏厥开窍,息风止痉,通利腰脊,祛风通络。

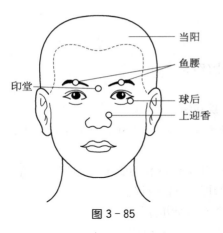

当阳
鱼腰
印堂
球后
上迎香

图 3-85

【主治】 ① 昏迷,晕厥,中风,癫狂痫;② 口㖞,牙关紧闭;③ 闪挫腰痛,脊脊强痛;④ 消渴,黄疸,遍身水肿。

【操作】 向上斜刺 0.3～0.5 寸(或用指甲按掐)。一般不灸。

【解剖】 皮肤→皮下组织→口轮匝肌。在口轮匝肌中;有上唇动、静脉;布有眶下神经的分支及面神经颊支。

【配伍】 配上星、迎香治鼻衄;配内关、足三里治休克。

印堂(Yìntáng, GV29)

【定位】 在头部,两眉毛内侧端中间的凹陷中(图 3-85)。

【功效】 醒脑镇惊,活络通窍。

【主治】 ① 头痛,眩晕,鼻渊,鼻衄,目赤肿痛;② 小儿惊风,失眠。

【操作】 提捏局部皮肤,向下平刺 0.3～0.5 寸;或点刺出血。可灸。

【解剖】 在降眉间肌中;布有眼神经的分支滑车上神经;眼动脉的分支额动脉及伴行的静脉。

(五) 腧穴表解

督脉腧穴见表 3-13、图 3-86。

表 3-13　督脉腧穴表解

	穴　名	定　位	主　治	操　作
1	长强(络穴) Chángqiáng, GV1	在会阴区,尾骨下方,尾骨端与肛门连线的中点处	① 痔疾、脱肛、泄泻、便秘;② 肩背痛、癫狂痫;③ 腰痛、尾骶骨痛	斜刺,针尖向上与骶骨平行刺入 0.5～1寸。不得刺穿直肠,以防感染。可灸
2	腰俞 Yāoshū, GV2	在骶区,正对骶管裂孔,后正中线上	① 腰脊强痛;② 癫痫	向上斜刺 0.5～1寸。可灸
3	腰阳关 Yāoyángguān, GV3	在脊柱区,第4腰椎棘突下凹陷中,后正中线上	① 腰骶疼痛、下肢痿痹;② 月经不调	直刺 0.5～1 寸。可灸
4	命门 Mìngmén, GV4	在脊柱区,第2腰椎棘突下凹陷中,后正中线上	① 腰痛、下肢痿痹;② 遗精、阳痿、月经不调、遗尿、尿频;③ 泄泻	直刺 0.5～1 寸。可灸
5	悬枢 Xuánshū, GV5	在脊柱区,第1腰椎棘突下凹陷中,后正中线上	① 腹痛、泄泻;② 腰脊强痛	直刺 0.5～1 寸。可灸
6	脊中 Jǐzhōng, GV6	在脊柱区,第11胸椎棘突下凹陷中,后正中线上	① 泄泻、痔疾;② 腰脊强痛;③ 癫痫	斜刺 0.5～1 寸。可灸
7	中枢 Zhōngshū, GV7	在脊柱区,第10胸椎棘突下凹陷中,后正中线上	① 胃病、呕吐;② 腰背疼痛	斜刺 0.5～1 寸。可灸
8	筋缩 Jīnsuō, GV8	在脊柱区,第9胸椎棘突下凹陷中,后正中线上	① 脊强;② 癫痫;③ 胃痛	斜刺 0.5～1 寸。可灸
9	至阳 Zhìyáng, GV9	在脊柱区,第7胸椎棘突下凹陷中,后正中线上	① 黄疸、身热、胃痛;② 咳喘	斜刺 0.5～1 寸。可灸
10	灵台 Língtái, GV10	在脊柱区,第6胸椎棘突下凹陷中,后正中线上	① 疔疮;② 咳喘;③ 胃痛	斜刺 0.5～1 寸。可灸

续 表

	穴 名	定 位	主 治	操 作
11	神道 Shéndào, GV11	在脊柱区,第5胸椎棘突下凹陷中,后正中线上	① 心悸、健忘;② 小儿惊痫	斜刺 0.5～1 寸。可灸
12	身柱 Shēnzhù, GV12	在脊柱区,第3胸椎棘突下凹陷中,后正中线上	① 咳喘;② 身热;③ 癫痫	斜刺 0.5～1 寸。可灸
13	陶道 Táodào, GV13	在脊柱区,第1胸椎棘突下凹陷中,后正中线上	① 热病、疟疾;② 癫狂病	斜刺 0.5～1 寸。可灸
14	大椎 Dàzhuī, GV14	在脊柱区,第7颈椎棘突下凹陷中,后正中线上	① 热病;② 咳喘;③ 癫痫、小儿惊风	斜刺 0.5～1 寸。可灸
15	哑门 Yǎmén, GV15	在颈后区,第2颈椎棘突上际凹陷中,后正中线上	① 暴瘖、舌强不语;② 头痛、项强	伏案正坐位,使头微前倾,项肌放松,向下颌方向缓慢刺入 0.5～1寸。可灸
16	风府 Fēngfǔ, GV16	在颈后区,枕外隆凸直下,两侧斜方肌之间凹陷中	① 头痛、眩晕;② 中风不语	伏案正坐,使头微前倾,项肌放松,向下颌方向缓慢刺入 0.5～1寸。针尖不可向上,以免刺入枕骨大孔,误伤延髓。可灸
17	脑户 Nǎohù, GV17	在头部,枕外隆凸的上缘凹陷中	① 头痛、眩晕;② 癫痫	平刺 0.5～1 寸。可灸
18	强间 Qiángjiān, GV18	在头部,后发际正中直上4寸	① 头痛、目眩;② 癫狂、失眠	平刺 0.5～0.8 寸。可灸
19	后顶 Hòudǐng, GV19	在头部,后发际正中直上5.5寸	① 头痛、眩晕;② 癫狂病	平刺 0.5～1 寸。可灸
20	百会 Bǎihuì, GV20	在头部,前发际正中直上5寸。或折耳,两耳尖连线的中点	① 头痛、眩晕;② 失眠、健忘;③ 脱肛、阴挺、久泻	平刺 0.5～1 寸。可灸
21	前顶 Qiándǐng, GV21	在头部,前发际正中直上3.5寸[百会(GV20)与囟会(GV22)]连线的中点	① 头痛、眩晕、癫狂病;② 中风偏瘫	平刺 0.3～0.5 寸。可灸
22	囟会 Xìnhuì, GV22	在头部,前发际正中直上2寸	① 头痛、眩晕;② 癫痫	平刺 0.3～0.5 寸。小儿禁刺。可灸
23	上星 Shàngxīng, GV23	在头部,前发际正中直上1寸	① 鼻渊、鼻衄;② 头痛、眩晕、癫狂	平刺 0.5～0.8 寸。可灸
24	神庭 Shéntíng, GV24	在头部,前发际正中直上0.5寸	① 头痛、眩晕、失眠;② 鼻渊、流泪、目痛	平刺 0.3～0.5 寸。可灸
25	素髎 Sùliáo, GV25	在面部,鼻尖的正中央	① 鼻塞、鼻渊、鼻衄、酒皶鼻;② 窒息	向上斜刺 0.3～0.5寸,或点刺出血。禁灸
26	水沟 Shuǐgōu, GV26	在面部,人中沟的上 1/3 与中 1/3 交点处	① 昏迷、中风;② 口喎、牙关紧闭;③ 腰脊强痛	向上斜刺 0.3～0.5寸(或用指甲按掐)。慎灸

续　表

	穴　名	定　位	主　治	操　作
27	兑端 Duìduān, GV27	在面部，上唇结节的中点	① 口喎、齿龈肿痛；② 癫疾、昏厥；③ 腰脊强痛	斜刺 0.2～0.3 寸。禁灸
28	龈交 Yínjiāo, GV28	在上唇内，上唇系带与上牙龈的交点	① 齿龈肿痛；② 腰痛；③ 痔疾	向上斜刺 0.2～0.3 寸。禁灸
29	印堂 Yìntáng, GV29	在头部，两眉毛内侧端中间的凹陷中	① 头痛、眩晕、鼻渊、鼻衄、目赤肿痛；② 小儿惊风、失眠	提捏局部皮肤，向下平刺 0.3～0.5 寸；或点刺出血。可灸

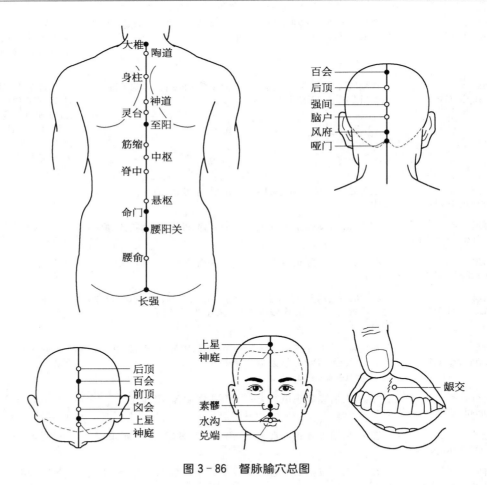

图 3-86　督脉腧穴总图

二、任脉及其腧穴

（一）循行路线

经脉：起于小腹内，出会阴，上循毛际，循腹里，上关元，至咽喉，上颐循面入目。（图 3-87）

络脉：任脉之别，名曰尾翳，下鸠尾，散于腹。

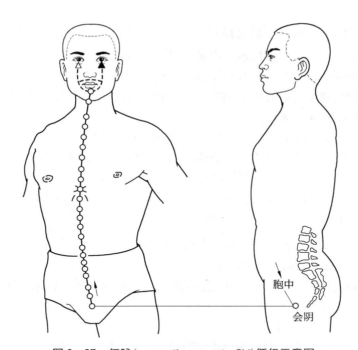

图 3-87　任脉（conception vesset, CV）循行示意图

《难经·第二十八难》：任脉者，起于中极之下，以上毛际，循腹里，上关元，至咽喉。

（二）主要病候

疝气、带下、腹中结块等。

（三）主治概要

本经腧穴主要治疗腹、胸、颈、头面的局部病证及相应的内脏器官病证，部分腧穴有保健作用，少数腧穴可治疗神志病。

（四）常用腧穴

中极（Zhōngjí，CV3）　膀胱之募穴

【定位】　在下腹部，脐中下 4 寸，前正中线上（图 3-88）。

【功效】　通利小便，益肾调经。

【主治】　① 癃闭，遗尿，尿频；② 月经不调，带下，痛经，阴挺；③ 遗精，阳痿。

【操作】　直刺 1～1.5 寸，需在排尿后进行针刺。孕妇禁针。可灸。

【解剖】　皮肤→皮下组织→腹白线→腹横筋膜。在腹白线上，内部有乙状结肠；有腹壁浅动、静脉分支和腹壁下动、静脉分支；布有髂腹下神经的前皮支。

【配伍】　配地机、次髎治痛经；配关元、三阴交治遗精、阳痿。

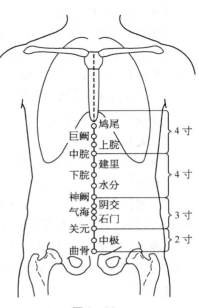

图 3-88

关元(Guānyuán, CV4) 小肠之募穴

【定位】 在下腹部,脐中下3寸,前正中线上(图3-88)。

【功效】 升阳举陷,益肾调经,通利小便,健脾止泻。

【主治】 ① 阳痿,遗精,遗尿,癃闭,尿频;② 月经不调,痛经,闭经,崩漏,带下,不孕;③ 腹痛,泄泻,痢疾;④ 虚劳羸瘦,中风脱证。

【操作】 直刺1～2寸,需排尿后进行针刺。孕妇慎用。可灸。

【解剖】 皮肤→皮下组织→腹白线→腹横筋膜。在腹白线上,深部为小肠;有腹壁浅动、静脉分支和腹壁下动、静脉分支;布有第12肋间神经前皮支的内侧支。

【配伍】 配中极、百会、三阴交治遗尿;配肾俞、气海治肾虚尿频;配肾俞、太溪治久痢。

气海(Qìhǎi, CV6)

【定位】 在下腹部,脐中下1.5寸,前正中线上(图3-88)。

【功效】 升阳补气,益肾调经,通调二便。

【主治】 ① 腹痛,泄泻,便秘;② 遗尿,遗精,阳痿;③ 闭经,痛经,崩漏,带下,阴挺;④ 虚劳羸瘦,中风脱证。

【操作】 直刺1～2寸。可灸。

【解剖】 皮肤→皮下组织→腹白线→腹横筋膜。在腹白线上,深部为小肠;有腹壁浅动、静脉分支和腹壁下动、静脉分支;布有第11肋间神经前皮支的内侧支。

【配伍】 配关元、足三里治中气下陷;配天枢、上巨虚治急性痢疾;配膻中、太渊治气短。

神阙(Shénquè, CV8)

【定位】 在脐区,脐中央(图3-88)。

【功效】 回阳固脱,健脾利湿。

【主治】 ① 腹痛,久泻,痢疾,脱肛;② 虚脱;③ 水肿,小便不利。

【操作】 禁刺,宜灸。

【解剖】 皮肤→结缔组织→壁腹膜。在脐窝正中,深部为小肠;浅层主要布有第10胸神经前支的前皮支和腹壁脐周静脉网;深层有第10胸神经前支的分支。

【配伍】 配关元、足三里治中气下陷;配天枢、上巨虚治急性痢疾;配膻中、太渊治气短。

下脘(Xiàwǎn, CV10)

【定位】 在上腹部,脐中上2寸,前正中线上(图3-88)。

【功效】 健脾和胃。

【主治】 ① 腹痛,腹胀,食谷不化,呕吐,泄泻;② 虚肿,消瘦。

【操作】 直刺1～2寸。可灸。

【解剖】 皮肤→皮下组织→腹白线→腹横筋膜。在腹白线上,深部为横结肠;有腹壁上、下动、静脉交界处的分支;布有第8肋间神经前皮支的内侧支。

【配伍】 配中脘治腹坚硬胀、痞块;灸下脘、天枢、照海治痢疾。

中脘(Zhōngwǎn, CV12) 胃之募穴;八会穴之腑会

【定位】 在上腹部,脐中上4寸,前正中线上(图3-88)。

【功效】 健脾和胃,宁心安神,疏肝利胆。

【主治】　① 胃痛,呕吐,吞酸,腹胀,泄泻,黄疸;② 癫痫,失眠;③ 痰多,咳喘。

【操作】　直刺 1～1.5 寸。可灸。

【解剖】　皮肤→皮下组织→腹白线→腹横筋膜。在腹白线上,深部为胃幽门部;有腹壁上动、静脉;布有第 7、第 8 肋间神经前皮支的内侧支。

【配伍】　配天枢、足三里、内庭治霍乱吐泻;配足三里治脘腹胀满。

膻中(Dànzhōng,CV17)　心包之募穴;八会穴之气会

【定位】　在胸部,横平第 4 肋间隙,前正中线上(图 3-89)。

【功效】　止咳平喘,宽胸通乳,和胃降逆。

【主治】　① 胸闷,气短,胸痛,心悸,咳嗽,气喘;② 乳汁少,乳痈;③ 呃逆,呕吐。

【操作】　直刺 0.3～0.5 寸,或平刺。可灸。

【解剖】　皮肤→皮下组织→胸骨。在胸骨体上;有胸廓内动、静脉的前穿支;布有第 4 肋间神经前皮支的内侧支。

【配伍】　配定喘、天突治哮喘;配心俞、内关治心绞痛;配百会、气海治气虚。

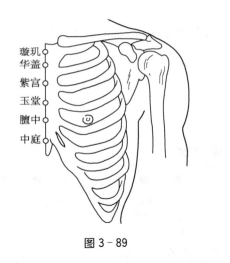

图 3-89

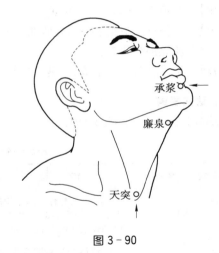

图 3-90

天突(Tiāntū,CV22)

【定位】　在颈前区,胸骨上窝中央,前正中线上(图 3-90)。

【功效】　宣肺理气,开音利喉,行气散结。

【主治】　① 咳嗽,哮喘,胸痛;② 咽喉肿痛,暴瘖,瘿气,梅核气;③ 噎嗝。

【操作】　先直刺 0.2 寸,当针尖超过胸骨柄内缘后,即向下沿胸骨柄后缘、气管前缘缓慢向下刺入 0.5～1 寸。可灸。

【解剖】　皮肤→皮下组织→左、右胸骨舌骨肌之间→左、右胸骨甲状肌之间→上纵隔蜂窝组织→气管前间隙。在胸骨切迹中央,左右胸锁乳突肌之间,深层为胸骨舌骨肌和胸骨甲状肌。皮下有颈静脉弓、甲状腺下动脉分支,深部为气管,向下胸骨柄后方为无名静脉及主动脉弓;布有锁骨上神经前支。

【配伍】　配定喘、丰隆治哮喘。

廉泉(Liánquán, CV23)

【定位】 在颈前区,喉结上方,舌骨上缘凹陷中,前正中线上(图3-90)。

【功效】 开音利喉。

【主治】 ① 舌强不语,舌下肿痛,舌纵涎出,口舌生疮,暴瘖,吞咽困难;② 咽喉肿痛。

【操作】 针尖向咽喉部刺入0.5~0.8寸。可灸。

【解剖】 皮肤→皮下组织→下颌舌骨肌→颏舌肌。在舌骨上方,左右颏舌骨肌之间,深部为会厌,下方为喉门,有甲状舌骨肌、舌肌。有颈前浅静脉,甲状腺上动、静脉,布有颈皮神经的分支。深层为舌根,有舌下神经及舌咽神经的分支。

【配伍】 配中冲治舌下肿痛。

承浆(Chéngjiāng, CV24)

【定位】 在面部,颏唇沟的正中凹陷处(图3-90)。

【功效】 祛风泻火,宁心安神。

【主治】 ① 口喎,唇紧,齿龈肿痛,流涎,口舌生疮,面痛;② 消渴,癫痫。

【操作】 斜刺0.3~0.5寸。可灸。

【解剖】 皮肤→皮下组织→口轮匝肌。在口轮匝肌和颏肌之间,有下唇动、静脉分支,布有面神经的下颌支及颏神经分支。

【配伍】 配劳宫治口舌生疮、口臭、口干。

(五) 腧穴表解

任脉腧穴见表3-14、图3-91。

表3-14　任脉腧穴表解

	穴 名	定 位	主 治	操 作
1	会阴 Huìyīn, CV1	在会阴区,男性在阴囊根部与肛门连线的中点,女性在大阴唇后联合与肛门连线的中点	① 小便不利、遗尿、遗精、阳痿、月经不调;② 溺水、窒息、产后昏迷、癫狂	直刺0.5~1寸,孕妇慎用。可灸
2	曲骨 Qūgǔ, CV2	在下腹部,耻骨联合上缘,前正中线上	① 月经不调、痛经、带下;② 小便不利、遗尿、遗精、阳痿	直刺0.5~1寸,本穴深部为膀胱,故应在排尿后进行针刺。孕妇禁针。可灸
3	中极(膀胱之募穴) Zhōngjí, CV3	在下腹部,脐中下4寸,前正中线上	① 癃闭、遗尿、尿频、遗精、阳痿;② 月经不调、带下、痛经	直刺1~1.5寸,需在排尿后进行针刺。孕妇禁针。可灸
4	关元(小肠之募穴) Guānyuán, CV4	在下腹部,脐中下3寸,前正中线上	① 阳痿、遗精、遗尿、癃闭;② 月经不调、痛经、闭经、不孕;③ 腹痛、泄泻;④ 虚劳、中风脱证	直刺1~2寸,需排尿后进行针刺。孕妇慎用。可灸
5	石门(三焦之募穴) Shímén, CV5	在下腹部,脐中下2寸,前正中线上	① 小便不利、遗精、阳痿、产后恶露不尽;② 腹痛、腹胀、水肿	直刺1~2寸。孕妇慎用。可灸
6	气海 Qìhǎi, CV6	在下腹部,脐中下1.5寸,前正中线上	① 腹痛、泄泻;② 遗尿、遗精、阳痿;③ 闭经、痛经、带下、阴挺;④ 虚劳、中风脱证	直刺1~2寸。可灸

	穴　名	定　位	主　治	操　作
7	阴交 Yīnjiāo, CV7	在下腹部,脐中下 1 寸,前正中线上	① 腹痛、水肿;② 月经不调	直刺 1~2 寸。可灸
8	神阙 Shénquè, CV8	在脐区,脐中央	① 腹痛、久泻;② 虚脱;③ 水肿	禁刺,宜灸。可灸
9	水分 Shuǐfēn, CV9	在上腹部,脐中上 1 寸,前正中线上	① 腹痛、泄泻、翻胃;② 水肿、腹胀	直刺 1~2 寸。可灸
10	下脘 Xiàwǎn, CV10	在上腹部,脐中上 2 寸,前正中线上	① 腹痛、腹胀、食谷不化;② 虚肿	直刺 1~2 寸。可灸
11	建里 Jiànlǐ, CV11	在上腹部,脐中上 3 寸,前正中线上	① 胃痛、腹胀;② 水肿	直刺 1~1.5 寸。可灸
12	中脘(胃之募穴,八会穴之腑会) Zhōngwǎn, CV12	在上腹部,脐中上 4 寸,前正中线上	① 胃痛、呕吐、吞酸、黄疸;② 癫痫	直刺 1~1.5 寸。可灸
13	上脘 Shàngwǎn, CV13	在上腹部,脐中上 5 寸,前正中线上	① 胃痛、呕吐、吞酸;② 癫狂痫	直刺 1~1.5 寸。可灸
14	巨阙(心之募穴) Jùquè, CV14	在上腹部,脐中上 6 寸,前正中线上	① 胃痛、吞酸、呕吐;② 胸痛	直刺 0.3~0.6 寸。可灸
15	鸠尾(络穴) Jiūwěi, CV15	在上腹部,剑胸结合下 1 寸,前正中线上	① 胸闷、心痛;② 噎膈;③ 癫狂痫	直刺 0.3~0.6 寸。可灸
16	中庭 Zhōngtíng, CV16	在胸部,剑胸结合部中点处,前正中线上	① 心痛;② 呕吐、小儿吐乳	直刺 0.3~0.5 寸。可灸
17	膻中(心包之募穴,八会穴之气会) Dànzhōng, CV17	在胸部,横平第 4 肋间隙,前正中线上	① 胸闷、胸痛、气喘;② 乳少、乳痛;③ 呃逆、呕吐	直刺 0.3~0.5 寸,或平刺。可灸
18	玉堂 Yùtáng, CV18	在胸部,横平第 3 肋间隙,前正中线上	① 胸痛、胸闷;② 咳喘	直刺 0.3~0.5 寸。可灸
19	紫宫 Zǐgōng, CV19	在胸部,横平第 2 肋间隙,前正中线上	① 咳喘;② 胸痛、胸闷	直刺 0.3~0.5 寸。可灸
20	华盖 Huágài, CV20	在胸部,横平第 1 肋间隙,前正中线上	① 咳喘;② 胸痛	直刺 0.3~0.5 寸。可灸
21	璇玑 Xuánjī, CV21	在胸部,胸骨上窝下 1 寸,前正中线上	① 咳喘;② 胸痛;③ 胃中积滞	直刺 0.3~0.5 寸。可灸
22	天突 Tiāntū, CV22	在颈前区,胸骨上窝中央,前正中线上	① 咳喘;② 胸痛;③ 暴瘖、瘿气、梅核气	先直刺 0.2 寸,当针尖超过胸骨柄内缘后,即向下沿胸骨柄后缘、气管前缘缓慢向下刺入 0.5~1 寸。可灸
23	廉泉 Liánquán, CV23	在颈前区,喉结上方,舌骨上缘凹陷中,前正中线上	① 舌强不语、舌下肿痛、舌纵涎出;② 暴瘖、吞咽困难	针尖向咽喉部刺入 0.5~0.8 寸。可灸
24	承浆 Chéngjiāng, CV24	在面部,颏唇沟的正中凹陷处	① 口㖞、齿龈肿痛、流涎;② 面痛	斜刺 0.3~0.5 寸。可灸

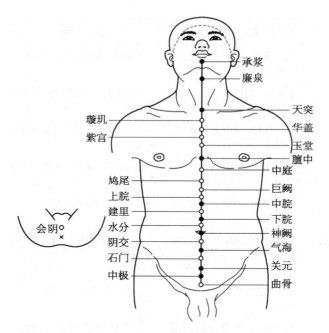

图 3-91　任脉腧穴总图

三、冲脉

（一）循行路线

起于小腹(胞中)，经会阴，出气街，并足少阴肾经，挟脐上行，至胸中而散，会咽喉，络唇口。其后行者，从会阴上循脊里。(图 3-92)

（二）主要病候

腹痛里急、逆气上冲等。

（三）交会腧穴

气冲(足阳明)；横骨、大赫、气穴、四满、中注、肓俞、商曲、石关、阴都、通谷、幽门(足少阴)；会阴、阴交(任脉)。

四、带脉

（一）循行路线

起于季胁，经带脉、五枢、维道穴，横斜回行腰腹一周。(图 3-93)

（二）主要病候

腹满、腹腰拘急疼痛等。

（三）交会腧穴

带脉、五枢、维道(足少阳)。

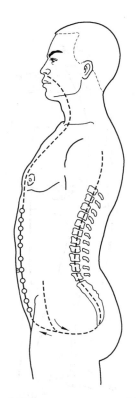

图 3 - 92　冲脉(thoroughfare vessel)循行示意图

《难经·第二十八难》：冲脉者,起于中极之下,以上毛际,循腹里,上关元,至喉咽。

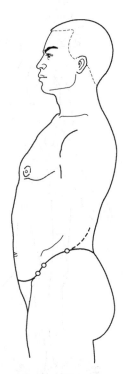

图 3 - 93　带脉(belt vessel)循行示意图

《难经·第二十八难》：带脉者,起于季胁,回身一周。

五、阳跷脉

（一）循行路线

起于跟中,出足太阳之申脉,循外踝上行,沿髀、胁上肩,循面,交目内眦,会睛明,入脑,下耳后,入风池。(图 3 - 94)

（二）主要病候

不寐和下肢外侧拘急、内侧弛缓等。

（三）交会腧穴

申脉、仆参(足太阳),跗阳(阳跷郄;足太阳),居髎(足少阳),臑俞(手太阳),巨骨、肩髃(手阳明),地仓、巨髎、承泣(足阳明),睛明(足太阳)。

六、阴跷脉

（一）循行路线

起于跟中,出足少阴然骨之后(照海),上内踝之上,直上循阴股,入阴,上循胸里,至咽喉,交贯冲脉,入顺,属目内眦,合于太阳、阳跷而上行。(图 3 - 95)

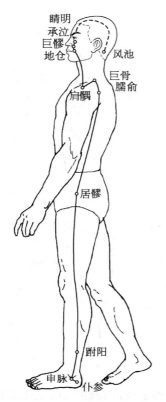

图 3 - 94 阳跷脉(yangqheel vessel)循行示意图

《难经·第二十八难》:阳跷脉者,起于跟中,循外踝上行,入风池。

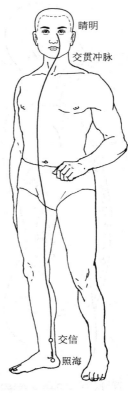

图 3 - 95 阴跷脉(yinqheel vessel)循行示意图

《难经·第二十八难》:阴跷脉者,亦起于跟中,循内踝上行,至咽喉,交贯冲脉。

(二)主要病候

多寐和下肢内侧拘急、外侧弛缓等。

(三)交会腧穴

照海、交信(足少阴)、交信(阴跷郄;足少阴)、睛明(足太阳)。

七、阳维脉

(一)循行路线

阳维起于"诸阳会",各穴分布在小腿外侧和头肩外侧,于后项与督脉交会于风府、哑门。(图 3 - 96)

(二)主要病候

寒热、腰痛、头痛、目眩等。

(三)交会腧穴

金门(足太阳),阳交(阳维郄;足少阳),臑俞(手太阳),天髎(手少阳),肩井、本神、阳白、头临泣、目窗、正营、承灵、脑空、风池(足少阳),风府、哑门(督脉)。

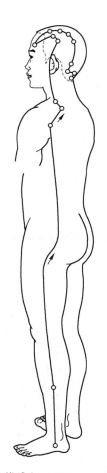
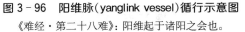

图 3 - 96　阳维脉(yanglink vessel)循行示意图

《难经·第二十八难》：阳维起于诸阳之会也。

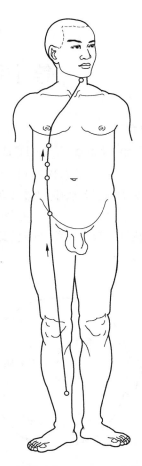

图 3 - 97　阴维脉(yinlink vessel)循行示意图

《难经·第二十八难》：阴维起于诸阴之交也。

八、阴维脉

(一) 循行路线

阴维起于"诸阴交"，各穴分布在小腿内侧和腹部第三侧线，于颈部与任脉会于天突、廉泉。(图 3 - 97)

(二) 主要病候

心痛、胸痛、胁满等。

(三) 交会腧穴

筑宾(阴维郄；足少阴)，冲门、府舍、大横、腹哀(足太阴)，期门(足厥阴)，天突、廉泉(任脉)。

第十四节　奇　穴

（一）常用奇穴

四神聪（Sìshéncōng，EX-HN1）

【定位】　在头部，百会（GV20）前后、左右各旁开1寸，共4穴（图3-98）。

【主治】　头痛，眩晕，失眠，健忘，癫痫，癫狂。

【操作】　平刺0.5～0.8寸。可灸。

【解剖】　皮肤→皮下组织→帽状腱膜。布有枕动脉、颞浅动脉、额动脉的吻合网，有枕大神经、滑车上神经、耳颞神经分布。

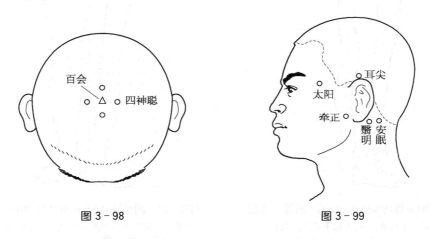

图3-98　　　　　　　　　　　　　　　　图3-99

太阳（Tàiyáng，EX-HN5）

【定位】　在头部，眉梢与目外眦之间，向后约一横指的凹陷中（图3-99）。

【主治】　① 头痛；② 目赤肿痛，暴发火眼，目翳；③ 口眼㖞斜。

【操作】　直刺0.3～0.5寸；或点刺出血。可灸。

【解剖】　皮肤→皮下组织→颞筋膜→颞肌。浅层布有上颌神经颧颞支和颞浅动脉分布。深层有下颌神经肌支和颞浅动脉肌支分布。

【配伍】　配印堂、合谷治头痛，配太冲、风池、光明、肝俞、肾俞治视物不清。

球后（Qiúhòu，EX-HN7）

【定位】　在面部，眶下缘外1/4与内3/4交界处。

【主治】　目赤肿痛，目翳，视物不清，青盲，雀盲。

【操作】　轻推眼球向上，沿眼眶下缘缓慢直刺0.5～1.5寸，不提插。出针时压迫局部1～3min，以防出血。禁灸。

【解剖】　皮肤→皮下组织→眼轮匝肌→眶内。在眼轮匝肌中，深部为眼肌。浅层布有上颌神经颧颞支和眶下神经分布,深层有面神经颞支和颞浅动脉肌支分布。进入眶内可刺及眶下神经干、下直肌、下斜肌和眶脂体,有眼神经和动眼神经分布。

金津、玉液(Jīnjīn、Yùyè,EX－HN12、EX－HN13)

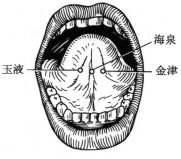

图 3－100

【定位】　在口腔内,当舌下系带两侧的静脉上,左称金津,右称玉液(图 3－100)。

【主治】　① 舌强,舌肿,口疮,喉痹;② 消渴,呕吐,腹泻③ 失语。

【操作】　点刺出血。禁灸。

【解剖】　舌下黏膜→黏膜下组织→颏舌肌。浅层布有舌神经(发自下颌神经)和舌深静脉干经过。深层有舌神经、舌下神经和舌动脉分布。

牵正(Qiānzhèng)

【定位】　在面颊部,耳垂前 0.5～1 寸处(图 3－99)。

【主治】　口喎,口疮,牙痛。

【操作】　向前斜刺 0.5～1 寸。可灸。

【解剖】　皮肤→皮下组织→腮腺→咬肌。浅层布有耳大神经,深层有面神经颊支、下颌神经咬肌支和咬肌动脉分布。

翳明(Yìmíng,EX－HN14)

【定位】　在项部,翳风(TE17)后 1 寸(图 3－99)。

【主治】　① 目赤肿痛,目翳,视物不清,青盲,雀目;② 耳鸣,耳聋。

【操作】　直刺 0.5～1 寸。可灸。

【解剖】　皮肤→皮下组织→胸锁乳突肌→头夹肌。浅层布有耳大神经和枕小神经,深层有副神经、颈神经后支和耳后动脉分布,再深层有迷走神经干、副神经干和颈内动、静脉经过。

提托(Títuō)

【定位】　在下腹部,关元(CV4)旁开 4 寸(图 3－101)。

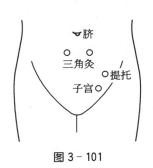

图 3－101

【主治】　阴挺,疝气,腹痛。

【操作】　直刺 0.8～1.2 寸。可灸。

【解剖】　皮肤→皮下组织→腹外斜肌→腹内斜肌→腹横肌。浅层布有髂腹下神经,深层有旋髂浅动、静脉分布。

子宫(Zǐgōng,EX－CA1)

【定位】　在下腹部,脐中下 4 寸,前正中线旁开 3 寸(图 3－101)。

【主治】　阴挺,痛经,崩漏,不孕,月经不调。

【操作】　直刺 0.8～1.2 寸。可灸。

【解剖】　皮肤→皮下组织→腹外斜肌→腹内斜肌→腹横肌。浅层布有髂腹下神经和腹壁浅动脉,深层有髂腹股沟神经的肌支和腹壁下动脉,再深层可进入腹腔刺及小肠。

三角灸（Sānjiǎojiǔ，EX-CA2）

【定位】　在下腹部，以患者两口角的长度为一边，作等边三角形。将顶角置于患者脐心，底边呈水平线，两底角处是该穴（图3-101）。

【主治】　① 疝气奔豚；② 绕脐疼痛；③ 不孕。

【操作】　艾炷灸5～7壮。

【解剖】　皮肤→皮下组织→腹直肌。有腹壁下动、静脉和第10肋间神经分布。

定喘（Dìngchuǎn，EX-B1）

【定位】　在脊柱区，横平第7颈椎棘突下，后正中线旁开0.5寸（图3-102）。

【主治】　① 哮喘，咳嗽；② 落枕，肩背痛。

【操作】　直刺0.5～1寸。可灸。

【解剖】　皮肤→皮下组织→斜方肌→菱形肌→上后锯肌→头夹肌→头半棘肌。浅层布有颈神经后支的皮支，深层有颈神经后支的肌支、副神经和颈横动脉、颈深动脉分布。

夹脊（Jiájǐ，EX-B2）

【定位】　在脊柱区，第1胸椎至第5腰椎棘突下两侧，后正中线旁开0.5寸，一侧17个穴，左右共34穴（图3-102）。

【主治】　上胸部位治疗心肺部及上肢病证，下胸部的穴位治疗胃肠部病证，腰部的穴位治疗腰腹及下肢病证。

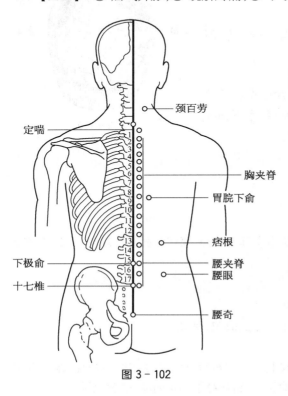

图3-102

【操作】　直刺0.3～0.5寸，或用梅花针叩刺。可灸。

【解剖】　皮肤→皮下组织→背肌浅层（斜方肌、菱形肌、胸腰筋膜、后锯肌）→背肌深层（竖脊肌）。浅层布有胸或腰神经后支的皮支，深层有胸或腰神经后支和肋间后动脉、腰动脉分布。

腰眼（Yāoyǎn，EX-B7）

【定位】　在腰区，横平第4腰椎棘突下，后正中线旁开3.5寸凹陷中（图3-102）。

【主治】　① 腰痛；② 月经不调，带下。

【操作】　直刺0.5～1寸。可灸。

【解剖】　皮肤→皮下组织→背阔肌→腰方肌。浅层布有第3腰神经后支的皮支，深层有第4腰神经后支的肌支和腰动脉分布。

十宣（Shíxuān，EX-UE11）

【定位】　在手指，十指尖端，距指甲游离缘0.1寸（指寸），左右共10穴（图3-103）。

【主治】　① 昏迷晕厥，中暑，热病，癫痫；② 小儿惊风，失眠。

【操作】　直刺0.1～0.2寸；或点刺出血。可灸。

【解剖】　皮肤→皮下组织。有指掌侧固有神经（桡侧三个半手指由正中神经发出，尺侧一个半

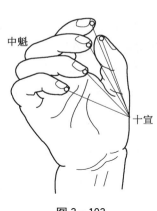
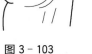

图 3－103

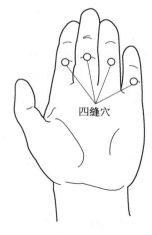

图 3－104

手指由尺神经发出)和掌侧固有动脉分布。

四缝（Sìfèng，EX－UE10）

【定位】 在手指，第 2～5 指掌面的近侧指骨间关节横纹的中央，一手 4 穴，左右共 8 穴(图 3－104)。

【主治】 ① 小儿疳积；② 百日咳。

【操作】 直刺 0.3～0.5 寸；挤出少量黄白色透明样黏液或出血。可灸。

【解剖】 皮肤→皮下组织→指伸屈肌腱。浅层布有掌侧固有神经和指掌侧固有动脉，深层有正中神经肌支(桡侧两个半手指)和尺神经肌支(尺侧一个半手指)分布。

八邪（Bāxié，EX－UE9）

【定位】 在手背，第 1～5 指间，指蹼缘后方赤白肉际处，左右共 8 穴(图 3－105)。

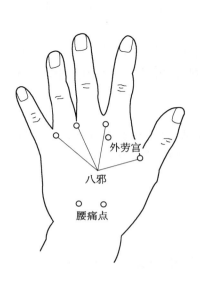
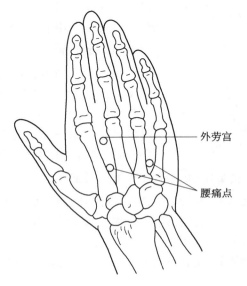

图 3－105

【主治】 ① 毒蛇咬伤,手臂肿痛,手指麻木;② 目痛,烦热。

【操作】 斜刺 0.5～0.8 寸;或点刺出血。可灸。

【解剖】 皮肤→皮下组织→拇收肌(八邪1)和骨间肌(八邪2、3、4)。浅层布有桡神经浅支的手背支、尺神经手背支和手背静脉网,深层有尺神经肌支和掌背动脉分布。

外劳宫(Wàiláogōng,EX‐UE8)

【定位】 在手背,第2、第3掌骨间,掌指关节后 0.5 寸(指寸)凹陷中(图 3‐105)。

【主治】 ① 落枕;② 手背红肿,手指麻木。

【操作】 直刺 0.5～0.8 寸。可灸。

【解剖】 皮肤→皮下组织→第2骨间背侧肌。有桡神经浅支的指背神经、手背静脉网和掌背动脉。

腰痛点(Yāotòngdiǎn,EX‐UE7)

【定位】 在手背,第2、第3掌骨间及第4、第5掌骨间,腕背侧远端横纹与掌指关节中点处,一手2穴(图 3‐105)。

【主治】 急性腰扭伤。

【操作】 直刺 0.3～0.5 寸。可灸。

【解剖】 皮肤→皮下组织→桡侧腕短伸肌腱(桡侧穴)和小指伸肌腱(尺侧穴)。浅层布有桡神经浅支的手背支(桡侧穴)和尺神经手背支(尺侧穴),深层有桡神经肌支和掌背动脉分布。

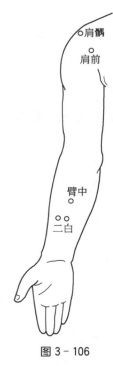

图 3‐106

臂中(Bìzhōng)

【定位】 腕横纹至肘横纹的中点,桡骨与尺骨之间(图 3‐106)。

【主治】 上肢瘫痪、痉挛,前臂神经痛,癔病。

【操作】 直刺 1～1.5 寸。可灸。

【解剖】 皮肤→皮下组织→桡侧腕屈肌腱与掌长肌腱之间→指浅屈肌→指深屈肌→前臂骨间膜。浅层布有前臂外侧皮神经、前臂内侧皮神经分支和前臂正中静脉,深层有正中神经。

肩前(Jiānqián)

【定位】 正坐垂臂,腋前皱襞顶端与肩髃穴连线的中点(图 3‐106)。

【主治】 肩臂痛,臂不能举。

【操作】 直刺 1～1.5 寸。可灸。

【解剖】 皮肤→皮下组织→三角肌→肱二头肌长头腱。浅层布有锁骨上神经外侧支,深层有腋神经、肌皮神经和胸肩峰动脉分布。

百虫窝(Bǎichóngwō,EX‐LE3)

【定位】 在股前区,髌底内侧端上 3 寸(图 3‐107)。

【主治】 ① 虫积;② 风湿痒疹,下部生疮。

【操作】 直刺 1.5～2 寸。可灸。

【解剖】 皮肤→皮下组织→股内侧肌。浅层布有股神经前皮支,深层有股神经肌支和股动脉分布。

鹤顶(Hèdǐng，EX-LE2)

【定位】 在膝前区,髌底中点的上方凹陷中(图3-107)。

【主治】 膝痛,腿足无力,鹤膝风,脚气。

【操作】 直刺1～1.5寸。可灸。

【解剖】 皮肤→皮下组织→股四头肌腱。浅层布有股神经前皮支,深层有股神经肌支和膝关节动脉网分布。

膝眼(Xīyǎn，EX-LE4，EX-LE5)

【定位】 在膝部,在髌韧带两侧凹陷处的中央。在内侧的称内膝眼,在外侧的称外膝眼(图3-107)。

【主治】 膝关节痛,鹤膝风,腿痛,脚气。

【操作】 向膝中斜刺0.5～1寸,或透刺对侧膝眼。可灸。

【解剖】 皮肤→皮下组织→膝关节囊→翼状皱襞。浅层布有隐神经分支和股神经前皮支,深层有股神经关节支和膝关节动脉网分布。

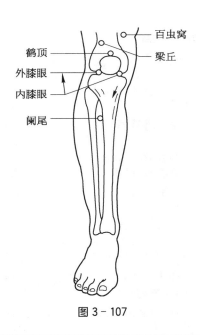

图3-107

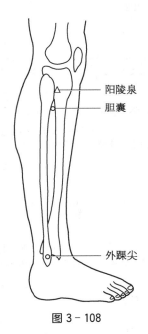

图3-108

胆囊(Dǎnnáng，EX-LE6)

【定位】 在小腿外侧,腓骨头直下2寸(图3-108)。

【主治】 ① 胆囊炎,胆石症,胆道蛔虫症,胆绞痛;② 下肢痿痹,胁痛。

【操作】 直刺1～1.5寸。可灸。

【解剖】 皮肤→皮下组织→腓骨长肌。浅层布有腓肠外侧皮神经。深层有腓深神经干和胫前动、静脉经过,并有腓浅神经肌支和胫前动脉分布。

阑尾(Lánwěi，EX-LE7)

【定位】 在小腿外侧,髌韧带外侧凹陷下5寸,胫骨前嵴外一横指(中指)(图3-107)。

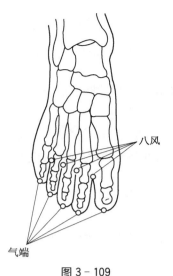

图 3 - 109

【主治】 ① 阑尾炎,消化不良;② 下肢痿痹。

【操作】 直刺 1～1.5 寸。可灸。

【解剖】 皮肤→皮下组织→胫骨前肌→小腿骨间膜→胫骨后肌。浅层布有腓肠外侧皮神经。深层有腓深神经干和胫前动、静脉经过,并有腓深神经肌支、胫神经肌支和胫前动脉分布。

八风(Bāfēng,EX－LE10)

【定位】 在足背,第 1～5 趾间,趾蹼缘后方赤白肉际处,一侧 4 穴,左右共 8 穴(图 3 - 109)。

【主治】 毒蛇咬伤,足跗肿痛,脚弱无力,脚气。

【操作】 斜刺 0.5～0.8 寸;或点刺出血。可灸。

【解剖】 皮肤→皮下组织。有趾背神经(八风 1 为腓深神经终末支,八风 2、3、4 为腓浅神经终末支)和趾背动脉分布。

(二)奇穴表解

奇穴见表 3 - 15。

表 3 - 15　常用奇穴表解

	穴　名	定　位	主　治	操　作
1	四神聪 Sìshéncōng, EX－HN1	在头部,百会穴(GV20)前后、左右各旁开 1 寸,共 4 穴	头痛、眩晕、失眠、健忘、癫痫、癫狂	平刺 0.5～0.8 寸。可灸
2	当阳 Dāngyáng, EX－HN2	在头部,瞳孔直上,前发际上 1 寸	头痛、眩晕、目赤肿痛、鼻塞	平刺 0.5～0.8 寸。可灸
3	鱼腰 Yúyāo, EX－HN4	在头部,瞳孔直上,眉毛中	眉棱骨痛、目赤肿痛、目翳、眼睑𥆧动、眼睑下垂	平刺 0.3～0.5 寸。禁灸
4	上明 Shàngmíng	在头部,眉弓中点,眶上缘下	目疾	轻压眼球向下,向眶缘缓慢直刺 0.5～1.5 寸。不提插。禁灸
5	太阳 Tàiyáng, EX－HN5	在头部,眉梢与目外眦之间,向后约一横指的凹陷中	① 头痛;② 目赤肿痛、暴发火眼、目翳;③ 口眼㖞斜	直刺 0.3～0.5 寸;或点刺出血。可灸
6	耳尖 Ěrjiān, EX－HN6	在耳区,在外耳轮的最高点	① 目赤肿痛、暴发火眼、目翳;② 咽喉肿痛	直刺 0.1～0.2 寸;或点刺出血。可灸
7	球后 Qiúhòu, EX－HN7	在面部,眶下缘外 1/4 与内 3/4 交界处	目赤肿痛、目翳、视物不清、青盲、雀盲	轻推眼球向上,向眶缘缓慢直刺 0.5～1.5 寸。不提插。禁灸
8	上迎香 shàngyíngxiāng, EX－HN8	在面部,鼻翼软骨与鼻甲的交界处,近鼻唇沟上端处	① 鼻塞、鼻炎、鼻息肉;② 暴发火眼、迎风流泪	向内上方斜刺 0.3～0.5 寸。可灸
9	夹承浆 Jiáchéngjiāng	在面部,承浆穴旁开 1 寸处	齿龈肿痛、口㖞	斜刺或平刺 0.3～0.5 寸。可灸
10	内迎香 Nèiyíngxiāng, EX－HN9	在鼻孔内,鼻翼软骨与鼻甲交界的黏膜处	① 目赤肿痛、鼻塞、鼻渊、喉痹;② 热病、中暑	点刺出血。禁灸。有出血倾向者忌用
11	聚泉 Jùquán, EX－HN10	在口腔内,舌背正中缝的中点处	① 舌强、舌缓、食不知味;② 消渴;③ 哮喘、咳嗽	直刺 0.1～0.2 寸;或点刺出血。禁灸

续 表

	穴 名	定 位	主 治	操 作
12	海泉 Hǎiquán, EX-HN11	在口腔内,舌下系带中点处	① 重舌肿胀、舌缓不收、喉痹;② 呕吐、呃逆、腹泻、消渴	点刺出血。禁灸
13	金津、玉液 JīnjīnYùyè, EX-HN12、EX-HN13	在口腔内,舌系带两侧的静脉上。左称金津,右称玉液	① 舌强、舌肿、口疮、喉痹;② 消渴、呕吐、腹泻;③ 失语	点刺出血
14	牵正 Qiānzhèng	在面颊部,耳垂前 0.5~1寸处	口㖞、口疮、牙痛	向前斜刺 0.5~1寸。可灸
15	翳明 Yìmíng, EX-HN14	在项部,翳风(TE17)后1寸	① 目赤肿痛、目翳、视物不清、青盲、雀目;② 耳鸣、失眠	直刺 0.5~1寸。可灸
16	安眠 Ānmián	在颈部,翳风(TE17)与风池(GB20)连线的中点	失眠、头痛、眩晕、心悸、癫狂	直刺 0.5~1寸。可灸
17	颈百劳 Jǐngbǎiláo, EX-HN15	在颈部,第 7 颈椎棘突直上2寸,后正中线旁开1寸	① 咳嗽、哮喘、骨蒸潮热、盗汗;② 瘰疬;③ 颈项强痛	直刺 0.5~1寸。可灸
18	提托 Títuō	在下腹部,关元(CV4)旁开4寸	阴挺、疝气、腹痛	直刺 0.8~1.2寸
19	子宫 Zǐgōng, EX-CA1	在下腹部,脐中下 4 寸,前正中线旁开3寸	阴挺、痛经、崩漏、不孕、月经不调	直刺 0.8~1.2寸。可灸
20	三角灸 Sānjiǎojiǔ, EX-CA2	在下腹部,以患者两口角的长度为一边,作等边三角形。将顶角置于患者脐心,底边呈水平线,两底角处是该穴	① 疝气奔豚;② 绕脐疼痛;③ 不孕	艾炷灸 5~7壮。可灸
21	定喘 Dìngchuǎn, EX-B1	在脊柱区,横平第 7 颈椎棘突下,后正中线旁开 0.5寸	① 哮喘、咳嗽;② 落枕、肩背痛	直刺 0.5~1寸。可灸
22	夹脊 Jiájǐ, EX-B2	在脊柱区,第 1 胸椎至第 5腰椎棘突下两侧,后正中线旁开 0.5寸,一侧 17 个穴,左右共 34 穴	上胸部位治疗心肺部及上肢病证,下胸部的穴位治疗胃肠部病证,腰部的穴位治疗腰腹及下肢病证	直刺 0.3~0.5寸。或用梅花针叩刺
23	胃脘下俞 Wèiwǎnxiàshū, EX-B3	在脊柱区,横平第 8 胸椎棘突下,后正中线旁开 1.5寸	① 胃痛、腹痛、胸胁痛;② 消渴、咽干	斜刺 0.3~0.5寸。可灸
24	痞根 Pǐgēn, EX-B4	在腰区,横平第 1 腰椎棘突下,后正中线旁开 3.5寸	① 痞块;② 腰痛	直刺 0.5~1寸。可灸
25	下极俞 Xiàjíshū, EX-B5	在腰区,第 3 腰椎棘突下	① 腰痛、下肢痛;② 腹痛、腹泻;③ 小便不利、遗尿	直刺 0.5~1寸。可灸
26	腰眼 Yāoyǎn, EX-B7	在腰区,横平第 4 腰椎棘突下,后正中线旁开 3.5寸凹陷中	① 腰痛;② 月经不调、带下	直刺 0.5~1寸。可灸
27	十七椎 Shíqīzhuī, EX-B8	在腰区,第 5 腰椎棘突下凹陷中	① 腰腿痛、下肢瘫痪;② 痛经、崩漏、遗尿	直刺 0.5~1寸。可灸
28	腰奇 Yāoqí, EX-B9	在骶区,尾骨端直上 2 寸,骶角之间凹陷中	① 癫痫;② 头痛、失眠;③ 便秘	向上平刺 1~1.5寸。可灸
29	肩前 Jiānqián	在肩区,正坐垂臂,腋前皱襞顶端与肩髃连线的中点	肩臂痛、臂不能举	直刺 1~1.5寸。可灸
30	肘尖 Zhǒujiān, EX-UE1	在肘后区,尺骨鹰嘴的尖端	① 瘰疬;② 痈疽;③ 肠痈	艾炷灸 7~15壮。可灸

	穴 名	定 位	主 治	操 作
31	臂中 Bìzhōng	腕横纹至肘横纹的中点,桡骨与尺骨之间	上肢瘫痪、痉挛、前臂神经痛、癔病	直刺 1～1.5 寸。可灸
32	二白 Èrbái, EX-UE2	在前臂前区,腕掌侧远端横纹上4寸,桡侧腕屈肌腱的两侧,一肢两穴	① 痔疮、脱肛;② 前臂痛、胸胁痛	直刺 0.5～0.8 寸。可灸
33	中泉 Zhōngquán, EX-UE3	在前臂后区,腕背侧远端横纹上,指总伸肌腱桡侧的凹陷中	① 胸闷、心痛、咳嗽、气喘;② 胃痛;③ 掌中热	直刺 0.3～0.5 寸。可灸
34	中魁 Zhōngkuí, EX-UE4	在手指,中指背面,近侧指骨间关节的中点处	① 牙痛、鼻出血;② 噎膈、反胃、呕吐	灸
35	大骨空 Dàgǔkōng, EX-UE5	在手指,拇指背面,指骨间关节的中点处	① 目痛、目翳、内障;② 吐泻、衄血	灸
36	小骨空 Xiǎogǔkōng, EX-UE6	在手指,小指背面,近侧指骨间关节的中点处	目赤肿痛、目翳、喉痛	灸
37	腰痛点 Yāotòngdiǎn, EX-UE7	在手背,第2、第3掌骨间及第4、第5掌骨间,腕背侧远端横纹与掌指关节中点处,一手2穴	急性腰扭伤	直刺 0.3～0.5 寸。可灸
38	外劳宫 Wàiláogōng, EX-UE8	在手背,第2、第3掌骨间,掌指关节后0.5寸(指寸)凹陷中。又称落枕穴(Luòzhěnxué)	① 落枕;② 手背红肿、手指麻木	直刺 0.5～0.8 寸。可灸
39	八邪 Bāxié, EX-UE9	在手背,第1～5指间,指蹼缘后方赤白肉际处,左右共8个穴	① 毒蛇咬伤、手臂肿痛、手指麻木;② 目痛、烦热	斜刺 0.5～0.8 寸;或点刺出血。可灸
40	四缝 Sìfèng, EX-UE10	在手指,第2～5指掌面的近侧指骨间关节横纹的中央,一手4穴	① 小儿疳积;② 百日咳	直刺 0.3～0.5 寸;挤出少量黄白色透明样黏液或出血。可灸
41	十宣 Shíxuān, EX-UE11	在手指,十指尖端,距指甲游离缘0.1寸(指寸),左右共10个穴	① 昏迷晕厥、中暑、热病、癫痫;② 小儿惊风、失眠	直刺 0.1～0.2 寸;或点刺出血
42	环中 Huánzhōng	在臀区,环跳(GB30)与腰俞(GV2)连线的中点。另一取法:俯卧时,在股骨大转子最凸点与骶管裂孔连线的中点	腰骶痛、腿痛	直刺 2～3 寸。可灸
43	髋骨 Kuāngǔ, EX-LE1	在股前区,梁丘(ST34)两旁各1.5寸,一肢2穴	下肢痿痹	直刺 0.5～1 寸。可灸
44	鹤顶 Hèdǐng, EX-LE2	在膝前区,髌底中点的上方凹陷中	膝痛、腿足无力、鹤膝风、脚气	直刺 1～1.5 寸。可灸
45	百虫窝 Bǎichóngwō, EX-LE3	在股前区,髌底内侧端上3寸	① 虫积;② 风湿痒疹、下部生疮	直刺 1.5～2 寸。可灸
46	膝眼 Xīyǎn, EX-LE4, EX-LE5	在膝部,在髌韧带两侧凹陷处的中央,在内侧的称内膝眼,在外侧的称外膝眼	膝关节痛、鹤膝风、腿痛、脚气	向膝中斜刺 0.5～1 寸,或透刺对侧膝眼。可灸

续 表

	穴 名	定 位	主 治	操 作
47	胆囊 Dǎnnáng, EX－LE6	在小腿外侧,腓骨头直下2寸	① 胆囊炎、胆石症、胆道蛔虫症、胆绞痛;② 下肢痿痹、胁痛	直刺1～1.5寸。可灸
48	阑尾 Lánwěi, EX－LE7	在小腿外侧,髌韧带外侧凹陷下5寸,胫骨前嵴外一横指(中指)	① 阑尾炎、消化不良;② 下肢痿痹	直刺1～1.5寸。可灸
49	内踝尖 Nèihuáijiān, EX－LE8	在踝区,内踝的最凸起处	① 乳蛾、牙痛;② 小儿不语;③ 霍乱转筋	禁刺,可灸
50	外踝尖 Wàihuáijiān, EX－LE9	在踝区,外踝的最凸起处	① 十指拘急、腿外廉转筋、脚气;② 牙痛、小儿重舌	禁刺,可灸
51	八风 Bāfēng, EX－LE10	在足背,第1～5趾间,趾蹼缘后方赤白肉际处,一侧4穴,左右共8穴	毒蛇咬伤、足跗肿痛、脚弱无力、脚气	斜刺0.5～0.8寸;或点刺出血。可灸
52	独阴 Dúyīn, EX－LE11	在足底,第2趾的跖侧远端趾间关节的中点	① 胸胁痛、卒心痛;② 月经不调;③ 疝气	直刺0.1～0.2寸可灸
53	气端 Qìduān, EX－LE12	在足趾,十趾端的中央,距趾甲游离缘0.1寸(指寸),左右共10穴	① 足趾麻木、足背红肿疼痛;② 卒中	直刺0.1～0.2寸或点刺出血。可灸

中 篇

刺 灸 法

第四章 刺灸法总论

导学

刺灸法是针灸临床所必须掌握的基本技能,在针灸学中占有重要的地位。本章主要介绍刺灸法的起源与发展、刺灸的量学要素和刺灸法的宜忌等知识。通过本章学习,应掌握刺激强度、刺激时间等刺灸法操作的量学要素,以及施术部位、患者体质、病情性质、刺灸时间等刺灸法宜忌;熟悉刺法、灸法的概念;了解刺法、灸法的起源、形成与发展概况。

刺灸法包括刺法和灸法,是针灸临床所必须掌握的基本技能。刺法古称"砭刺",又称"针法",指采用特殊的针具,通过一定的手法刺激人体的腧穴或部位,以防治疾病的方法。灸法古称"灸焫",又称"艾灸",指采用以艾绒为主的施灸材料烧灼、熏熨人体的一定部位或腧穴,以防治疾病的方法。广义的灸法还包括穴位药物敷贴疗法。

第一节 刺灸的起源与发展

一、刺法的起源与发展

刺法起源于新石器时代的"砭刺",即以砭石刺病。随着针具的不断变革,针刺的方法也不断增多。《内经》总结了上古以来的针刺方法,论述颇为精辟和全面。在刺法方面,提到了九刺、十二刺和五刺等;在补泻手法方面,论及徐疾补泻、呼吸补泻、捻转补泻、迎随补泻、提插补泻和开阖补泻等,为后世的针刺方法奠定了基础。《难经》对刺法又有所阐发,强调了针刺时双手协作的重要性,对后世影响颇大。晋唐宋时代,在针刺手法方面一直继承《内经》《难经》之说。金元时代提出了子午流注按时取穴的择时针刺学说;窦汉卿《针经指南》创造了"针刺十四法"。明初陈会《神应经》提出了"催气手法";徐凤《金针赋》提出了一整套复式补泻手法,对"烧山火"和"透天凉"做了系统论述;高武《针灸聚英》、汪机《针灸问对》记载的针刺手法,都在《金针赋》的基础上发挥而成;杨继洲《针灸大成》汇集明代以前有关针灸手法的精华,提出"刺有大小""下针十二法"针刺"八法"。清代中叶以后,针灸医学渐趋衰落,刺法无大的进展。

中华人民共和国成立后,针刺方法与现代科技的结合促进了刺法的发展。应用较为广泛的有针刺与电相结合的电针、电热针、穴位电兴奋、微波针灸；与光相结合的红外线照射、激光针；与声相结合的声波电针；与磁相结合的磁疗仪、电磁针，以及小剂量药物穴位注射和穴位埋线、结扎、割治等。

二、灸法的起源与发展

灸法起源于我国北方，《素问·异法方宜论篇》说："北方者，天地所闭藏之域也，其地高陵居，风寒冰冽。其民乐野处而乳食，藏寒生满病，其治宜灸焫。故灸焫者，亦从北方来。"说明灸法的产生与我国北方人民的生活习惯、条件和发病特点有着密切的关系。

灸法是随着火的应用而萌芽，并在其应用和实践中不断发展。"灸"字在现有医学文献记载中，最早见于马王堆三号汉墓出土的医学帛书中，如《足臂十一脉灸经》载"足泰阳脉……诸病此物者，皆灸太阳脉"。在非医学文献中亦有提及，如《庄子·盗跖篇》中孔子劝说柳下跖："丘所谓无病而自灸也。"《孟子·离娄篇》也曾记载："今人欲王者，犹七年之病，求三年之艾也。"从中可以推断在春秋战国时代，灸法颇为盛行。

随着医疗实践的发展，以后历代出现的许多针灸方面的著作如晋代皇甫谧的《针灸甲乙经》、唐代孙思邈的《千金要方》都大力提倡针灸并用。唐代王焘的《外台秘要》则弃针而言灸，可见当时对灸的重视。以后从宋代王执中的《针灸资生经》，明代高武的《针灸聚英》、杨继洲的《针灸大成》，到清代廖润鸿的《针灸集成》无不注重灸法。

历代有关灸法的专著很多，如公元3世纪的《曹氏灸方》，唐代《骨蒸病灸方》，宋代《黄帝明堂灸经》《灸膏肓俞穴法》《备急灸法》，元代《痈疽神秘灸经》，清代《太乙神针》《神灸经纶》等。

灸法治病，最初多采用直接灸，且艾炷较大，壮数较多。为了减轻患者接受灸疗的痛苦，现代多采用小炷少壮灸，并衍化出多种灸法，如艾条灸、药条灸（包括太乙神针、雷火针等）、温灸器灸、温针灸、天灸、灯火灸等。根据病情不同，还常采用隔姜、蒜、食盐、豉饼、附子饼等间接灸法。

第二节　刺灸法操作的量学要素

针刺和艾灸都是通过刺激体表的经络腧穴而达到治疗疾病的目的，故针刺和艾灸本身就包含着刺激量等有关量学方面的问题。实践证明，刺法、灸法的相关量学要素是关系疗效的关键环节之一。

一、刺法的量学要素

刺法的量学要素，是指与刺法刺激量及效应密切相关的因素。目前刺法的含义非常广泛，但最主要的是毫针刺法，故这里我们主要讨论毫针刺法的量学要素。广义的毫针刺法量学要素包括进针方向、进针深度、具体手法操作的强度和时间，以及留针时间的长短等环节；狭义的刺法量学要素主要包括手法操作的强度和时间二大要素。

（一）刺激的强度

针刺刺激的强度是通过手法作用力的强弱而实现。生理学研究表明，外加刺激必须达到一定的强度,才能引起细胞的兴奋或产生动作电位,即足够的刺激强度是引起细胞兴奋的基本条件。针刺的有效刺激强度是激发经络功能的基本条件。在毫针刺法中,有效的刺激强度是以得气为标志,即能使针下产生得气的最小刺激强度是激发经气的阈刺激量。通过对针感强弱的判定,刺激量可分为轻、中、重三种。轻者,针下感应柔和。中者,针下感应明显。重者,针下感应强烈。医者则以捻转、提插针体的频率、幅度和角度来调节刺激量的大小。

当捻转角度＜90°,频率＜60 次/分时,刺激量为轻度;当捻转角度在 90°～180°,频率在 60～90 次/分时,刺激强度为中度;当捻转角度＞180°,频率＞90 次/分以上时,刺激量为重度。此外,在捻转、提插操作中,当医者手、腕、臂同时用力时,刺激量就大,若仅用手指力量刺激量就小。

以上仅就一般情况而言,临床上应根据具体情况灵活掌握。

(二) 刺激的时间

在施行针刺手法时,作用力持续的时间直接关系着疗效。古人在论述针刺时以“得气”为标志,但临床实践证明,必须在得气的基础上持续一定的时间才能够达到有效的刺激量。如现代研究表明,椎-基底动脉供血不足时,在风池穴用捻转手法持续 1～3 min 才有明显的治疗作用,如果局部“得气”后不再持续行针,治疗作用较差。急性胃痛、呕吐、牙痛、晕车时,针刺手法持续 1～3 min,或更长时间,才能达到有效刺激量。因此,根据患者的具体情况,确定作用力持续的最佳时间参数是提高临床疗效的关键之一。

此外,刺激强度的变化率也不可忽视。在毫针操作中,由于患者自身的敏感性不同,对刺激阈的要求也不一样,要注意针刺刺激强度的及时调整。如果持续操作时间较长,要注意捻转及提插手法的强度、频率及幅度,如果长时间用固定的刺激参数,人体可能会产生耐受性,而降低针刺效应。

二、灸法的量学要素

灸法的量学要素,是指与灸法刺激量及效应密切相关的因素,包括艾炷的大小和壮数、艾条施灸的距离、施灸时间的长短等。这些量学要素都与病种和患者具体情况密切相关,在临床上针对不同患者制定出灸法的量学方案可明显提高疗效。

古人在运用灸法时,对灸治的量非常重视。《扁鹊心书·大病宜灸》说:“大病宜灸脐下五百壮……小疾,不过三、五、七壮。”《备急千金要方·灸例第六》说:“头、面、目、咽,灸之最欲生少;手臂四肢,灸之欲须小熟,亦不宜多;胸背腹灸之尤宜大熟,其腰脊欲须少生。”《医宗金鉴·刺灸心法要诀》云:“凡灸诸病,必火足气到,始能求愈,然头与四肢皮肉浅薄,若并灸之,恐肌骨气血难堪,必分日灸之,或隔日灸之,其炷宜小,壮数宜少……”《外台秘要·明堂灸法七门》曰:“凡灸有生熟,候人盛衰及老小也。衰老者少灸,盛壮强实者多灸。”所谓“生”是少灸之意,“熟”是多灸之意。因此,对灸量的掌握需根据患者的体质、年龄、施灸部位、所患病情等方面来确定。

古代将用于灸法的艾炷数量的计数单位定为“壮”,即灸时每燃完一个艾炷,就称为“一壮”。艾炷的大小一般按枣核(橄榄)、莲子、玉米粒、苍耳子、麦粒计量。一般而言,艾炷越大,刺激量就越大;艾灸壮数越多,刺激量就越大。每个穴位一般灸 3～7 壮。《扁鹊心书·窦材灸法》曰:“凡灸大人,艾炷须如莲子,底阔三分;若灸四肢及小儿,艾炷如苍耳子大;灸头面,艾炷如麦粒大。”目前,艾炷可分为大、中、小三种,小者如黄豆,大者如枣,中者如莲子,可根据需要而选用。

艾条施灸(除特殊操作要求外)一般距离皮肤 2～3 cm,以不引起灼痛为度;时间为 10～

15 min。一般而言,艾条距离皮肤的距离越大则刺激量越小,距离越小则刺激量越大,施灸的时间越长则刺激量就越大,反之则小,可根据病情灵活掌握。一般初灸时,每日 1 次,3 次后改为 2～3 日 1 次。急性病疗程较短,有时只需灸治 1～2 次即可;慢性病疗程较长,可灸数月乃至 1 年以上。

第三节　刺灸法的宜忌

一、施术部位的宜忌

刺灸施术时所选择的腧穴都有确切的位置,要求医者必须熟悉腧穴局部的解剖特点,除以刺血络、刺筋骨为目的的特殊刺法外,都应避开要害部位。《素问·刺禁论篇》:"藏有要害,不可不察……刺跗上中大脉,血出不止死……刺郄中大脉,令人仆脱色……刺臂太阴脉,出血多,立死。"《素问·诊要经终论篇》曰:"凡刺胸腹者,必避五藏。"

1. **禁刺的部位与腧穴**　在针刺特殊部位的腧穴时,应严格掌握针刺的深浅、进针的角度。后项部内为延髓,不可深刺;胸腹和腰背部,必须掌握分寸,严禁深刺;大血管附近的腧穴,操作时要慎重,如邻近动脉的委中、箕门、气冲、曲泽、经渠、冲阳等。乳中、脐中和小儿囟门部位也不宜针刺。

2. **禁灸的部位与腧穴**　妊娠期妇女的腰骶部和下腹部,睾丸、乳头、阴部,以及颜面部不宜直接灸,以免形成瘢痕;皮薄肌少筋肉结聚处和关节处不宜直接瘢痕灸。

二、患者体质的宜忌

人体的体质有强弱、肥瘦、老幼之不同,体质的类型也各有异,针刺时必须区别对待。《灵枢·逆顺肥瘦》中指出了不同体质患者的针刺原则。对强壮者可用较强的刺法,可多针,留针时间较长;对瘦弱者则用较轻的刺法,宜少针,留针时间较短;对小儿则用多针、浅刺疾出针法。关于施灸的标准,亦应结合体质条件掌握。初病、体质强壮者,艾炷宜大,壮数宜多;久病、体质虚弱者及妇女和儿童,艾炷宜小,壮数宜少。

此外,孕妇尤其有习惯性流产史者,应慎用针刺。

三、病情性质的宜忌

病情有表里、寒热、虚实的不同,临床应在辨证的基础上,选择不同的刺灸方法给予适当的治疗。一般表证宜浅刺,表寒可用温针,表热应疾出针;里证宜深刺,里寒证可用补法,里热证应行泻法;虚证用补法,虚寒证宜少针,虚热证可多针;实证用泻法,表实证宜浅刺,里实证可深刺;寒证宜深刺,久留针;热证宜浅刺,疾出,并可刺出血。

四、刺灸时间的宜忌

1. **留针久暂**　留针时间的长短与疾病的性质相关,如《灵枢·经脉》曰:"热则疾之,寒则留之。"对表热证,宜疾出针;对里证和虚寒证,一般均需留针。留针的宜忌,在《灵枢》中也有所论述,如《灵枢·终始》曰:"刺热厥者,留针反为寒;刺寒厥者,留针反为热。"认为治疗热证时留针的时间宜短,而治疗寒证时留针时间宜长。

2. 施针时间　《素问·八正神明论篇》论述了人体生理功能与天时变化的关系。古人结合日月的运行盈亏推论人体血气的周期性活动,根据气的开阖而行补泻,提出"候时而刺"针法。即"是以因天时而调血气也,是以天寒无刺,天温无疑,月生无写,月满无补,月郭空无治,是谓得时而调之。"后世在此基础上发展成为子午流注针法。

五、特殊情况的宜忌

《素问·刺禁论篇》说:"无刺大醉,令人气乱;无刺大怒,令人气逆;无刺大劳人,无刺新饱人,无刺大饥人,无刺大渴人,无刺大惊人。"《灵枢·终始》也说"新内勿刺""已醉勿刺""新怒勿刺""新劳勿刺""已饱勿刺""已饥勿刺""已渴勿刺";否则,将引起"脉乱气散,逆其营卫,经气不次",造成"失气"。因此,对于大醉、大怒、大劳等现象,不宜立即针刺,必须待其恢复后再行针刺。

第五章 刺灸法各论

导学

本章是刺灸法的各论部分,主要包括毫针法、灸法、拔罐法、三棱针法、皮肤针法、皮内针法、火针法、电针法、穴位注射法、穴位埋线法、穴位贴敷法、头针、耳针等内容。应掌握毫针刺的进针法、行针基本手法、常用补泻手法,得气的概念、表现,艾灸法的种类、操作要领和适应范围以及针刺异常情况的表现、预防和处理;熟悉三棱针法、电针法的操作方法、适应范围和注意事项,拔罐法的应用;了解其他刺灸方法和头针、耳针内容。

历代针灸医家在长期针灸医疗实践中,积累了丰富的临床经验和理论知识,使刺灸法的内容不断充实,理论体系不断完善。刺灸法主要包括毫针法、灸法、拔罐法、三棱针法、皮肤针法、皮内针法、电针法、穴位注射法、小针刀法等,还包括头针、耳针等微针疗法。

第一节 毫针法

一、毫针的构造、规格、检查

(一)毫针的构造

毫针分为针尖、针身、针根、针柄、针尾5个部分(图5-1)。

针尖亦称针芒,是针身的尖端锋锐部分;针身亦称针体,是针尖至针柄间的主体部分;针根是针身与针柄连接的部分;针柄是针根至针尾的部分;针尾亦称针顶,是针柄的末端部分。

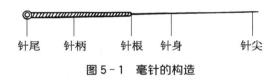

针尾　　针柄　　针根　　针身　　　针尖

图5-1 毫针的构造

(二)毫针的规格

毫针的规格,是以针身的直径和长度区分(表5-1、表5-2)。

表 5-1　毫针的长度规格表

规格(寸) 法定计量(mm)		0.5	1	1.5	2	2.5	3	4	4.5	5	6
针身长度(mm)		15	25	40	50	65	75	100	115	125	150
针 柄	长　柄(mm)	25	35	40	40	40	40	55	55	55	56
	中　柄(mm)	—	30	35	35	—	—	—	—	—	—
长短	短　柄(mm)	20	25	25	30	30	30	40	40	40	40

表 5-2　毫针的粗细规格表

号数	26	27	28	29	30	31	32	33	34	35	36
直径(mm)	0.45	0.42	0.38	0.34	0.32	0.30	0.28	0.26	0.24	0.22	0.20

一般临床以粗细为 28～32 号(0.28～0.38 mm),长短为 1～3 寸(25～75 mm)的毫针最为常用。

(三) 毫针的检查

1. 检查针尖　主要检查针尖有无卷毛或钩曲现象。
2. 检查针身　主要检查针身有无弯曲或斑剥现象。

二、针刺法的练习

针刺法的练习,主要包括指力练习、手法练习和实体练习。

(一) 指力练习

用松软的纸张,折叠成长 8 cm、宽约 5 cm、厚 2～3 cm 的纸块,用线如"井"字形扎紧,做成纸垫。练针时,左手平执纸垫,右手拇、示、中三指持针柄,如持笔状地持 1～1.5 寸毫针,使针尖垂直地抵在纸块上,然后右手拇指与示、中指交替捻动针柄,并渐加一定的压力,待针穿透纸垫后另换一处,反复练习。纸垫练习主要是锻炼指力和捻转的基本手法(图 5-2)。

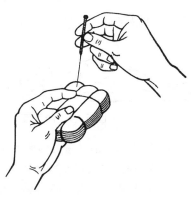

图 5-2　纸垫练习法

(二) 手法练习

手法的练习主要在棉团上练习针法。

取棉团,用棉线缠绕,外紧内松,做成直径为 6～7 cm 的圆球,外包白布一层缝制即可练针。可练习提插、捻转、进针、出针等各种毫针操作手法。做提插练针时,以执笔式持针,将针刺入棉球,在原处作上提下插的动作,要求深浅适宜,幅度均匀,针身垂直。在此基础上,可将提插与捻转动作配合练习,要求提插幅度上下一致,捻转角度来回一致,操作频率快慢一致,达到动作协调、得心应手、运用自如、手法熟练的程度(图 5-3)。

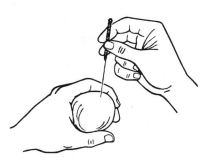

图 5-3　棉团练习法

(三) 实体练习

通过纸垫、棉团练针掌握了一定的指力和手法后,可以在自己身上进行试针练习,亲身体会指力的强弱、针刺的感觉、行针的手法等。自身练针时,要求能逐渐做到进针无痛或微痛,针身挺直不弯,刺入顺利,提插、捻转自如,指力均匀,手法熟练。同时,仔细体会指力与进针、手法与得气的关系,以及持针手指的感觉和受刺部位的感觉。

三、针刺前的准备

(一) 针具选择

选择针具时,应根据患者的性别、年龄、形体的肥瘦、体质的强弱、病情的虚实、病变部位的表里深浅和腧穴所在的部位,选择长短、粗细适宜的针具。《灵枢·官针》曰:"九针之宜,各有所为,长短大小,各有所施也。"

(二) 体位选择

针刺时,患者体位的选择原则是要有利于腧穴的正确定位,便于针灸的施术操作和较长时间的留针而不致疲劳。临床上常用体位主要有以下几种。

1. **仰卧位** 指患者身体平卧于床,头面、胸腹朝上的体位。适宜于取头、面、胸、腹部腧穴和上、下肢部腧穴(图5-4)。

2. **侧卧位** 指患者身体一侧着床,头面、胸腹朝向一侧的体位。适宜于取身体侧面少阳经腧穴和上、下肢部分腧穴(图5-5)。

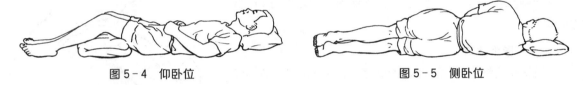

图5-4 仰卧位　　　　　　　　　　图5-5 侧卧位

3. **俯卧位** 指患者身体俯伏于床,头面、胸腹朝下的体位。适宜于取头、项、脊背、腰骶部腧穴和下肢背侧及上肢部分腧穴(图5-6)。

4. **仰靠坐位** 指患者身体正坐,背靠于椅,头后仰,面朝上的体位。适宜于取前头、颜面和颈前等部位的腧穴(图5-7)。

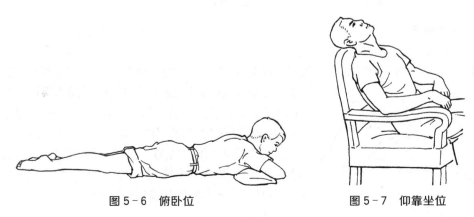

图5-6 俯卧位　　　　　　　　　　图5-7 仰靠坐位

5. **俯伏坐位** 指患者身体正坐,两臂屈伏于案上,头前倾或伏于臂上,面部朝下的体位。适宜于取后头和项、背部的腧穴(图5-8)。

6. **侧伏坐位**　指患者身体正坐,两臂侧屈伏于案上,头侧伏于臂,面部朝向一侧的体位。适宜于取头部的一侧、面颊及耳前后部位的腧穴(图5-9)。

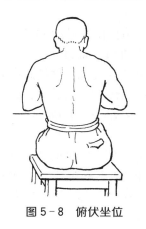 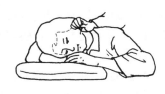

图5-8　俯伏坐位　　　　　　图5-9　侧伏坐位

在临床上除上述常用体位外,对某些腧穴则应根据腧穴的具体不同要求而采取不同的体位。同时,也应注意根据处方所取腧穴的位置,尽可能用一种体位针刺取穴。如因治疗要求和某些腧穴定位的特点而必须采用两种不同体位时,应根据患者的体质、病情等具体情况灵活掌握。对初诊、精神紧张或年老、体弱、病重的患者,有条件时应尽量采取卧位,以防患者感到疲劳或晕针等。

(三) 灭菌及消毒

在针刺操作过程中,为防止病原微生物进入机体,预防可能出现的感染,需要树立无菌观念,实行无菌操作,区分有菌物和无菌物。针灸无菌操作规范包括针具器械的灭菌消毒、医者手部的消毒、针刺部位的消毒、针刺无菌规则和治疗室的消毒管理。

1. **针具器械的灭菌、消毒**　提倡使用一次性针具。对于非一次性的针具及针灸用的器械(针盘、针管、针盒、镊子、钳子等)以及敷料(棉签、棉球、纱布等),可使用如下方法。

(1) 高压蒸汽灭菌法:这是目前应用最多、效果可靠的灭菌法,高压蒸汽灭菌器分为下排气式和预真空式两种。将需灭菌物品按要求(如体积应<40 cm×30 cm×30 cm)包裹好放入高压蒸汽灭菌器内,当温度、压力和时间达到要求(如下排气式:温度121℃、压力102.9 kPa,最少时间30 min)可杀灭包括芽孢在内的一切微生物。已灭菌的物品应标明有效日期,通常为2周。

(2) 煮沸灭菌法:适用于金属器械、玻璃制品及橡胶类物品,在水中煮沸至100℃并持续15～20 min,一般细菌可被杀灭,但芽孢至少需煮沸1小时才能被杀灭。高原地区可采用压力锅灭菌,压力锅内蒸汽压力可达127.5 kPa,锅内温度为124℃左右,10 min即可达到灭菌效果。

(3) 药液浸泡消毒法:将针具器械放入浸泡液中浸泡一定的时间,取出用消毒巾或消毒棉球擦拭干后使用。临床上多采用2%中性戊二醛作为浸泡液,30 min达到消毒效果,灭菌时间为10 h。用于消毒的其他浸泡液有:10%甲醛、70%乙醇等。

(4) 化学气体灭菌法:目前主要采用环氧乙烷气体灭菌法、过氧化氢等离子低温灭菌法和甲醛蒸汽灭菌法。

2. **医者手部的消毒**　包括清洁和消毒两个步骤,针刺前,医者先用皂液或洗手液清洗手部,然后用消毒剂进行手部皮肤消毒。常用的手消毒剂有乙醇、异丙醇、氯己定、碘伏等。

3. **针刺部位的消毒** 在患者需要针刺的部位皮肤上用75％乙醇或碘伏涂擦消毒剂时,应从腧穴部位的中心点向外绕圈消毒。当穴位皮肤消毒后,要保持干净,切记接触污物,防止再次污染。

4. **针刺无菌规则** 医者在针刺治疗时,应遵循以下无菌操作规则:(1) 医者针刺前应剪短指甲,穿戴清洁整齐的工作服、帽子、口罩;(2) 无菌物品必须用消毒钳夹取,不能用手直接取拿;(3) 无菌物品取出后,不论使用与否,不能再放回原容器中;(4) 无菌物件接触有菌物件后,不许再使用,须重新消毒处理;(5) 持针操作时,医者应尽量避免手指直接接触针身,如某些刺法需要触及针身时,可戴无菌手套,或用消毒棉球作为隔物,以确保针身无菌;(6) 针具使用时应一针一穴,不能重复使用。

5. **治疗室的消毒管理** 治疗室需要有消毒、卫生管理制度。应定期进行空气消毒,常用的方法为定时用紫外线照射。室内治疗台上的床垫、床单、枕巾、被套、被褥等物品,要按时换洗晾晒,提倡采用一人一用的消毒垫单、枕巾、被套。应保持治疗室空气流通,清洁干净,使用的物品摆放整齐。

四、进针法

针刺操作时,一般应双手协同操作,紧密配合。《难经·七十八难》说:"知为针者信其左,不知

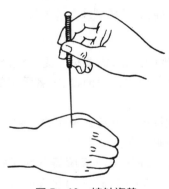

图5-10 持针姿势

为针信其右。"《标幽赋》更进一步阐述其义:"左手重而多按,欲令气散;右手轻而徐入,不痛之因。"临床上一般用右手持针操作,主要是拇、示、中指夹持针柄,其状如持笔(图5-10),故右手称为"刺手"。左手爪切按压所刺部位或辅助针身,故称左手为"押手"。

1. **刺手的作用** 刺手的作用主要是掌握针具,施行手法操作。进针时,运指力于针尖,而使针刺入皮肤,行针时便于左右捻转。上下提插和弹震刮搓以及出针时的手法操作等。

2. **押手的作用** 主要是固定腧穴的位置,夹持针身协助刺手进针,使针身有所依附,保持针身垂直,力达针尖,以利于进针,减少疼痛和协助调节、控制针感。

临床常用进针方法有以下几种。

(一) 单手进针法

单手进针法多用于较短的毫针。右手拇、示指持针,中指端紧靠穴位,指腹抵住针体中部,当拇、示指向下用力时,中指也随之屈曲,将针刺入,直至所需的深度(图5-11)。本法三指并用,尤适宜于双穴同时进针。此外,还有用拇、示指夹持针体,中指尖抵触穴位,拇、示指所夹持的针沿中指尖端迅速刺入,不施捻转。针入穴位后,中指即离开应针之穴,此时拇、示、中指可随意配合,施行补泻。

(二) 双手进针法

1. **指切进针法** 又称爪切进针法,用左手拇指或示指端切按在腧穴位置的旁边,右手持针,紧靠左手指甲面将针刺入腧穴(图5-12)。本法

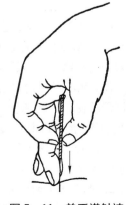

图5-11 单手进针法

适宜于短针的进针。

2. **夹持进针法**　或称骈指进针法,即用左手拇、示二指持捏消毒干棉球,夹住针身下端,将针尖固定在所刺腧穴的皮肤表面,右手捻动针柄,将针刺入腧穴。本法适用于长针的进针。

临床上也有采用插刺进针的,即单用右手拇、示二指夹持消毒干棉球,夹住针身下端,使针尖露出2~3分,对准腧穴的位置,将针迅速刺入腧穴,然后将针捻转刺入一定深度,并根据需要适当配合押手行针(图5-13)。

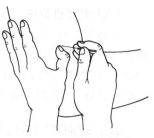

图5-12　指切进针法

3. **舒张进针法**　用左手拇、示二指将所刺腧穴部位的皮肤向两侧撑开,使皮肤绷紧,右手持针,使针从左手拇、示二指的中间刺入。本法主要用于皮肤松弛部位的腧穴(图5-14)。

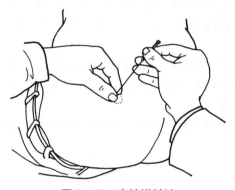

图5-13　夹持进针法

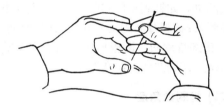

图5-14　舒张进针法

4. **提捏进针法**　用左手拇、示二指将所刺腧穴部位的皮肤提起,右手持针,从捏起部的上端将针刺入。本法主要用于皮肉浅薄部位的腧穴,如印堂穴等(图5-15)。

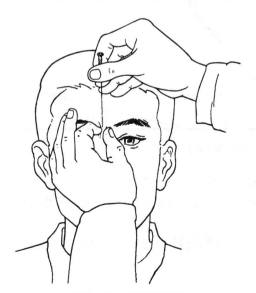

图5-15　提捏进针法

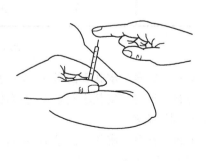

图5-16　针管进针法

（三）针管进针法

即备好塑料、玻璃或金属制成的针管,针管长度比毫针短 2～3 分,以便露出针柄。针管的直径,以能顺利通过针尾为宜。进针时,左手持针管,将针装入管内,针尖与针管下端平齐,置于应刺的腧穴上,针管上端露出针柄 2～3 分,用右手示指叩打针尾或用中指弹击针尾,即可使针刺入,然后退出针管,再运用行针手法(图 5 - 16)。

五、针刺的方向、角度和深度

（一）针刺的方向

针刺方向是指进针时针尖对准的某一方向或部位,一般依经脉循行的方向、腧穴的部位特点和治疗的需要而定。

1. **依循行定方向** 即根据针刺补泻的需要,为达到"迎随补泻"的目的,在针刺时结合经脉循行的方向,或顺经而刺,或逆经而刺。一般认为,当行补法时,针尖与经脉循行的方向一致;行泻法时,针尖与经脉循行的方向相反。

2. **依腧穴定方向** 为保证针刺安全,根据腧穴所在部位的特点,某些部位必须朝向某一特定方向或部位。如针刺哑门穴时,针尖应朝向下颌方向缓慢刺入;针刺廉泉穴时,针尖应朝向舌根方向缓慢刺入;针刺背部的某些腧穴,针尖要朝向脊柱等。

3. **依病情方向** 即根据病情的治疗需要,为使针刺的感应到达病变所在的部位,针刺时针尖应朝向病所,以使"气至病所"。

（二）针刺的角度

针刺角度是指进针时针身与皮肤表面所形成的夹角(图 5 - 17),一般分为以下三种。

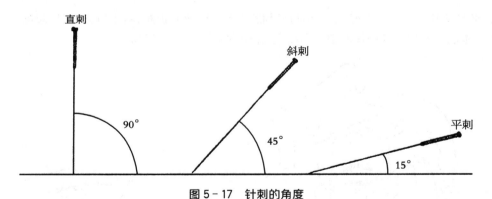

图 5 - 17　针刺的角度

1. **直刺** 针身与皮肤表面呈 90°左右垂直刺入。本法适用于人体大部分腧穴。

2. **斜刺** 针身与皮肤表面呈 45°左右倾斜刺。本法适用于肌肉浅薄处或内有重要脏器,或不宜直刺、深刺的腧穴。

3. **平刺** 针身与皮肤表面呈 15°左右沿皮刺入,又称横刺、沿皮刺。本法适用于皮薄肉少部位的腧穴,如头部腧穴等。

（三）针刺的深度

临床常根据患者的体质、年龄、病情、部位等方面确定进针的深度。

1. **年龄** 年老体弱、气血衰退,小儿娇嫩、稚阴稚阳,均不宜深刺;中青年身强体壮者,可适当深刺。

2. **体质** 形瘦体弱者宜浅刺,形盛体弱者宜深刺。

3. **病情** 阳证、新病宜浅刺,阴证、久病宜深刺。

4. **部位** 头面、胸腹及皮薄肉少处的腧穴宜浅刺,四肢、臀、腹及肌肉丰厚处的腧穴宜深刺。

六、行针与得气

毫针进针后,为使患者产生针刺感应,或进一步调整针感的强弱,以及使针感向某一方向扩散、传导而采取的操作方法,称为行针,亦称运针。行针手法包括基本手法和辅助手法两类。

(一) 基本手法

行针的基本手法是毫针刺法的基本动作,从古至今临床常用的主要有提插法和捻转法两种。两种基本手法临床施术时既可单独应用,又可配合应用。

1. **提插法** 这是将针刺入腧穴一定深度后,施以上提下插的操作手法(图5-18)。针由浅层向下刺入深层的操作谓之"插",从深层向上引退至浅层的操作谓之"提",如此反复地上下纵向运动的行针手法,称为提插法。提插幅度的大小、层次的变化、频率的快慢和操作时间的长短,应根据患者的体质、病情、腧穴部位和针刺目的等不同灵活掌握。使用提插法时,指力一定要均匀一致,幅度不宜过大,一般以3~5分为宜;频率不宜过快,每分钟60次左右,保持针身垂直,不改变针刺角度、方向和深度。一般认为行针时提插的幅度大,频率快,刺激量就大;反之,提插的幅度小,频率慢,刺激量就小。

2. **捻转法** 这是将针刺入腧穴一定深度后,施以向前向后捻转动作的操作手法。这种使针在腧穴内反复前后来回旋转的行针手法,即为捻转法(图5-19)。捻转角度的大小、频率的快慢、时间的长短等,需根据患者的体质、病情、腧穴的部位、针刺目的等具体情况而定。使用捻转法时,指力要均匀,角度要适当,一般应掌握在180°左右,不能单向捻针,否则针身易被肌纤维等缠绕,引起局部疼痛和导致滞针而使出针困难。一般认为捻转角度大,频率快,刺激量就大;反之,捻转角度小,频率慢,刺激量就小。

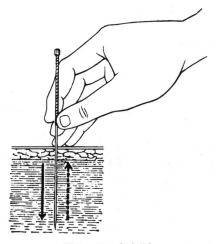

图5-18 提插法

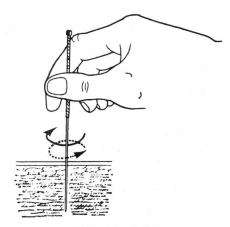

图5-19 捻转法

（二）辅助手法

行针的辅助手法是行针基本手法的补充，是为了促使得气和加强针刺感应的操作手法。临床常用的行针辅助手法有以下几种。

1. **循法**　针刺不得气时，可以用循法催气。其法是医者用顺着经脉的循行径路，在腧穴的上

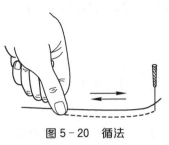

图 5-20　循法

下部轻柔地循按或叩打（图 5-20）。《针灸大成·三衢杨氏补泻》指出："凡下针，若气不至，用指于所属部分经络之路，上下左右循之，使气血往来，上下均匀，针下自然气至沉紧。"说明本法能推动气血，激发经气，促使针后易于得气。

2. **弹法**　指在留针过程中，以手指轻弹针尾或针柄，使针体微微振动，以加强针感，助气运行的方法（图 5-21）。《针灸问对·十四法》曰："如气不行，将针轻弹之，使气速行。"本法有催气、行气的作用。

3. **刮法**　指毫针刺入一定深度后，经气未至，以拇指或示指的指腹抵住针尾，用示指或中指或拇指指甲，由下而上或由上而下频频刮动针柄，或用拇、中二指固定针身，以示指指尖由上至下刮动针柄，促使得气（图 5-22）。此法在针刺不得气时用之可激发经气，如在已得气者用可以加强针刺感应的传导和扩散。

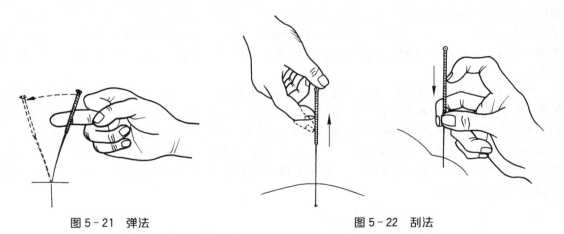

图 5-21　弹法　　　　　　　　　　　　　　　图 5-22　刮法

4. **摇法**　指毫针刺入一定深度后，手持针柄，将针轻轻摇动，以行经气（图 5-23）。《针灸问对·十四法》有"摇以行气"的记载。其法有二：一是直立针身而摇，以加强得气的感应；二是卧倒针身而摇，使经气向一定方向传导。

5. **飞法**　针后不得气者，用右手拇、示二指执持针柄，细细捻搓数次，然后张开两指，一搓一放，反复数次，状如飞鸟展翅，故称飞法（图 5-24）。《医学入门·杂病穴法》载："努者，以大指次指捻针，连搓三下，如手颤之状，谓之飞。"本法的作用在于催气、行气，并使针刺感应增强。

6. **震颤法**　指针刺入一定深度后，右手持针柄，用小幅度、快频率的提插手法，使针身轻微震颤（图 5-25）。本法可促使针下得气，增强针刺感应。

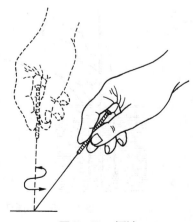

图 5-23　摇法

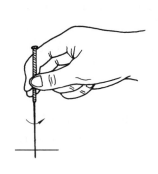
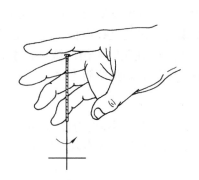
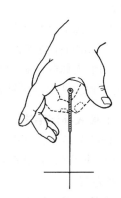

图 5-24　飞法

　　毫针行针手法以提插、捻转为基本操作方法,并根据临证情况,选用相应的辅助手法。如刮法、弹法,可应用于一些不宜施行大角度捻转的腧穴,飞法可应用于某些肌肉丰厚部位的腧穴,摇法、震颤法可用于较为浅表部位的腧穴。通过行针基本手法和辅助手法的施用,主要促使针后气至或加强针刺感应,以疏通经络、调和气血,达到防治疾病的目的。

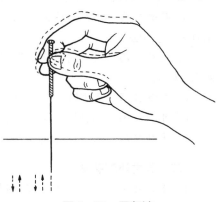

图 5-25　震颤法

（三）得气

　　得气古称"气至",近称"针感",是指毫针刺入腧穴一定深度后,施以提插或捻转等行针手法,使针刺部位获得"经气"感应。针下是否得气,可以从两个方面分析判断。一是患者对针刺的感觉和反应,二是医者对刺手指下的感觉。针刺腧穴得气时,患者的针刺部位有酸胀、麻重等自觉反应,有时还出现热、凉、痒、痛、抽搐、蚁行等感觉,或呈现沿着一定的方向和部位传导、扩散的现象。少数患者还会出现循经性肌肤瞤动、震颤等反应,有时还可见到针刺腧穴部位的循经性皮疹带或红、白线等现象。当患者有自觉反应的同时,医者的刺手亦能体会到针下沉紧、涩滞或针体颤动等反应。若针刺后未得气,患者则无任何特殊感觉或反应,医者刺手亦感觉针下空松、虚滑。正如窦汉卿《标幽赋》所说:"轻滑慢而未来,沉涩紧而已至……气之至也,如鱼吞钩饵之浮沉;气未至也,如闲处幽堂之深邃。"这是对得气与否所作的最形象的描述。

　　得气与否以及气至的迟速,不仅直接关系针刺的治疗效果,而且可以借此推测疾病的预后。《灵枢·九针十二原》说:"刺之要,气至而有效。"临床上一般是得气迅速时疗效较好,得气较慢时效果就差,若不得气时就可能无治疗效果。《金针赋》也说:"气速效速,气迟效迟。"在临床上若刺之而不得气时,要分析经气不至的原因,或因取穴定位不准确,手法运用不当,或为针刺角度有误,深浅失度,对此就应重新调整腧穴的针刺部位、角度、深度,运用必要的针刺手法,以促使得气。

七、针刺补泻

　　《灵枢·九针十二原》说:"虚实之要,九针最妙,补写之时,以针为之。"《备急千金要方·用针略例》指出:"凡用针之法,以补泻为先。"可见针刺补泻是针刺治病的一个重要环节,也是毫针刺法的核心内容。

补法,泛指能鼓舞正气,使低下的功能恢复正常的针刺方法;泻法,泛指能疏泄邪气,使亢进的功能恢复正常的针刺方法。针刺补泻是通过针刺腧穴,采用适当的手法激发经气,以补益正气,疏泄邪气,调节人体的脏腑经络功能,促使阴阳平衡而恢复健康的方法。古代医家在长期的医疗实践中,创造和总结出不少针刺补泻手法,现择要简述如下。

(一)单式补泻手法

1. **捻转补泻** 针下得气后,捻转角度小,用力轻,频率慢,操作时间短者,为补法。捻转角度大,用力重,频率快,操作时间长者,为泻法。也有以左转时角度大、用力重者为补,右转时角度大、用力重者为泻。

2. **提插补泻** 针下得气后,先浅后深,重插轻提,提插幅度小,频率慢,操作时间短者,为补法。先深后浅,轻插重提,提插幅度大,频率快,操作时间长者,为泻法。

3. **疾徐补泻** 进针时徐徐刺入,少捻转,疾速出针者,为补法。进针时疾速刺入,多捻转,徐徐出针者,为泻法。

4. **迎随补泻** 进针时针尖随着经脉循行去的方向刺入,为补法。针尖迎着经脉循行来的方向刺入,为泻法。

5. **呼吸补泻** 患者呼气时进针,吸气时出针,为补法。吸气时进针,呼气时出针,为泻法。

6. **开阖补泻** 出针后迅速揉按针孔,为补法。出针时摇大针孔而不揉按,为泻法。

7. **平补平泻** 指进针得气后,施以均匀的提插、捻转手法,适用于虚实不明显或虚实夹杂的病证。

(二)复式补泻手法

1. **烧山火法** 将针刺入腧穴应刺深度的上1/3(天部),得气后行捻转补法或紧按慢提九数;再将针刺入中1/3(人部),如上施术;然后将针刺入下1/3(地部),如上施术;继之退至浅层,称为一度(图5-26)。如此反复操作数度,使针下产生热感,可配合呼吸补法。本法多用于治疗冷痹顽麻、虚寒性疾病等。

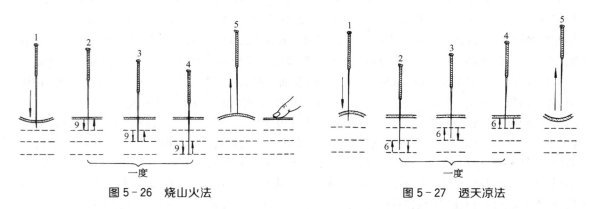

图5-26 烧山火法   图5-27 透天凉法

2. **透天凉法** 先将针刺入腧穴应刺深度的下1/3(地部),得气后行捻转泻法或紧提慢按六数;再将针紧提至中1/3(人部),如上施术;然后将针紧提至上1/3(天部),如上施术,称为一度(图5-27)。如此反复操作数度,使针下产生凉感,可配合呼吸泻法。本法多用于治疗热痹、急性痈肿等实热性疾病。

（三）影响针刺补泻效应的因素

1. **机体所处的功能状态**　在不同的病理状态下，针刺可以产生不同的调整作用（即补泻效果）。当机体处于虚惫状态而呈虚证时，针刺可以起到扶正补虚的作用。若机体处于虚脱状态时，针刺还可以起到回阳固脱的作用。当机体处于邪盛状态而呈实热、邪闭的实证时，针刺可以起到清热启闭、祛邪泻实的作用。例如，胃肠功能亢进而痉挛疼痛时，针刺可解痉止痛。胃肠功能抑制而蠕动缓慢、腹胀纳呆时，针刺可加强胃肠蠕动，提高消化功能，消除腹胀，增进食欲。大量的临床实践和实验研究表明，针刺当时的机体功能状态，是产生针刺补泻效果的主要因素。

2. **腧穴作用的相对特异性**　腧穴的主治功用不仅具有普遍性，而且具有相对特异性。人体不少腧穴，如关元、气海、命门、膏肓、背俞穴等，都能鼓舞人体正气，促使功能旺盛，具有强壮作用，适宜于补虚益损。此外，很多腧穴，如水沟、委中、十二井穴、十宣等，都能疏泄病邪，抑制人体功能亢进，具有祛邪作用，适宜于祛邪泻实。当施行针刺补泻时，必须结合腧穴作用的相对特异性，才能产生针刺补泻的效果。

3. **针具及手法轻重因素**　影响针刺补泻因素与使用的针具粗细、长短，刺入的角度、深度，行针时的幅度、频率等有直接关系。一般来说，粗毫针的指力要重，刺激量就大；细毫针用的指力较轻，刺激量就小。毫针刺入腧穴的角度、深度不同，其刺激的轻重程度也不同，一般直刺、深刺的刺激量要大些，平刺、浅刺的刺激量要小些。行针时的幅度、频率不同，与针刺手法轻重密切相关。提插幅度大、捻转角度大、频率快者，其刺激量就大。反之，其刺激量就小。

八、留针与出针

（一）留针法

留针指将针刺入腧穴施术后，使针留置穴内。留针的目的是为了加强针刺的作用和便于继续行针施术。留针的方法有静留针和动留针两种，前者指在留针过程中不再行针，后者指在留针过程中间歇行针。一般病证只要针下得气而施以适当的补泻手法后，即可出针或留针 10～20 min。但对一些特殊病证，如急性腹痛，破伤风，角弓反张，寒性、顽固性疼痛或痉挛性病证，需适当延长留针时间，有时留针可达数小时，以便在留针过程中做间歇性行针，以增强、巩固疗效。在临床上留针与否或留针时间的长短，不可一概而论，应根据患者具体病情而定。

（二）出针法

出针又称起针、退针，指将针拔出的方法。在施行针刺手法或留针达到预定针刺目的和治疗要求后，即可出针。

出针的方法，一般以左手拇、示二指持消毒干棉球轻轻按压于针刺部位，右手持针做轻微的小幅度捻转，并将针缓慢提至皮下（不可单手用力过猛），静留片刻，然后出针。出针时，依补泻的不同要求，分别采取"疾出"或"徐出"以及"疾按针孔"或"摇大针孔"的出针方法。出针后，除特殊需要外，都要用消毒棉球轻压针孔片刻，以防出血或针孔疼痛。

当针退出后，要仔细查看针孔是否出血，询问针刺部位有无不适感，检查核对针数有否遗漏，还应注意有无晕针延迟反应现象。

九、异常情况的处理和预防

针刺治疗虽然比较安全，但如操作不慎，疏忽大意，或犯刺禁，或针刺手法不当，或对人体解剖部位缺乏全面的了解,临床上有时也会出现一些异常情况,常见者有以下几种。

(一) 晕针

晕针是在针刺过程中患者发生晕厥的现象。

【原因】 患者体质虚弱,精神紧张,或疲劳、饥饿、大汗、大渴、大吐、大泻、大出血之后,或体位不当,或医者在针刺时手法过重,而致针刺时或留针过程中发生此现象。

【现象】 患者突然出现精神疲倦,头晕目眩,面色苍白,恶心欲吐,多汗,心慌,四肢发冷,血压下降,脉象沉细;或神志昏迷,仆倒在地,唇甲青紫,二便失禁,脉微细欲绝。

【处理】 立即停止针刺,将针全部起出。使患者平卧,注意保暖,轻者仰卧片刻,给饮温开水或糖水后,即可恢复正常。重者在上述处理基础上,可刺水沟、素髎、内关、足三里,灸百会、关元、气海等穴,即可恢复。若仍不省人事,呼吸细微,脉细弱者,可考虑配合其他治疗或采用急救措施。

【预防】 对于晕针应注重于预防。如初次接受针刺治疗或精神过度紧张、身体虚弱者,应先做好解释工作,消除其对针刺的顾虑,同时选择舒适持久的体位,最好采用卧位。选穴宜少,手法要轻。若饥饿、疲劳、大渴时,应令进食、休息、饮水后再予针刺。医者在针刺治疗过程中,要精神专一,随时注意观察患者的神色,询问其感觉。一旦有不适等晕针先兆,可及早采取处理措施,防患于未然。

(二) 滞针

滞针是指在行针时或留针后,医者感觉针下涩滞,行针、出针均感困难而患者感觉疼痛的现象。

【原因】 患者精神紧张,当针刺入腧穴后,患者局部肌肉强烈收缩;或行针手法不当,向单一方向捻针太过,以致肌肉组织缠绕针体而致。若留针时间过长,患者体位移动,有时也可出现滞针。

【现象】 针在体内,捻转、提插、出针均感困难,若勉强捻转、提插时,则患者痛不可忍。

【处理】 若患者精神紧张,局部肌肉过度收缩时,可稍延长留针时间,嘱咐患者不要紧张;或于滞针腧穴附近进行循按,或叩弹针柄,或在附近再刺一针,以宣散气血,缓解肌肉紧张。若行针不当,或单向捻针而致者,可向相反方向将针捻回,即可消除滞针。

【预防】 对精神紧张者,应先做好解释工作,消除患者不必要的顾虑,注意行针的操作手法和避免单向捻转。若用搓法时,应注意与提插法的配合,则可避免肌纤维缠绕针身而防止滞针的发生。

(三) 弯针

弯针是指进针时或针刺入腧穴后,针身在体内形成弯曲的现象。

【原因】 医生进针手法不熟练,用力过猛、过速,以致针尖碰到坚硬组织或患者在针刺或留针时移动体位,或因针柄受到某种外力压迫、碰击等,均可造成弯针。

【现象】 针柄改变了进针或刺入留针时的方向和角度,提插、捻转及出针均感困难,患者感到疼痛。

【处理】 出现弯针后,不得再行提插、捻转等手法。如针系轻微弯曲,应慢慢将针起出。若弯曲角度过大时,应顺着弯曲方向将针起出。若由患者移动体位所致,应使患者慢慢恢复原来体位,待局部肌肉放松后,再将针缓缓起出。切忌强行拔针,以免将针体折断,留在体内。

【预防】 医者进针手法要熟练,指力要均匀,并避免进针过速、过猛。选择适当体位,在留针过程中,嘱患者不要随意变动体位,注意保护针柄不受外物硬碰和压迫。

(四) 断针

断针又称折针,是指针体折断在人体内的现象。

【原因】　针具质量欠佳,针身或针根有损伤剥蚀,进针前失于检查;针刺时将针身全部刺入腧穴,行针时强力提插、捻转,肌肉猛烈收缩;留针时患者随意变更体位,或弯针,滞针未能进行及时地正确处理等,均可造成断针。

【现象】　行针时或出针后发现针身折断,其断端部分针身尚露于皮肤外,或断端全部没入皮肤之下。

【处理】　医者态度必须从容镇静,嘱患者切勿变动原有体位,以防断针向肌肉深部陷入。若残端部分针身显露于体外时,可用手指或镊子将针起出。若断端与皮肤相平或稍凹陷于体内者,可用左手拇、示二指垂直向下挤压针孔两旁,使断针暴露体外,右手持镊子将针取出。若断针完全陷于皮下或肌肉深层时,应在 X 线下定位,手术取出。

【预防】　应认真仔细地检查针具,对不符合质量要求的针具,应剔出不用。避免过猛、过强的行针。在行针或留针时,应嘱患者不要随意更换体位。针刺时更不宜将针身全部刺入腧穴,应留部分针身在体外,以便于针根断折时取针。在进针、行针过程中,如发现弯针现象时,应立即出针,切不可强行刺入、行针。对于滞针等亦应及时正确地处理,不可强行硬拔。

(五) 血肿

血肿是指针刺部位出现的皮下出血而引起肿痛的现象。

【原因】　针尖弯曲带钩,刺伤血管所致。

【现象】　出针后,针刺部位肿胀疼痛,继则皮肤呈现紫色。

【处理】　若微量的皮下出血而局部小块青紫时,一般不必处理,可以自行消退。若局部肿胀疼痛较剧,青紫面积大且影响到活动功能时,可先做冷敷止血后,再做热敷或在局部轻轻揉按,以促使局部瘀血消散吸收。

【预防】　仔细检查针具,熟悉人体解剖部位,避开血管针刺,出针时立即用消毒干棉球揉按压迫针孔。

(六) 气胸

气胸是指由于针刺伤及肺组织,空气进入胸膜腔而出现的一系列症状。

【原因】　由于针刺胸背、腋、胁、缺盆等部位的腧穴时,直刺过深,伤及肺脏,引起创伤性气胸。

【现象】　轻者出现胸痛、胸闷、心慌、呼吸不畅,严重者则见呼吸困难、唇甲发绀、出汗、血压下降等症。体检时,可见患侧胸部肋间隙变宽,胸部叩诊呈过清音,气管向健侧移位,听诊时呼吸音明显减弱或消失。有部分病例针刺当时并无明显异常现象,隔数小时后才逐渐出现胸痛、胸闷、呼吸困难等症状。

【处理】　一旦发生气胸,应立即起针,并让患者采取半卧位休息,要求患者心情平静,切勿恐惧而翻转体位。一般漏气量少者,可自行吸收。医者要密切观察,随时对症处理,如给予镇咳、消炎类药物,以防止肺组织因咳嗽扩大创口,加重漏气和感染。对严重病例需及时组织抢救,如胸腔排气、少量慢速输氧等。

【预防】　医者在进行针刺过程中精神必须高度集中,令患者选择适当的体位,严格掌握进针的深度、角度。

(七) 刺伤内脏

刺伤内脏是指由于针刺的角度和深度不正确而造成的相应内脏损伤。

【原因】　主要是医者缺乏解剖学知识,对腧穴和脏器的部位不熟悉,加之针刺过深,或提插幅度过大,造成相应的脏器损伤。

【现象】　若刺伤肝、脾脏时,可引起内出血,肝区或脾区疼痛,有的可向背部放射。如出血不止,腹腔聚血过多,会出现腹痛、腹肌紧张,并有压痛及反跳痛等急腹症症状。若刺伤心脏时,轻者可出现刺痛,重者有剧烈撕裂痛,引起心外射血,即刻导致休克等危重情况。若刺伤肾脏时,可出现腰痛,肾区叩击痛,血尿,严重时血压下降、休克。若刺伤胆囊、膀胱、胃、肠等空腔脏器时,可引起疼痛、腹膜刺激征或急腹症等症状。

【处理】　损伤轻者,卧床休息一段时间后,一般即可自愈。如损伤较重,或继续有出血倾向者,应加用止血药,或局部做冷敷止血处理,并加强观察,注意病情及血压变化。若损伤严重,出血较多,出现休克时,则必须迅速急救处理。

【预防】　医者要学好解剖学、腧穴学;掌握腧穴结构,明确腧穴下的脏器组织。针刺胸腹、腰背部的腧穴时,应控制针刺深度,行针幅度不宜过大。

(八) 刺伤脑或脊髓

刺伤脑或脊髓是指由于针刺的角度和深度不正确而引起的脑或脊髓损伤。

【原因】　针刺后头部上的一些腧穴,如风府、哑门、大椎、风池以及背部第一腰椎以上督脉穴和华佗夹脊穴时,若针刺过深,或针刺方向、角度不当,均可伤及脑或脊髓造成严重后果。

【现象】　如误伤延髓时,可出现头痛、恶心、呕吐、呼吸困难、休克和神志昏迷等。如刺伤脊髓,可出现触电样感觉向肢端放射,甚至引起暂时性肢体瘫痪,有时可危及生命。

【处理】　当出现上述症状时,应及时出针。轻者,需安静休息,经过一段时间后,可自行恢复。重者则应及时邀请神经外科等有关科室会诊、抢救。

【预防】　凡针刺督脉第 12 胸椎以上腧穴及华佗夹脊穴,都要认真掌握针刺深度、方向和角度。如针刺风府、哑门穴,针尖方向不可上斜,不可过深;悬枢穴以上的督脉腧穴及华佗夹脊穴,均不可深刺。上述腧穴在行针时只宜用捻转手法,避免提插手法,禁用捣刺手法。

十、针刺注意事项

由于人体的生理功能状态和生活环境条件等因素,在针刺治疗时,还应注意以下几个方面。

(1) 患者在过于饥饿、疲劳和精神过度紧张时,不宜立即进行针刺。对身体瘦弱、气虚血亏的患者,进行针刺时手法不宜过强,并应尽量选用卧位。

(2) 妇女怀孕 3 个月者,不宜针刺小腹部的腧穴。若怀孕 3 个月以上者,腹部、腰骶部腧穴也不宜针刺。三阴交、合谷、昆仑、至阴等一些通经活血的腧穴,在孕期应慎刺。

(3) 小儿囟门未合时,头顶部的腧穴不宜针刺。

(4) 常有自发性出血或损伤后出血不止的患者,不宜针刺。

(5) 皮肤有感染、溃疡、瘢痕或肿瘤的部位,不宜针刺。

(6) 对胸、胁、腰、背脏腑所居之处的腧穴,不宜直刺、深刺。肝、脾肿大和肺气肿患者更应注意。

(7) 针刺眼区和项部的风府、哑门等穴以及脊柱部的腧穴,要注意掌握一定的角度,更不宜大幅度的提插、捻转和长时间的留针,以免伤及重要组织器官,产生严重的不良后果。

(8) 对尿潴留等患者在针刺小腹部的腧穴时,也应掌握适当的针刺方向、角度、深度等,以免误伤膀胱等器官,出现意外事故。

第二节　灸　　法

灸法是指以艾绒为主要燃烧材料,烧灼、薰熨体表的一定部位或腧穴,通过经络腧穴的作用,以达到防治疾病的一种方法。

一、灸法的材料

(一) 艾

施灸的材料很多,但以艾叶制成的艾绒最为常用。因其气味芳香,辛温味苦,容易燃烧,火力温和,故为施灸佳料。《本草纲目·卷六火部》载,艾火"灸百病"。新制的艾绒含挥发油较多,灸时火力过强,故以陈久的艾绒为佳。

1. 艾炷　将纯净的艾绒放在平板之上,用拇、示、中三指边捏边旋转,把艾绒捏紧成规格大小不同的圆锥状物称为艾炷(图5-28)。有大、中、小之分,小者如麦粒大,中等如半截枣核大,大者如半截橄榄大。

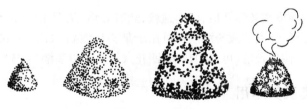

图 5-28　艾炷

2. 艾条　又称艾卷,是用艾绒卷成的圆柱形长条。根据内含药物之有无,又分为纯艾条和药艾条两种。一般长20 cm,直径1.5 cm,具有使用简便、不起疱、不发疮、无痛苦、患者可以自灸等特点,临床应用十分广泛。

(二) 其他灸材

1. 火热类灸材　主要有灯心草、黄蜡、桑枝、硫黄、桃枝、药锭、药捻等。
2. 非火热类(药物贴敷法)　主要有毛茛、斑蝥、旱莲草、白芥子、甘遂、天南星、细辛等。

二、灸法的作用

(一) 防病保健

灸法可以激发人体正气,增强抗病能力,无病时施灸有防病保健的作用。《备急千金要方·灸例第六》记载:"凡入吴蜀地游宦,体上常须三两处灸之,勿令疮暂瘥,则瘴疠瘟疟毒气不能着人也。"《扁鹊心书·须识扶阳》也指出:"人于无病时,常灸关元、气海、命门、中脘,虽未得长生,亦可保百余年寿矣。"以增强人体抗病能力而达到强身保健目的的灸法称为保健灸,《诸病源候论·小儿杂病诸候》又称之为"逆灸"。

（二）温经散寒

灸火的温和热力具有直接的温通经络、驱散寒邪的功用。《素问·调经论篇》说："血气者,喜温而恶寒,寒则泣而不能流,温则消而去之。"灸法更适合治疗寒性病证,《素问·异法方宜论篇》说："藏寒生满病,其治宜灸焫。"临床上多用于治疗风寒湿痹和寒邪为患之胃脘痛、腹痛、泄泻、痢疾等病证。

（三）扶阳固脱

灸火的热力具有扶助阳气、举陷固脱的功能。《素问·生气通天论篇》说："阳气者,若天与日,失其所,则折寿而不彰。"说明了阳气的重要性。阳衰则阴盛,阴盛则为寒、为厥,甚则阳气欲脱,此时就可用艾灸来温补,以扶助虚脱之阳气。《扁鹊心书·须识扶阳》说："真气虚则人病,真气脱则人死,保命之法,灼艾第一。"《伤寒论·辨厥阴病脉证并治第十二》也说："下利,手足逆冷,无脉者,灸之。"可见阳气下陷或欲脱之危证,可用灸法。在临床上,各种虚寒证、寒厥证、虚脱证和中气不足、阳气下陷而引起的遗尿、脱肛、阴挺、崩漏、带下等病证皆可用灸法治疗。

（四）消瘀散结

艾灸具有行气活血、消瘀散结的作用。《灵枢·刺节真邪》说："脉中之血,凝而留止,弗之火调,弗能取之。"气为血之帅,血随气行,气得温则行,气行则血亦行。灸能使气机通调,营卫和畅,故瘀结自散。因此,在临床上也常用灸法治疗气血凝滞之疾患,如乳痈初起、瘰疬、瘿瘤等病证。

（五）引热外行

艾火的温热作用能使皮肤腠理开放,毛窍通畅,热有去路,从而引热外行。《医学入门·针灸》说："热者灸之,引郁热之气外发。"故灸法同样可用于某些热性病,如疖肿、带状疱疹、丹毒、甲沟炎等。对阴虚发热者,也可使用灸法,可选用膏肓、四花穴等治疗骨蒸潮热、虚痨咳喘。

三、灸法的种类及其运用

灸法种类很多,常用灸法如表 5 - 3。

表 5 - 3 灸 法 的 种 类

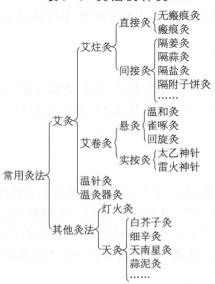

(一) 艾炷灸

将艾炷放在穴位上施灸称艾炷灸,可分为直接灸和间接灸两类。

1. **直接灸**　又称明灸、着肤灸,即将艾炷直接置放在皮肤上施灸的一种方法(图5-29)。根据灸后对皮肤刺激的程度不同,又分为无瘢痕灸和瘢痕灸两种。

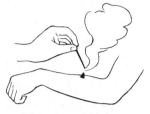

图5-29　直接灸

(1) 无瘢痕灸:又称非化脓灸,施灸以温熨为度,灸后皮肤不致起疱,不留瘢痕,故名。临床上选用大小适宜的艾炷,施灸前先在施术部位涂以少量的凡士林,以增加黏附性。然后放置艾炷,从上端点燃,当燃剩2/5左右,患者感到烫时,用镊子将艾炷挟去,换炷再灸,一般灸3~6壮,以局部皮肤充血、红晕为度。本法适用于慢性虚寒性疾病,如哮喘、慢性腹泻、风寒湿痹、风湿顽痹等。

(2) 瘢痕灸:又称化脓灸,因施灸后局部组织烫伤化脓,结痂后留有瘢痕,故名。临床上选用大小适宜的艾炷,施灸前先在施术部位上涂以少量大蒜汁,以增加黏附性和刺激作用,然后放置艾炷,从上端点燃,烧近皮肤时患者有灼痛感,可用手在穴位四周拍打以减轻疼痛(图5-30)。应用本法一般每壮艾炷需燃尽后,除去灰烬,方可换炷,按前法再灸,可灸3~9壮。灸毕,在施灸穴位上贴敷消炎药膏,大约1个星期可化脓(脓液色白清稀)形成灸疮。灸疮5~6个星期愈合,留有瘢痕。在灸疮化脓期间,需注意局部清洁,每日换膏药1次,以避免继发感染(脓液黄稠)。《针灸资生经·治灸疮》说:“凡着艾得疮,所患即瘥,不得疮发,其疾不愈。”可见灸疮的发和不发与疗效有密切关系。因此,应叮嘱患者多吃羊肉、豆腐等营养丰富的食物以促进灸疮的透发。灸疮是局部组织经烫伤后引起的化脓现象,对穴位局部能产生一个持续的刺激,有保健治病作用,临床上常用于治疗哮喘、慢性胃肠病、风湿顽痹、瘰疬等。但由于这种方法灸后遗有瘢痕,故灸前必须征求患者的同意及合作。对身体过于虚弱,或有糖尿病、皮肤病的患者不宜使用本法。

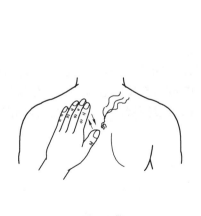

图5-30　瘢痕灸缓痛拍打法

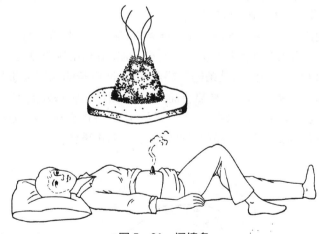

图5-31　间接灸

2. **间接灸**　又称隔物灸、间隔灸,即在艾炷与皮肤之间衬隔某种物品而施灸的一种方法(图5-31)。古代的隔物灸法种类很多,广泛用于临床各种病证。所隔的物品主要为动物、植物和矿物类中药,药物因病证而异,既有单方又有复方,现将临床常用的几种介绍如下。

(1) 隔姜灸:用鲜生姜切成直径为2~3 cm、厚0.2~0.3 cm的薄片,中间以针穿刺数孔,上置艾炷放在应灸的部位,然后点燃施灸,当艾炷燃尽后,可易炷再灸。一般灸3~6壮,以皮肤红晕而不起疱为度。在施灸过程中,若患者感觉灼热不可忍受时,可将姜片向上提起,或缓慢移动姜片。本法应用很广,多用于因寒而致的呕吐、腹痛、泄泻、风寒湿痹和外感表证等。

(2) 隔蒜灸:用鲜大蒜头切成 0.2～0.3 cm 的薄片,中间以针穿刺数孔,上置艾炷放在应灸的腧穴部位或患处,然后点燃施灸,待艾炷燃尽,易炷再灸,一般灸 3～6 壮。因大蒜液对皮肤有刺激性,灸后容易起疱。若不使之起疱,可将蒜片向上提起,或缓慢移动蒜片。本法多用于治疗瘰疬、肺结核、腹中积块及未溃疮疡等。此外,尚有一种铺灸法,即自大椎穴起至腰俞穴之间的脊柱上,铺敷蒜泥一层,宽约 2 cm,厚约 0.5 cm,周围用棉皮纸封护,然后用艾炷在大椎及腰俞点火施灸。因所铺蒜泥形似长蛇,故又名长蛇灸。民间用于治疗虚劳、顽痹等证。

(3) 隔盐灸:因本法只用于脐部,又称神阙灸。用纯净干燥的精制食盐填敷于脐部,使其与脐平,上置艾炷施灸,如患者稍感灼痛,即更换艾炷。也可于盐上放置姜片后再施灸,一般灸 3～9 壮。本法有回阳、救逆、固脱之功,但需连续施灸,不拘壮数,以待脉起、肢温、证候改善。临床上常用于治疗急性寒性腹痛、吐泻、痢疾、小便不利、中风脱证等。

(4) 隔药饼灸:以隔附子饼灸最为常用。药饼的制法是将附子研成细末,以黄酒调和,制成直径约 3 cm,厚约 0.8 cm 的附子饼,中间以针穿刺数孔,上置艾炷,放在应灸腧穴或患处,点燃施灸。一般灸 3～9 壮。由于附子辛温大热,有温肾补阳的作用,故多用于治疗命门火衰而致的阳痿、早泄、遗精、宫寒不孕和疮疡久溃不敛的病证。

(二) 艾条灸

艾条灸又称艾卷灸,即用桑皮纸包裹艾绒,卷成圆筒形的艾卷(也称艾条),将其一端点燃,对准穴位或患处施灸的一种方法。有关艾卷灸的最早记载,见于明代朱权《寿域神方·卷三》灸阴证:"用纸窒卷艾,以纸隔之点穴,于隔纸上用力实按之,待腹内觉热,汗出即瘥。"后来发展为在艾绒内加进药物,再用纸卷成条状艾卷施灸,名为"雷火神针"和"太乙神针"。在此基础上又演变为现代的单纯艾卷灸和药物艾卷灸。

按操作方法艾条灸可分为悬灸和实按灸两种,介绍如下。

1. 悬灸 按其操作方法又可分为温和灸、雀啄灸、回旋灸等。

(1) 温和灸:将艾条的一端点燃,对准应灸的腧穴或患处,距离皮肤 2～3 cm 处进行熏烤(图 5 - 32),使患者局部有温热感而无灼痛为宜,一般每穴灸 10～15 min,至皮肤红晕为度。如果是局部知觉减退或小儿患者,医者可将示、中二指置于施灸部位两侧,通过医者的手指测知患者局部受热程度,以便随时调节施灸时间和距离,防止烫伤。

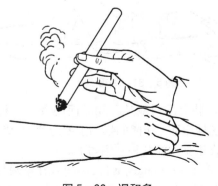

图 5 - 32 温和灸

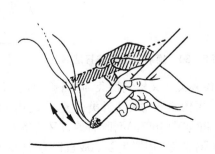

图 5 - 33 雀啄灸

(2) 雀啄灸：施灸时，艾条点燃的一端与施灸部位的皮肤并不固定在一定的距离，而是像鸟雀啄食一样，一上一下施灸，以给施灸局部一个变量的刺激(图 5-33)，一般每穴灸 5~10 min，至皮肤红晕为度。

(3) 回旋灸：施灸时，艾条点燃的一端与施灸部位的皮肤虽保持一定的距离，但位置不固定，而是向左右方向移动或反复旋转地施灸(图 5-34)。

以上方法一般病证均可采用，但温和灸、回旋灸多用于治疗慢性病，雀啄灸多用于治疗急性病。

2. **实按灸**　施灸时，先在施灸腧穴部位或患处垫上数层布或纸，然后将药物艾条的一端点燃，趁热按在施术部位上，使热力透达深部，若艾火熄灭，再点再按(图 5-35)。或以布 6~7 层包裹艾火熨于穴位或患处，若火熄灭，再点再熨。最常用的为太乙神针和雷火神针，适用于风寒湿痹、痿证和虚寒证。

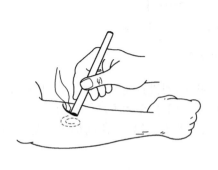

图 5-34　回旋灸

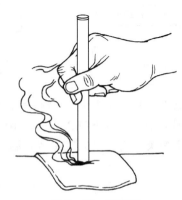

图 5-35　实按灸

太乙神针的药物处方(《太乙神针心法》)：艾绒三两，硫黄二钱，麝香、乳香、没药、松香、桂枝、杜仲、枳壳、皂角、细辛、川芎、独活、穿山甲、雄黄、白芷、全蝎各一钱。上药研成细末，和匀。以桑皮纸一张，宽约一尺见方，摊平，先取艾绒八钱，均匀铺在纸上，次取药末二钱，均匀掺在艾绒里，然后卷紧如爆竹状，再用木板搓捻卷紧，外用鸡蛋清涂抹，再糊上桑皮纸一层，两头留空一寸许，捻紧即成。

雷火神针的药物处方(《针灸大成》卷九)：艾绒二两，沉香、木香、乳香、茵陈、羌活、干姜、穿山甲各三钱，研为细末，加入麝香少许。其制法与太乙神针相同。

(三) 温针灸

温针灸是针刺与艾灸相结合的一种方法，适用于既需要留针，又需施灸的疾病。在针刺得气后，将针留在适当的深度，在针柄上穿置一段长约 2 cm 的艾条施灸，或在针尾上搓捏少许艾绒点燃施灸(图 5-36)，直待燃尽，除去灰烬，每穴每次可施灸 1~3壮，施灸完毕再将针取出。本法是一种简而易行的针灸并用方法，其艾绒燃烧的热力可通过针身传入体内，使其发挥针和灸的作用，达到治疗目的。应用本法时应注意防止艾火脱落，烧伤皮肤和衣物。

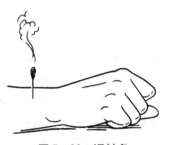

图 5-36　温针灸

（四）温灸器灸

温灸器是一种专门用于施灸的器具,用温灸器施灸的方法称温灸器灸,临床上常用的有温灸盒、灸架和温灸筒等。

1. **温灸盒灸** 将适量的艾绒置于灸盒的金属网上,点燃后将灸盒放置于施灸部位灸治即可(图 5-37)。适用于腹、腰等面积较大部位的治疗。

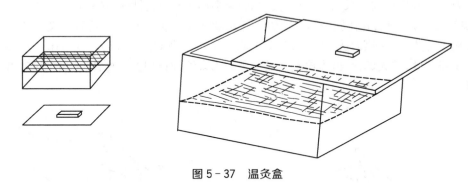

图 5-37 温灸盒

2. **灸架灸** 将艾条点燃后,燃烧端插入灸架的顶孔中,对准选定穴位施灸,并用橡皮带给予固定,施灸完毕后将剩余艾条插入灭火管中(图 5-38)。适用于全身体表穴位的治疗。

3. **温灸筒灸** 将适量的艾绒置于温灸筒内,点燃后盖上灸筒盖,执筒柄于患处施灸即可(图 5-39)。

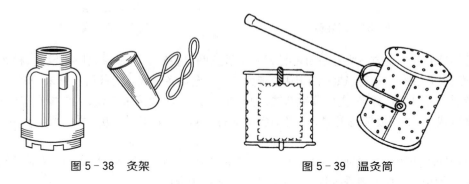

图 5-38 灸架   图 5-39 温灸筒

（五）其他灸法

其他灸法又称非艾灸法,是指以艾绒以外的物品作为施灸材料的灸治方法,常用的有以下几种。

1. **灯火灸** 又称灯草灸、灯草焠、打灯火、油捻灸,是民间沿用已久的简便灸法。取 10~15 cm 长的灯芯草或纸绳,一端蘸麻油或其他植物油,浸渍长 3~4 cm,取出用软绵纸吸去灯草上的浮油,以防止点火后浮油滴下烫伤皮肤。医者以拇、示二指捏住灯草上 1/3 处,即可点火,火焰不要过大,将点火一端向穴位移动,垂直接触穴位,动作快速,一触即离,并听到清脆的"叭"的焠爆声,火焰亦随之熄灭(图 5-40)。如无焠爆之声可重复 1 次。灸后皮肤略有发黄,偶尔也会起小疱。本法主要用于治疗小儿疬腮、喉蛾、吐泻、麻疹、惊风等病证。

2. **天灸** 又称药物灸、发疱灸,是将一些具有刺激性的药物涂敷于穴位或患处,促使局部皮肤起疱的方法。所用药物多是单味中药,也有用复方,常用的有白芥子灸、细辛灸、天南星灸、蒜泥灸等数十种。

(1) 白芥子灸:取白芥子适量,研成细末,用水调和成糊状,敷贴于腧穴或患处,固定1~3 h,以局部皮肤灼热疼痛为度。一般可用于治疗咳喘、关节痹痛、口眼㖞斜等病证。

(2) 细辛灸:取细辛适量,研为细末,加醋少许调和成糊状,敷于穴位上,固定1~3 h,以局部皮肤灼热疼痛为度。如敷涌泉或神阙穴治疗小儿口腔炎等。

(3) 天南星灸:取天南星适量,研为细末,

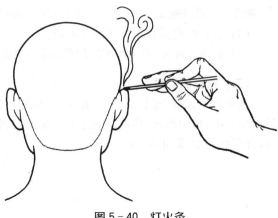

图5-40　灯火灸

用生姜汁调和成糊状,敷于穴位上,固定1~3 h,以局部皮肤灼热疼痛为度。如敷颊车、颧髎穴治疗面神经麻痹等。

(4) 蒜泥灸:将大蒜捣烂如泥,取3~5 g贴敷于穴位上,固定1~3 h,以局部皮肤灼热疼痛为度。如敷涌泉穴治疗咯血、衄血,敷合谷穴治疗扁桃体炎,敷鱼际穴治疗喉痹等。

四、灸感及灸法补泻

(一) 灸感

灸感是指施灸时患者的自我感觉。由于灸法主要是靠灸火直接或间接地在体表上施以适当的温热刺激来达到治病和保健的作用,除瘢痕灸外,一般以患者感觉灸处局部皮肤及皮下温热或有灼热为主,温热刺激可直达深部,经久不消,或可出现循经感传现象。

(二) 灸法补泻

艾灸的补泻,始载于《内经》。《灵枢·背腧》说:“气盛则写之,虚则补之。以火补者,毋吹其火,须自灭也。以火写者,疾吹其火,传其艾,须其火灭也。”灸法的补泻亦需根据辨证施治的原则,虚证用补法,实证用泻法。艾灸补法,无须吹其艾火,让其自然缓缓燃尽为止,以补其虚;艾灸泻法,应当快速吹艾火至燃尽,使艾火的热力迅速透达穴位深层,以泻邪气。

五、施灸的注意事项

(一) 施灸的先后顺序

古人对于施灸的先后顺序有明确地论述,如《千金要方·灸例第六》说:“凡灸,当先阳后阴……先上后下。”即:先灸阳经,后灸阴经;先灸上部,后灸下部。就壮数而言,一般先灸少而后灸多。就艾炷大小而言,先灸小而后灸大。上述施灸的顺序是指一般的规律,临床上需结合病情,灵活应用,不能拘泥不变。如脱肛的灸治,则应先灸长强以收肛,后灸百会以举陷。此外,施灸时应注意在通风环境中进行。

(二) 施灸的禁忌

(1) 面部穴位、乳头、大血管等处均不宜使用直接灸,关节活动部位不适宜用瘢痕灸,以免化脓溃破,不易愈合,甚至影响功能活动。

(2) 一般空腹、过饱、极度疲劳和对灸法恐惧者,应慎施灸法。对于体弱患者,灸治时艾炷不宜过

大,刺激量不可过强,以防晕灸。一旦发生晕灸,应立即停止施灸,并作出及时处理,处理方法同"晕针"。

(3)孕妇的腹部和腰骶部不宜施灸。

(4)施灸过程要防止燃烧的艾绒脱落而烧伤皮肤和衣物。

(三)灸后的处理

施灸过量,时间过长,局部出现水疱,只要不擦破,可任其自然吸收。如水疱较大,可用消毒毫针刺破水疱,放出水液,再涂以龙胆紫。瘢痕灸者,在灸疮化脓期间,疮面局部勿用手搔,以保护痂皮,并保持清洁,防止感染。

第三节 拔 罐 法

拔罐法是一种以罐为工具,借助燃火、抽气等方法,排出罐内空气,形成负压,使之吸附于腧穴或病变部位,使局部皮肤充血、瘀血,以防治疾病的方法。

拔罐法,古称"角法",也称"吸筒法",因古时用牲畜的角(如牛角、羊角等)磨成桶状使用而得名。历代中医文献中论述颇多,早在马王堆汉墓出土的帛书《五十二病方》中就有记载:"牡痔……以小角角之。"晋代葛洪《肘后备急方》中有以制成罐状的兽角拔脓血治疗疮疡脓肿的记载。唐代王焘《外台秘要》进一步阐述了其应用:"取三指大青竹筒,长寸半,一头留节,无节头削令薄似剑,煮此筒子数沸,及热出筒,笼墨点处按之,良久,以刀弹破所角处,又煮筒角之,先出黄白赤水,次有脓出……数数如此角之,令恶物出尽,乃疾除,当目明身轻也。"

经过漫长的历史演变和社会的发展,拔罐疗法的罐具已从原始的兽角,发展成为竹罐、陶瓷罐、金属罐、玻璃罐,乃至各种抽气罐、挤压罐、多功能罐等。操作的方法也从留罐发展到走罐、闪罐,以及与电子、磁疗、药物、红外线等结合的多功能罐法,扩大了拔罐的适应范围,增加了拔罐疗法的治疗效果。

一、罐的种类

罐的种类很多,常用的有玻璃罐、竹罐、陶罐、抽气罐、多功能罐等(图5-41)。

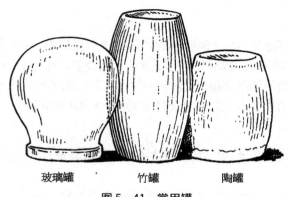

图 5-41 常用罐

玻璃罐　竹罐　陶罐

(一)玻璃罐

玻璃罐采用耐热的玻璃制成,形状如笆斗,肚大口小,口边微厚而略向外翻,分大、中、小三种型号。其优点是质地透明,使用时可以直接观察罐内皮肤的充血、瘀血等变化,便于掌握拔罐治疗的程度。缺点是容易破碎。

(二)竹罐

竹罐用直径3～5 cm坚固无损的竹子,

截成长 6～10 cm 长的竹筒,一端留节作底,另一端作罐口,经去皮、取圆、锉底、见光、磨口、水煮等工艺,制成管壁厚度为 2～3 mm、中间呈腰鼓型的竹罐。其优点是取材容易、制作简便、轻巧价廉、不易摔碎、适宜药煮,缺点是容易燥裂、漏气、吸附力不大。

(三) 陶罐

陶罐用陶土烧制而成,罐的两端较小,中间略向外凸出,状如瓷鼓,底平,依据口径大小而分为不同型号。这种罐的特点是吸力大,但质地较重,携带不方便,且容易摔碎。

(四) 抽气罐

抽气罐根据罐与抽气器是否连结为一体分为连体式(图 5 - 42)和分体式两种。抽气罐的优点是可以避免烫伤,操作方法容易掌握。不足之处是没有火罐的温热刺激。

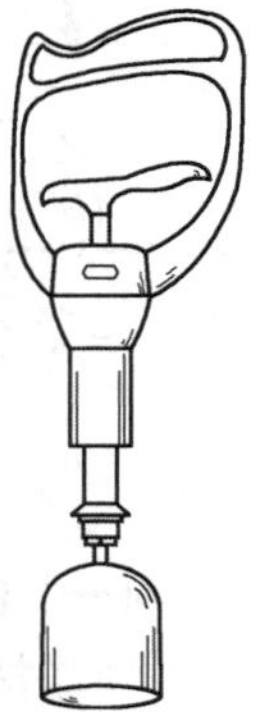

此外,还有多功能罐。多功能罐指功能较多的罐,如有一种罐,内有一凹斗,可依治疗需要放入药液或药末、药片,施治时药物可徐徐敷布于治疗部位,从而加强疗效。

在没有特制罐时,可选用代用罐。凡是口小腔大、口部光滑平整、耐热,并能产生一定吸拔力的器具均可选用。临床最为常用的就是玻璃罐头瓶,其他如杯子、小口碗等。用时需选瓶口光滑、无破损者,以免伤及皮肤。

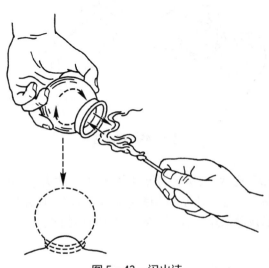

图 5 - 42
抽气罐

二、吸罐的方法

(一) 火罐法

利用燃烧时的热量使罐内气体膨胀排除空气,吸拔后罐内空气的迅速收缩使罐内气压低于外面大气压,借此将罐吸着于施术部位的皮肤上。火罐法其吸拔力的大小与罐具的大小、深度、罐内燃火的温度、燃火方式、扣罐的时机与速度、空气在扣罐时再进入罐内的多少等因素有关。如罐具深而大,在火力旺时扣罐,罐内热度高,扣罐动作快,下扣时空气再进入罐内少,则罐的吸拔力大;反之则小。可根据临床治疗需要灵活掌握,常用的有以下几种方法。

1. **闪火法** 用镊子或止血钳等夹住 95％乙醇棉球,点燃后在火罐内壁中段绕1～2 圈,或稍作短暂停留后,迅速退出并及时将罐扣在施术部位上(图 5 - 43)。本法比较安全,不受体位限制,是常用的拔罐方法,需注意操作时不要烧到罐口,以免烫伤皮肤。

2. **投火法** 将 95％乙醇棉球或纸折成宽筒条状,点燃后投入罐内,迅速将罐扣在施术部位(图 5 - 44)。本法适用侧面拔罐,需注意将纸条投入罐内时,未燃的一端应向下。

3. **贴棉法** 用直径约为 2 cm 的棉花片,厚薄适中,浸少量 95％的乙醇,贴在罐内壁的中段,以火柴点燃,扣在施术部位上,即可吸住。本法多用于侧面拔罐,需防乙醇过多,滴下烫伤皮肤。

图 5 - 43 闪火法

(二) 水罐法

一般选用竹罐倒置在锅内加水煮沸,使用时用

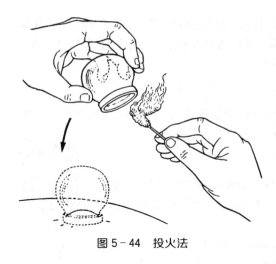

图 5-44　投火法

卵圆钳倒挟竹罐的底端,甩去罐内沸水,并用湿毛巾紧扣罐口,乘热扣在施术部位上。本法适用于任何部位拔罐,优点是可根据病情需要在锅中放入适量的活血药物,以增强疗效。缺点是吸拔力小,操作需快捷。

(三) 抽气法

抽气法是先将备好的抽气罐紧扣在需拔罐的部位上,用抽气筒将罐内的空气抽出,使之产生所需负压,即能吸住,本法适用于任何部位拔罐。

三、拔罐法的应用

根据病变部位和病情性质,可分别采用以下几种拔罐方法。

(一) 留罐法

留罐法又称坐罐法,是拔罐法中最常用的一种方法。拔罐后将罐留置一定时间,一般 10～15 min。大罐吸拔力强可适当减少留罐时间,夏季留罐时间也不宜过长,以免起疱损伤皮肤。可根据病变范围分别采用单罐法或多罐法。如胃痛,可在中脘采用单罐法;腰肌劳损,可在肾俞、大肠俞、腰眼和疼痛明显的部位采用多罐法。

(二) 闪罐法

闪罐法是将罐拔上后立即取下,如此反复吸拔多次,至皮肤潮红充血或瘀血的一种拔罐方法。本法适应于肌肉比较松弛、吸拔不紧或留罐有困难处,以及局部皮肤麻木或功能减退的虚证患者。闪罐法操作时一般采用闪火法,所用的罐不宜过大。

(三) 推罐法

推罐法又称走罐法、飞罐法,一般用于面积较大、肌肉丰厚的部位,如腰背部、大腿等处。需选口径较大的罐,罐口要求平滑厚实,最好选用玻璃罐,先在罐口涂一些润滑油脂或在走罐所经皮肤上涂以润滑油脂,将罐吸拔好后,以一手握住罐底,稍倾斜,即在罐的后边着力,前边略提起,沿一定路线反复推拉移动,至皮肤潮红为度(图 5-45)。

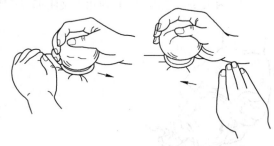

图 5-45　推罐法

(四) 刺血(刺络)拔罐法

刺血(刺络)拔罐法是先用三棱针或粗毫针、小针刀、皮肤针、滚刺筒等,按病变部位的大小、出血量要求或按刺血法要求,刺破小血管,然后拔以火罐的方法。本法可加强刺血法的疗效,应用较广泛,多用于各种急慢性组织损伤、神经性皮炎、痤疮、皮肤瘙痒症、丹毒、哮喘、坐骨神经痛等。

(五) 留针拔罐法

留针拔罐法是将针刺和拔罐相结合应用的一种方法。操作时先针刺得气后留针,再以针为中心,将罐拔上,留置10～15 min,然后起罐、起针(图5-46)。

(六)药罐法

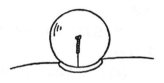

图5-46 留针拔罐法

常用的是煮药罐法,将配制好的药物装入布袋内,扎紧口袋,放入清水煮至适当浓度,再把竹罐放入药液内煮15 min。使用时,按水罐法吸拔在治疗部位,多用于治疗风湿痹痛等病症。常用药物处方为羌活、独活、麻黄、桂枝、细辛、防风、艾叶、川椒、生乌头、曼陀罗花、乳香、没药等。

四、起罐法

起罐亦称脱罐。用一手拿住火罐,另一手将火罐口边缘的皮肤轻轻按下(图5-47),或将火罐特制的进气阀拉起,待空气缓缓进入罐内后,罐即落下。切不可硬拔,以免损伤皮肤。若起罐太快,易造成空气快速进入罐内,则负压骤减,易使患者产生疼痛。

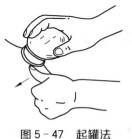

图5-47 起罐法

五、拔罐的作用和适应范围

(一)拔罐的作用

中医学认为,拔罐法有温经通络、行气活血、消肿止痛、祛风散寒、吸毒拔脓等作用。

拔罐法对局部皮肤有温热刺激作用,以大火罐、水罐、药罐最为明显。温热刺激能使血管扩张,促进局部血液循环,改善充血状态,加强新陈代谢,使体内的废物、毒素加速排出,改变局部组织的营养状态,增强血管壁通透性,增强白细胞和网状细胞的吞噬能力,增强局部耐受性和机体的抵抗力,从而达到促使疾病好转的目的。

拔罐法的负压作用和温热作用对神经系统有较好的调节作用。其负压刺激和温热刺激,通过皮肤感受器和血管感受器的反射途径传到中枢神经系统,从而产生反射性兴奋,借此调节大脑皮质的兴奋与抑制过程,使之趋于平衡。同时,也能调节微循环,提高新陈代谢。

此外,不同的拔罐法各有其特殊的作用。如走罐法具有与推拿、刮痧相似的效应,可以改善皮肤的呼吸和营养,有利于汗腺和皮脂腺的分泌,对关节、肌腱可增强弹性和活动性,促进周围血液循环。药罐法是在罐内负压和温热作用下,局部毛孔、汗腺开放,毛细血管扩张,血液循环加快,药物可更多地被直接吸收,从而发挥药物和拔罐双重效应。刺络拔罐法可以调节刺络的出血量,有较好的逐瘀化滞、解闭通结的功效。针罐法则因选用的针法不同,可产生多种效应。

(二)拔罐的适应范围

随着拔罐法机制研究的进一步深入,现代多功能罐种的问世,药罐法所选用药液的不断增加以及拔罐与多种疗法的结合运用,使拔罐法的适应范围越来越广。目前常用于风湿痹痛、肩背腰腿痛;感冒、发热、咳嗽、哮喘;胃痛、腹痛、腹泻;痛经、闭经;痤疮、荨麻疹;中风偏瘫;面瘫;肥胖症等。

六、注意事项

(1)拔罐时要选择适当体位和肌肉丰满的部位,骨骼凹凸不平、毛发较多的部位均不适宜拔罐。

（2）拔罐时要根据所拔部位的面积大小而选择大小适宜的罐。操作时必须迅速，才能使罐吸附有力。

（3）采用火罐法时应注意勿灼伤或烫伤皮肤。若烫伤或留罐时间太长而皮肤起水疱时，小疱无需处理，仅敷以消毒纱布，防止擦破即可。水疱较大时，用消毒针将水放出，涂以龙胆紫药水，或用消毒纱布包敷，以防感染。

（4）皮肤有过敏、溃疡、水肿和大血管分布部位，不宜拔罐。高热抽搐者和孕妇的腹部、腰骶部位，亦不宜拔罐。

第四节 三棱针法、皮肤针法、皮内针法

一、三棱针法

三棱针法是用三棱针刺破血络或腧穴，放出适量血液，或挤出少量液体，或挑断皮下纤维组织，以治疗疾病的方法。《灵枢·官针》称之为"络刺""赞刺""豹纹刺"等，现代称之为"放血疗法"。

三棱针古称"锋针"，是一种"泻热出血"的常用工具。现三棱针多由不锈钢材料制成，针长约 6 cm，针柄稍粗呈圆柱体，针身呈三棱状，尖端三面有刃，针尖锋利（图 5-48）。

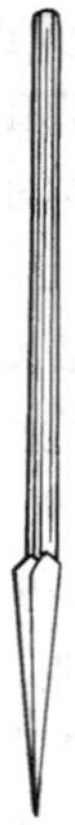

图 5-48
三棱针

（一）操作方法

1. **持针方法** 一般医者右手持针，用拇、示二指捏住针柄，中指指腹紧靠针身下端，针尖露出 3～5 mm（图 5-49）。

2. **刺法** 三棱针的针刺方法一般分为点刺法、散刺法、刺络法、挑刺法四种。

（1）点刺法：是点刺腧穴放出少量血液或挤出少量液体的方法。本法多用于四肢末端及肌肉浅薄处的部位，如十宣、十二井穴和耳尖，以及头面部的攒竹、上星、太阳、印堂等穴。

操作时，医者先在点刺穴位的上下用手指向点刺处推按，使血液积聚于点刺部位，继而用碘伏棉球消毒，再用 75％乙醇棉球脱碘，左手拇、示、中三指固定点刺部位，右手持针对准已消毒的部位点刺，轻轻挤压针孔周围，使出血少许，然后用消毒干棉球按压针孔（图 5-50）。

（2）散刺法：又称豹纹刺，是在病变局部及其周围进行连续点刺以治疗疾病的方法。本法多用于局部瘀血、血肿或水肿、顽癣等。

操作时，医者根据病变部位大小的不同，可点刺 10～20 针，由病变外缘呈环形向中心点刺（图 5-51），点刺后可配合挤压或拔罐等方法，以促使瘀血或水肿的排除，达到祛瘀生新、通经活络的目的。

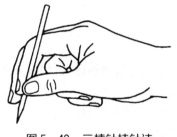

图 5-49 三棱针持针法

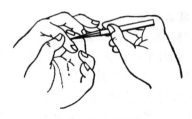

图 5-50 点刺法

（3）刺络法：是刺入浅表血络或静脉放出适量血液的方法。本法多用于曲泽、委中等肘膝关节附近有较明显浅表血络或静脉的部位，治疗急性吐泻、中暑、发热等。

操作时，医者先用松紧带或橡皮带，结扎在针刺部位上端（近心端），然后常规消毒。针刺时，左手拇指压在被针刺部位下端，右手持三棱针对准针刺部位的静脉，斜向上刺入脉中 2～3 mm，立即出针，使其流出一定量的血液，待出血停止后，再用消毒干棉球按压针孔（图 5-52）。当出血时，也可轻轻按压静脉上端，以助瘀血排出、毒邪得泻。

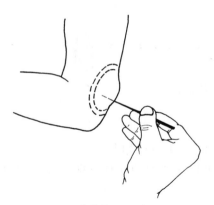

图 5-51 散刺法

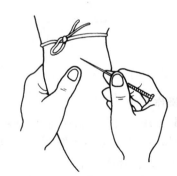

图 5-52 刺络法

（4）挑刺法：是用三棱针挑断穴位皮下纤维样组织以治疗疾病的方法。本法常用于比较平坦的利于挑提牵拉的部位，如背俞穴，多治疗肩周炎、胃痛、颈椎病、失眠、支气管哮喘、血管神经性头痛等较顽固的反复发作性疾病。

操作时，医者用左手按压施术部位两侧，或捏起皮肤，使皮肤固定，右手持针迅速刺入皮肤 1～2 mm，随即将针身倾斜挑破表皮，再刺入 5 mm 左右深，将针身倾斜并使针尖轻轻挑起，挑断皮下白色纤维样组织，尽量将施术部位的纤维样组织挑尽，然后出针，覆盖消毒敷料。由于挑提牵拉伴有疼痛，可根据情况配合局部表浅麻醉。

3. 出血量及疗程　每日或隔日治疗 1 次，1～3 次为 1 个疗程。出血量多者，每星期 1～2 次。一般每次出血量以数滴至 3～5 ml 为宜。

（二）适应范围

三棱针放血疗法具有通经活络、开窍泻热、调和气血、消肿止痛等作用。临床上适应范围广泛，多用于实证、热证、瘀血、疼痛等，如高热、中暑、中风闭证、咽喉肿痛、目赤肿痛、顽癣、痈疖初起、扭挫伤、疖证、痔疮、顽痹、头痛、丹毒、指(趾)麻木等。

(三) 注意事项

(1) 严格消毒,防止感染。

(2) 点刺时手法宜轻、稳、准、快,不可用力过猛,防止刺入过深,创伤过大,损害其他组织。一般出血不宜过多,切勿伤及动脉。

(3) 三棱针刺激较强,在治疗过程中需注意患者体位要舒适,防止晕针。

(4) 体质虚弱者、孕妇、产后及有自发性出血倾向者,不宜使用本法。

二、皮肤针法

皮肤针法是运用皮肤针叩刺人体一定部位或穴位,激发经络之气,调整脏腑气血,以防治疾病的方法。皮肤针法是由古代"半刺""扬刺""毛刺"等刺法发展而来,具有内病外治及治疗皮部病的作用。

皮肤针呈小锤形,针头由多支短针组成,每支针的针尖不宜太锐,针柄一般长 15～19 cm,根据针头短针数目的不同,可分别称为梅花针(5 支针)、七星针(7 支针)、罗汉针(18 支针)等(图5-53)。

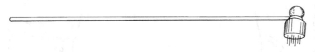

图 5-53 皮肤针

(一) 操作方法

1. **持针方法** 硬柄和软柄持针的姿势不同(图 5-54),分述如下。

(1) 硬柄皮肤针:以右手拇、中二指夹持针柄两侧,示指伸直按住针柄中段,环指和小指将针柄末端固定于大、小鱼际之间。

(2) 软柄皮肤针:将针柄末端置于掌心,拇指在上,示指在下,余指呈握拳状固定针柄末端。

2. **叩刺法** 皮肤针主要是应用腕部的力量进行叩刺。操作时,医者将针具和叩刺部位用75%乙醇消毒,以右手持针,运用腕力弹刺,使针尖叩刺皮肤后,立即弹起,如此反复进行叩击(图5-55)。应注意,叩击时针尖与皮肤必须垂直,弹刺要准确,强度要均匀,可根据病情选择不同的刺激部位或刺激强度。

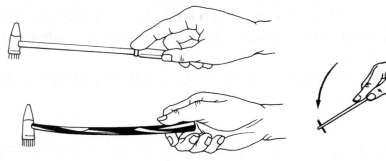

图 5-54 皮肤针持针法

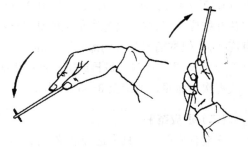

图 5-55 皮肤针叩刺法

3. **叩刺部位**　皮肤针的叩刺部位,一般分为循经叩刺、穴位叩刺、局部叩刺三种。

(1) 循经叩刺:指沿着经脉循行路线进行叩刺的一种方法,常用于项背腰骶部的督脉和足太阳膀胱经。

(2) 穴位叩刺:指在穴位上进行叩刺的一种方法,主要是根据穴位的主治作用,选择适当的穴位或阳性反应点予以叩刺治疗,临床上常用的是各种特定穴(如原穴、络穴、郄穴、背俞穴等)、华佗夹脊穴、阿是穴等。

(3) 局部叩刺:指在患部进行叩刺的一种方法,如扭伤后局部的瘀肿疼痛、顽癣等,可在局部进行围刺或散刺。

4. **刺激强度**　皮肤针的刺激强度,是根据刺激的部位、患者的体质、年龄和病情的不同而决定的,一般分轻、中、重三种。

(1) 轻刺:用力稍小,针尖与皮肤接触时间短暂,皮肤仅现潮红、充血,无明显疼痛感。适用于头面部疾病和老弱、妇幼患者,以及病属虚证、久病者。

(2) 重刺:用力较大,针尖与皮肤接触时间略长,以皮肤有明显潮红、微出血,患者可感较强疼痛为度。适用于压痛点明显和背部、臀部、年轻体壮患者,以及病属实证、新病者。

(3) 中刺:介于轻刺与重刺之间,以局部有较明显潮红,但不出血为度。适用于多数患者。

(二) 适应范围

皮肤针的适应范围很广,临床各种病证均可应用,以功能性失调疗效更佳,对器质性病变也有一定疗效,如近视、视神经萎缩、急性扁桃体炎、感冒、咳嗽、慢性肠胃病、便秘、头痛、失眠、腰痛、皮神经炎、斑秃、痛经、小儿弱智等。

(三) 注意事项

(1) 针具要经常检查,注意针尖有无毛钩,针面是否平齐。针具使用前需用75%乙醇浸泡或擦拭消毒,应专人专用。建议使用一次性已灭菌针具。

(2) 叩刺时动作要轻捷,正直无偏斜,以免造成患者疼痛。

(3) 局部如有溃疡或创伤者不宜使用本法,急性传染性疾病和急腹症也不宜使用本法。

(4) 叩刺局部和穴位,若手法重而出血者,应及时清洁和消毒,注意防止感染。

三、皮内针法

皮内针法是指将特制的小型针具刺入并固定于腧穴部的皮内或皮下,做较长时间留针的方法,其通过柔和而较长久的刺激,以调整经络脏腑功能,达到防治疾病目的的方法,又称埋针法。具有操作简便、作用持久等特点。

皮内针的针具有两种。一种呈颗粒型,或称麦粒型,一般长1cm,针柄形似麦粒;另一种呈揿钉型,或称图钉型,长为0.2~0.3cm,针柄呈环形。前一种针身与针柄呈一直线,而后一种针身与针柄呈垂直状(图5-56)。

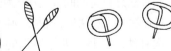

图5-56　图钉型和麦粒型皮内针

(一) 操作方法

操作时,医者先将皮内针、镊子和埋针部皮肤进行严格的消毒,不同皮内针的刺法如下。

1. **颗粒式皮内针**　医者用镊子挟住针柄,对准腧穴,沿皮下横向刺入,针身可刺入0.5~

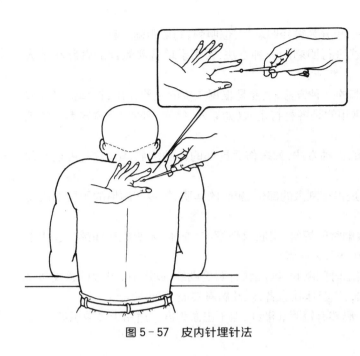

图 5-57 皮内针埋针法

0.8 cm,针柄留于皮外,然后用胶布顺着针身进入的方向粘贴固定。

2. 揿钉式皮内针 医者用镊子挟住针圈,对准腧穴,直刺揿入,然后用胶布固定。也可将针圈贴在小块胶布上,手执胶布直压揿入所刺穴位(图 5-57)。

皮内针可根据病情决定其留针时间的长短,一般为 3～5 日,最长可达 1 个星期。若天气炎热,留针时间以 1～2 日为好。在留针期间,可间歇用手按压埋针处 1～2 min,以加强刺激,提高疗效。

（二）适应范围

皮内针法多用于某些需要久留针的疼痛性、反复发作性或久治不愈的慢性病证,如神经性头痛、面神经麻痹、胆绞痛、腰痛、痹证、神经衰弱、高血压、哮喘、小儿遗尿、痛经、产后宫缩疼痛等。

（三）注意事项

（1）皮内针留针部位以不妨碍正常活动处腧穴为主,多选背俞穴、四肢穴和耳穴等。关节附近因活动时会疼痛,不可埋针。胸腹部因呼吸时会活动,亦不宜埋针。

（2）埋针后,如患者感觉疼痛或妨碍肢体活动时,应将针取出,改选穴位重埋。

（3）埋针期间,针处不可着水,热天出汗较多,埋针时间勿过长,避免感染。

（4）埋针针具,可用 75％乙醇浸泡消毒,应专人专用。

第五节 | 火 针 法

火针法是将特制的针具用火烧红针体后,迅速刺入人体的腧穴或一定部位,从而达到治疗疾病目的的一种疗法。火针法早在《内经》中就有记载,称为"燔针""焠刺";《伤寒论》中称为"烧针""温针"。

火针法的针具一般用较粗的不锈钢针,如员利针或 24 号粗、2 寸长的不锈钢针。也有应用特制的针具,如弹簧式火针、三头火针和用钨合金所制的火针等(图 5-58)。弹簧式火针进针迅速,并易于掌握针刺深度;三头火针常用于美容,对体表痣、疣等的治疗。

（一）操作方法

1. 术前准备

（1）选穴:火针的选穴与毫针的选穴规律基本相同。辨证取穴,选穴定位后要采取适当的体位以防止患者改变姿势而影响取穴的准确性,取穴应根据病情而定,一般宜少,实证和青壮年患者取穴可略多。

（2）消毒：针刺部位要用75 ％乙醇溶液或碘伏消毒。

（3）在进行选穴与消毒的同时,向患者做好解释工作,消除患者的恐惧心理。

2. 烧针　一般较方便的是使用酒精灯,左手持灯于胸前,尽量接近要刺的部位,右手拇指、示指、中指微曲夹持针柄,针尖方向指向病变部位,置针于火焰的上 1/3 处,先加热针体,再加热针尖。火针烧灼的热度,可根据针刺深浅来把握;若针刺较深,需烧至亮白;若针刺较浅,可烧至通红;若仅使针体在表皮部位轻而稍慢地熨烫,则烧至稍红即可。烧针是使用火针的关键步骤,一定要将针烧红才能使用,否则影响疗效。《针灸大成》说:"灯上烧,令通红,用方有功。若不红,不能祛病,反损于人。"

3. 进针

（1）快刺法：进针达适度深度后,迅速将针提起,整个过程只需1/10 s。此法进针速度快,往往还未达到形成痛阈的时间,操作已经结束,故疼痛很轻或无痛。进针后局部常有灼热感,有时还可向远端波散。这是火针温阳散寒、激发经气、行气活血常用的一种刺法。此法根据刺点不同,又可区分为单点刺法、密刺法、散刺法等。单点刺法常刺经穴、奇穴、阿是穴;密刺法是密集刺激病灶局部的一种方法,常用于治疗增生、角化性皮肤病;散刺法,是以火针疏散地点刺病灶局部的一种刺法,一般每隔 1.5 cm 一针,多用细火针浅刺,常用于用于治疗麻木、拘挛等病证。

（2）慢刺法：针刺入一定深度后,逗留一段时间,然后再进针。留针时间多在 1～5 min。在留针期间,可用捻转、提插等法加强刺激。此法针感除局部的灼热感外,常有胀、麻、酸感。具有祛腐、化痰、散结作用,主要用于治疗淋巴结核、肿瘤、囊肿等各种坏死组织和异常增生等疾病。

4. 针刺的深度　针刺的深度,要根据患者的病情、体质和年龄以及针刺部位的肌肉厚薄、血管深浅等而定。一般而言,四肢、腰背部腧穴针刺稍深,可刺 2～5 分,胸背部腧穴宜浅刺,可刺 1～2分;痣、疣的针刺深度应以刺到其基底为宜。

5. 出针　操作完毕,火针出针提离皮肤后,要用消毒干棉球迅速按压针孔,以减轻疼痛。如针处出血,一般勿止,待其自止。

（二）适应范围

火针法具有温经散寒、祛风止痒、活血化瘀、祛腐排脓、生肌敛疮、散结消肿、止痛缓急、消除麻木和清热泻火解毒等作用,适应范围较为广泛,如可用于治疗痈疽、疮疡、瘘、痔、瘰疬、痹证、阳痿、脱肛、肩周炎、神经性皮炎、胃下垂、泄泻、痢疾、痛经、小儿疳积、扁平疣、痣等疾病。

（三）注意事项

（1）面部除用于治疗痣、疣等外,一般不宜用火针。

（2）血管和主要神经分布部位不宜用火针。

（3）有自发性出血倾向的患者禁用火针。

（4）针刺后,局部呈现红晕或红肿未完全消失时,应注意局部清洁,避免洗浴,以防感染。

（5）针后局部发痒,避免用手搔抓,以防感染。

（6）针刺较浅可不做特殊处理,若针刺 3～5

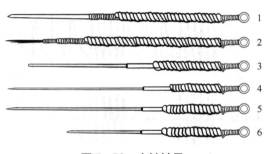

图 5-58　火针针具

分深,针刺后需用消毒纱布覆盖针孔,用胶布固定 1～2 日,以防感染。

第六节 电 针 法

电针法是指将毫针刺入腧穴得气后,再通以接近人体生物电的脉冲电流,利用针和电的两种刺激,激发调整经络之气,以防治疾病的方法。电针法于 20 世纪 50 年代开始在我国广泛应用,具有省时省力、可客观控制刺激量、提高疗效等优点。

(一) 操作方法
电针仪的种类繁多,虽然每种电针仪具有不同的特点,但操作程序基本相似。

1. **选穴** 电针法的处方配穴与毫针法相同,一般选用同侧肢体的 1～3 对穴位为宜。

2. **操作程序**
(1) 先按毫针操作程序,将毫针刺入穴位,并寻到得气感应。
(2) 将电针仪(输出已经调至"0"位)输出导线的一对电极分别接在一对毫针针柄上。一般将同一对输出电极连接在身体的同侧,在胸、背部的穴位上使用电针时,不可将 2 个电极跨接在身体两侧,避免电流回路经过心脏。如遇只需单穴电针时,可将一个电极接在该穴的毫针上,另一个电极接在用水浸湿的纱布上,做无关电极。
(3) 打开电源,选好波型,逐渐加大电流强度,以免给患者造成突然的刺激。
(4) 通电时间一般 20 min 左右。
(5) 结束电针治疗时,应先将电针仪输出电位器退回"0"位,然后关闭电源开关,取下导线,最后按一般毫针起针方法将针取出。

3. **电流的刺激强度** 通常以患者能够承受为宜,应使患者局部肌肉呈节律性收缩,或伴有酸、胀、麻、热等感觉。有些患者会出现电针的感应与疗效逐渐降低的"电针耐受"现象,可通过适当加大输出电流量,或采用间歇通电法加以防范。

4. **疗程** 一般 7～10 次 1 个疗程,每日或隔日 1 次。急症患者每日可治疗 1～2 次。疗程间间隔 3～5 日。

(二) 电针刺激参数的作用
电针仪输出的是脉冲电,脉冲电是指在极短时间内出现的电压或电流的突然变化。临床上常用的电针输出波形为连续波、疏密波和断续波(图 5-59)。

1. **连续波** 是有节律发出的一种连续波形,分密波与疏波。

(1) 密波:频率为每秒 50～100 次的连续波为密波。具有降低神经应激功能,止痛,镇静,缓解肌

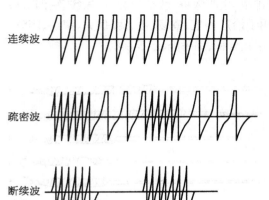

图 5-59 连续波、疏密波、断续波

肉和血管痉挛,针刺麻醉等作用。常用于治疗各种痛证、肌肉痉挛、癫狂、失眠等。

(2)疏波:频率为每秒2～5次的连续波为疏波。其刺激作用较强,具有提高肌肉、韧带的张力,促进肌肉充分收缩的作用。常用于治疗痿证和各种肌肉、关节、韧带、肌腱的损伤等。

2. 疏密波　是疏波、密波自动交替出现的一种波形。该波形能克服单一波形易产生适应的缺点。具有增加代谢,促进气血循环,改善组织营养,消除炎症水肿的作用。常用于治疗扭挫伤、关节周围炎、坐骨神经痛、面瘫、肌无力、局部冻伤等。

3. 断续波　是有节律地时断、时续的一种波形。该波形不易使机体产生适应,动力作用颇强,具有提高肌肉组织的兴奋性,促进横纹肌收缩的作用。常用于治疗痿证、瘫痪等。

(三)适应范围

电针的适应范围和毫针刺法基本相同,临床上常用于治疗各种痛证、痹证和内脏功能失调,以及癫狂和神经、肌肉、韧带、关节的损伤性疾病等。

(四)注意事项

(1)电针仪使用前必须检查其性能是否良好,输出值是否正常。

(2)调节电针电流时,应逐渐从小到大,不可突然增强,以防止引起肌肉强烈收缩,造成弯针、折针或晕针等,年老体弱、精神紧张者,尤应注意。

(3)电针仪器最大输出电压在40 V以上者,最大输出电流应限制在1 mA以内,防止发生触电事故。

(4)不宜使用经过温针灸之后的毫针用作电针,因其表面氧化、质地变脆、导电性下降,容易引发事故。

(5)应避免电针电流回路经过心脏。安装心脏起搏器者,应禁用电针。

(6)孕妇慎用电针。

【附】　经皮穴位电刺激

经皮穴位电刺激是将欧美国家的经皮电神经刺激疗法与针灸穴位相结合,通过皮肤将特定的低频脉冲电流输入人体以治疗疼痛的方法。

(一)操作方法

1. 准备工作　接通电源,见电源红色指示灯闪亮后,将主机左上方并列的两个强度旋钮(INTENSITY)均旋至零位,右上方频率调节钮(FREQ)旋至最低数字,左下方波型选择开关置于连续波(CONT)处。根据不同的穴位刺激方式,对主机左侧面的TENS/ACU钮进行选择。针刺通电法选择ACU侧,皮肤电刺激选择TENS侧。通过指示灯闪亮,验证仪器正常工作。

2. 操作程序

(1)电针疗法:医者将针灸毫针刺入选定的穴位后,将两条带夹输出线(101型)的4枚钢夹分别夹在针柄上,与主机连通。选择适当波形(连续波、疏密波、簇形波),调节强度旋钮,直至产生较强针感并伴有局部肌肉轻度颤动而无明显疼痛为止。

(2)经皮电神经刺激疗法(TENS):将选择开关置于TENS侧,两条输出导线(102型)插入4枚导电橡胶电极,在橡胶电极片与皮肤接触处涂导电膏或生理盐水,以加强导电。用弹性绑带或胶布将电极固定于治疗穴位,注意勿使4枚橡胶电极片之间直接接触,以免发生短路。

(3)锥形电极穴位刺激疗法(SSP):本法类似于TENS法,属皮肤接触性电刺激方式,但较

TENS法对穴位点刺激更精确,尤适用于毛发浓密区域,如发际、眉、会阴部的应用。治疗时,将锥形金属电极尖端尽量准确地置于穴位点上,皮肤表面涂以导电膏,妥善固定。将带夹子的输出线(101型)一端夹在电极柄上,另一端与主机相连。其他操作与"经皮电神经刺激方法"相同。

(二) 适应范围

经皮穴位电刺激主要用于急慢性疼痛的治疗,也可适用于其他病证如慢性疲劳综合征及畏针患者等。

(三) 注意事项

(1) 禁用于埋置有按需式心脏起搏器的患者,以免诱发心律失常。

(2) 有心脏疾病患者慎用或在医生指导下使用。

(3) 心前区、眼区、颈前区,穴位电刺激避免强电流刺激。

(4) 皮肤电极下出现局部皮肤红肿反应,要及时减小电量或暂停使用。

(5) 治疗前,各调节旋钮要调至最低位置。治疗过程中,要逐渐加大电量,切忌先大后小或忽大忽小,使患者难以接受。

第七节 | 穴位注射法、穴位埋线法、穴位贴敷法

一、穴位注射法

穴位注射法又称水针,是将适量中、西药物的注射液注入一定穴位,通过针刺与药物对穴位的双重刺激作用,以防治疾病的方法。本法具有操作简便、用药量小、适应证广、作用迅速等特点。

针具使用消毒或一次性的注射器与针头。可根据使用的药物、剂量大小及针刺的深浅,选用不同规格的注射器和针头。一般可使用1 ml、2 ml、5 ml注射器,若肌肉肥厚部位可使用10 ml、20 ml注射器。针头可选用5~7号普通注射针头、牙科用5号长针头,以及封闭用长针头等。

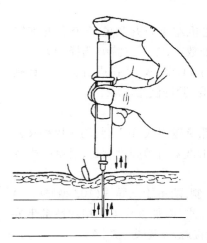

图 5 - 60 针刺得气

(一) 操作方法

1. **操作程序** 选择适宜的消毒注射器和针头,抽取适量的药液,在穴位局部消毒后,右手持注射器对准穴位或阳性反应点,快速刺入皮下,然后将针缓慢推进,达一定深度后,进行和缓的提插。当获得得气感应时,回抽无血后,再将药液注入(图5-60~图5-62)。凡急性病、体强者可用快推药液的较强刺激,慢性病、体弱者可用缓推药液的较弱刺激,一般疾病用中等速度推药液。如推注药液较多,可采用由深至浅,边推药液边退针,或分数个方向注射药液。

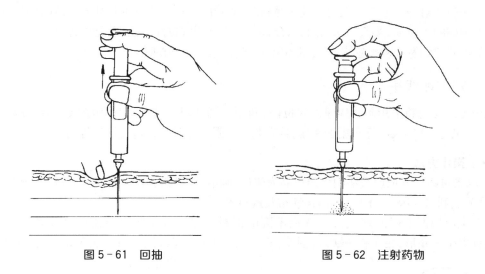

图 5-61　回抽　　　　　　　　　　　图 5-62　注射药物

2. **注射剂量**　穴位注射用药的剂量取决于注射部位、药物的性质及浓度。一般耳穴每穴注射 0.1 ml,面部每穴注射 0.3～0.5 ml,腹部和四肢部每穴注射 1～2 ml,胸背部每穴注射 0.5～1 ml,腰臀部每穴注射 2～5 ml。刺激量较小的药物(如生理盐水、5％～10％葡萄糖)每次可注射 10～20 ml,而刺激性较大的药物(如乙醇)和特异性药物(如抗生素、激素、阿托品等)一般用量较小,每次用量多为常规量的 1/10～1/3。

3. **选穴与疗程**　选穴原则同"毫针刺法"。选穴宜少而精,以 2～4 穴为宜,临床上常选取阳性反应点进行注射。每日或隔日注射 1 次,治疗后反应强烈者可间隔 2～3 日注射 1 次,所选腧穴可交替使用。6～10 次为 1 个疗程,疗程间休息 3～5 日。

(二) 常用药物

常用的穴位注射药液有以下三类。

1. **中草药制剂**　如丹参注射液、当归注射液、川芎嗪注射液、银黄注射液、柴胡注射液、威灵仙注射液、徐长卿注射液等。

2. **维生素类制剂**　如维生素 B_1、维生素 B_6、维生素 B_{12}、维生素 C 注射液。

3. **其他常用药物制剂**　如 5％～10％葡萄糖、生理盐水、三磷酸腺苷、神经生长因子、胎盘组织液、硫酸阿托品、山莨菪碱、青霉素、泼尼松龙、利多卡因、氯丙嗪等。

(三) 适应范围

穴位注射法的适用范围广泛,凡是针灸的适应证大部分都可用本法治疗。

(四) 注意事项

(1) 严格无菌操作,防止感染。

(2) 穴位注射后局部通常有较明显的酸胀感,随后局部或更大范围有轻度不适感,一般 1 日后消失。

(3) 注意注射用药的有效期、有无沉淀变质等情况。凡能引起过敏反应的药物,如青霉素、链霉素等,必须先做皮试,皮试阳性者不可应用。

（4）一般注射药物不宜注入关节腔、脊髓腔和血管内。还应注意避开神经干，以免损伤神经。

（5）孕妇的下腹部、腰骶部和三阴交、合谷穴等不宜用穴位注射法，以免引起流产。

（6）年老体弱及针刺敏感者，注射部位不宜多，药液剂量应酌减。

二、穴位埋线法

穴位埋线法是将医用羊肠线埋入穴位内，利用羊肠线对穴位的持续刺激以防治疾病的方法。本法于 20 世纪 60 年代广泛应用于临床，具有刺激性强、作用持久、适应证广等特点。

（一）操作方法

1. 埋线用品　穴位埋线法的主要用品为碘伏、洞巾、注射器、镊子、埋线针、持针器、0 号或 1 号铬制羊肠线、利多卡因、手术剪刀、消毒纱布及敷料等。

临床上应根据不同的埋线方法选用不同的器材。埋线针是坚韧特制的金属钩针，长 12～15 cm，针尖呈三角形，底部有一缺口（图 5 - 63）。如用切开埋线法需备尖头手术刀片、手术刀柄、三角缝针等。

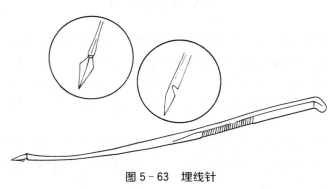

图 5 - 63　埋线针

2. 操作　临床上常用的传统埋线方法有穿刺针埋线法、三角针埋线法和切开埋线法三种，微创埋线方法有简易穴位埋线和专用埋线针埋线两种。

（1）穿刺针埋线法：常规消毒局部皮肤，镊取一段长 1～2 cm 已消毒的羊肠线，放置在穿刺针针管的前端，后接针芯，一手拇、示二指绷紧或捏起进针部位皮肤，另一手持针，刺入到所需深度后，进行和缓的提插。当获得得气感应时，边推针芯，边退针管，将羊肠线埋植在穴位皮下组织或表浅的肌层内，针孔处覆盖消毒纱布。

用特制的埋线针埋线时，通常常规消毒局部皮肤后，以利多卡因做浸润麻醉，镊取 1 cm 左右已消毒的羊肠线，套在埋线针尖缺口上，两端用血管钳夹住。右手持针，左手持钳，针尖缺口向下以 15°～40°方向刺入，当针头缺口进入皮内后，左手即将血管钳松开，右手持续进针，直至羊肠线完全被埋入皮下，再进针 0.5 cm 左右，随后把针退出，用棉球或纱布压迫针孔片刻，再用消毒纱布覆盖创口（图 5 - 64、图 5 - 65）。

（2）三角针埋线法：在距离穴位 1～2 cm 处的两侧做进出针点的标记，常规消毒局部皮肤后，在标记处用利多卡因皮内麻醉，用持针器夹住穿好羊肠线的皮内缝合针，从一侧局麻点刺入，穿过穴位下方的皮下组织或肌层，从对侧局麻点穿出，捏起两针孔之间的皮肤，紧贴皮肤剪断两端线头，再放松皮肤，轻松揉按局部，使羊肠线完全被埋入皮下，针孔处覆盖消毒纱布（图 5 - 66～图 5 - 68）。

（3）切开埋线法：在选定的穴位上用利多卡因做浸润麻醉，用外科手术刀片划开皮肤 0.5～1 cm。先将血管钳探到穴位深处，经过浅筋膜达肌层探找敏感点并按摩数秒钟，休息 1～2 min；然后将 0.5～1 cm 长的羊肠线 4～5 根埋于肌层内，切口处缝合后，覆盖消毒纱布，5～7 日后拆线。

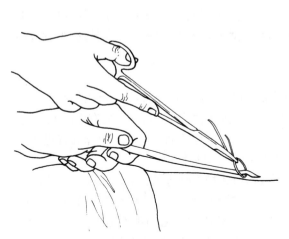

图 5-64　埋线针埋线法（1）

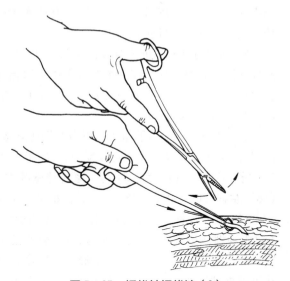

图 5-65　埋线针埋线法（2）

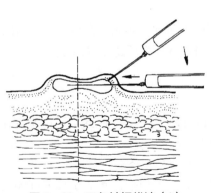

图 5-66　三角针埋线法（1）

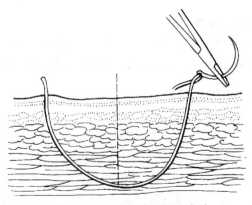

图 5-67　三角针埋线法（2）

（4）简易穴位埋线：用一次性 7 号注射针头做套管，将直径 0.32 mm×50 mm 一次性针灸针剪去针尖做针芯，将 1～2 cm 长的 3～0 号医用羊肠线放入注射针针头内。常规消毒局部皮肤，一手拇指、示指绷紧或捏起进针穴周皮肤，另一手持针（不能垂直持针，以防针芯将线挤掉），刺入穴位并至所需深度，施以适当的提插捻转手法。当出现针感后，边推针芯，边退注射针头，将羊肠线埋置在穴位的肌层或皮下组织内。出针后用无菌干棉球按压针孔。

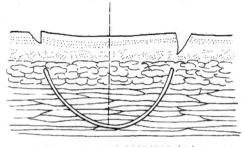

图 5-68　三角针埋线法（3）

（5）专用埋线针埋线：专用埋线针是根据腰椎穿刺针的原理改制而成，现多为一次性使用。常规消毒局部皮肤，取一段已消毒的 1～2 cm 羊肠线，放置在专用埋线针针管的前端，后接针芯，一手拇指、示指绷紧或捏起进针穴周皮肤，另一手持针，刺入穴位并至所需深度，施以适当的提插捻转手法。当出现针感后,边推针芯,边退针管,将羊肠线埋置在穴位的肌层或皮下组织内。出针后用无菌干棉球按压针孔。

3. **选穴与疗程** 取穴宜少而精,每次以 2～4 穴为宜,多选用肌肉比较丰厚部位的穴位,以背腰部和腹部穴最常用。在一个穴位上做多次治疗时,可根据患者吸收羊肠线的情况,适当偏离前次治疗的部位。2～4 周埋线 1 次,3～5 次 1 个疗程。

4. **术后反应及处理**

(1) 正常反应:由于埋线过程中的损伤刺激和羊肠线(异性蛋白)刺激,1～5 日内埋线局部可出现红、肿、热、痛等无菌性炎症反应,一般不需处理。少数反应较重的病例,切口处有渗出液,若渗液较多,可用 75％乙醇棉球擦去,覆盖消毒纱布。少数患者可于埋线后 4～24 h 内体温轻度上升(38℃左右),但无感染征象,一般不需处理,通常体温持续 2～4 日后恢复。

(2) 异常反应:少数患者因治疗中无菌操作不严或伤口保护不好造成感染,一般在治疗后 3～4 日出现埋线局部红肿、疼痛加剧,并可伴有发热,应予抗感染处理,或局部先予以冷敷再行热敷。个别患者对羊肠线过敏,出现局部红肿、瘙痒、发热,甚至切口处脂肪液化、羊肠线溢出等反应,应予抗过敏处理。埋线过程中若损伤神经,出现神经所支配的肌肉群瘫痪或感觉异常,应及时抽出羊肠线,并予适当处理。

(二) 适应范围

穴位埋线法主要用于慢性病证,如哮喘、胃痛、腹泻、遗尿、面神经麻痹、腰腿痛、痿证、瘿证、癫痫、失眠、单纯性肥胖症、慢性疲劳综合征、更年期综合征、脊髓灰质炎后遗症、神经症等。

(三) 注意事项

(1) 严格无菌操作,防止感染。

(2) 埋线宜埋于皮下组织和肌肉之间,肌肉丰满的部位可埋入肌层,羊肠线头不可暴露在皮肤外面。羊肠线不能埋在脂肪层或过浅,以防止不易吸收、溢出或感染。

(3) 根据不同部位,掌握埋线的深度,不要伤及内脏、大血管和神经干。

(4) 皮肤局部有感染或有溃疡时不宜埋线;肺结核活动期、骨结核、严重心脏病或妊娠期等不宜埋线;由糖尿病及其他疾病导致皮肤和皮下组织吸收和修复功能障碍者忌用埋线法。

(5) 注意术后反应,谨慎洗浴,以防感染,有异常现象时应及时处理。

三、穴位贴敷法

穴位贴敷法是指在一定穴位上贴敷药物,通过药物和腧穴的共同作用,以防治疾病的一种方法。其中,使用某些带有刺激性的药物贴敷穴位,引起局部发疱化脓如"灸疮",则称为"天灸"或"自灸",现代也称发疱疗法。若将药物贴敷于神阙穴,通过刺激脐部或脐部吸收以防治疾病时,又称为"敷脐疗法"或"脐疗"。若将药物贴敷于涌泉穴,通过刺激足部或足部吸收以防治疾病时,又称为"足心疗法"或"涌泉疗法"。

穴位贴敷法具有安全、简便和药效持久等特点。其优势在于,一是具有双重治疗作用,既有穴位刺激作用,又可通过皮肤组织对药物有效成分的吸收,发挥明显的药理效应。二是弥补内服药物的不足,因无肝脏首过作用和消化液、消化酶对药物成分的破坏,从而保留了药物更多有效成分并持久发挥药效,同时避免了一些毒副作用和不良反应,尤宜于老幼体弱、药入即吐者。

（一）操作方法

1. **贴敷药物选择** 凡是临床上有效的汤剂、丸剂，一般都可以熬膏或研末用作穴位贴敷。外治与内治虽方法不同，但治疗原则一样。与内服汤药相比，贴敷用药的选择具有以下特点：① 常用通经走窜、开窍活络、刺激性较强的药物，以引领诸药开结行滞，直达病所，并促进其他药物向体内渗透而发挥最佳效应。常用冰片、麝香、丁香、花椒、白芥子、乳香、没药、肉桂、细辛、白芷、姜、葱、蒜等药物。② 多选气味俱厚、药性猛烈，甚则有毒之品，如生南星、生半夏、生川乌、生草乌、巴豆、斑蝥、蓖麻子、大戟等药物。通过穴位贴敷，透皮给药，既避免了对肝肾脏器的损害，又能通过腧穴刺激起到速捷效果。③ 选择适当溶剂调和诸药性，以达药力专、吸收快、见效速的目的。如以醋调和可解毒、化瘀、敛疮，对峻猛药，可缓其性。如以酒调和可行气活血、消肿止痛，对缓性药，可激其性。如以油调和，可润肤生肌。如以姜汁调和可温经活络、行气活血、促药渗透与吸收。临床上亦常用蒜汁、蜂蜜、蛋清、凡士林和水等调和贴敷药物。此外，还可针对病情选用药物的浸剂作为溶剂。

临床上除了选择合适的贴敷药物以外，也常根据病情及药物性能，选择不同剂型以供穴位贴敷使用。根据 GB/T21709.9—2008 中穴位贴敷的标准，穴位贴敷的常用剂型有膏剂、饼剂、丸剂、散剂、熨贴剂、鲜药剂及其他剂型，其中膏剂又分为软膏剂、硬膏剂。

2. **操作**

（1）选穴处方：脏腑经络学说是穴位贴敷法防治疾病的理论基础，选穴应以辨证为主，宜少而精。同时，要结合病变局部、阿是穴、经验穴等选穴特点，施以药物贴敷。如贴敷犊鼻穴治疗膝关节炎，吴茱萸贴敷涌泉穴治疗小儿流涎，威灵仙贴敷身柱穴治疗百日咳等。

（2）贴敷方法：根据所选穴位，采取适当体位，以患者舒适、医者便于操作、药物贴敷易稳妥为宜。定准穴位、局部常规消毒，如需使用助渗剂，贴敷之前可在穴位上涂匀。目前有专供贴敷穴位的特制辅料贴，使用非常方便，主要是将制备好的药物贴压在穴位上，或先将药物置于特制辅料贴正中，再对准穴位粘贴（图 5 - 69）。对于所敷之药，无论是何种剂型，均应将其固定好，以免移位或脱落。

（3）施术后处理：如需换药，可用消毒干棉球蘸温水或各种植物油，或石蜡油轻轻擦去粘在皮肤上的药物，擦干并消毒后再贴敷药物。一般情况下，刺激性小的药物，每隔1～3日换药1次；不需溶剂调和的药物，还可适当延长到

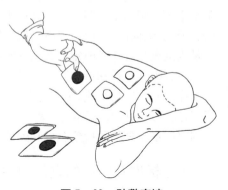

图 5 - 69 贴敷方法

5～7日换药1次；刺激性大的药物，应视患者的反应和发疱程度确定贴敷时间，数分钟至数小时不等，如需再贴敷，应待局部皮肤愈后再贴敷，或改用其他有效穴位交替贴敷。敷脐疗法每次贴敷3～24 h，隔日1次，所选药物不应为刺激性大及发疱之品；冬病夏治穴位贴敷从每年入伏到末伏，每7～10日贴1次，每次贴3～6 h，连续3年为1个疗程。

对于贴敷部位起水疱者，小的水疱一般不需特殊处理，让其自然吸收；大的水疱应以消毒针具挑破其底部，排尽液体，消毒以防感染；破溃的水疱应在消毒之后，外用无菌纱布覆盖，以防感染。

（二）适用范围

穴位贴敷法适用范围广泛，既可治疗某些慢性疾病，也可治疗某些急性病证，如哮喘、感冒、腹痛、便秘、泄泻、鼻渊、口疮、风湿性关节炎、面神经麻痹、遗精、阳痿、遗尿、月经不调、子宫脱垂、神经

衰弱、蛇串疮、小儿夜啼、小儿流涎等。此外,可用于治未病。

（三）注意事项

（1）久病体弱者、孕妇、幼儿及有严重心、肝、肾功能障碍者贴敷时间不宜过长,且慎用刺激性强、毒性大的药物。

（2）颜面部、关节部和糖尿病患者慎用发疱药物。

（3）若用膏剂贴敷,膏剂温度不应超过 45℃,防止烫伤。

（4）贴敷局部注意防水,对于残留于皮肤的药膏不宜用汽油或肥皂等刺激性物品擦洗。

（5）对胶布过敏者,应选用低敏胶布或用绷带固定贴敷药物。贴敷药物后若出现范围较大、程度较重的皮肤红斑、水疱、瘙痒现象,应立即停药,进行对症处理。出现全身性过敏者,应及时到医院就诊。

第八节　头　　针

头针又称头皮针,是指在头皮部特定的穴线进行针刺以防治疾病的方法。

头针的理论依据主要有二:一是根据传统的脏腑、经络理论。手、足六阳经皆上循于头面,六阴经中手少阴与足厥阴经直接循行于头面部,其他阴经则通过各自的经别与阳经相合后上达于头面。因此,头面部是脏腑、经络之气汇集的重要部位,《素问·脉要精微论篇》曰:"头者精明之府。"二是根据大脑皮质功能定位在头皮的投影,确立相应的头穴线。

头针因其疗效独特、适应证广泛而成为临床医生常用的针灸治疗方法之一。为了适应国际上头针疗法的推广与交流,中国针灸学会根据分区定经、经上选穴、穴点连线和古代透刺方法等拟定了"头皮针穴名标准化国际方案",并于 1984 年在日本召开的 WHO 西太区会议上正式通过。2008年国家质量监督检验检疫总局和国家标准化管理委员会批准发布"头针"针灸技术操作规范。

一、标准头针线的定位和主治

标准化头针线共 25 条,分别位于额区、顶区、颞区、枕区四个区域的头皮部。标准化头针线见图 5-70～图 5-74,各区定位及主治如下。

（一）额区

1. 额中线（Middle Line of Forehead）

【部位】　在额部正中,前发际上下各 0.5 寸,即自神庭穴向下针 1 寸,属督脉。

【主治】　癫痫、精神失常、鼻病等。

2. 额旁 1 线（Lateral Line 1 of Forehead）

【部位】　在额部,额中线外侧直对目内眦角,发际上下各 0.5寸,即自眉冲穴起,沿经向下针 1 寸,属足太阳膀胱经。

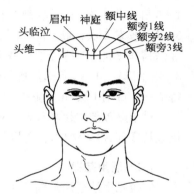

图 5-70　标准化头针线额区

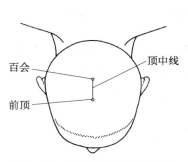

图 5-71　标准化头针线顶区(1)

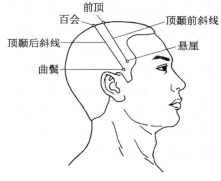

图 5-72　标准化头针线顶区(2)

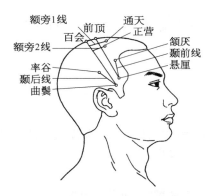

图 5-73　标准化头针线颞区

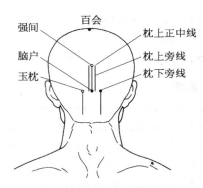

图 5-74　标准化头针线枕区

【主治】　上焦疾病,如冠心病、支气管哮喘、支气管炎、失眠和鼻病等,以及头痛、强哭强笑、失眠、健忘、多梦。

3. **额旁 2 线**(Lateral Line 2 of Forehead)

【部位】　在额部,额旁 1 线的外侧,直对瞳孔,发际上下各 0.5 寸,即自头临泣穴起,向下针 1 寸,属足少阳胆经。

【主治】　中焦疾病,如急慢性胃炎、胃及十二指肠溃疡、肝胆疾病等。

4. **额旁 3 线**(Lateral Line 3 of Forehead)

【部位】　在额部,额旁 2 线的外侧,自头维穴内侧 0.75 寸处,发际上下各 0.5 寸,共 1 寸,属足少阳胆经和足阳明胃经之间。

【主治】　下焦疾病,如功能性子宫出血、子宫脱垂、阳痿、遗精、尿频、尿急等。

(二) 顶区

1. **顶中线**(Middle Line of Vertex)

【部位】　在头顶正中线上,自百会穴向前 1.5 寸至前顶穴,属督脉。

【主治】　腰腿足等病证,如瘫痪、麻木、疼痛,以及皮质性多尿、脱肛、小儿夜尿、高血压、头顶痛、胃下垂、子宫脱垂等。

2. **顶颞前斜线**(Anterior Oblique Line of Vertex-temporal)

【部位】　在头部侧面,从前顶穴至悬厘穴的连线,斜穿足太阳膀胱经、足少阳胆经。

【主治】 对侧肢体中枢性运动功能障碍。将全线分为5等分,上1/5治疗对侧下肢中枢性瘫痪,中2/5治疗对侧上肢中枢性瘫痪,下2/5治疗对侧中枢性面瘫、运动性失语、流涎、脑动脉粥样硬化等。

3. 顶颞后斜线(Posterior Oblique Line of Vertex-temporal)

【部位】 在头部侧面,从百会至曲鬓穴的连线,斜穿督脉、足太阳膀胱经和足少阳胆经。

【主治】 对侧肢体中枢性感觉障碍。将全线分为5等分,上1/5治疗对侧下肢和躯干感觉异常,中2/5治疗对侧上肢感觉异常,下2/5治疗对侧头面部感觉异常等。

4. 顶旁1线(Lateral Line 1 of Vertex)

【部位】 在头顶部,顶中线左、右各旁开1.5寸的两条平行线,自承光穴起向后针1.5寸,属足太阳膀胱经。

【主治】 腰腿足等病证,如瘫痪、麻木、疼痛等。

5. 顶旁2线(Lateral Line 2 of Vertex)

【部位】 在头顶部,顶旁1线的外侧,两线相距0.75寸,距正中线2.25寸,自正营穴起沿经线向后针1.5寸属足少阳胆经。

【主治】 肩臂手等病证,如瘫痪、麻木、疼痛等。

(三)颞区

1. 颞前线(Anterior Temporal Line)

【部位】 在头部侧面,颞部两鬓内,从额角下部向前发际处,颔厌穴至悬厘穴,属足少阳胆经。

【主治】 偏头痛、运动性失语、周围性面经神麻痹和口腔疾病。

2. 颞后线(Posterior Temporal Line)

【部位】 在头部侧面,颞部耳上方,耳尖直上率谷穴至曲鬓穴,属足少阳胆经。

【主治】 偏头痛、耳鸣、耳聋、眩晕等。

(四)枕区

1. 枕上正中线(Upper-Middle Line of Occiput)

【部位】 在枕部,枕外粗隆上方正中垂直线,自强间穴至脑户穴,属督脉。

【主治】 眼病。

2. 枕上旁线(Upper-Lateral Line of Occiput)

【部位】 在枕部,枕上正中线平行向外0.5寸,属足太阳膀胱经。

【主治】 皮质性视力障碍、白内障、近视、目赤肿痛等。

3. 枕下旁线(Lower-Lateral Line of Occiput)

【部位】 在枕部,从膀胱经玉枕穴,向下引一条直线,长2寸,属足太阳膀胱经。

【主治】 小脑疾病引起的平衡障碍、后头痛、腰背两侧痛等。

二、适应范围

1. **脑源性疾患** 如脑血管意外后遗症、皮质性视力障碍、小脑性平衡障碍、皮质性多尿、遗尿、震颤麻痹、舞蹈病等。

2. **某些非脑源性疾患** 如腰腿痛、神经痛、哮喘、呃逆、耳源性眩晕、耳鸣、听力障碍、胃脘痛、子宫脱垂等。

3. **其他** 外科手术的针刺麻醉。

三、操作方法

(一) 穴位选择

单侧肢体疾病,选用对侧头针线;双侧肢体疾病,选用双侧头针线;内脏全身疾病或不易区别左右的疾病,可双侧取穴。一般根据具体的病情选用相应的头针线,如下肢瘫痪,可选顶旁 1 线配顶颞前斜线、顶颞后斜线的上 1/5。

(二) 进针方法

患者多取坐位或卧位,局部常规消毒。一般选用 28～30 号长 1.5～3 寸的毫针,针尖与头皮呈 30°左右夹角,快速将针刺入头皮下,当针尖抵达帽状腱膜下层时,指下感到阻力减小,然后使针与头皮平行,继续捻转进针,刺入相应深度(线段的长度)(图 5－75)。若进针角度不当,患者痛甚且医者手下有抵抗感,应调整进针角度。

(三) 行针手法

头针的运针多捻转不提插。一般以拇指掌面和示指桡侧面夹持针柄,以示指的掌指关节快速连续屈伸,使针身左右旋转,捻转速度每分钟 200 次左右(图 5－76)。进针后持续捻转 2～3 min,留针 20～30 min,留针期间间歇操作 2～3 次即可。一般经 3～5 min 刺激后,部分患者在病变部位会出现热、麻、胀、抽动等感应。按病情需要可适当延长留针时间,偏瘫患者留针期间嘱其活动肢体(重症患者可做被动活动),有助于提高疗效。亦可用电针仪在主要穴线通电,以代替手法捻针,频率多选用 200～300 次/分。

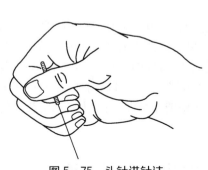

图 5－75　头针进针法

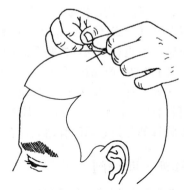

图 5－76　头针运针法

(四) 起针

刺手夹持针柄轻轻捻转松动针身,押手固定穴区周围头皮,如针下无紧涩感,可快速出针。出针后需用消毒干棉球按压针孔片刻,以防出血。

四、注意事项

(1) 因为头部有毛发,故必须严格消毒,以防感染。

(2) 由于头针的刺激较强,刺激时间较长,医者必须注意观察患者表情,以防晕针。

(3) 婴儿由于颅骨缝的骨化不完全,不宜采用头针治疗。

(4) 中风患者,急性期如因脑溢血引起昏迷、血压过高或不稳定时,暂不宜用头针治疗,需待血压和病情稳定后应用。如因脑血栓形成引起偏瘫的患者,宜及早采用头针治疗。凡有高热、急性炎症和心力衰竭等时,一般慎用头针治疗。

(5) 由于头皮血管丰富,容易出血,故出针时必须用干棉球按压针孔 1～2 min。如有出血或皮下血肿出现,可轻轻揉按,促使其消散。

第九节 | 耳 针

耳针是指在相应的耳穴上采用针刺或其他方法进行刺激以防治疾病的方法。耳穴是指分布在耳郭上与脏腑经络、组织器官、四肢躯干相互沟通的特定区域。当人体发生疾病时,常会在耳穴出现“阳性反应”,如压痛、变形、变色、结节、丘疹、凹陷、脱屑、电阻降低等,这些反应点是耳针防治疾病的刺激点。耳针治疗范围广泛,操作方便,且对疾病诊断有一定的参考意义。

一、耳与经络脏腑的联系

耳与经络之间有着密切的联系。《阴阳十一脉灸经》记载了“耳脉”,《内经》对耳与经脉、经别、经筋的关系做了较详细的阐述。手太阳、手足少阳、手阳明等经脉、络脉、经别均入耳中,足阳明、足太阳的经脉则分别上耳前、至耳上角。六阴经虽不直接入耳,但也通过经别与阳经相合,而与耳相联系。因此,十二经脉均直接或间接上达于耳。奇经八脉中阴蹻、阳蹻脉并入耳后,阳维脉循头入耳。故《灵枢·口问》曰:“耳者,宗脉之所聚也。”

耳与脏腑之间也有着密切的联系。《灵枢·脉度》曰:“肾气通于耳,肾和则耳能闻五音矣。”《难经·四十难》曰:“肺主声,故令耳闻声。”《证治准绳·杂病》曰:“肾为耳窍之主,心为耳窍之客。”《厘正按摩要术·卷二》曰:“耳珠属肾,耳轮属脾,耳上轮属心,耳皮肉属肺,耳背玉楼属肝。”《厘正按摩要术·察耳》曰:“耳上属心……耳下属肾……耳后耳里属肺……耳后耳外属肝……耳后中间属脾。”进一步将耳郭分为心、肝、脾、肺、肾五部,说明耳与脏腑在生理、病理上是息息相关的。

二、耳郭表面解剖

耳郭分为凹面的耳前和凸面的耳背,其表面解剖如下(图 5 - 77、图 5 - 78)。

耳轮　耳郭外侧边缘的卷曲部分。

耳轮结节　耳轮外上方的膨大部分。

耳轮尾　耳轮向下移行于耳垂的部分。

轮垂切迹　耳轮和耳垂后缘之间的凹陷处。

耳轮脚　耳轮深入耳甲的部分。

耳轮脚棘　耳轮脚和耳轮之间的隆起。

耳轮脚切迹　耳轮脚棘前方的凹陷处。

对耳轮　与耳轮相对呈“Y”字形的隆起部,由对耳轮体、对耳轮上脚和对耳轮下脚三部分组成。

对耳轮体　对耳轮下部呈上下走向的主体部分。

对耳轮上脚　对耳轮向前上分支的部分。

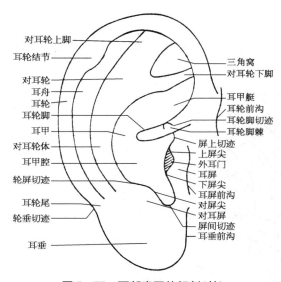

图 5-77　耳郭表面的解剖（前）

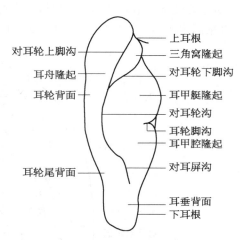

图 5-78　耳郭表面的解剖（背）

对耳轮下脚　对耳轮向前分支的部分。

三角窝　对耳轮上、下脚与相应耳轮之间的三角形凹窝。

耳舟　耳轮与对耳轮之间的凹沟。

耳屏　耳郭前方呈瓣状的隆起。

屏上切迹　耳屏与耳轮之间的凹陷处。

对耳屏　耳垂上方，与耳屏相对的瓣状隆起。

屏间切迹　耳屏和对耳屏之间的凹陷处。

轮屏切迹　对耳轮与对耳屏之间的凹陷处。

耳垂　耳郭下部无软骨的部分。

耳甲　部分耳轮和对耳轮、对耳屏、耳屏及外耳门之间的凹窝。由耳甲艇、耳甲腔两部分组成。

耳甲腔　耳轮脚以下的耳甲部。

耳甲艇　耳轮脚以上的耳甲部。

外耳门　耳甲腔前方的孔窍。

三、耳穴的分布特点

耳穴是指分布在耳郭上的一些特定区域。耳穴在耳郭的分布犹如一个倒置在子宫内的胎儿，头部朝下臀部朝上。分布规律为：与头面相应的耳穴在耳垂和对耳屏；与上肢相应的耳穴在耳舟；与躯干和下肢相应的耳穴在对耳轮体部和对耳轮上、下脚；与内脏相应的耳穴集中在耳甲，其中与腹腔脏器相应的耳穴多在耳甲艇，与胸腔脏器相应的耳穴多在耳甲腔，与消化道相应的耳穴多在耳轮脚周围（图 5-79）。

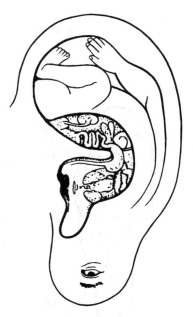

图 5-79　耳穴形象分布规律图

四、耳穴的定位和主治

为了方便准确取穴,"耳穴名称与部位的国家标准方案"按耳的解剖将每个部位划分成若干个区,并依区定穴,共计 93 个穴位。(图 5-80、图 5-81)。

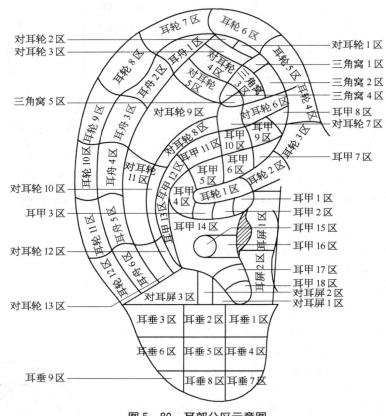

图 5-80　耳郭分区示意图

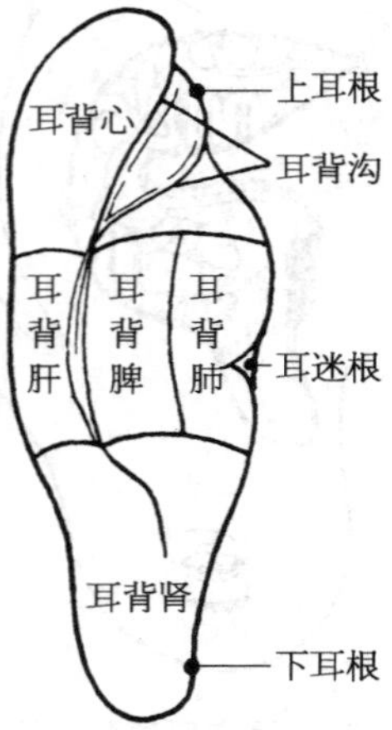

(一) 耳轮穴位

将耳轮分为 12 个区。耳轮脚为耳轮 1 区;耳轮脚切迹到对耳轮下脚上缘之间的耳轮分为三等分,自下向上依次为耳轮 2 区、3 区、4区;对耳轮下脚上缘到对耳轮上脚前缘之间的耳轮为耳轮 5 区;对耳轮上脚前缘到耳尖之间的耳轮为耳轮 6 区;耳尖到耳轮结节上缘为耳轮 7 区;耳轮结节上缘到耳轮结节下缘为耳轮 8 区;耳轮结节下缘到轮垂切迹之间的耳轮分为 4 等分,自上而下依次为耳轮 9 区、10区、11 和 12 区。耳轮的穴位定位及主治见表 5-4。

(二) 耳舟穴位

将耳舟分为 6 等分,自上而下依次为耳舟 1 区、2 区、3 区、4 区、5区、6 区。

耳舟的穴位定位及主治见表 5-5。

图 5-81　耳穴定位示意图

表5-4　耳轮穴位定位及主治表

穴　名	部　位	主　治
耳中(HX$_1$)	在耳轮脚处,即耳轮1区	呃逆、荨麻疹、皮肤瘙痒症、小儿遗尿、咯血、出血性疾病
直肠(HX$_2$)	在耳轮脚棘前上方的耳轮处,即耳轮2区	便秘、腹泻、脱肛、痔疮
尿道(HX$_3$)	在直肠上方的耳轮处,即耳轮3区	尿频、尿急、尿痛、尿潴留
外生殖器(HX$_4$)	在对耳轮下脚前方的耳轮处,即耳轮4区	睾丸炎、附睾炎、阴道炎、外阴瘙痒症
肛门(HX$_5$)	在三角窝前方的耳轮处,即耳轮5区	痔疮、肛裂
耳尖前(HX$_6$)	在耳尖的前部,即耳轮6区	痔疮、肛裂、发热、感冒、头痛、急性结膜炎、麦粒肿
耳尖(HX$_{6,7i}$)	在耳郭向前对折的上部尖端处,即耳轮6区、7区交界处	发热、高血压、急性结膜炎、麦粒肿、牙痛、风疹、失眠
耳尖后(HX$_7$)	在耳尖的后部,即耳轮7区	发热、结膜炎
结节(HX$_8$)	在耳轮结节处,即耳轮8区	头晕、头痛、高血压
轮1(HX$_9$)	在耳轮结节下方的耳轮处,即耳轮9区	发热、扁桃体炎、上呼吸道感染
轮2(HX$_{10}$)	在轮1下方的耳轮处,即耳轮10区	发热、扁桃体炎、上呼吸道感染
轮3(HX$_{11}$)	在轮2下方的耳轮处,即耳轮11区	发热、扁桃体炎、上呼吸道感染
轮4(HX$_{12}$)	在轮3下方的耳轮处,即耳轮12区	发热、扁桃体炎、上呼吸道感染

注：耳穴表中大写字母表示该穴位所在解剖分区的英文缩写;下标数字为该穴位所在分区编号;下标字母代表含义分别为：i—两穴区交界,a—该穴区前端,p—该穴区后缘,I—该穴区下缘,u—该穴区上缘。

表5-5　耳舟穴位定位及主治表

穴　名	部　位	主　治
指(SF$_1$)	在耳舟上方处,即耳舟1区	甲沟炎、手指麻木和疼痛
腕(SF$_2$)	在指区的下方处,即耳舟2区	腕部疼痛
风溪(SF$_{1,2i}$)	在耳轮结节前方,指区与腕区之间,即耳舟1区、2区交界处	荨麻疹、皮肤瘙痒症、过敏性鼻炎、哮喘
肘(SF$_3$)	在腕区的下方处,即耳舟3区	肱骨外上髁炎、肘部疼痛
肩(SF$_{4,5}$)	在肘区的下方处,即耳舟4区、5区	肩关节周围炎、肩部疼痛
锁骨(SF$_6$)	在肩区的下方处,即耳舟6区	肩关节周围炎

（三）对耳轮穴位

将对耳轮分为13个区。对耳轮上脚分为上、中、下三等分,下1/3为对耳轮5区,中1/3为对耳轮4区;再将上1/3分为上、下两等分,下1/2为对耳轮3区;再将上1/2分为前后两等分,后1/2为对耳轮2区,前1/2为对耳轮1区。对耳轮下脚分为前、中、后三等分,中、前2/3为对耳轮6区,后1/3为对耳轮7区。将对耳轮体从对耳轮上、下脚分叉处至轮屏切迹分为五等分,再沿对耳轮耳甲缘将对耳轮体分为前1/4和后3/4两部分,前上2/5为对耳轮8区,后上2/5为对耳轮9区,前中2/5为对耳轮10区,后中2/5为对耳轮11区,前下1/5为对耳轮12区,后下1/5为对耳轮13

区。对耳轮的穴位定位及主治见表 5-6。

表5-6 对耳轮穴位部位及主治表

穴 名	部 位	主 治
跟(AH_1)	在对耳轮上脚前上部,即对耳轮1区	足跟痛
趾(AH_2)	在耳尖下方的对耳轮上脚后上部,即对其轮2区	甲沟炎、趾部疼痛
踝(AH_3)	在趾、跟区下方处,即对其轮3区	踝关节扭伤
膝(AH_4)	在对耳轮上脚的中1/3处,即对耳轮4区	膝关节疼痛、坐骨神经痛
髋(AH_5)	在对耳轮上脚的下1/3处,即对耳轮5区	髋关节疼痛、坐骨神经痛、腰骶部疼痛
坐骨神经(AH_6)	在对耳轮下脚的前2/3处,即对耳轮6区	坐骨神经痛、下肢瘫痪
交感(AH_{6a})	在对耳轮下脚前端与耳轮内缘相交处,即对耳轮6区前端	胃肠痉挛、心绞痛、胆绞痛、输尿管结石、自主神经功能紊乱
臀(AH_7)	在对耳轮下脚的后1/3处,即对耳轮7区	坐骨神经痛、臀筋膜炎
腹(AH_8)	在对耳轮体前部上2/5处,即对耳轮8区	腹痛、腹胀、腹泻、急性腰扭伤、痛经、产后宫缩痛
腰骶椎(AH_9)	在腹区后方,即对耳轮9区	腰骶部疼痛
胸(AH_{10})	在对耳轮体前部中2/5处,即对耳轮10区	胸胁疼痛、肋间神经痛、胸闷、乳腺炎
胸椎(AH_{11})	在胸区后方,即对耳轮11区	胸痛、经前乳房胀痛、乳腺炎、产后泌乳不足
颈(AH_{12})	在对耳轮体前部下1/5处,即对耳轮12区	落枕、颈椎疼痛
颈椎(AH_{13})	在颈区后方,即对耳轮13区	落枕、颈椎综合征

(四)三角窝穴位

将三角窝由耳轮内缘至对耳轮上、下脚分叉处分为前、中、后三等分,中1/3为三角窝3区;再将前1/3分为上、中、下三等分,上1/3为三角窝1区,中、下2/3为三角窝2区;再将后1/3分为上、下两等分,上1/2为三角窝4区,下1/2为三角窝5区。三角窝穴位定位及主治见表5-7。

表5-7 三角窝穴位定位及主治表

穴 名	部 位	主 治
角窝上(TF_1)	在三角窝前1/3的上部,即三角窝1区	高血压
内生殖器(TF_2)	在三角窝前1/3的下部,即三角窝2区	痛经、月经不调、白带过多、功能性子宫出血、阳痿、遗精、早泄
角窝中(TF_3)	在三角窝中1/3处,即三角窝3区	哮喘
神门(TF_4)	在三角窝后1/3的上部,即三角窝4区	失眠、多梦、戒断综合征、癫痫、高血压、神经衰弱
盆腔(TF_5)	在三角窝后1/3的下部,即三角窝5区	盆腔炎、附件炎

(五)耳屏穴位

将耳屏分成4区。耳屏外侧面分为上、下两等分,上部为耳屏1区,下部为耳屏2区;将耳屏内侧面分为上、下两等分,上部为耳屏3区,下部为耳屏4区。耳屏的穴位定位及主治见表5-8。

表5-8　耳屏穴位定位及主治表

穴　名	部　位	主　治
上屏(TG_1)	在耳屏外侧面上1/2处,即耳屏1区	咽炎、鼻炎
下屏(TG_2)	在耳屏外侧面下1/2处,即耳屏2区	鼻炎、鼻塞
外耳(TG_{1u})	在屏上切迹前方近耳轮部,即耳屏1区上缘处	外耳道炎、中耳炎、耳鸣
屏尖(TG_{1p})	在耳屏游离缘上部尖端,即耳屏1区后缘处	发热、牙痛、斜视
外鼻($TG_{1,2i}$)	在耳屏外侧面中部,即耳屏1区、2区之间	鼻前庭炎、鼻炎
肾上腺(TG_{2p})	在耳屏游离缘下部尖端,即耳屏2区后缘处	低血压、风湿性关节炎、腮腺炎、链霉素中毒、眩晕、哮喘、休克
咽喉(TG_3)	在耳屏内侧面上1/2处,即耳屏3区	声音嘶哑、咽炎、扁桃体炎、失语、哮喘
内鼻(TG_4)	在耳屏内侧面下1/2处,即耳屏4区	鼻炎、上颌窦炎、鼻衄
屏间前(TG_{21})	在屏间切迹前方耳屏最下部,即耳屏2区下缘处	咽炎、口腔炎

(六)对耳屏穴位

将对耳屏分为4区。由对屏尖及对屏尖至轮屏切迹连线之中点,分别向耳垂上线作两条垂线,将对耳屏外侧面及其后部分成前、中、后3区,前为对耳屏1区、中为对耳屏2区、后为对耳屏3区。对耳屏内侧面为对耳屏4区。对耳屏的穴位定位及主治见表5-9。

表5-9　对耳屏穴位定位及主治表

穴　名	部　位	主　治
额(AT_1)	在对耳屏外侧面的前部,即对其屏1区	偏头痛、头晕
屏间后(AT_{1i})	屏间切迹后方对耳屏前下部,即对耳屏1区下缘处	眼疾、额窦炎
颞(AT_2)	在对耳屏外侧面的中部,即对耳屏2区	偏头痛、头晕
枕(AT_3)	在对耳屏外侧面的后部,即对耳屏3区	头晕、头痛、癫痫、哮喘、神经衰弱
皮质下(AT_4)	在对其屏内侧面,即对耳屏4区	痛症、间日疟、神经衰弱、假性近视、失眠
对屏尖($AT_{1,2,4i}$)	在对耳屏游离缘的尖端,即对耳屏1,2、4区交点处	哮喘、腮腺炎、睾丸炎、附睾炎、神经性皮炎
缘中($AT_{2,3,4i}$)	在对耳屏游离缘上,对屏尖与轮屏切迹的中点处,即对耳屏2区、3区、4区交点处	遗尿、内耳性眩晕、尿崩症、功能性子宫出血
脑干($AT_{3,4i}$)	在轮屏切迹处,即对耳屏3区、4区之间	眩晕、后头痛、假性近视

(七)耳甲穴位

将耳甲用标志点、线分为18个区。在耳轮的内缘上,设耳轮脚切迹至对耳轮下脚间中、上1/3交界处为A点;在耳甲内,由耳轮脚消失处向后作一水平线与对耳轮耳甲缘相交点处为D点;设耳轮脚消失处至D点连线的中、后1/3交界处为B点;设外耳道口后缘上1/4与下3/4交界处为C点。从A点向B点作一条与对耳轮耳甲艇缘弧度大体相仿的曲线为AB线;从B点向C点作一条与耳轮脚下缘弧度大体相仿的曲线为 BC 线;从 B 点与 D 点之间的连线为 BD 线。

将 BC 线前段与耳轮脚下缘间分成三等分,前 1/3 为耳甲 1 区,中 1/3 为耳甲 2 区,后 1/3 为耳甲 3 区。ABC 线前方,耳轮脚消失处为耳甲 4 区。将 AB 线前段与耳轮脚上缘及部分耳轮内缘间分成三等分,后 1/3 为 5 区,中 1/3 为 6 区,前 1/3 为 7 区。将对耳轮下脚下缘前、中 1/3 交界处与 A 点连线,该线前方的耳甲艇部为耳甲 8 区。将 AB 线前段与对耳轮下脚下缘间耳甲 8 区以后的部分,分为前、后两等分,前 1/2 为耳甲 9 区,后 1/2 为耳甲 10 区。在 AB 线后段上方的耳甲艇部,将耳甲 10 区后缘与 BD 线之间分成上、下两等分,上 1/2 为耳甲 11 区,下 1/2 为耳甲 12 区。由轮屏切迹至 B 点作连线,该线后方、BD 线下方的耳甲腔部为耳甲 13 区。以耳甲腔中央为圆心,圆心与 BC 线间距离的 1/2 为半径作圆,该圆形区域为耳甲 15 区。过 15 区最高点及最低点分别向外耳门后壁作两条切线,切线间为耳甲 16 区。15 区、16 区周围为耳甲 14 区。将外耳门的最低点与对耳屏耳甲缘中点相连,再将该线以下的耳甲腔部分为上、下两等分,上 1/2 为耳甲 17 区,下 1/2 为耳甲 18 区。耳甲的穴位定位及主治见表 5 - 10。

表 5 - 10   耳甲穴位定位及主治表

穴　名	部　　位	主　治
口(CO_1)	在耳轮脚下方前 1/3 处,即耳甲 1 区	面瘫、口腔炎、胆囊炎、胆石症、戒断综合征、牙周炎、舌炎
食道(CO_2)	在耳轮脚下方中 1/3 处,即耳甲 2 区	食管炎、食管痉挛
贲门(CO_3)	在耳轮脚下方后 1/3 处,即耳甲 3 区	贲门痉挛、神经性呕吐
胃(CO_4)	在耳轮脚消失处,即耳甲 4 区	胃痉挛、胃炎、胃溃疡、消化不良、恶心呕吐、前额痛、牙痛、失眠
十二指肠(CO_5)	在耳轮脚及部分耳轮与 AB 线之间的后 1/3 处,即耳甲 5 区	十二指肠溃疡、胆囊炎、胆石症、幽门痉挛、腹胀、腹泻、腹痛
小肠(CO_6)	在耳轮脚及部分耳轮与 AB 线之间的中 1/3 处,即耳甲 6 区	消化不良、腹痛、腹胀、心动过速、心律不齐
大肠(CO_7)	在耳轮脚及部分耳轮与 AB 线之间的前 1/3 处,即耳甲 7 区	腹泻、便秘、咳嗽、牙痛、痤疮
阑尾($CO_{6,7i}$)	在小肠区与大肠区之间,即耳甲 6 区、7 区交界处	单纯性阑尾炎、腹泻、腹痛
艇角(CO_8)	在对耳轮下脚下方前部,即耳甲 8 区	前列腺炎、尿道炎
膀胱(CO_9)	在对耳轮下脚下方中部,即耳甲 9 区	膀胱炎、遗尿、尿潴留、腰痛、坐骨神经痛、后头痛
肾(CO_{10})	在对耳轮下脚下方后部,即耳甲 10 区	腰痛、耳鸣、神经衰弱、肾盂肾炎、遗尿、遗精、阳痿、早泄、哮喘、月经不调
输尿管($CO_{9,10i}$)	在肾区与膀胱区之间,即耳甲 9 区、10 区交界处	输尿管结石绞痛
胰胆(CO_{11})	在耳甲艇的后上部,即耳甲 11 区	胆囊炎、胆石症、胆道蛔虫症、偏头痛、带状疱疹、中耳炎、耳鸣、急性胰腺炎
肝(CO_{12})	在耳甲艇的后下部,即耳甲 12 区	胁痛、眩晕、经前期紧张症、月经不调、更年期综合征、高血压、近视、单纯性青光眼

续 表

穴 名	部 位	主 治
艇中($CO_{6,10i}$)	在小肠区与肾区之间,即耳甲6区、10区交界处	腹痛、腹胀、腮腺炎、胆道蛔虫症
脾(CO_{13})	在BD线下方,耳甲腔的后上部,即耳甲13区	腹胀、腹泻、便秘、食欲不振、功能性子宫出血、白带过多、内耳性眩晕
肺(CO_{14})	在心区、气管区周围处,即耳甲14区	咳嗽、胸闷、声音嘶哑、皮肤瘙痒症、荨麻疹、便秘、戒断综合征
心(CO_{15})	在耳甲腔正中凹陷处,即耳甲15区	心动过速、心律不齐、心绞痛、无脉症、神经衰弱、癔病、口舌生疮、心悸怔忡、失眠、健忘
气管(CO_{16})	在心区与外耳门之间,即耳甲16区	哮喘、支气管炎
三焦(CO_{17})	在外耳门后下,肺与内分泌区之间,即耳甲17区	便秘、腹胀、上肢外侧疼痛、水肿、耳鸣、糖尿病
内分泌(CO_{18})	在屏间切迹内,耳甲腔的底部,即耳甲18区	痛经、月经不调、更年期综合征、痤疮、间日疟、甲状腺功能减退或亢进症

(八) 耳垂穴位

将耳垂分为9区。在耳垂上线至耳垂下缘最低点之间划两条等距离平行线,于该平行线上引两条垂直等分线,将耳垂分为9个区,上部由前到后依次为耳垂1区、2区、3区;中部由前到后依次为耳垂4区、5区、6区;下部由前到后依次为耳垂7区、8区、9区。耳垂的穴位定位及主治见表5-11。

表5-11 耳垂穴位定位及主治表

穴 名	部 位	主 治
牙(LO_1)	在耳垂正面前上部,即耳垂1区	牙痛、牙周炎、低血压
舌(LO_2)	在耳垂正面中上部,即耳垂2区	舌炎、口腔炎
颌(LO_3)	在耳垂正面后上部,即耳垂3区	牙痛、颞下颌关节功能紊乱症
垂前(LO_4)	在耳垂正面前中部,即耳垂4区	神经衰弱、牙痛
眼(LO_5)	在耳垂正面中央部,即耳垂5区	急性结膜炎、电光性眼炎、麦粒肿、近视
内耳(LO_6)	在耳垂正面后中部,即耳垂6区	内耳性眩晕症、耳鸣、听力减退、中耳炎
面颊($LO_{5,6i}$)	在耳垂正面,眼区与内耳区之间,即耳垂5区、6区交界处	面瘫、三叉神经痛、痤疮、扁平疣、面肌痉挛、腮腺炎
扁桃体($LO_{7,8,9}$)	在耳垂正面下部,即耳垂7区、8区、9区	扁桃体炎、咽炎

(九) 耳背穴位

将耳背分为5区。分别过对耳轮上、下脚分叉处耳背对应点和轮屏切迹耳背对应点作两条水平线,将耳背分为上、中、下三部,上部为耳背1区,下部为耳背5区;再将中部分为内、中、外三等分,内1/3为耳背2区,中1/3为耳背3区,外1/3为耳背4区。耳背的穴位定位及主治见表5-12。

表 5-12　耳背穴位定位及主治表

穴　名	部　位	主　治
耳背心（P_1）	在耳背上部，即耳背1区	心悸、失眠、多梦
耳背肺（P_2）	在耳背中内部，即耳背2区	哮喘、皮肤瘙痒症
耳背脾（P_3）	在耳背中央部，即耳背3区	胃痛、消化不良、食欲不振
耳背肝（P_4）	在耳背中外部，即耳背4区	胆囊炎、胆石症、胁痛
耳背肾（P_5）	在耳背下部，即耳背5区	头痛、头晕、神经衰弱
耳背沟（P_6）	在对耳轮沟和对耳轮上、下脚沟处	高血压、皮肤瘙痒症

（十）耳根穴位

将耳根分为上中下三区。耳根穴位定位及主治见表 5-13。

表 5-13　耳根穴位定位及主治表

穴　名	部　位	主　治
上耳根（R_1）	在耳郭与头部相连的最上处	鼻病、哮喘
耳迷根（R_2）	在耳轮脚沟的耳根处	胆囊炎、胆石症、胆道蛔虫症、腹痛、腹泻、鼻塞、心动过速
下耳根（R_3）	在耳郭与头部相连的最下处	低血压、下肢瘫痪、小儿麻痹后遗症

五、临床应用

（一）适应范围

耳针在临床上应用十分广泛，不仅用于许多功能性疾病，而且对一部分器质性疾病也有一定的疗效。

1. **疼痛性疾病**　如各种扭挫伤、头痛和神经性疼痛等。

2. **炎性疾病及传染病**　如急慢性牙周炎、咽喉炎、扁桃体炎、胆囊炎、肠炎、流感、百日咳、菌痢、腮腺炎等。

3. **功能紊乱及内分泌代谢紊乱性疾病**　如胃肠神经症、心脏神经症、心律不齐、高血压、眩晕症、多汗症、月经不调、遗尿、神经衰弱、癔病、甲状腺功能亢进或低下症、糖尿病、肥胖症、围绝经期综合征等。

4. **过敏及变态反应性疾病**　如荨麻疹、哮喘、过敏性鼻炎、过敏性结肠炎、过敏性紫癜等。

5. **其他**　耳穴还有催乳、催产，防治输血、输液反应，美容、戒烟、戒毒、延缓衰老、防病保健等作用。

（二）选穴原则

耳针处方选穴具有一定的原则，通常有按相应部位选穴、中医辨证选穴、西医学理论选穴和临床经验选穴四种原则，可以单独使用，亦可配合使用。

1. **按相应部位选穴**　当机体患病时，在耳郭的相应部位上有一定的敏感点，它便是本病的首选穴位，如胃痛取"胃"穴，眼病取"眼"穴，腰痛取"腰"穴等。

2. **按中医辨证选穴**　根据脏腑学说的理论，按各脏腑的生理功能和病理反应进行辨证取穴，如耳鸣选肾穴,因"肾开窍于耳";皮肤病选肺穴,因"肺主皮毛"等。根据十二经脉循行和其病候选取穴位,如坐骨神经痛取"膀胱"或"胰胆"穴,牙痛取"大肠"穴等。

3. **按西医学理论选穴**　耳穴中一些穴名是根据西医学理论命名的,如"交感""肾上腺""内分泌"等。这些穴位的功能基本上与西医学理论一致,故在选穴时应考虑其功能,如炎性疾病取"肾上腺"穴,月经不调取"内分泌"穴,内脏痉挛取"交感"等。

4. **按临床经验选穴**　如"神门"穴有较明显的止痛镇静作用,"耳尖"穴对外感发热、血压偏高有较好的退热降压效果。此外,临床实践还发现有些耳穴具有治疗本部位以外疾病的作用,如"外生殖器"穴可以治疗腰腿痛等。

(三) 耳穴探查方法

由于当人体发生疾病时,常会在耳穴出现"阳性反应"点,这是诊断和治疗疾病的重要部位。耳郭上的这些反应点通常需要仔细探查后确定,临床常用的耳穴探查方法有以下三种。

1. **直接观察法**　在未刺激耳郭之前,用肉眼或借助于放大镜在自然光线下,由上而下、从内至外观察耳郭上有无变形、变色等征象,如脱屑、水疱、丘疹、充血、硬结、疣赘、软骨增生、色素沉着以及血管的形状、颜色的变异等。

2. **压痛点探查法**　这是目前临床上最为常用的探查方法。临床上可用较圆钝的弹簧探棒、毫针柄或火柴棒等以均匀的压力,在与疾病相应的耳郭部从周围逐渐向中心探压,或自上而下、自外而内对整个耳郭进行普查,耐心寻找压痛点。当探棒压迫痛点时,患者会发现皱眉、眨眼、呼痛或躲闪等反应。探查时手法必须轻、慢、均匀。少数患者耳郭上一时测不到压痛点,可用手指按摩一下该区域,而后再测。

3. **电测定法**　医者根据耳郭反应点的电阻低、导电性高的原理,制成各种小型晶体管良导电测定器,测定耳穴皮肤电阻、电位、电容等变化。探测时,患者手握电极,医者手执探头,在患者的耳郭上进行探查,当电棒触及电阻低的敏感点(良导点)时,可以通过指示信号、音响或仪表数据等反映出来。电测定法具有操作简便、准确性较高等优点。

(四) 耳穴的刺激方法

耳穴的刺激方法较多,目前临床常用压丸法、毫针法、埋针法。此外,还可用艾灸、放血、穴位注射、皮肤针叩刺等方法。

1. **压丸法**　是在耳穴表面贴敷王不留行籽、油菜籽、小米、绿豆、白芥子以及特制的磁珠等,并间歇揉按的一种简易疗法。由于本法既能持续刺激穴位,又安全方便,是目前临床上最常用的耳穴刺激方法。目前应用最多的是王不留行籽压丸法,可先将王不留行籽贴附在 0.6 cm×0.6 cm 大小的胶布中央,用镊子夹住,贴敷在选用的耳穴上(图 5-82)。每日自行按压 3～5 次,每次每穴按压 30～60 s,以局部微痛发热为度,3～7 日更换 1 次,双耳交替。

2. **毫针法**　是利用毫针针刺耳穴,治疗疾病的一种较常用的方法。其操作程序如下:首先定准耳穴,然后先用碘

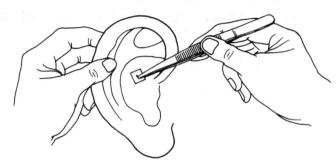

图 5-82　耳穴压丸法

伏,再用75%乙醇脱碘进行严格消毒,待乙醇干后施术。针具选用26～30号粗细的0.3～0.5寸长的不锈钢针。进针时,医者左手拇、示二指固定耳郭,中指托着针刺部的耳背,然后用右手拇、示二指持针,用快速插入的速刺法或慢慢捻入的慢刺法进针均可。刺入深度应视患者耳郭局部的厚薄灵活掌握,一般以刺入皮肤2～3分,达软骨后毫针直立不摇晃为准。刺入耳穴后,如局部感应强烈,患者症状往往有即刻减轻感;如局部无针感,应调整针刺的方向、深度和角度。刺激强度和手法依病情、体质、证型、耐受度等综合考虑。耳毫针的留针时间一般为10～15 min,慢性病、疼痛性疾病的留针时间适当延长。出针时,医者左手托住耳郭,右手迅速将毫针垂直拔出,再用消毒干棉球压迫针眼,以免出血。也可在针刺获得针感后,接上电针仪,采用耳电针法,通电时间一般以10～20 min为宜。

3. **埋针法**　是将皮内针埋入耳穴以治疗疾病的方法,适用于慢性和疼痛性疾病,起到持续刺激、巩固疗效和防止复发的作用。使用时左手固定常规消毒后的耳部,右手用镊子夹住皮内针针柄,轻轻刺入所选耳穴,再用胶布封盖固定(图5-83)。一般埋患侧耳穴,必要时埋双耳,每日自行按压3次,每次留针3～5日,5次为1个疗程。

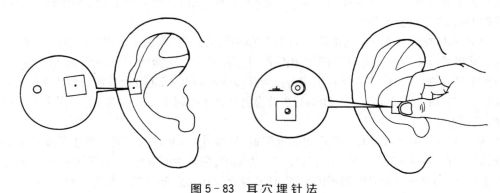

图5-83　耳穴埋针法

(五) 注意事项

(1) 严格消毒,防止感染。因耳郭表面凹凸不平,血管丰富,结构特殊,针刺前必须严格消毒,有创面或炎症部位禁针。针刺后如针孔处发红、肿胀,应及时涂碘伏,防止化脓性软骨膜炎的发生。

(2) 耳针刺激比较疼痛,治疗时应注意防止发生晕针,一旦发生应及时处理。

(3) 对扭伤和运动障碍的患者,进针后应嘱其适当活动患部,有助于提高疗效。

(4) 有习惯性流产的孕妇应禁针。

(5) 患有严重器质性病变和伴有严重贫血者不宜针刺,对严重心脏病、高血压患者不宜行强刺激法。

下 篇

治 疗

第六章 针灸治疗总论

　　针灸治疗是在熟悉和掌握经络、腧穴基本知识和刺法灸法技术的基础上,进一步阐述运用针灸各种方法治疗各类疾病的具体内容。熟悉和掌握针灸治疗作用、针灸治疗原则、针灸临床的诊治特点、针灸处方配穴方法等针灸治病的基本规律,将有利于运用针灸方法解决各种临床实际问题。因此,学好针灸治疗是步入临床的重要环节,具有十分重要的意义。

第一节 针灸治疗作用

　　针灸具有广泛的治疗作用,因此其适应证广。根据其这一特性,古代和近代医家通过长期的医疗实践,总结出针灸具有疏通经络、调和阴阳、扶正祛邪的作用。现代研究也从多个角度证实针灸具有上述治疗作用,同时进一步完善了针灸临床的处方和刺灸方法,深化了对针灸作用机制的认识。

一、疏通经络

　　疏通经络是指通过针灸治疗,使瘀阻的经络通畅而发挥其正常的生理功能,这是针灸最基本、最直接、应用最广的治疗作用。经络"内属于府藏,外络于支节",运行气血是其主要生理功能之一。经络功能正常,气血运行则通畅,各脏腑器官、四肢百骸得以濡养,内脏与体表得以沟通,机体可发挥其正常的生理功能。若经络功能失常,气血运行受阻,则会影响人体正常的生理功能,进而出现病理变化,引发疾病。

　　根据经络辨证,经络不通,气血运行受阻,其临床上常表现为疼痛、麻木、肿胀等症状。针灸的疏通经络作用,主要是根据经络的循行,选择相应的腧穴和针刺手法,使经络通畅,气血运行正常,达到治疗疾病的目的。

二、调和阴阳

调和阴阳是指针灸可使机体从阴阳的失衡状态向平衡状态转化,是针灸治疗最终要达到的根本目的。"阴胜则阳病,阳胜则阴病",针对人体疾病的这一主要病理变化,运用针灸方法调节阴阳的偏盛偏衰,可以使机体转归于"阴平阳秘"的状态,从而恢复脏腑经络的正常功能,达到治愈疾病的目的。

针灸调和阴阳的作用,主要是通过经络的阴阳属性、腧穴配伍和针刺手法来实现的。如中风后出现的足内翻,从经络辨证上可确定为阳(经)缓而阴(经)急,治疗时采用补阳经而泻阴经的针刺方法,平衡阴阳。又如治疗肝阳上亢引起的头痛、眩晕等症,既可取足少阴经穴太溪以滋肾阴,又可取足厥阴经穴太冲以泻肝阳,滋水涵木、阴阳平衡,从而消除症状。

三、扶正祛邪

扶正祛邪是指针灸可扶助机体正气和祛除病邪。疾病的发生、发展及其转归的过程,实质上是正邪相争的过程。扶正祛邪既是疾病向良性方向转归的基本保证,是中医治疗的大法,又是针灸治疗疾病的作用过程。

《素问·遗篇·刺法论篇》说:"正气存内,邪不可干。"《素问·评热病论篇》说:"邪之所凑,其气必虚。"说明针灸治疗上必须坚持扶正祛邪的原则。针灸治病,就在于能够发挥其扶正祛邪的作用。尽管针灸治疗作用不像中药药性和药理作用那样明显和可见,但在临床上针灸的扶正祛邪就是通过补虚泻实的实际作用来实现的。

第二节 | 针灸治疗原则

针灸治疗原则是运用针灸治疗疾病所遵循的基本法则,是确立治疗方法的基础,它对于针灸处方选穴和操作方法的运用等均具有重要的指导意义。在应用针灸治疗疾病时,具体的治疗方法多种多样,但从总体上把握针灸的治疗原则具有化繁就简的重要意义。针灸的治疗原则可概括为补虚泻实、清热温寒、治病求本和三因制宜。

一、补虚泻实

补虚泻实就是使低下的正气得到扶助,感受的邪气得以祛除。《素问·通评虚实论篇》说:"邪气盛则实,精气夺则虚。"因此,"虚"指正气不足,"实"指邪气盛。虚则补、实则泻,属于中医正治法则,正如《灵枢·经脉》说:"盛则写之,虚则补之……陷下则灸之,不盛不虚以经取之。"《灵枢·九针十二原》云:"虚则实之,满则泻之,菀陈则除之,邪盛则虚之。"这些都是针对虚证和实证制定的治疗原则,在针灸临床上补虚泻实原则有其特殊的含义。

1. **虚则补之,陷下则灸之** "虚则补之"就是虚证采用补法治疗。针刺治疗虚证用补法主要是通过针刺补泻手法中的补法、穴位的选择和配伍等实现。如采用提插补法、捻转补法等,在有关脏腑经脉的背俞穴、原穴施行补法,可改善脏腑功能,补益阴阳、气血等的不足。此外,应用偏补性能的腧穴如关元、气海、命门、肾俞等穴,并采用适宜的手法,也可起到补益正气的作用。

"陷下则灸之",属于"虚则补之"的范畴,也就是说对气虚下陷证的治疗原则是以灸治为主。针灸临床上对于因脏腑经络之气虚弱、中气不足而出现气虚下陷的一系列病证,如久泻、久痢、遗尿、脱肛、阴挺等,常在百会、气海、关元等穴应用温灸方法,可较好地起到温补阳气、升提举陷的作用。

2. 实则泻之,菀陈则除之 "实则泻之"就是实证采用泻法治疗。针刺治疗实证用泻法主要是通过针刺补泻手法中的泻法、穴位的选择和配伍等而实现的。如在大多数穴位上采用提插泻法、捻转泻法等,或用三棱针放血,或用皮肤针重叩出血等,可以起到祛除人体病邪的作用。同时,应用偏泻性能的腧穴如十宣、水沟、素髎、丰隆、血海等,也可达到祛邪的目的。

"菀陈则除之",是实证用泻法的一种。"菀"同"瘀",有瘀结、瘀滞之义。"陈"即"陈旧",引申为时间长久。"菀陈"泛指络脉瘀阻之类的病证。"除"即"清除",指清除瘀血的刺血疗法等。《素问·针解篇》说:"菀陈则除之,是出恶血也。"就是对络脉瘀阻不通引起的病证,宜采用三棱针点刺出血,达到活血化瘀、消肿止痛的目的。如病情较重者,可点刺出血后加拔火罐,这样可以排出更多的恶血,促进病愈。又如腱鞘囊肿、小儿疳证的点刺放液治疗也属此类。

3. 不盛不虚以经取之 "不盛不虚"并非指病证本身无虚实可言,而是脏腑、经络的虚实表现不甚明显,或一时难以辨别。这主要是由于脏腑、经脉本身的病变,而不涉及其他脏腑、经脉,属本经自病。治疗应按本经循经取穴,正如《灵枢·禁服》所说:"不盛不虚,以经取之,名曰经刺。"同时在针刺时,多采用平补平泻的针刺手法,使本经的气血调和,脏腑功能恢复正常。

二、清热温寒

清热就是热证治疗用清法,温寒就是寒证治疗用温法。《灵枢·经脉》说:"热则疾之,寒则留之。"这是针对热性病证和寒性病证制定的清热、温寒的治疗原则。

1. 热则疾之 即热性病证的治疗原则是浅刺疾出或点刺出血,手法宜轻而快,不留针或短留针。因为病性属热、属实,针用泻法,只针不灸,以清泻热毒。《素问·至真要大论篇》说:"温则清之。"如风热感冒,常取大椎、曲池、合谷、外关等穴浅刺疾出,即可达到清热解表的目的。又如膝关节红肿热痛,可在内、外膝眼用粗针疾刺疾出,以加强泻热、消肿、止痛的作用。

2. 寒则留之 即寒性病证的治疗原则是深刺而久留针,以达温经散寒的目的。因寒性凝滞而主收引,针刺时不易得气,故有时应留针候气。若寒邪在里,凝滞脏腑,则针刺应深而久留。在治疗过程中,根据寒邪侵犯的部位,可加艾灸助阳散寒,使阳气得复,寒邪乃散,临床以温针法最为常用。

三、治病求本

治病求本就是在治疗疾病时要抓住疾病的根本原因,采取针对性的治疗方法。在疾病发生、发展的过程中,常常有许多临床表现,标本缓急错综复杂,同时不少时候甚至出现假象。这就需要我们运用中医学理论和诊断方法,分清标本缓急,抓住主要矛盾;认真地分析其发病的本质,去伪存真。坚持整体观念和辨证论治,这样才能避免犯"头痛医头、脚痛医脚"的错误。只有抓住了疾病的本质,才能达到治愈疾病的目的。在针灸治疗上也只有掌握标本缓急,才能做到"用之不殆"。

1. 急则治标 在一般情况下,治病求本是一个根本法则。但在紧急情况下,如不及时处理可能危害生命或影响本病的状况,或某一种病理状况在特定时期上升为主要矛盾时,应按"急则治其标,缓则治其本"的原则,首先要治疗标病。急则治标是在特殊情况下采取的一种权宜之法,如不论任何原因引起的高热、抽搐,应当首先针刺大椎、水沟、合谷、太冲等穴,以泻热、开窍、息风止痉;任何原因引起的昏迷,都应先针刺水沟,以醒脑开窍。又如患有脏器慢性疾病的患者,如遇急性软组织损伤而出现疼痛难忍时,就应该首先治疗其疼痛。

2. **缓则治本** 治本是治疗疾病的根本目的。在大多数情况下,治疗疾病都要坚持治病求本的原则,尤其对于慢性病和急性病的恢复期有重要的指导意义,正如《素问·阴阳应象大论篇》所说:"治病必求于本。"正虚者固其本,邪盛者祛其邪;治其病因,症状可除;治其先病,后病可解;这就是"伏其所主,先其所因"。如头痛,可由外感、血虚、痰阻、瘀血、肝阳上亢等多种原因引起,治疗时就不能单纯地采用对症治疗,而应找出致病的原因、病变的部位,进而选用相应的经络穴位和操作方法。又如肾阳虚引起的五更泄,泄泻是其症状为标,肾阳不足为本,治宜灸气海、关元、命门、肾俞。

3. **标本同治** 标本同治是标病与本病并重时的一种治疗原则。当标本俱急,已不允许单独治标或单独治本时,我们应当采取标本同治的方法。如体虚感冒,如果一味解表可使机体正气更虚,而单纯扶正则可能留邪。因此,应当益气解表,益气为治本,解表为治标,宜补足三里、关元,泻合谷、风池、列缺等。

当标病与本病处于俱缓时,也可采用标本兼治的方法。如脾虚气滞引起的腹胀,既可取脾俞、足三里等健脾治本,又可取大横、天枢等理气消胀治标。

四、三因制宜

"三因制宜"是指因时、因地、因人制宜,即根据患者所处的季节(包括时辰)、地理环境和治疗对象的具体情况,而制定适宜的治疗方法。

1. **因时制宜** 指根据不同的季节和时辰特点而制定适宜的治疗方法。在应用针灸治疗疾病时,考虑患者所处的季节和时辰有一定意义,因为四时气候的变化对人体的生理功能和病理变化有一定的影响。春夏之季,阳气升发,人体气血趋向体表,病邪伤人多在浅表;秋冬之季,人体气血潜藏于内,病邪伤人多在深部。故治疗上,春夏宜浅刺,少用灸法;秋冬宜深刺,多用灸法。因此,历代医家根据人体气血流注盛衰与一日不同时辰的相应变化规律,创立了子午流注针法等。此外,因时制宜还包括针对某些疾病的发作或加重规律而选择有效的治疗时机,如精神疾患多在春季发作,故应在春季之前进行治疗;痛经治疗也应在经前1星期开始。

2. **因地制宜** 指根据不同的地理环境特点而制定适宜的治疗方法。由于地理环境、气候条件和生活习惯的不同,人体的生理功能、病理特点也有所区别,治疗应有差异。如在寒冷地区,治疗多用温灸,且应用壮数较多;在温热地区,应用灸法较少。正如《素问·异法方宜论篇》指出:"北方者……其地高陵居,风寒冰冽。其民乐野处而乳食,藏寒生满病,其治宜灸焫……南方者……其地下,水土弱,雾露之所聚也。其民嗜酸而食胕,故其民皆致理而赤色,其病挛痹,其治宜微针。"

3. **因人制宜** 指根据患者的性别、年龄、体质等的不同特点而制定适宜的治疗方法。由于男女在生理上有不同的特点,如妇人以血为用,在治疗妇人病时要多考虑调理冲脉(血海)、任脉等。年龄不同,针刺方法也有差别。《灵枢·逆顺肥瘦》说:"年质壮大,血气充盈,肤革坚固,因加以邪,刺此者,深而留之……婴儿者,其肉脆,血少气弱,刺此者,以毫针,浅刺而疾发针,日再可也。"患者个体差异更是决定针灸治疗方法的重要因素,如体质虚弱、皮肤薄嫩、对针刺较敏感者,针刺手法宜轻;体质强壮、皮肤粗厚、针感较迟钝者,针刺手法可重些。

第三节　针灸临床诊治特点

　　针灸临床诊治与中医学的其他学科相似,包括辨证和施治两个重要环节。在针灸临床诊治过程中,又具有辨证与辨经结合、辨证与辨病结合、调神与调气并重的诊治特点。

一、辨证与辨经结合

　　辨证,即运用中医学理论,将四诊所搜集到的有关疾病的各种症状和体征,加以分析、综合判断为某种性质的"证候",亦即"证"。辨经,即运用经络理论,根据患者的各种症状和体征来辨别其病变经络脏腑归属,从而选择相应的经络腧穴进行治疗。辨证与辨经都是针灸临床辨证论治的核心,因为辨证是中医诊治的最基本特征,针灸临床对许多疾病的诊治可采用辨证的方法。同时,人体内脏的病变,往往会在其相关的经脉循行部位或腧穴上出现异常反应,而针灸治病就是直接作用于这些部位或腧穴,通过经络的传导反应,以达到治病的目的。

　　《灵枢·卫气》说:"能别阴阳十二经者,知病之所生,候虚实之所在者,能得病之高下。"《灵枢·官能》说:"察其所痛,左右上下,知其寒温,何经所在。"《灵枢·经脉》将不同的病候按十二经脉系统予以分类,成为历代针灸临床辨证归经的依据。金元时代窦汉卿《针经指南·标幽赋》说:"论脏腑虚实,须向经寻。"明代张三锡《经络考》载:"脏腑阴阳各有其经,四肢筋骨各有其主,明其部以定经。"围绕脏腑经络进行辨证,复杂的证候即有所归属,可以有的放矢地指导循经取穴,大大提高治病效果。如肝气郁结型的乳痈,因厥阴之脉布于胸胁,达于乳部,肝郁化火,循经上乳,结聚成痈,故可取肝经行间、期门等穴进行治疗。

　　在临床应用上,辨证与辨经并不矛盾。辨证本身就涵盖了经络辨证,在明确辨证的基础上,结合经络的循行部位及所联系的脏腑而进行辨证归经,然后根据辨证与辨经的结果,进行相应的配穴处方,依方施术。在针灸临床上,针对不同的疾病,如内脏疾病或运动系统病患,可分别采用以辨证为主或辨经为主的诊治方法。

二、辨证与辨病结合

　　辨病在这里指的是西医学对疾病的诊断及其相应鉴别诊断。如果说辨证是中医学临诊的关键,辨病则是西医学临诊的核心。在中西医结合工作深入开展的同时,针灸临床在辨证和辨经的基础上,逐步将辨病结合应用于疾病的诊治过程。由于西医诊断措施的不断增加,如 MRI、CT、TCD 等,针灸临床常见病又多为神经系统和运动系统疾患,在辨证过程中经常少不了借助这些诊断措施。在辨证中结合辨病,既有利于选择更适宜的治疗方案,又有助于判断治疗效果和预后。如临床上常见的腰痛,中医辨证可分寒湿腰痛、瘀血腰痛和肾虚腰痛,目前西医已能明确诊断有数十种疾病可引起腰痛,如腰椎退行性改变、腰椎间盘脱出、腰肌劳损、肾脏病变等。在中医辨证的大原则下,对不同疾病引发腰痛的治疗方案和医嘱有很大不同,既应考虑用温阳散寒、活血化瘀、补肾强腰的针灸治法,又应考虑加减不同穴位,结合不同的操作方法和其他针灸疗法。在临床应用上,辨证与辨病是不矛盾的。不但在神经系统和运动系统疾病的诊治中可采用此方法,而且在许多内脏病变中也往往需要辨证与辨病的结合。

三、调神与调气并重

调神又称治神、守神。《素问·宝命全形论篇》说："凡刺之真,必先治神。"所谓调神,一是指在针灸施治前注重调治患者的精神状态;二是指在针灸操作过程中,医者专一其神,意守神气;患者神情安定,意守感传。调神贯穿于针灸治病的全过程中。所谓调气就是采用补虚泻实等针刺手法使经气调和。《灵枢·刺节真邪》说："用针之类,在于调气。"《灵枢·终始》说："凡刺之道,气调而止。补阴写阳,音气益彰,耳目聪明,反此者血气不行。"针灸治病就是通过采用各种刺灸方法,刺激一定的腧穴以激发经气、疏通全身气血,从而使偏盛偏衰的脏腑功能趋于和谐平衡,这就是调气。

《素问·针解篇》说："制其神,令气易行。"《灵枢·官能》指出："工之用针也……明于调气。"又说："用针之要,无忘其神。"说明调气和调神是密不可分、相互促进的。其中,气的活动以神为主导,神动则气行,患者神志专一,精神内守,医者也要神志专一,这样有助于针灸得气,达到气至病所。而调气又是调神的重要环节或具体手段,通过调气,有助于"神守志一",从而进一步改善患者的功能状态。调神和调气是针灸作用的关键,也是有别于中医其他学科的诊治特色,针灸治疗的其他作用都是建立在调神、调气基础上的。

第四节 　针灸配穴处方

针灸处方就是在中医学理论尤其是经络学说的指导下,根据选穴原则和配穴方法,选取腧穴并进行配伍,进而确立刺灸法而形成治疗方案。

穴位是针灸处方的第一组成要素,穴位选择是否精当直接关系着针灸的治疗效果。在确定处方穴位时,我们应该遵循基本的选穴原则和配穴方法。

一、选穴原则

选穴原则是针灸临证选取穴位应该遵循的基本法则,包括近部选穴、远部选穴、辨证选穴和对症选穴。其中近部选穴和远部选穴是主要针对病变部位而确定腧穴的选穴原则,辨证选穴和对症选穴是针对疾病表现出的证候或症状而选取穴位的原则。

1. **近部选穴** 　指在病变局部或邻近部位选取穴位的方法,是腧穴局部治疗作用的体现,多用于局部症状比较明显的病证。如胃痛取中脘,耳鸣取听宫,面瘫取颊车、地仓等。

2. **远部选穴** 　指在病变部位所属和相关的经络上,距病位较远的部位选取穴位的方法,是"经络所过,主治所及"治疗规律的体现。如胃痛选足阳明胃经的足三里,上牙痛选足阳明胃经的内庭,下牙痛选手阳明大肠经的合谷等。

3. **辨证选穴** 　指根据疾病的证候特点,分析病因病机而辨证选取穴位的方法。临床上有些病证,如发热、多汗、盗汗、虚脱、抽风、昏迷等均无明显局限的病变部位,而呈现全身症状。有些内脏病证必须以脏腑辨证为主取穴,这时应采用辨证选穴。如肾阴不足导致的虚热选肾俞、太溪,肝阳上亢引起的头痛选太冲、行间等。此外,对于病变部位明显的疾病,根据其病因病机而选取穴位也是治病求本原则的体现,如牙痛根据病因病机可分为风火牙痛、胃火牙痛和肾虚牙痛,风火牙痛选风池、外关,胃火牙痛选内庭、二间,肾虚牙痛选太溪、行间。

4. **对症选穴** 指根据疾病的个别特殊症状而选取穴位的原则,是腧穴特殊治疗作用及临床经验在针灸处方中的具体运用,又称经验取穴。如哮喘选定喘,小儿疳积选四缝,腰痛选腰痛点等,这是大部分奇穴的主治特点。

二、配穴方法

配穴方法就是在选穴原则的指导下,针对疾病的病位、病因病机等,选取主治作用相同或相近,或对于治疗疾病具有协同作用的腧穴进行配伍应用的方法。临床上穴位配伍的方法多种多样,但总体可归纳为按部位配穴和按经脉配穴两大类。

(一)按部位配穴

按部位配穴是结合身体上腧穴分布的部位进行穴位配伍的方法,主要包括远近配穴法、上下配穴法、前后配穴法、左右配穴法。

1. **远近配穴法** 指以病变部位为依据,在病变局部和远部同时选穴配伍成方的方法,临床应用最为广泛。如牙痛以局部的颊车和远道的合谷、内庭相配,腰痛以局部的夹脊穴和远道的承山、昆仑相配。

2. **上下配穴法** 指将腰部以上或上肢腧穴和腰部以下或下肢腧穴配合应用的方法,在临床上应用较为广泛。如胃脘痛可上取内关、下取足三里,头项强痛可上取大椎、下取昆仑,阴挺可上取百会、下取三阴交。八脉交会穴的配对应用也属上下配穴法,具体配伍应用已在特定穴的临床应用中介绍。

3. **前后配穴法** 指将人体前部和后部的腧穴配合应用的方法,主要指将胸腹部和背腰部的腧穴配合应用,在《灵枢·官针》中称"偶刺"。本法常用于治疗脏腑疾患,如膀胱疾患前取水道或中极、后取膀胱俞或秩边,肺病前取中府、后取肺俞,胃脘痛前取中脘、后取胃俞。临床上常见的俞募穴配合应用就属于本配穴法的典型实例,是最为常用的前后配穴法。

4. **左右配穴法** 指将人体左侧和右侧的腧穴配合应用的方法。本法是基于人体十二经脉左右对称分布和部分经脉左右交叉的特点总结而成的。临床上为了加强腧穴的协同作用,常选择左右同一腧穴配合运用,如胃痛可选双侧足三里、梁丘等。但左右配穴法并不局限于选两侧同一腧穴,如左侧偏头痛,可选同侧的太阳、头维和对侧的外关、足临泣,左侧面瘫可选同侧的太阳、颊车、地仓和对侧的合谷。此外,左病取右、右病取左的取穴法,古称"巨刺",也是按部配穴法中左右选配的一种方法。

(二)按经脉配穴

按经脉配穴是以经脉和经脉相互联系为基础而进行穴位配伍的方法,主要包括本经配穴法、表里经配穴法、同名经配穴法和子母经配穴法。

1. **本经配穴法** 指某一脏腑、经脉发生病变时,即选该脏腑、经脉的腧穴配成处方。如胃火循经上扰导致的牙痛,可在足阳明胃经上近取颊车,远取该经的荥穴内庭;又如后头痛,可近取局部的脑户、天柱,远取该经的昆仑。

2. **表里经配穴法** 指以脏腑、经脉的阴阳表里配合关系为依据的配穴方法。当某一脏腑、经脉发生疾病时,取该经及其相表里的经脉腧穴配合成方。如风热袭肺导致的感冒咳嗽,可选肺经的尺泽和大肠经的曲池、合谷。《灵枢·五邪》载："邪在肾,则病骨痛,阴痹……取之涌泉、昆仑。"此外,原络配穴法是表里经配穴法在临床上的具体应用。

3. **同名经配穴法** 指将手足同名经的腧穴相互配合的方法,是基于同名经"同气相通"的理论。如阳明头痛取手阳明经的合谷配足阳明经的内庭,肩周炎手少阳型取手少阳经的肩髎配足少阳经的阳陵泉。

4. **子母经配穴法** 指根据脏腑、经脉的五行属性,基于"虚则补其母,实则泻其子"的理论而选取穴位的配穴方法。如肺虚咳嗽,除取肺经穴和肺俞等以外,可同时选用脾经的太白和胃经的足三里。

第五节　刺灸方法的选择

刺灸方法是针灸治疗中的第二组成要素,包括针灸疗法、操作方法和治疗时机的选择。

1. **针灸疗法的选择** 指针对患者的病情和具体情况而确立的适宜治疗手段,是刺灸操作的第一步。毫针刺法、灸法、拔罐法、耳针疗法等虽同属针灸疗法,但作用各有所长。在确定腧穴后,考虑用针、用灸或针灸并用,还是用拔罐疗法、皮肤针疗法等,才能确定具体的操作。也只有通过选用正确的刺灸法,才能取得应有效果。

2. **操作方法的选择** 针灸操作方法与处方的作用密切相关,当确立了疗法后,要对疗法的操作进行说明,如毫针刺法用补法还是泻法,艾灸用温和灸还是瘢痕灸等。尤其是对于处方中的部分穴位,当针刺操作的深度、方向等不同于常规的方法时,要特别强调。此外,针刺治疗疾病的频度如何,几次治疗为1个疗程等,也应根据疾病的具体情况而定。

3. **治疗时机的选择** 治疗时机是提高针灸疗效的重要方面,一般来说,针灸治疗疾病没有特殊严格的时间要求,对某些疾病在治疗时间上应予以重视。如痛经应在月经来潮前3～7日开始针灸,直到月经来潮停止;失眠在下午或晚间针灸等,都能明显提高疗效。

[附]　临床针灸处方常用符号

在针灸处方时,对于针具、灸法的类别和补泻,可不用文字说明,而以表6-1中的符号代之。

表6-1　针灸处方上常用的符号表

方　法	符　号	方　法	符　号
针刺平补平泻法	|	针刺补法	⊤
三棱针点刺出血	↓	针刺泻法	⊥
皮肤针	※	艾条灸	×
艾炷灸	△	温针灸	⇧
拔罐法	○	水针	IM
皮内针	⊖	电针	IN

第七章 针灸治疗各论

导学

　　本章重点介绍内、外、妇、儿、五官等病证的概念、病因病机、辨证和治疗方法等内容,是针灸临床的重要内容。要求重点掌握中风、眩晕、头痛、面瘫、面痛、哮喘、不寐、胃痛、呃逆、泄泻、便秘、癃闭等内科病证,风疹、痄腮、肘劳、肩痹、颈痹、腰痛、痹证、痿证等皮外科病证,目赤肿痛、近视、耳鸣耳聋、牙痛、咽喉肿痛等五官科病证,以及晕厥、虚脱、内脏绞痛、肥胖症等病证的辨证、选穴治疗规律,还要认真体会辨证、辨经、辨病在针灸临床的应用。

第一节 内 科 病 证

中 风

　　中风又称脑卒中,是以突然晕倒、不省人事,伴口角㖞斜、语言不利、半身不遂,或不经昏仆仅以口㖞、半身不遂为主的一种疾病。中风的发生,风、火、痰是其主因,病变涉及心、肝、脾、肾等脏腑。在阴阳失调的情况下偶因忧思恼怒,或以劳累、房劳等原因,遂致风阳煽动,心火暴盛,风火相煽,气血上逆;或因嗜酒、恣食厚味、脾虚痰热内盛、化火动风,风阳挟痰上蒙清窍,导致脏腑功能骤然失常,阴阳之气逆乱发为闭证;若正气衰退,可致阴阳离决变生脱证。如风痰流窜经络,气血运行阻滞,则见经络失常的症状。

　　西医学中,中风多见于急性脑血管病,如脑梗死、脑出血、脑血管栓塞、蛛网膜下腔出血等病。

【辨证要点】

1. 中经络

主症　半身不遂,肌肤不仁,舌强言謇,口角㖞斜。

风痰阻络:肢体麻木,头晕目眩,苔白腻或黄腻,脉弦滑。

肝阳上亢:面红目赤,眩晕头痛,心烦易怒,口苦咽干,大便干,小便黄,舌红苔黄,脉弦有力。

气虚血瘀:肢体软弱,偏身麻木,手足肿胀,面色淡白,气短乏力,舌暗苔白,脉细涩。

2. 中脏腑

主症　突然昏仆,神志昏迷,并见半身不遂、舌强失语、口角㖞斜等。根据病因、病机可分为闭证和脱证。

闭证：神志昏迷，牙关紧闭，两手紧握，面赤气粗，喉中痰鸣，二便不通，脉弦滑而数。

脱证：目合口张，手撒，遗溺，鼻鼾息微，四肢逆冷，脉象细弱等。如见汗出如油，两颧淡红，脉微欲绝或浮大无根，为真阳外越之危候。

此外，年逾 40 岁，经常出现头晕头痛、肢体麻木，偶有发作性语言不利、肢体瘘软无力者，多为中风先兆。

【治疗】

1. 基本治疗

(1) 中经络

1) 半身不遂

治法　通经活络，滋养肝肾。取手足阳明经穴为主，辅以太阳、少阳经穴。

主穴　上肢：肩髃　曲池　手三里　外关　合谷

　　　　下肢：环跳　伏兔　阳陵泉　足三里　解溪　昆仑

配穴　半身不遂可取患侧的井穴针刺出血，上肢还可取肩髎、阳池、后溪等穴，下肢取风市、阴市、悬钟等穴；病程日久，上肢可配大椎、肩外俞，下肢可配腰阳关、殷门等；如患侧经筋屈曲拘挛，肘部配曲泽，腕部配大陵，膝部配曲泉，踝部配太溪；言语謇涩加廉泉、通里、哑门；风痰阻络加丰隆，肝阳上亢加太冲、太溪，气虚血瘀者加气海等。

方义　风病多犯阳经，故本方以阳经腧穴为主。肩髃、曲池、手三里、合谷和伏兔、足三里、解溪分属手足阳明，阳明为多气多血之经，阳明经气血通畅，正气得以扶助，使机体功能逐渐恢复。再根据上、下肢经脉循行路线的不同，分取手足少阳外关、环跳和足太阳昆仑穴，共奏调和经脉、疏通气血的作用。

操作　中风早期，针刺手法宜轻，以后随着疗程的延长，手法逐渐加重，也可先在健侧主要穴位行补法，再泻患侧穴位；肌肤不仁，可用皮肤针叩刺患部。

2) 口角㖞斜

治法　调理阴阳，通经活络。取手足阳明经穴为主。

主穴　地仓　颊车　合谷　太冲

配穴　按病位酌取牵正、水沟、四白、下关等穴。

方义　手足阳明和足厥阴经脉均上达头面，取地仓、颊车是近道取穴，以调局部的经气。取合谷、太冲为远道取穴，以调本经的经气。

操作　地仓透颊车，泻对侧合谷，太冲用泻法；初起单刺患侧，病久可左右均刺。

(2) 中脏腑

1) 闭证

治法　平肝息风，醒脑开窍。取督脉和十二井穴为主。

主穴　水沟　十二井穴　太冲　丰隆　劳宫

配穴　牙关紧闭配颊车、合谷；语言不利配哑门、廉泉、关冲。

方义　本方可奏平肝息风、清火豁痰、开窍启闭之功。闭证乃由肝阳暴涨，气血上逆，故取十二井穴点刺出血和泻水沟，具开闭泄热、醒脑开窍的作用。肝脉上巅，泻太冲降肝经逆气以平息肝阳。脾胃为生痰之源，痰浊壅遏，气机失宣，取足阳明经的别络丰隆，以宣通脾、胃经之气机，蠲化浊痰。"荥主身热"，取手厥阴心包经荥穴劳宫，以清心泄热。

操作　水沟向上方斜刺，十二井穴点刺出血，手法要轻快，不宜过强而引起患者躁动；太冲、丰隆、劳宫用泻法。

2）脱证

治法　回阳固脱。取任脉经穴为主。

主穴　关元　神阙

方义　任脉为阴脉之海，关元为任脉与足三阴经之会穴，为三焦元气所出，联系命门真阳，为阴中含阳的穴位，元阳外脱，取之以救阳。神阙位于脐中，为真气所系，故用大艾炷重灸，以回垂绝之阳。

操作　关元大艾炷隔姜灸，神阙用隔盐灸，直至四肢转温为止。

2. 其他治疗

（1）头针法：选顶颞前斜线、顶旁 1 线及顶旁 2 线，常规消毒，用 1.5～2 寸毫针平刺入头皮下，快速捻转 2～3 min，每次留针 30 min，留针期间反复捻转 2～3 次。行针时和留针后嘱患者活动患侧肢体，此法在半身不遂早期应用疗效更好，留针时间可延长至数小时。

（2）电针法：在患侧上、下肢各取两个穴位或面部取一对穴位，针刺得气后留针，接通电针仪，采用断续波或疏波，以局部肌肉微颤为度，每次通电 20～30 min。本法适用于半身不遂和面瘫。

（3）穴位注射法：选取四肢穴位 2～4 穴，采用当归注射液或黄芪注射液，每穴注射 1 ml，隔日 1 次，10 次为 1 个疗程。疗程结束，停 7～10 日，继续第二个疗程。本法适用于半身不遂。

（4）拔罐法：采用小口径火罐，选取肩髃、臂臑、曲池、阳池、秩边、环跳、风市、伏兔、阳陵泉、丘墟等穴，分组轮换应用。本法适用于半身不遂。

【按语】

（1）针灸治疗中风疗效较满意，尤其对肢体运动和言语、吞咽功能的康复等有促进作用，针灸时间越早则效果越好，病程在 3 个月内、6 个月内、1 年内和 1 年以上疗效有较大不同。治疗期间应指导患者进行瘫痪肢体的功能锻炼，并可配合推拿、理疗。

（2）本病应重在预防，出现中风先兆时，应及时参照相关病证进行防治。中风急性期，出现高热、神昏、心衰、颅内压增高、上消化道出血等情况时，应采取综合治疗措施。

（3）实验研究表明，针刺能降低体内的总胆固醇，增加高密度脂蛋白胆固醇，改善动脉硬化状况，降低血黏稠度，促进脑动脉血液循环，使脑组织的灌注量增加，有利于脑组织功能的恢复及代偿功能的建立；针刺能改善患肢的肌电活动，改善患肢低下的运动功能。针刺对心脏疾患和高血压等的治疗，有利于缓解脑血管痉挛状态，改善脑部血循环，增加脑组织的血氧供应量，进而对脑的能量代谢产生良性调整作用。

（4）中风患者应注意防止褥疮，保证呼吸道通畅和大便通畅，并时刻注意血压变化。

【附】　**假性延髓性麻痹**

假性延髓性麻痹又称假性球麻痹，是两侧皮质延髓束损害所产生的症状，常见于脑血管意外、肌萎缩性侧索硬化、梅毒性脑动脉炎等病。中医学认为，本病与心的功能失常有关，可因痰浊、瘀血等病邪阻滞脑络，闭阻咽喉；或熏灼阴液，不能上承；或心脾气虚，肝肾阴涸，不能濡养所致。本病归属于中医学"噎膈""痿痹"等范畴。

【辨证要点】

主症　临床表现为延髓神经所支配的肌肉呈上运动神经元性瘫痪或不完全性瘫痪，出现软腭和咽喉、舌肌运动障碍，吞咽、发声、讲话困难，无舌肌萎缩和纤维性震颤，咽反射存在，下颌反射增强,常出现强哭强笑。检查体感诱发电位可有异常。

【治疗】

治法　调神导气,通关利窍。取手厥阴、手少阴经及督脉穴为主。

主穴　内关　水沟　通里　风池　金津　玉液　咽后壁

配穴　风痰阻络配太冲、丰隆;瘀血内停配血海、膈俞;肺热熏灼配鱼际、少商;心脾两虚配足三里、气海;肝肾阴亏配关元、太溪。

操作　内关、水沟、通里用泻法;风池针向喉结,震颤法徐入 1～1.5 寸,施小幅度捻转补法,以咽喉部麻胀为佳,应持续捻转 1～3 min;金津、玉液用三棱针点刺出血;用 3 寸以上长针点刺咽后壁。

【按语】

(1) 针灸治疗本病效果较好,但应注意针刺的深度和手法刺激量。如果针刺深度不够,手法操作刺激量不足,则疗效差。

(2) 应对原发病进行治疗,如颅内压高者应予 20% 甘露醇降压,并发感染者当用抗生素等。

(3) 导致皮质延髓束损伤的原发病稳定并逐渐恢复时,预后良好。原发病的加重和反复发作,预后不佳。

眩　晕

眩晕是自觉头晕眼花、视物旋转的一种自觉症状。轻者发作短暂,平卧闭目片刻即安;重者如乘坐舟车,旋转起伏不定,甚至难于站立,恶心呕吐;或时轻时重,兼见它证而迁延不愈,反复发作。眩晕多因忧郁恼怒,清窍被扰;恣食厚味,清窍被蒙;劳伤过度,脑髓不充;或气血虚弱,清窍失养所致。

西医学中,眩晕多见于高血压、脑动脉硬化、颈椎病、贫血、神经衰弱、耳源性疾病等。

【辨证要点】

1. **实证**

主症　头晕目眩,视物旋转,泛泛欲吐,头胀耳鸣。

肝阳上亢:头目胀痛,耳鸣,口苦,急躁易怒,舌红苔黄,脉弦。

痰湿中阻:头重如裹,胸闷恶心,神疲困倦,呕吐痰涎,口黏纳差,舌胖苔白腻,脉濡滑。

2. **虚证**

主症　头晕目眩,乏力不寐,健忘,甚则昏眩欲仆。

气血两虚:头晕目眩,神疲乏力,心悸不寐,面色㿠白,舌淡苔薄白,脉细。

肾精亏损:眩晕久发不已,耳鸣,腰膝酸软,乏力,遗精,健忘,舌淡苔薄,脉沉细。

【治疗】

1. **基本治疗**

(1) 实证

治法　平肝化痰,定眩。取足少阳经、督脉及手足厥阴经穴为主。

主穴　风池　百会　内关　太冲

配穴　肝阳上亢加行间、侠溪、太溪;痰湿中阻加头维、丰隆、中脘、阴陵泉;高血压加曲池、足三里;耳源性眩晕加合谷、太阳、曲池;颈性眩晕加风府、天柱、颈夹脊。

方义　肝经为风木所寄,与胆经相表里,取胆经风池和肝经太冲,清泻肝胆,平抑肝阳。内关宽胸理气,和中化痰止呕。百会用泻法,可清利脑窍而定眩。

操作　毫针泻法。风池刺向对侧眼球,约1寸深;百会沿皮向后刺,令针感向四周扩散,直至整个巅顶发胀;内关直刺1寸,针感向下放射至中指;太冲斜刺,针感传至足面。

(2) 虚证

治法　益气养血,定眩。取足少阳经、督脉、足阳明经穴及相应背俞穴为主。

主穴　风池　百会　肝俞　肾俞　足三里

配穴　气血两虚加气海、脾俞、胃俞;肾精亏虚加太溪、悬钟、三阴交;贫血加膏肓、膈俞;神经衰弱加神门、内关、三阴交。

方义　肝俞、肾俞滋补肝肾、养血益精、培元固本,足三里补益气血。风池用平补平泻法,可疏调头部气血,百会用补法可升提气血,两穴配合以充养脑髓而缓急治标。

操作　风池、百会用平补平泻法,肝俞、肾俞向棘突斜刺1～1.5寸施以捻转补法,足三里直刺1.5～2寸,用补法,令针感向上下放射。

2. 其他治疗

(1) 头针法:选顶中线。常规消毒,沿头皮刺入,快速捻转,每日1次,每次留针30 min。

(2) 耳针法:选肾上腺、皮质下、额。肝阳上亢加肝、胆,痰湿中阻加脾,气血两虚加脾、胃,肾精亏虚加肾、脑。每次取3～5穴,毫针刺或耳穴压丸。

【按语】

(1) 针灸治疗本证具有较好的临床疗效,但应查明原因,明确诊断,注意原发病的治疗。如高血压性眩晕可配合降压药,颈性眩晕可配合牵引或推拿。

(2) 眩晕发作时,嘱患者闭目或平卧,保持安静,可用手指按压印堂穴,如伴呕吐应防呕吐物误入气管。

(3) 针灸治疗眩晕,能改善脑动脉的供血状况,缓解脑血管痉挛,使脑缺血情况得以改善。针刺调节自主神经系统的功能,改善中间产物对前庭神经的刺激,缓解耳膜血管的痉挛,使耳蜗的供血加强,从而使耳源性眩晕得以治疗。

(4) 痰湿较重者以清淡食物为主,应嘱其少食辛辣、肥腻之品,戒烟酒,以免助湿生痰,酿热生风。

【附】　高血压病

高血压病是以安静状态下持续性动脉血压增高(BP ＞140/90 mmHg 或 18.6/12 kPa 以上)为主要表现的一种常见慢性疾病。病因至今未明,一般认为与长期工作紧张、精神刺激及遗传有关。

本病归属于中医学"头痛""眩晕""肝风"等范畴,多因情志失调、饮食失节、内伤虚损等导致肝肾阴阳失调所致。

【辨证要点】

主症　头痛头晕,头胀,眼花耳鸣,心悸失眠,健忘。

肝火亢盛:眩晕头痛,面红目赤,烦躁不安,惊悸,口苦,尿赤便秘,舌红苔干黄,脉弦。

阴虚阳亢:眩晕头痛,头重脚轻,耳鸣,心悸失眠,健忘,五心烦热,舌红苔薄白,脉弦细而数。

痰湿壅盛:眩晕头痛,头重胸闷,心悸食少,呕恶痰涎,苔白腻,脉滑。

气虚血瘀:眩晕头痛,心悸怔忡,气短乏力,面色萎黄,纳差,唇甲青紫,舌质紫暗或见有瘀点,脉细涩。

阴阳两虚：眩晕头痛,面色萎暗,耳鸣心悸,动则气急,甚则咳喘,腰膝酸软,失眠多梦,夜间多尿,时有浮肿,舌淡或红,苔白,脉细。

【治疗】

1. 基本治疗

治法　清泄肝火,育阴潜阳。取足厥阴、阳明经、督脉经穴为主。

主穴　百会　曲池　太冲　三阴交　合谷

配穴　肝火亢盛加风池、行间;阴虚阳亢加太溪、肝俞;痰湿壅盛加丰隆、足三里;气虚血瘀加血海、膈俞;阴阳两虚加关元、肾俞;头晕头重加百会、太阳;心悸怔忡加内关、神门。

方义　百会居于巅顶,为诸阳之会,并与肝经相通,可泻诸阳之气,平降肝火。曲池、合谷清泻阳明,理气降压。太冲为肝经原穴,疏肝理气,平降肝阳。三阴交为足三阴经交会穴,调补肝、脾、肾脏,配伍应用以治其本。

操作　痰湿壅盛、气虚血瘀、阴阳两虚,百会可加灸;太冲应朝涌泉方向透刺,以增滋阴潜阳之力;其他腧穴常规针刺。

2. 其他治疗

(1) 皮肤针法：叩刺项后、腰骶部和气管两侧,力度依病情虚实和患者体质强弱而定。每日1次。

(2) 三棱针法：取耳尖、大椎、印堂、曲池等穴。每次选1～2穴,点刺出血3～5滴,2～3日操作1次。

(3) 耳针法：取耳背沟、耳尖、交感、神门、心等。每次选3～4穴,针刺或埋针,也可耳穴压丸,血压过高者还可在降压沟和耳尖点刺出血。

【按语】

(1) 针灸对各期高血压病均有降压作用,其中对1期高血压病尤为明显,各期的临床症状可获得不同程度的改善,对顽固性高血压病发展为高血压危象者,应与中西药同时并用,以控制血压。如血压超过200/120 mmHg(26.6/16 kPa),针刺或电针时应避免强刺激。

(2) 长期服用降压药物者,针灸治疗时不要突然停药。治疗一段时间,待血压降至正常或接近正常、自觉症状明显好转或基本消失后,再逐渐减小药量。

(3) 高血压也可作为某些疾病的一种症状,如心脑血管疾病、内分泌疾病、泌尿系统疾病等发生的高血压,称为症状性高血压或继发性高血压,需与高血压病相区别,积极治疗原发病。

(4) 平素要求患者避免精神刺激、过度劳累,饮食要清淡、低盐,戒烟戒酒。

头　痛

头痛是以头部疼痛为主要表现的病证,可见于临床各科急、慢性疾病中,各种外邪或内伤等因素(凡是头部对疼痛敏感的组织炎症、损伤,或受到牵拉、挤压等),均可使头部经络功能失常,气血失调,脉络不通或脑窍失养而导致头痛。

西医学中,头痛多见于高血压病、血管性头痛、神经性头痛、脑炎、脑膜炎、急性脑血管疾病、脑瘤、青光眼、额窦炎、肌收缩性头痛等。

【辨证要点】

1. 外感头痛

主症　发病较急,头痛连及项背,痛无休止,外感表证明显。

风寒头痛：头痛,恶风畏寒,口不渴,苔薄白,脉浮紧。

风热头痛：头痛而胀,发热,口渴欲饮,大便干,小便黄,苔黄,脉浮数。

风湿头痛：头痛如裹,肢体困重,苔白腻,脉濡。

2. 内伤头痛

主症　头痛发病较缓,多伴头晕,痛势绵绵,时止时休,遇劳或情志刺激而发作、加重。

肝阳上亢：头胀痛,目眩,心烦易怒,面赤目赤,耳鸣如蝉,口苦,舌红苔薄黄,脉弦。

肝肾阴虚：头痛头晕,时轻时重,耳鸣,腰膝酸软,神疲乏力,遗精,舌红苔少,脉弦细。

气血亏虚：头部空痛,头晕,神疲无力,面色不华,心悸少寐,劳则加重,舌淡苔白,脉细弱。

痰浊上蒙：头痛昏蒙,胸闷脘胀,呕吐痰涎,苔白腻,脉滑。

瘀血阻络：头痛迁延日久,反复发作,或头部有外伤史,痛处固定不移,痛如锥刺,舌紫暗或有瘀斑,苔薄,脉细涩。

在以上辨证基础上,可根据头痛的部位进行辨证归经,前额痛为阳明头痛,侧头痛为少阳头痛,后枕痛为太阳头痛,巅顶痛为厥阴头痛。

【治疗】

1. 基本治疗

(1) 外感头痛

治法　祛风通络,止痛。取督脉及手太阴、足少阳经穴为主。

主穴　百会　太阳　风池　列缺　阿是穴

配穴　风寒头痛加风门;风热头痛加曲池、大椎;风湿头痛加阴陵泉。如属阳明头痛加印堂、合谷、内庭;少阳头痛加率谷、外关、足临泣;太阳头痛加天柱、后溪、昆仑;厥阴头痛加四神聪、太冲、内关。

方义　百会、太阳、阿是穴可疏导头部经气。风池为足少阳与阳维脉的交会穴,功长祛风活血,通络止痛。列缺为肺经络穴,可宣肺解表,祛风通络。

操作　毫针泻法。头痛剧烈时,阿是穴可采用强刺激和长留针。

(2) 内伤头痛

治法　疏通经络,清利头窍。取督脉及足阳明、足少阳经穴为主。

主穴　百会　头维　风池　足三里

配穴　肝阳上亢加太冲、侠溪;肝肾阴虚加肝俞、肾俞、太溪;气血亏虚加气海、足三里;痰浊上蒙加丰隆、阴陵泉;瘀血阻络加阿是穴、血海、膈俞。

方义　百会疏调气血以养脑髓。头维疏通头部经气。风池活血通经,清利头目,调和气血。足三里补益气血,滋养脑髓。

操作　风池用平补平泻法;头维平刺,用捻转补法。其余穴位采用虚补实泻操作。

2. 其他治疗

(1) 耳针法：选枕、颞、额、脑、结节。每次选2～3穴,毫针刺或埋针或耳穴压丸。对于顽固性头痛可在耳背静脉点刺出血。

(2) 皮肤针法：用皮肤针叩刺太阳、印堂及阿是穴,每次5～10 min,出血少量。适用于外感头痛。

(3) 穴位注射法：选风池穴,用1%利多卡因或维生素 B_{12} 注射液,每穴注射0.5～1 ml,每日或隔日1次;或选足三里穴,用当归注射液,每穴注射1 ml,每日或隔日1次,适用于顽固性头痛。

【按语】

(1) 针灸治疗头痛有较好的效果,但头痛原因复杂,对于多次治疗无效,或头痛继续加重者,要考虑某些颅脑病变,查明原因,采取综合措施。

(2) 如出现两侧瞳孔大小不等、项强、神志不清,应高度警惕脑瘤及蛛网膜下腔出血等重症。对高血压头痛慎用强刺激。

(3) 现代研究表明,针刺能够调节神经系统的功能,激活体内内源性镇痛调制系统,起到镇痛作用。针刺可使迷走神经兴奋性提高,血液中的乙酰胆碱含量增多,儿茶酚胺含量减少,使血管扩张,从而降低血压,缓解因血压偏高而诱发的头痛。

(4) 头痛患者在治疗期间,应禁烟酒,适当参加体育锻炼,避免过劳和精神刺激,注意休息。

【附】 偏头痛

偏头痛是由于神经、血管性功能失调所引起的疾病,以一侧头部疼痛反复发作,常伴有恶心、呕吐,对光及声音过敏等特点。本病与遗传有关,部分患者可在头部、脑外伤后出现。中医学认为,本病多与恼怒、紧张、风火痰浊有关。情志不遂,郁而化火,日久伤阴;或恼怒急躁,肝阳上亢,上扰清窍;或脾阳素虚,痰湿运化无力,阻塞清窍;或气郁日久,久病入络,脉络闭阻而致痛。

【辨证要点】

主症　临床表现为头痛多为一侧,常局限于额部、颞部和枕部,疼痛开始时为激烈的搏动性疼痛,后转为持续性钝痛。任何时间都可发作,但以早晨起床时为多发,症状可持续数小时到数日。典型的偏头痛有先兆症状,如眼前闪烁暗点、视野缺损、单盲或同侧偏盲。发作时头痛部位可由头的一个部位到另一个部位,同时可放射至颈、肩部。

肝阳上亢:头胀痛,眩晕,心烦易怒,夜寐不安,胸胁胀痛,目赤口干,舌红少苔,脉弦或细数。

痰湿偏盛:头痛昏沉,胸脘痞闷,呕恶吐涎,四肢逆冷,苔白腻,脉弦滑。

瘀血阻络:头痛,病程较长,痛有定处,其痛如刺,舌紫暗,脉弦或沉涩。

【治疗】

治法　疏泄肝胆,通经止痛。以足厥阴、手足少阳经穴为主。

主穴　阿是穴　丝竹空　率谷　合谷　列缺

配穴　肝阳上亢加四神聪、翳风、风池;痰湿偏盛加丰隆、足三里;瘀血阻络加血海、地机。

操作　头部诸穴沿皮刺,疼痛局部施中强刺激,间歇运针,20～30 min,也可配合使用电针。当发作时要以远端穴为主,行较强刺激的泻法。

【按语】

(1) 针刺治疗偏头痛有较好的疗效,通过针灸治疗可明显减轻症状,减少发作频率。

(2) 针灸治疗的时机选在典型发作前进行,要比发作中治疗的效果明显。部分偏头痛发作与月经周期有关的女性患者,应在经前进行治疗。

(3) 患者治疗期间,要保证足够的睡眠,避免过度紧张,以减少发作。

面　瘫

面瘫是以口角㖞斜、眼睑闭合不全为主的一种病证,即面神经麻痹。面瘫有中枢性面瘫和周围性面瘫两种,本篇主要介绍周围性面瘫。中医学认为,手、足阳经均上头面部,劳作过度,机体正气不足,脉络空虚,卫外不固,外感风寒,乘虚入中面部经络,导致经气阻滞,筋脉失养而发生面瘫。

西医学中,面瘫多见于周围性面神经麻痹,最常见于贝尔麻痹(Bell's palsy)。

【辨证要点】

主症　本病常在睡眠醒来时,发现一侧面部肌肉板滞、麻木、瘫痪,额纹消失,眼裂变大,露睛流泪,鼻唇沟变浅,口角下垂歪向健侧,患侧不能皱眉、蹙额、闭目、露齿、鼓颊。部分患者初起时有耳后疼痛,还可出现患侧舌前 2/3 味觉减退或消失、听觉过敏等症。

风寒证：见于发病初期,面部有受凉史,舌淡苔薄白,脉浮紧。

风热证：见于发病初期,多继发于感冒发热或其他头面炎症性、病毒性疾病,舌红苔薄黄,脉浮数。

气血不足：见于恢复期,或病程较长的患者,兼见肢体倦怠无力,面色淡白,头晕等。

【治疗】

1. **基本治疗**

治法　祛风通络,疏调经筋。以手足阳明和手足太阳经穴为主。

主穴　阳白　四白　颧髎　颊车　地仓　合谷　内庭

配穴　风寒加风池,风热加曲池,气血不足加足三里;抬眉困难加攒竹、鱼腰,乳突部疼痛加翳风,额唇沟㖞斜加水沟、口禾髎;鼻唇沟变浅加迎香。

方义　面部腧穴阳白、四白、颧髎、颊车、地仓可疏调局部经络气血,活血通络。合谷、内庭为循经远部选穴,急性期用泻法可祛除阳明、太阳筋络之邪气,祛风通络。恢复期,加足三里用补法,可补益气血,濡养经筋。

操作　面部腧穴均行平补平泻法。在急性期,面部穴位手法宜轻,针刺宜浅,取穴宜少,肢体远端的腧穴行泻法且手法宜重;在恢复期,肢体远端的足三里施行补法,合谷行平补平泻法。余穴均用泻法。

2. **其他治疗**

(1) 电针法：选太阳、阳白、地仓、颊车。接通电针仪,强度以患者面部肌肉微见跳动而能耐受为度,采用断续波或疏波,通电 15~20 min。如通电后,见牙齿咬嚼者,为针刺过深,刺中咬肌所致,应调整针刺的深度。适用于面瘫中、后期。

(2) 皮肤针法：用梅花针叩刺阳白、颧髎、地仓、颊车,以局部潮红为度,每日或隔日 1 次,适用于面瘫恢复期。

(3) 刺络拔罐法：阳白、颧髎、地仓、颊车点刺出血,拔罐,每星期 2 次,适用于面瘫恢复期。

(4) 穴位贴敷法：选太阳、阳白、颧髎、地仓、颊车。将马钱子锉成粉末 0.3~0.6 g,撒于胶布上,然后贴于穴位处,5~7 日换药 1 次。或用蓖麻仁捣烂加少许麝香,取绿豆粒大一团,贴敷穴位上,每隔 3~5 日更换 1 次。或用白附子研细末,加少许冰片做成面饼,贴敷穴位,每日 1 次。适用于面瘫后期或顽固性面瘫。

【按语】

(1) 针灸治疗周围性面瘫有很好的疗效,是首选方法,早期取穴宜少,手法宜轻,加灸效果更好,不宜使用电针。部分患者病程迁延日久,可因瘫痪肌肉出现挛缩,口角反牵向患侧,甚则出现面肌痉挛,形成"倒错"现象。注意与中枢性面瘫加以鉴别。

(2) 周围性面瘫的预后与面神经的损伤程度密切相关,肌电图可作为面神经损伤程度的辅助检查。一般而言,由无菌性炎症导致的面瘫预后较好,而由病毒导致的面瘫(如亨特面瘫)预后较差。如果 3 个月至半年内不能恢复,多留有后遗症。

(3) 针灸治疗本病,能够改善自主神经功能,使患侧局部血管舒张,血液循环得以改善,有利于炎性水肿的吸收,从而减轻对面神经的压迫,使神经功能恢复正常。

(4) 治疗期间面部应避免吹风受寒,可戴口罩、眼罩防护。眼睑闭合不全者,每日点眼药水2~3 次,以防感染。

面　痛

面痛是以眼、面颊部出现放射性、烧灼样抽掣疼痛为主症的疾病,又称面风痛、面颊痛。多发于40 岁以上,女性多见。本证主要由外感邪气,经络气血痹阻不通;或情志不调,肝胃郁热上冲;或阴虚阳亢,虚火上炎所致。如风寒之邪侵袭面部阳明、太阳经脉,筋脉凝滞,则气血痹阻;风热邪毒,壅阻经脉,则运行不畅;外伤、情志不调,或久病成瘀而致面痛。

西医学中,面痛多见于三叉神经痛。三叉神经分眼支、上颌支和下颌支,临床上以第 2 支、第 3 支同时发病者最多。

【辨证要点】

主症　面部疼痛突然发作,呈闪电样、刀割样、针刺样、电灼样剧烈疼痛,痛时面部肌肉抽搐,伴面部潮红、流泪、流涎、流涕等,常因说话、吞咽、刷牙、洗脸、冷刺激、情绪变化等诱发,持续数秒到数分钟。发作次数不定,间歇期无症状。

风寒证:有感受风寒史,面痛遇寒则甚,得热则轻,鼻流清涕,苔白,脉浮紧。

风热证:痛处有灼热感,流涎,目赤流泪,苔薄黄,脉数。

肝胃郁热:面痛,烦躁易怒,口渴便秘,舌红苔黄,脉数。

阴虚阳亢:面痛,体虚,形体消瘦,颧红,脉细数无力。

气血瘀滞:多有外伤史,或病变日久,痛点多固定不移,情志变化可诱发,舌暗或有瘀斑,脉细涩。

根据经脉的分布,眼部痛主要属足太阳经病证,上颌、下颌部痛主要属手、足阳明和手太阳经病证。

【治疗】

1. 基本治疗

治法　疏通经络,祛风止痛。取手、足阳明及足太阳经穴为主。

主穴　攒竹　四白　下关　地仓　合谷　太冲　内庭

配穴　眼部痛加丝竹空、阳白、外关;上颌部痛加颧髎、迎香;下颌部痛加颊车、翳风;风寒加列缺;风热加曲池、尺泽;肝胃郁热加内庭、太冲、足三里;阴虚阳亢加风池、太溪;气血瘀滞加三阴交。

方义　攒竹、四白、下关、地仓,疏通面部经络。合谷为手阳明经原穴,“面口合谷收”,与太冲相配可祛风通络、止痛定痉。内庭可清泻阳明经热邪。

操作　毫针泻法。针刺时宜先取远端穴,局部穴位在急性发作期宜轻刺。

2. 其他治疗

(1) 电针法:根据疼痛部位,在面部选取两穴,加合谷、外关,接电针,发作期用疏密波,缓解期用疏波,刺激强度局部宜轻、远道腧穴宜重,每日或隔日 1 次。

(2) 耳针法:选面颊、颌、额、神门。毫针刺法,或用埋针法。

(3) 刺络拔罐法:选颊车、地仓、颧髎。用三棱针点刺,行闪罐法,隔日 1 次。

(4) 皮肤针法:在面部寻找扳机点,将揿针刺入,外以胶布固定,埋藏 2~3 日,更换揿针。

【按语】

(1) 三叉神经痛是一种顽固难治病证,针刺治疗有一定的止痛效果。本病分为原发性和继发性两种,对继发性三叉神经痛要查明原因,针对病因治疗;对原发性者针灸有很好的治疗作用。

(2) 针刺治疗时局部穴位宜轻刺而久留针,远端穴位可用重刺激手法,尤其在发作时,宜用远端穴位行强刺激手法。

(3) 患者应起居有规律,忌食生冷、辛辣刺激性食物,避免情绪过激、精神紧张。

感　冒

感冒又称伤风、冒风,是风邪侵袭人体所致的常见外感疾病。主要由于体虚,抗病能力减弱,当气候剧变时,机体卫外功能不能适应,邪气乘虚由皮毛、口鼻而入,引起鼻塞、咳嗽、头痛、恶寒发热、全身不适等一系列肺卫症状。全年均可发病,尤以春季多见。

西医学的上呼吸道感染属于中医学的"感冒"范畴,流行性感冒属"时行感冒"范畴。

【辨证要点】

主症　恶寒发热,头痛,鼻塞流涕,脉浮。

风寒证:恶寒重,发热轻或不发热,无汗,鼻塞,喷嚏,流清涕,咳嗽,咯痰清稀,肢体酸楚,苔薄白,脉浮紧。

风热证:微恶风寒,发热重,有汗,鼻塞,流浊涕,咯痰稠或黄,咽喉肿痛,口渴,苔薄黄,脉浮数。

暑湿证:身热不扬,汗出不畅,肢体酸重,头痛如裹,胸闷纳呆,口渴不欲饮,苔白腻,脉濡。

【治疗】

1. **基本治疗**

治法　祛风解表。取手太阴、手阳明经及督脉穴为主。

主穴　列缺　合谷　大椎　太阳　风池

配穴　风寒加风门、肺俞;风热加曲池、尺泽、鱼际;暑湿加中脘、足三里;体虚加足三里;鼻塞流清涕加迎香;咽喉疼痛加少商;全身酸楚加身柱。

方义　感冒为外邪侵犯肺卫所致,太阴、阳明互为表里,故取手太阴、手阳明经列缺、合谷,以祛邪解表。督脉主一身之阳气,温灸大椎可通阳散寒,刺络出血可清泻热邪。风池为足少阳经与阳维脉的交会穴,"阳维为病苦寒热",故风池既可疏散风邪,又与太阳穴相配可清利头目。

操作　主穴用毫针泻法。风寒证,大椎行灸法;风热证,大椎行刺络拔罐。配穴中足三里用补法或平补平泻法,少商、委中用点刺出血法,余穴用泻法。

2. **其他治疗**

(1) 拔罐法:选大椎、身柱、大杼、肺俞。拔罐后留罐 15 min 起罐,或用闪罐法。本法适用于风寒感冒。

(2) 刺络拔罐法:选大椎、风门、身柱、肺俞。常规消毒后,点刺出血,使其自然出血,待出血颜色转淡后,加火罐于穴位上,留罐 10 min 后起罐,清洁局部后再次消毒针眼。本法适用于风热感冒。

(3) 耳针法:选肺、内鼻、屏尖、额。毫针刺,用中、强度刺激,咽痛者加咽喉、扁桃体。

【按语】

(1) 针灸治疗感冒有一定的疗效,感冒与某些传染病早期症状相似,临床上应加以鉴别,尤其是儿童患者。

(2) 在感冒流行季节,应保持室内通风,室内可用米醋熏蒸,也可采用一些预防方法,如针灸足三里,每日 1 次;或按摩迎香、合谷,每穴 3~5 min。

(3) 针灸可以通过提高机体的免疫功能,有效抑制病毒的繁殖;针刺可以增强吞噬细胞的吞噬能力,达到抗病毒、杀菌消炎的作用;针灸通过神经、体液调节等方面的作用,对体温中枢产生影响,达到退热功效。

(4) 在治疗期间,患者应注意充足的休息,进食清淡食物,多饮开水,促进发汗和利尿,以助降温和排毒;平时注意抗寒锻炼,进行适当的体育锻炼。

咳　嗽

咳嗽是肺系疾病的主要症状。"咳"指有声无痰,"嗽"指有痰无声,临床上一般声痰并见,故并称咳嗽。根据发病原因,可分为外感咳嗽和内伤咳嗽二大类。外感咳嗽是外感风寒、风热之邪,影响肺气出入,而致咳嗽。内伤咳嗽则为脏腑功能失调所致,如肺阴亏损,失于清润;或脾虚失运,聚湿生痰,上渍于肺,肺气不宣;或肝气郁结,气郁化火,火盛灼肺,阻碍清肃;肾虚而摄纳无权,肺气上逆,均可导致咳嗽。

西医学中,咳嗽多见于上呼吸道感染、急慢性支气管炎、支气管扩张、肺炎、肺结核等病。

【辨证要点】

1. 外感咳嗽

主症　咳嗽病程较短,起病急骤,或兼有表证。

外感风寒:咳嗽声重,咯痰稀薄、色白,鼻塞流涕,咽喉作痒,头痛,恶寒发热,形寒无汗,肢体酸楚,苔薄白,脉浮紧。

外感风热:咳嗽气粗,咯痰黏稠、色黄,咽痛,或声音嘶哑,身热头痛,汗出,微恶风,舌尖红,苔薄黄,脉浮数。

2. 内伤咳嗽

主症　咳嗽起病缓慢,病程较长,可兼脏腑功能失调症状。

痰湿阻肺:咳嗽痰多、色白,呈泡沫状,易于咯出,胸脘痞闷,腹胀纳差,舌淡苔白腻,脉濡滑。

肝火灼肺:气逆咳嗽,阵阵而作,痰少而黏,不易咯吐,引胁作痛,面赤咽干,目赤口苦,舌边尖红,苔薄黄少津,脉弦数。

肺阴亏虚:干咳,咳声短,以午后黄昏为剧,少痰,或痰中带血,潮热盗汗,形体消瘦,两颊红赤,神疲乏力,舌红少苔,脉细数。

【治疗】

1. 基本治疗

(1) 外感咳嗽

治法　疏风解表,宣肺止咳。取手太阴、手阳明经穴为主。

主穴　列缺　合谷　肺俞

配穴　外感风寒加风门、太渊;外感风热加大椎、曲池;咽喉痛加少商放血;急性支气管炎加大椎、风门、足三里;肺炎加大椎、身柱、膻中;支气管扩张加尺泽、鱼际、孔最。

方义　列缺为肺之络穴,可散风祛邪,宣肺解表,使肺气通调,清肃有权。合谷与列缺原络相配,加强宣肺解表的作用。咳嗽病变在肺,取肺俞调理肺脏功能,宣肺化痰。

操作　毫针泻法,外感风热可疾刺,外感风寒留针或针灸并用,或针后在背部腧穴拔火罐。针刺太渊注意避开桡动脉,风门、肺俞等背部穴不可深刺,以免伤及内脏。

（2）内伤咳嗽

治法 肃肺理气，止咳化痰。取手、足太阴经穴为主。

主穴 肺俞 太渊 三阴交

配穴 痰湿阻肺加丰隆、阴陵泉；肝火灼肺加行间；肺阴亏虚加膏肓；咯血加孔最；上呼吸道感染加尺泽、鱼际；慢性支气管炎加身柱、膏肓、足三里；肺结核加尺泽、膏肓、百劳等。

方义 内伤咳嗽，肺阴耗伤，取肺俞调理肺气。太渊为肺经原穴，本脏真气所注，可利肺化痰。三阴交疏肝健脾，化痰止咳。

操作 主穴用毫针平补平泻，或加用灸法。配穴按虚补实泻手法操作。

2. 其他治疗

（1）穴位贴敷法：选肺俞、定喘、风门、膻中、丰隆。用白附子 16％，洋金花 48％，川椒 33％，樟脑 3％制成粉剂。将药粉少许置穴位上，用胶布贴敷，每 3～4 日更换 1 次，最好在三伏天应用。亦可用白芥子、甘遂、细辛、丁香、苍术、川芎等量，研成细粉，加入基质，调成糊状，制成直径 1 cm 圆饼，贴在穴位上，用胶布固定，每 3 日更换 1 次，5 次为 1 个疗程。

（2）穴位注射法：选定喘、大杼、风门、肺俞。用维生素 B_1 注射液或胎盘注射液，每次以 1～2 穴，每穴注射 0.5 ml，选穴由上而下依次轮换，隔日 1 次。本法适用于慢性咳嗽。

【按语】

（1）咳嗽见于多种呼吸系统疾病，针灸对缓解咳嗽有一定疗效，临证时必须明确诊断，必要时配合药物治疗。

（2）针灸可调整机体免疫功能，增强机体的防御能力；针灸可以改善肺通气功能，降低气道阻力，缓解支气管痉挛和支气管黏膜水肿；针灸还可通过神经系统的作用，调节和抑制因炎性刺激产生的黏膜水肿、渗出导致的咳喘等。

（3）患者平时注意保暖，避风寒。调适饮食，忌生冷、刺激之品。嗜烟酒者，应戒绝。适当参加体育锻炼，增强体质，提高抗病能力。

哮 喘

哮喘是指突然发作的以呼吸急促，喉间哮鸣，甚则张口抬肩、不能平卧为主的一种常见反复发作性疾患。"哮"以呼吸急促，喉间有哮鸣音为特征；"喘"以呼吸困难，甚则张口抬肩为特征。临床上两者常同时举发，其病因病机也大致相同，故合并叙述。本病的基本病因为痰饮内伏。偏嗜咸味、肥腻或进食虾蟹鱼腥，脾失健运，聚湿生痰，痰饮阻塞气道，而发为痰鸣哮喘。小儿每因反复感受时邪而引起，成年者多由久病咳嗽、情志、劳倦等引动肺经蕴伏之痰饮而形成。

西医学中，哮喘多见于支气管哮喘、慢性喘息性支气管炎、肺炎、肺气肿、心源性哮喘等。

【辨证要点】

1. 实证

主症 病程短，或当哮喘发作期，哮喘声高气粗，呼吸深长，呼出为快，体质较强，脉象有力。

风寒外袭：咳嗽喘息，遇寒触发，咯痰稀薄，形寒无汗，头痛，口不渴，苔白薄，脉浮紧。

痰热阻肺：咳喘，痰黏，咯痰不爽，胸中烦闷，咳引胸胁作痛，或见身热口渴，纳呆，便秘，舌红苔黄腻，脉滑数。

2. 虚证

主症 病程长，反复发作或当哮喘间歇期，哮喘声低气怯，气息短促，体质虚弱，脉弱无力。

肺气虚：喘促气短,动则加剧,喉中痰鸣,神疲,语言无力,痰液稀薄,动则汗出,舌淡苔薄白,脉细数。

肾气虚：气息短促,呼多吸少,不得接续,动则喘甚,汗出肢冷,畏寒,舌淡苔薄白,脉沉细。

【治疗】

1. 基本治疗

(1) 实证

治法　祛邪肃肺,化痰平喘。取手太阴经穴及相应背俞穴为主。

主穴　列缺　尺泽　膻中　肺俞　定喘

配穴　风寒外袭加风门;风热外袭加大椎、曲池;痰热阻肺加丰隆;喘甚加天突。

方义　手太阴经列缺以宣通肺气,祛邪外出。选其合穴尺泽,以肃肺化痰,降逆平喘。膻中乃气之会穴,可宽胸理气,舒展气机。取肺之背俞穴肺俞,以宣肺祛痰。定喘为平喘之效穴。

操作　毫针泻法。风寒外袭可合用灸法,定喘穴刺络拔罐。

(2) 虚证

治法　补益肺肾,止哮平喘。取相应背俞穴及手太阴、足少阴经穴为主。

主穴　肺俞　膏肓　肾俞　定喘　太渊　太溪　足三里

配穴　肺气虚加气海;肾气虚加关元。

方义　肺俞、膏肓针灸并用,可补益肺气。补肾俞以纳肾气。肺经原穴太渊配肾经原穴太溪,可充肺肾真原之气。足三里调和胃气,以资生化之源,使水谷精微上归于肺,肺气充则自能卫外。定喘为平喘之效穴。

操作　定喘用刺络拔罐,余穴用毫针补法。可酌用灸法或拔火罐。

2. 其他治疗

(1) 穴位贴敷法：选肺俞、膏肓、膻中、定喘。常用白芥子 30 g,甘遂 15 g,细辛 15 g 共为细末,用生姜汁调药粉成糊状,制成药饼如蚕豆大,上放少许丁桂散,敷于穴位上,用胶布固定。贴 3 h 左右取掉,局部可有红晕微痛为度。若起疱,消毒后挑破,涂龙胆紫。亦可采用斑蝥膏贴敷发疱,操作方法基本同上。

(2) 穴位埋线法：选膻中、定喘、肺俞。常规消毒后,局部浸润麻醉,用三角缝合针,将“0”号羊肠线埋于穴下肌肉层,每 10～15 日更换 1 次。

(3) 耳针法：选平喘、下屏尖、肺、神门、皮质下。每次取 2～3 穴,捻转法用中、强刺激,适用于哮喘发作期。

【按语】

(1) 针灸在缓解期治疗对减轻发作次数有明显的效果,特别是在夏天治疗有很好的预防作用。对发作严重或哮喘持续状态,应配合药物治疗。

(2) 哮喘可见于多种疾病,发作缓解后,应积极治疗其原发病。心源性哮喘常见于左心功能不全,系因肺水肿所引起,要注意鉴别,主要治疗原发病,针刺只作辅助治疗。

(3) 针灸对自主神经功能产生良性调节作用,能够抑制迷走神经的兴奋,有效缓解支气管平滑肌的痉挛状况,使患者肺通气功能明显得到改善;通过针灸提高机体免疫力和改善局部血液循环状态,有利于炎症消除,减少渗出,清除水肿,减少腺体分泌,缓解各种代谢产物对支气管的刺激,从而缓解哮喘的发作。

(4) 季节交替。气候变化时应注意保暖,进行适当的户外活动。属过敏体质者,注意避免接触致敏原,忌食烟酒、油腻、辛辣等刺激性食物及过敏食物。

心　悸

心悸是指患者自觉心中悸动,惊慌不安,甚则不能自主的一种病证。本证可见于多种疾病过程中,多与失眠、健忘、眩晕、耳鸣等并存。本证的发生因久病、体质虚弱、忧思惊恐、情志所伤、劳倦、汗出受邪等,使心失所养;或邪扰心神,致心跳异常,出现悸动不安。

西医学中,心悸见于某些器质性或功能性疾病,如冠心病、风湿性心脏病、高血压性心脏病、肺源性心脏病、心律失常,以及贫血、低钾血症、心脏神经症、甲状腺功能亢进症等。

【辨证要点】

主症　自觉心跳心慌,时作时息,并有善惊易恐,坐卧不安,甚则不能自主。

心胆虚怯:惊悸不安,因惊恐而发,气短自汗,神疲乏力,少寐多梦,舌淡苔薄,脉弦细。

心脾两虚:心悸不安,头晕目眩,易出汗,纳差乏力,面色淡,失眠健忘,多梦,舌淡苔薄白,脉细弱。

心阳不振:胸闷气短,面色苍白,形寒肢冷,舌淡、苔白,脉沉细或结代。

阴虚火旺:心烦少寐,头晕目眩,耳鸣腰酸,遗精盗汗,口干,舌红苔薄白,脉细数。

心脉瘀阻:胸闷心痛阵发,气短乏力,舌紫暗或有瘀斑,脉细涩或结代。

水气凌心:胸闷气喘,不能平卧,咯吐大量泡沫痰涎,形寒肢冷,面浮肢肿,舌淡苔白滑,脉滑数疾。

【治疗】

1. 基本治疗

治法　调理心气,安神定悸。取手厥阴、手少阴经穴为主。

主穴　内关　郄门　神门　心俞

配穴　心胆虚怯加胆俞、通里;心脾两虚加脾俞、足三里;心阳不振加灸关元;阴虚火旺加肾俞、太溪;心脉瘀阻加膻中、膈俞;水气凌心加膻中、神阙、气海;善惊加大陵;多汗加膏肓;烦热加劳宫;耳鸣加中渚、太溪;浮肿加水分、中极;冠心病加膻中、足三里;风湿性心脏病加膻中、厥阴俞;心脏神经症加天突;贫血加足三里、血海。

方义　心包经络穴内关、郄穴郄门可调理心气,疏导气血。心经原穴神门,宁心安神定悸。心之背俞穴心俞,可益心气,宁心神,调理心脏气机。诸穴配合以镇惊宁神。

操作　毫针平补平泻法,留针 30 min,宜捻转,不宜提插,每日或隔日 1 次。

2. 其他治疗

(1) 穴位注射法:选穴参照基本治疗,用维生素 B_1 或维生素 B_{12} 注射液,每穴注射 0.5 ml,隔日 1 次。

(2) 耳针法:选交感、神门、心、脾、肝、胆、肾。毫针刺,用轻刺激。亦可用揿针埋留或耳穴压丸。

【按语】

(1) 针灸治疗不仅对心悸有较好的效果,而且对引起心悸的疾病也有治疗作用。

(2) 针刺治疗是通过改善内脏的自主神经功能,特别是心脏的迷走神经和交感神经,使其功能趋于正常,以达到调节心律、治疗因心律失常而产生的心悸症状的目的。对于临床上因各种病证引起的心悸,则主要是通过对各种疾病的治疗来纠正心悸的症状。

(3) 在治疗过程中,要调节情志,防止喜怒等七情过极。适当注意休息,少房事。少进含动物脂肪多的食物及咸、辣、炙煿之品。注意预防感冒,适当参加体育锻炼。

不 寐

不寐又称失眠,是以经常不能获得正常睡眠,或入睡困难,或睡眠时间不足,或睡眠不深,严重者彻夜不眠为特征的病证。本证有因思虑劳倦,内伤心脾,生血之源不足,心神失养所致;有因惊恐、房劳伤肾,以致心火独盛,心肾不交,神志不宁;有因体质素弱,心胆虚怯,情志抑郁,肝阳扰动,以及饮食不节、脾胃不和所致。

西医学中,不寐可见于神经衰弱等。

【辨证要点】

主症 经常不易入睡,或寐而易醒,甚则彻夜不眠。

心脾两虚:多梦易醒,心悸健忘,头晕目眩,面色无华,神疲乏力,易汗出,纳差,舌淡苔白,脉细弱。

心胆气虚:心悸胆怯,多梦易醒,善惊多恐,多疑善虑,舌淡苔白,脉弦细。

心肾不交:心烦不寐,或时寐时醒,头晕耳鸣,心悸健忘,遗精盗汗,口干舌红,脉细数。

肝阳上扰:心烦,不能入寐,急躁易怒,头晕头痛,胸胁胀满,面红口苦,舌红苔黄,脉弦数。

痰热内扰:心烦懊恼,胸闷脘痞,口苦痰多,头晕目眩,舌红苔白腻,脉滑数。

脾胃不和:睡眠不安,脘闷噫气,嗳腐吞酸,心烦,口苦痰多,舌红苔厚腻,脉滑数。

【治疗】

1. 基本治疗

治法 宁心安神,清热除烦。取八脉交会穴、手少阴经穴为主。

主穴 神门 四神聪 安眠 照海 申脉

配穴 心脾两虚加心俞、脾俞、三阴交;心胆气虚加心俞、胆俞;心肾不交加太溪、涌泉、心俞;肝阳上扰加行间、侠溪;痰热内扰加丰隆、内庭;脾胃不和加太白、公孙、足三里;神经衰弱加足三里、关元、气海;失精加关元、志室;梦多加魄户、厉兑;头昏健忘加印堂、风池。

方义 心藏神,首选心经原穴神门宁心安神。脑为元神之府,取四神聪、安眠健脑益髓,镇静安神。照海、申脉为八脉交会穴,分别与阴跷脉、阳跷脉相通,通调阴、阳跷脉,改善睡眠,若阳跷脉功能亢盛则失眠,故补阴泻阳使阴、阳跷脉功能协调,不眠即愈。

操作 神门、四神聪、安眠,用平补平泻法;对于较重的不寐患者,四神聪可长留针;照海用补法,申脉用泻法。配穴按虚补实泻法操作。

2. 其他治疗

(1) 耳针法:选皮质下、心、肾、肝、神门。毫针刺,或揿针埋留,或耳穴压丸。

(2) 皮肤针法:自项至腰部督脉和足太阳经背部第1侧线,用梅花针自上而下叩刺,叩至皮肤潮红为度,每日1次。

(3) 电针法:选四神聪、太阳。接通电针仪,用较低频率,每次刺激30 min。

(4) 拔罐法:自项至腰部足太阳经背部侧线,用火罐自上而下行走罐,以背部潮红为度。

【按语】

(1) 针灸治疗不寐效果良好,尤其是在下午或晚间针灸效果更好,要适当配合心理治疗。由其他疾病引起不寐者,应同时治疗其原发病。

（2）针刺能调整心率和呼吸频率,有利于平息患者焦虑不安和烦躁的心情;针刺可通过外周神经、血管的调节作用影响到中枢神经的活动和某些化学物质如5-羟色胺、多巴胺等的产生,从而达到镇静安神、增强大脑皮质抑制功能的作用。

（3）本病与情绪变化有关,应消除紧张情绪和疑虑,起居要有规律。睡觉前不宜喝茶、咖啡、酒等。并适当加强体育锻炼。

胸　痹

胸痹是指胸部闷痛,甚则胸痛彻背,短气,喘息为主的一种病证。轻者仅感胸闷,呼吸欠畅。重者胸痛如绞,肢冷汗出。本证多由老年心肺气虚,胸阳不展;或恣食甘肥生冷,或思虑过度,致脾虚生湿,湿痰内蕴,胸阳不展,气机阻滞而致。

西医学中,胸痹多见于冠心病心绞痛等。

【辨证要点】

主症　胸部疼痛,轻者胸闷如塞,重者胸痛如绞。

虚寒证:胸痛彻背,心悸,胸闷短气,恶寒,肢冷,受寒则甚,苔白滑或腻,脉沉迟。

痰浊证:胸部闷痛,或痛引背部,气短喘促,咳嗽,痰多、黏腻、色白,苔白腻,脉象缓。

瘀血证:胸痛如刺,或绞痛阵发,痛彻肩背,胸闷短气,心悸,唇紫,舌质暗,脉细涩或结代。

【治疗】

1. 基本治疗

治法　宽胸理气,活血通络。取俞募穴和手少阴、厥阴经穴。

主穴　内关　心俞　巨阙　膻中　郄门

配穴　虚寒加灸肺俞、风门,或加灸气海或关元;痰浊配太渊、丰隆蠲化痰浊;瘀血加膈俞行气活血;背痛加肺俞、心俞,可拔火罐;短气灸气海俞、肾俞;唇舌发绀可取少商、少冲、中冲点刺出血。

方义　内关是心包经络穴,能活血通络而止痛。心俞为心的募穴,可缓解心痛。巨阙是心经募穴,郄门是心包经郄穴,两穴同用可振奋心阳,配气会膻中调气止痛。

操作　毫针平补平泻法,内关可持续捻转1～3 min。

2.其他治疗

耳针法:取心、小肠、交感、皮质下为主,辅以脑点、肺、肝、胸、降压沟、兴奋点、枕。每次选3～5穴,毫针刺,用强刺激,留针1 h,隔日1次。

【按语】

（1）针灸治疗胸痹在缓解症状方面有较好的疗效,胸痹如心痛剧烈,手足青至节,汗出肢冷,脉沉细,多见于心绞痛、急性心肌梗死等疾患,应采取综合治疗。

（2）胸膈、食管肿瘤早期亦可出现胸闷、胸痛,须加鉴别。

（3）现代研究表明,针刺可以明显扩张冠状动脉,改善心脏的血液供应。尤其内关穴是治疗心绞痛最有效的穴位,可双向调节心率,改善心功能,促进冠状动脉血供,明显缓解心脏的缺血、缺氧状态。

（4）患者应注意休息,勿劳累、情绪激动。

郁　证

郁证是以心情抑郁、情绪不宁、胸部满闷、胁肋胀满,或易怒易哭,或咽中如有异物哽塞等为主的一类病证。"郁"有积、滞、蕴结等含义,有广义和狭义之分。广义包括外邪、情志等因素所致的郁证,狭义即单指情志不舒为病因者。明代以后及现代的郁证多单指情志之郁而言,主要因情志内伤和脏气素弱,致肝失疏泄、脾失健运,脏腑阴阳气血失调,而使心神失养、气机郁滞,出现郁证。

西医学中,郁证多见于抑郁症、神经症、癔病等。

【辨证要点】

主症　精神抑郁善忧,情绪不宁或易怒易哭。

肝气郁结:胸胁胀满,脘闷嗳气,不思饮食,大便不调,脉弦。

气郁化火:性情急躁易怒,口苦而干,或头痛、目赤、耳鸣,或嘈杂吐酸,大便秘结,舌红苔黄,脉弦数。

痰气郁结:咽中如有物哽塞,吞之不下,咯之不出,苔白腻,脉弦滑。

心神惑乱:精神恍惚,心神不宁,多疑易惊,悲忧善哭,喜怒无常,或时时欠伸,或手舞足蹈等,舌淡,脉弦。

心脾两虚:多思善疑,头晕神疲,心悸胆怯,失眠健忘,纳差,面色不华,舌淡,脉细。

肝肾亏虚:眩晕耳鸣,目干畏光,心悸不安,五心烦热,盗汗,口咽干燥,舌干少律,脉细数。

【治疗】

1. 基本治疗

治法　调神理气,疏肝解郁。取手足厥阴、手少阴经穴为主。

主穴　内关　神门　太冲　水沟

配穴　肝气郁结加膻中、期门;气郁化火加行间、侠溪、外关;痰气郁结加丰隆、阴陵泉、天突;心神惑乱加通里、心俞、三阴交、太溪;心脾两虚加心俞、脾俞、足三里、三阴交;肝肾亏虚加太溪、三阴交、肝俞、肾俞;癔病加膈俞、肾俞;强迫性神经症加百会、印堂;情感性精神病加上脘、间使、大陵;绝经期前后诸症加关元、气海、交信。

方义　脑为元神之府,督脉入络脑,水沟可醒脑调神。心藏神,神门为心经原穴,内关为心包经络穴,两穴可调理心神而安神定志,内关又可宽胸理气。太冲疏肝解郁。

操作　内关、太冲用泻法;水沟可用雀啄泻法,以眼球湿润为佳;神门用平补平泻法;配穴按虚补实泻法操作。

2. 其他治疗

(1) 耳针法:选神门、心、交感、肝、脾。毫针刺,或揿针埋留,或耳穴压丸。

(2) 穴位注射法:选风池、心、内关。每次选2～3穴,用丹参注射液,每穴注射0.3～0.5 ml,每日1次。

【按语】

(1) 针灸治疗郁证有良好的疗效。在治疗过程中,针对具体情况,解除情志致病的原因可提高针灸疗效。

(2) 针刺对郁证患者血中5-羟色胺、皮质醇、促肾上腺皮质激素及细胞免疫功能有良性调节作用。

(3) 应做好心理疏导,使患者能正确对待疾病,增强战胜疾病的信心。应鼓励患者做适度的体育锻炼。

癫　狂

癫狂是一种精神失常的病证。以沉默静呆,表情淡漠,语无伦次者为癫病,属阴证;狂躁不安,甚则打人毁物者为狂病,属阳证。两者在病因和病机方面有相似之处,又可以相互转化,故临床上常癫狂并称。本证多见于青壮年,与先天禀赋和心理素质有密切关系,与家族遗传亦有一定关系,多以强烈的精神刺激为诱因。情志刺激、思虑过度、所愿不遂,暗耗心血,心虚神耗,或脾虚化源不足,心神失养而致癫;情志所伤,肝失条达,气郁化火,气滞血瘀,或灼津成痰,痰热互结,或胃火亢盛,挟痰上扰,扰动心神,而发狂。

西医学中,癫狂多见于狂躁型、抑郁型精神分裂症和反应性精神病等。

【辨证要点】

1. 癫病

主症　精神抑郁,表情淡漠,沉默痴呆,语无伦次,静而少动,喃喃自语。

肝郁气滞:善怒易哭,时时太息,胸胁胀满,舌淡苔薄白,脉弦。

痰气郁结:喜怒无常,秽洁不分,不思饮食,舌红苔白腻,脉弦滑。

心脾两虚:神思恍惚,心悸易惊,善悲欲哭,体倦纳差,脉沉细无力。

2. 狂病

主症　喧闹不宁,躁动妄言,叫骂不避亲疏,逾垣上屋,登高而歌,弃衣而走,甚者持物伤人。

痰火扰神:两目怒视,面红目赤,狂乱无知,气力逾常,不食不眠,舌红绛,苔黄腻或黄燥,脉弦大滑数。

火盛伤阴:狂病日久,其势较戢,呼之能止,时多言善惊,时烦躁不宁,形瘦面红而秽,舌红少苔,脉细数。

气血瘀滞:躁扰不安,恼怒多言,或妄闻妄见,面色暗滞,头痛心悸,舌紫暗有瘀斑,脉弦或细涩。

【治疗】

1. 基本治疗

(1) 癫病

治法　理气豁痰,醒神开窍。取手足厥阴经、督脉穴为主。

主穴　内关　水沟　印堂　大椎　太冲　后溪

配穴　肝郁气滞加行间、膻中;痰气郁结加中脘、丰隆;心脾两虚加心俞、脾俞;哭笑无常加间使、百会;纳呆加足三里、三阴交;妄想加丝竹空、太溪;幻视加睛明;幻听加听会、听宫、耳门;幻嗅加迎香、合谷;痴呆加百会、四神聪、通里。

方义　心主血脉而藏神,内关为心包经络穴,可理气活血、宁心安神。脑为元神之府,督脉入络脑,印堂、大椎、水沟从阳引阴,醒脑开窍。后溪为八脉交会穴之一,通于督脉,可调神定志。太冲疏肝理气。

操作　主穴用毫针泻法。可先刺大椎,起针后再刺印堂,进针 0.5～0.8 寸,使针尖达鼻梁根部,行雀啄法,频率 120 次/分,持续 2～3 min,使患者入静;水沟穴用雀啄手法以眼球湿润或流泪为佳。配穴按虚补实泻法操作。

(2) 狂病

治法　清心泻火,开窍安神。取手厥阴经、督脉及手少阴经穴为主。

主穴　鸠尾　上脘　内关　大陵　神门　中冲

配穴　痰火扰神加内庭、曲池、丰隆;火盛伤阴加行间、太溪、三阴交;气血瘀滞加血海、膈俞。

方义　鸠尾、上脘为任脉穴,任脉为阴脉之海,以求从阴引阳。内关、大陵、中冲清泻心包经、心经之火。神门清心安神。

操作　主穴用毫针泻法,水沟操作同"癫病",中冲点刺出血。配穴中太溪、三阴交用补法,余穴用泻法。

2. 其他治疗

(1) 耳针法:选神门、心、皮质下、肾、肝。每次选3～5穴,毫针刺,用强刺激,留针30 min,也可耳穴压丸。

(2) 穴位注射法:选心俞、间使、足三里、三阴交。每次选1～2穴,每穴注射氯丙嗪注射液0.5～1 ml,每日注射1次,各穴交替使用。

(3) 三棱针法:选孙真人十三鬼穴,每次用3～5穴,点刺出血1～3滴,隔日1次。

【按语】

(1) 针灸治疗本病有较好的疗效,在治疗过程中,要对患者进行严密监护,防止自杀及伤人毁物。

(2) 本病病程长,且易反复发作,尤其在精神刺激及春季时更易复发。因此,病情缓解后应继续巩固治疗,提高疗效。

痴　呆

痴呆又称呆病,是以呆傻愚笨为主要临床表现的神志病。痴呆有从幼年起病者,多渐成白痴之证;也有因老年精气不足,发为痴呆之证;或由精神因素及外伤、中毒引起。自幼痴呆者多与先天禀赋不足有关,也由于出生时产伤,损及脑髓,使瘀血阻滞清窍而成痴呆。中老年人多由于五脏皆虚,尤其是肝肾亏虚,精血不足,使髓海空虚,神明失用;或脾虚失运,痰浊内生,上蒙清窍;或脏气虚衰,运血无力,使瘀血阻滞脑络所致。

西医学中,先天性痴呆或脑血管性痴呆、阿尔茨海默病及脑外伤、脑炎、一氧化碳中毒后痴呆等,可参照本篇治疗。

【辨证要点】

主症　轻者可见神情淡漠,寡言少语,善忘,迟钝等症;重者可表现为终日不语,或闭门独处,或口中喃喃,或言词颠倒,举动不经,或忽哭忽笑,或不欲食,数日不知饥饿。此类患者多数生活不能自理,甚至不能抵御伤害。

肝肾不足:头晕耳鸣,怠惰思卧,智能下降,神情呆滞愚笨,记忆、判断力降低,或半身不遂,肢体不用,步履艰难,言语謇涩,齿枯发落,骨软萎弱,舌瘦质淡红,脉沉细尺弱。

痰浊阻窍:表情呆滞,智力衰退,或哭笑无常,倦怠思卧,不思饮食,脘腹胀满,口多涎沫,头重如裹,舌淡苔白腻,脉濡滑。

瘀血阻络:神情呆滞,智力减退,言词颠倒,善忘易惊恐,思维异常,行为怪僻,口干不欲饮,或肢体麻木不遂,肌肤甲错,皮肤晦暗,舌质暗或有瘀点,脉细涩。

【治疗】

1. 基本治疗

治法　醒脑调神,活血通络。取督脉穴为主。

主穴　印堂　四神聪透百会　神庭透上星　风池　太溪　合谷　太冲

配穴　肝肾不足加肝俞、肾俞;痰浊阻窍加丰隆、中脘、足三里;瘀血阻络加内关、膈俞。

方义　督脉入络脑,百会、神庭、上星及印堂可醒脑调神。风池通调头部气血,促进脑络气血运行。太溪可补益脑髓。合谷、太冲活血通络,开"四关"。四神聪为健脑益聪之效穴。

操作 合谷、太冲用泻法,太溪用补法,余穴用平补平泻法。头部穴位间歇捻转行针,或加用电针。配穴按虚补实泻法操作。

2. 其他治疗

(1) 穴位注射法:选风池、肾俞、足三里、三阴交。每次选2~4穴,用当归或丹参注射液,或用胞二磷胆碱注射液,或用乙酰谷酰胺注射液,每穴注射0.5~1 ml,隔日1次。

(2) 头针法:选顶中线、顶颞前斜线、顶颞后斜线。常规消毒,将2寸长毫针刺入帽状腱膜下,快速行针,使局部有热感,或用电针刺激,留针40 min。

(3) 耳针法:选皮质下、额、枕、颞、心、肝、肾、内分泌、神门。每次选2~4穴,毫针刺,用轻刺激,或耳穴压丸。

【按语】

(1) 针灸治疗痴呆有一定效果。本病较为顽固,针灸疗程一般较长。

(2) 应加强优生教育,分娩时防止可能造成不利于胎儿的有害因素,避免产伤。

(3) 对轻症患者进行耐心训练和教育,合理安排生活和工作。对重症患者要注意生活护理,防止跌倒、迷路、褥疮及感染等异常情况发生。

痫 病

痫病又称癫痫、痫证,俗称羊痫风,是一种发作性神志失常的疾病。本证以突然昏仆,口吐涎沫,两目上视,四肢抽搐,或有鸣声,醒后神志如常人为特征。多与先天因素有关,或有家族遗传史。精神因素、脑部外伤及六淫之邪、饮食失调等,可导致机体气机逆乱,痰浊壅阻经络,扰乱清窍神明,阴阳发生一时性逆乱而发病。

西医学中,痫病主要指癫痫,包括原发性和继发性两种。

【辨证要点】

主症 ① 大发作:表现为发作前常感头晕头痛、胸闷不舒、神疲乏力等预兆,旋即突然昏仆,不省人事,面色苍白,两目上视,牙关紧闭,四肢抽搐,口吐白沫,甚则尖叫,二便失禁,脉弦滑。短暂即清醒,发作过后则觉头昏,精神恍惚,乏力欲寐。② 小发作:动作突然中断,手中物件落地,或头突然向前倾下而后迅速抬起,或两目上吊,多在数秒至数分钟即可恢复,而对上述症状发作全然不知。

间歇期

痰火扰神:急躁易怒,心烦失眠,咯痰不爽,口苦咽干,目赤,舌红苔黄腻,脉弦滑。

风痰闭阻:发病前多有眩晕,胸闷,痰多,舌红苔白腻,脉弦滑有力。

心脾两虚:痫病日久,神疲乏力,面色苍白,体瘦,纳呆,大便溏薄,舌淡苔白腻,脉沉弱。

肝肾阴虚:痫病日久,神志恍惚,面色晦暗,头晕目眩,两目干涩,健忘失眠,腰膝酸软,舌红苔薄黄,脉细数。

中风或脑外伤(或产伤)后出现痫病,为瘀阻脑络。

【治疗】

1. 基本治疗

(1) 发作期

治法 醒脑开窍。取手厥阴经、督脉及足少阴经穴为主。

主穴　内关　水沟　大椎　百会　后溪　腰奇

配穴　正在发作或见昏迷加水沟、十宣、涌泉；牙关紧闭加下关、颊车；夜间发作加照海，白天发作加申脉；小发作加内关、神门、神庭；精神运动性发作加间使、神门、丰隆。

方义　内关为心包经络穴，可调理心神。水沟、大椎、百会为督脉穴，后溪通督脉，督脉入络脑，故针刺可醒脑开窍。腰奇为经外奇穴，是治疗本病的经验穴。

操作　根据病情选 4～5 个穴位，毫针泻法。水沟用雀啄手法，以眼球充泪为度。正在发作时手法宜重。

（2）间歇期

治法　化痰息风。取督脉、任脉及手、足厥阴经穴为主。

主穴　印堂　大椎　鸠尾　间使　太冲　丰隆

配穴　痰火扰神加曲池、神门、内庭；风痰闭阻加合谷、阴陵泉、风池；心脾两虚加心俞、脾俞、足三里；肝肾阴虚加肝俞、肾俞、太溪、三阴交；瘀阻脑络加膈俞、内关；发作频繁、神情倦怠加灸气海；智力减退、表情呆滞加肾俞，灸关元。

方义　印堂可调神开窍。大椎为督脉穴，通督调神。鸠尾为任脉络穴，任脉为阴脉之海，可调理阴阳，平抑风阳。间使为心包经穴，可调心神、理气血。太冲平肝息风。丰隆豁痰化浊。

操作　主穴用毫针泻法。配穴按虚补实泻法操作。

2. 其他治疗

（1）穴位注射法：选间使、丰隆、太冲、足三里、大椎。每次选 2～3 穴，用维生素 B_1 和维生素 B_{12} 注射液，每穴注射 0.5～1 ml，每日 1 次。

（2）耳针法：取胃、皮质下、神门、心、枕。每次选 2～3 穴，毫针刺，留针 30 min。

【按语】

（1）针灸治疗痫病能改善症状，减少发作次数。痫病患者应做脑电图检查以明确诊断，有条件者应做 CT、MRI 检查，与中风、厥证、癔病等相鉴别。对于继发性痫病需详细询问问病史，进行专科检查，明确诊断，积极治疗原发病。

（2）对痫病间歇期应坚持辨证治疗，以治其本。抗痫药物不能突然停用，对痫病持续发作伴有高热、昏迷等危重病例必须采取综合疗法。

（3）针刺可有效抑制大脑皮质的异常放电，使放电频率降低，波幅减小，致大脑皮质的异常兴奋得到有效抑制。

（4）患者应避免精神紧张、情绪激动、过度劳累、过饱、睡眠不足，忌食烟酒辛辣，不宜参加带有危险性的工作和活动，以免发生以意外。

震 颤 麻 痹

震颤麻痹又称帕金森病，是以静止性震颤、肌强直、运动徐缓为主要特征的锥体外系疾病，多由肝风窜犯四肢所致。年过 50 岁，肝肾亏虚，水不涵木；或平时多郁易怒，肝阳偏亢；或素体脾虚，湿痰阻滞脉络，经筋失养；或肝风横窜，扰乱脉络，发为震颤。

震颤麻痹归属于中医学"颤证""震掉"的范畴。

【辨证要点】

主症　震颤多自一侧上肢手部开始，呈"搓丸样"，情绪激动时加重，肢体运动时减轻，睡眠时消失。肌强直可见全身肌肉紧张度增高，被动运动时呈"铅管样强直"，若同时有震颤则有"齿轮样强直";面肌强直使表情和眨眼减少,出现"面具脸";若舌肌、咽喉肌强直,可表现为说话缓慢、吐字含糊不清,严重者可出现吞咽困难。运动徐缓表现为随意运动始动困难,动作缓慢和活动减少;一旦起步可表现为"慌张步态";患者因失去联合动作,行走时双手无前后摆动动作;坐时不易起立,卧时不易翻身;书写时可出现"写字过小症"。

部分患者有怕热、大量出汗、皮脂溢出、排尿不畅、顽固性便秘、直立性低血压等其他自主神经功能紊乱症状,一些患者还有失眠、情绪抑郁、反应迟钝、智力衰退及痴呆等精神症状。

肝肾亏虚:筋脉拘紧,肌肉强直,动作笨拙,头及四肢震颤(静止时明显,情绪激动时加剧,随意运动时减轻或消失),头晕目眩,耳鸣,失眠或多梦,腰酸肢软,肢体麻木,舌体瘦,舌暗红,脉细弦。

气血不足:筋脉拘紧,肌肉强直,运动减少,肢体震颤,四肢乏力,精神倦怠,头晕目眩,面色无华,舌暗淡,苔白,脉细无力。

痰浊动风:筋脉拘紧,肌肉强直,动作困难(震颤时重时轻,常可自我控制),胸脘痞闷,食少腹胀,头晕目眩,舌体胖大,舌质淡有齿痕,苔腻,脉弦滑。

【治疗】

1. 基本治疗

治法　补益肝肾,化痰通络,息风止痉。取足厥阴、手阳明经穴为主。

主穴　百会　四神聪　风池　曲池　合谷　太冲

配穴　肝肾亏虚加肝俞、肾俞、三阴交;气血不足加气海、血海、足三里;痰浊动风加丰隆、中脘、阴陵泉;震颤甚加大椎;头项强直加天柱;下颌颤动加承浆;上肢不稳加手三里、肘髎、外关;下肢不稳加足三里、阳陵泉;肢体僵直甚加大包、期门。

方义　本病病位在脑,病脏主要在肝。百会、四神聪位于巅顶,通过督脉内入络脑,乃局部取穴以醒脑、宁神、定颤。风池祛风、宁神、定痉。曲池、合谷属手阳明经,可通经络、行气血。太冲乃肝经原穴,可平肝息风,与合谷相配属"四关法",以通行气血、调和阴阳、养血柔筋、疏筋通络。诸穴合用,共奏柔肝息风、宁神定颤之效。

操作　主穴毫针平补平泻,配穴按虚补实泻操作。四神聪针刺时针尖都朝向百会。震颤甚者大椎深刺,使患者产生触电感并向四肢放射为度,不提插、不捻转、不留针,或用三棱针刺大椎,再加拔火罐,使之出血少许,每星期施术1次。肢体僵直甚者大包、期门加灸,每穴10 min。百会、大椎两穴若用灸法,应重灸20 min以上,使患者感到艾灸热力达到颅内和穴位深层。

2. 其他治疗

(1)电针法:头部和上肢穴位针刺后选2～3对穴位加用电针,疏波,强刺激20～30 min,必要时可刺激60 min。

(2)耳针法:取皮质下、缘中、神门、枕、颈、肘、腕、指、膝。每次选2～4穴,毫针刺,用中度刺激;或加用电针;也可耳穴压丸。

(3)头针法:取顶中线、顶颞后斜线、顶旁1线、顶旁2线。头针常规操作,动留针30 min。

(4)穴位注射法:取天柱、大椎、曲池、手三里、阳陵泉、足三里、三阴交、风池等。每次选用2～3穴,用芍药甘草注射液或当归注射液、丹参注射液、黄芪注射液等,也可用10%葡萄糖注射液或1%利多卡因注射液,每穴注射0.5～2 ml,每日1次。

【按语】

(1)本病属疑难病,目前尚无特效治疗方法。西药不能阻止病情进展,需要终身服药,但药物副作用非常明显。针灸治疗本病可改善症状,延缓病情进展,对僵直症状的改善比对震颤症状的改善明显,病程短者疗效较好。

(2) 在治疗的同时,应鼓励患者量力活动,并可配合理疗。晚期患者应加强护理和生活照顾,加强营养,防止并发症,延缓全身衰竭的发生。

(3) 患者应注意精神调养,保持心情愉快,避免忧思郁怒等不良精神刺激。起居有节,饮食清淡,劳逸适度,适当参加体育锻炼。还要注意避免一氧化碳、锰、汞、氰化物等侵害。

消 渴

消渴是以多饮、多食、多尿、形体消瘦,或尿有甜味为特征的病证。本证的主要病机是燥热和伤阴,病变涉及肺、脾、肾。五志过极,精神烦劳,气机郁结,消烁阴津;或偏食甘辛,运化失职,积热内蕴,化燥伤津;或恣情纵欲,房劳不节,肾精亏耗,发为消渴。临床上根据患者的症状不同,分为上、中、下三消。

本证与西医学的糖尿病基本一致。

【辨证要点】

主症 多饮,多食,多尿,形体消瘦,或尿有甜味。

肺热津伤(上消):烦渴多饮,口干舌燥,尿量频多,舌边尖红,苔薄黄,脉洪数。

胃热炽盛(中消):多食善饥,口渴尿多,形体消瘦,大便干燥,苔黄,脉滑实有力。

肾阴亏虚(下消):尿频尿多,混浊如膏脂,或尿甜,腰膝酸软,乏力,头晕耳鸣,口干唇燥,皮肤干燥,瘙痒,舌红苔少,脉细数。

阴阳两虚:小便频数,混浊如膏,甚至饮一溲一,面容憔悴,耳轮干枯,腰膝酸软,四肢欠温,畏寒怕冷,阳痿或月经不调,舌淡苔白而干,脉沉细无力。

【治疗】

1. 基本治疗

治法 清热润燥,养阴生津。取相应背俞穴及足少阴、足太阴经穴为主。

主穴 胰俞 肺俞 脾俞 肾俞 三阴交 太溪

配穴 上消口渴多饮加太渊、少府;中消多饥加内庭、地机;下消多尿口干加复溜、太冲;阴阳两虚加关元、命门;合并视物模糊加光明、头维、攒竹;头晕加上星;上肢疼痛或麻木加肩髃、曲池、合谷;下肢疼痛或麻木加风市、阴市、阳陵泉、解溪;皮肤瘙痒加风池、大椎、曲池、血海、照海。

方义 胰俞为奇穴,位于第8胸椎棘突下旁开1.5寸,是治疗本病的经验效穴。肺俞培补肺阴。肾俞、太溪滋补肾阴。三阴交滋补肝肾。脾俞健脾而促进津液的化生。

操作 主穴用毫针补法或平补平泻法。配穴按虚补实泻法操作。

2. 其他治疗

(1) 耳针法:选胰、胆、内分泌、肾、三焦、耳迷根、神门、心、肝、肺、屏尖、胃等穴。每次选3~4穴,毫针刺,用轻刺激,或用揿针埋留或耳穴压丸。

(2) 穴位注射法:选心俞、肺俞、脾俞、胃俞、肾俞、三焦俞或相应夹脊穴、曲池、足三里、三阴交、关元、太溪。每次选取2~4穴,以当归或黄芪注射液或以等渗盐水,或用小剂量的胰岛素进行穴位注射,每穴注射0.5~2 ml,隔日1次。

【按语】

(1) 针灸可以作为糖尿病的辅助疗法,配合药物进行治疗,有很好的效果。

(2) 糖尿病患者的抵抗力较差,针灸时注意严格消毒,预防皮肤化脓感染,用穴要少而精。

(3) 患者应控制饮食,多食粗粮和蔬菜,节制肥甘厚味和面食,严禁烟酒,保持精神的调养,避免过度劳累,节制性欲,注意保暖,防止感冒,参加适当的体育锻炼。

胁 痛

胁痛是以一侧或两侧胁肋部疼痛为主的病证,其产生主要责之于肝、胆,与脾、胃的病变有关。气滞、瘀血、湿热等实邪闭阻胁肋部经脉,或精血不足,胁肋部经脉失养,均可导致胁痛。

西医学中,胁痛多见于急、慢性肝炎,肝硬化,肝癌,急、慢性胆囊炎,胆石症,肋间神经痛,疱疹后疼痛等。

【辨证要点】

主症 一侧或两侧胁肋部疼痛,疼痛性质有胀痛、刺痛、隐痛、闷痛、窜痛等,常反复发作。

肝气郁结:胁肋胀痛,走窜不定,疼痛每因情志变化而增减,胸闷,喜叹息,得嗳气或矢气则舒,纳呆食少,脘腹胀满,苔薄白,脉弦。

瘀血阻络:胁肋刺痛,固定不移,入夜尤甚,舌质紫暗,脉沉涩。

湿热蕴结:胁肋胀痛,触痛明显,拒按,口干苦,胸闷纳呆,恶心呕吐,小便黄赤,或有黄疸,苔黄腻,脉弦滑而数。

肝阴不足:胁肋隐痛,绵绵不休,遇劳加重,口干咽燥,头晕目眩,两目干涩,舌红少苔,脉弦细或细数。

【治疗】

1. 基本治疗

治法 疏肝利胆,行气止痛。取足厥阴、足少阳经穴为主。

主穴 期门 阳陵泉 支沟 足三里

配穴 肝气郁结加行间、太冲;瘀血阻络加膈俞、阿是穴;湿热蕴结加中脘、三阴交;肝阴不足加肝俞、肾俞。

方义 肝、胆经布于胁肋,故近取肝经期门、远取胆经阳陵泉疏利肝胆气机,行气止痛。取支沟以疏通三焦之气,配足三里和胃消痞,取"见肝之病,当先实脾"之意。

操作 主穴毫针泻法。期门、膈俞、肝俞等穴不宜直刺、深刺,以免伤及内脏;瘀血阻络膈俞、期门、阿是穴可用三棱针点刺出血或再加拔火罐。

2. 其他治疗

(1) 皮肤针法:用皮肤针轻轻叩刺胁肋部痛点及与痛点对应的夹脊穴,并加拔火罐。适用于瘀血疼痛。

(2) 耳针法:取肝、胆、胸、神门。毫针浅刺,留针 30 min,也可耳穴压丸。

(3) 穴位注射法:用 10% 葡萄糖注射液或维生素 B_{12} 注射液,注入相应节段的夹脊穴,每次选 2～4 穴,每穴 0.5～2 ml,隔日 1 次。适用于肋间神经痛。

【按语】

(1) 针灸治疗胁痛有较好的效果,但可因不同的病证而疗效不一。对原发性肋间神经痛除局部疼痛外多无全身症状者,只要针灸选穴、操作得当,一般能迅速控制疼痛而治愈。如因闪挫、肋软骨炎引起者,针灸疗效也较明显。因带状疱疹而遗留的肋间神经痛,常较顽固,需连续治疗才能止痛。针灸对急慢性肝炎、胆囊炎、胆石症、胸膜炎及其后遗症引起的胁痛也有较好疗效。

(2) 由于胁痛原因较多,严重程度各不一致,故急性胁痛用针灸止痛后应注意查明病因,作必要的实验室检查,以明确诊断,采取相应的治疗措施。

(3) 患者饮食宜清淡,忌肥甘厚味。心情舒畅,切忌恼怒。

胃 痛

胃痛又称胃脘痛,是以上腹胃脘反复性、发作性疼痛为主的症状。由于疼痛位于近心窝部,古人又称"心痛""胃心痛""心腹痛""心下痛"等。胃痛发生的常见原因有寒邪客胃、饮食伤胃、肝气犯胃、气滞血瘀,以致气机阻滞,不通则痛。或因脾胃虚弱,胃阴不足,胃腑失于温煦或濡养,不荣则痛。

西医学中,胃痛多见于急慢性胃炎、消化性溃疡、胃肠神经症、胃黏膜脱垂等疾病。

【辨证要点】

主症　实证上腹胃脘部暴痛,痛势较剧,痛处拒按,饥时痛减,纳后痛增。虚证上腹胃脘部疼痛隐隐,痛处喜按,空腹痛甚,纳后痛减。

寒邪犯胃:暴痛,得温痛减,遇寒痛增,口不渴,喜热饮,苔薄白,脉弦紧等。

饮食停滞:胀满疼痛,嗳腐吞酸,呕吐或矢气后痛减,大便不爽,苔厚腻,脉滑。

肝气犯胃:胀满,痛连胁,嗳气吞酸,喜叹息,每因情志因素诱发,苔薄白,脉弦等。

气滞血瘀:胃痛拒按,痛有定处,食后痛甚,舌质紫暗或有瘀斑,脉细涩等。

脾胃虚寒:兼吐清水,便溏,神疲乏力,或手足不温,舌淡苔薄,脉虚弱或迟缓等。

胃阴不足:灼热隐痛,饥不欲食,咽干口燥,大便干结,舌红少津,脉弦细或细数等。

【治疗】

1. 基本治疗

治法　和胃止痛。取足阳明、手厥阴经穴及相应募穴为主。

主穴　中脘　内关　足三里

配穴　寒邪犯胃加胃俞;饮食停滞加下脘、梁门;肝气犯胃加太冲;气滞血瘀加膈俞;脾胃虚寒加气海、关元、脾俞、胃俞;胃阴不足加三阴交、内庭;急性胃炎加梁丘;消化性溃疡加公孙。

方义　中脘既为胃之募穴,又为局部穴,足三里为足阳明经合穴,两穴合用能和胃止痛。内关是八脉交会穴,通于阴维脉,主胃痛、恶心。

操作　足三里、内关用平补平泻法,中脘用泻法。疼痛发作时,均可在各穴连续刺激1～3 min。配穴按虚补实泻法操作。寒邪犯胃、脾胃虚寒,可用灸法。梁丘用强刺激。

2. 其他治疗

(1) 穴位注射法:取中脘、足三里、胃俞、脾俞。每次选2穴,诸穴交替使用。根据中医辨证,可分别选用当归注射液、丹参注射液、参附注射液或生脉注射液等,也可选用维生素 B_1 或维生素 B_{12} 注射液,每穴注射 0.5～1 ml,每日 1 次。

(2) 耳针法:取胃、肝、脾、神门、交感、十二指肠。每次选 3～5 穴,或毫针刺或埋针法或压丸法。

(3) 电针法:取足三里、上巨虚。电针密波,较强刺激。

【按语】

(1) 针灸治疗胃脘疼痛以及伴上腹部胀满、恶心等症状效果较好,急性期治疗疗效更明显。

(2) 胃痛应注意与其他疾病如肝胆疾患、胰腺炎等引起的相关症状进行鉴别。胃痛异常剧烈或患者原有溃疡病史出现穿孔倾向时,应及时采取其他措施或外科治疗。

(3) 针刺可有效地缓解胃肠的痉挛状态,解除胃肠因代谢毒素刺激而引发的痉挛性疼痛;针刺通过调节肠道的血管功能,降低血管的通透性,增强代谢与血液循环作用,减少渗出;针刺通过对自主神经功能的调节,使蠕动恢复到正常的功能状态;可使胃肠黏膜细胞的抗损伤功能增强,促进胃肠黏膜细胞的代谢更新,使损伤部分尽快修复。

(4) 嘱患者注意饮食规律,忌食刺激食物或烈酒。

呃　逆

呃逆是以喉间呃呃连声,声短而频,难以自止为主症的病证。临床上以偶然发生者居多,多可自愈。有的则屡屡发生,持续数日、数月,甚则数年。呃逆发生的常与饮食不当、情志不畅、正气亏虚等导致的气逆、膈肌升降失常有关。

西医学中,呃逆多见于单纯性膈肌痉挛。

【辨证要点】

主症　喉间呃呃连声,声短而频,不能自止。

胃寒积滞:呃声沉缓有力,胸膈及胃脘不适,得热则减,遇寒则甚,进食减少,畏冷喜温,口淡不渴,舌苔白,脉迟紧。

胃火上逆:呃声洪亮有力,口臭烦渴,多喜冷饮,脘腹满闷,大便秘结,小便短赤,苔黄燥,脉滑数。

肝气郁结:呃逆连声,常因情志不畅诱发或加重,胸胁满闷,嗳气纳减,肠鸣矢气,苔薄白,脉弦。

脾胃阳虚:呃声低长无力,脘腹不舒,泛吐清水,喜温喜按,面色㿠白,手足不温,纳少乏力,大便溏薄,舌淡苔薄白,脉细弱。

胃阴不足:呃声短促间断,口干咽燥,烦躁不安,不思饮食,或食后饱胀,大便干结,舌红苔少,脉细数。

【治疗】

1. 基本治疗

治法　宽胸利膈,和胃降逆。以任脉、手厥阴、足太阴、足阳明经穴为主。

主穴　膈俞　内关　公孙　中脘　足三里　膻中

配穴　胃寒积滞配胃俞、建里;胃火上逆配胃俞、内庭;肝气郁结配期门、太冲;脾胃阳虚配脾俞、胃俞;胃阴不足配胃俞、三阴交;大便秘结、肠鸣腹胀甚配天枢、上巨虚。

方义　本病病位在膈。因此,不论何种呃逆,均可用膈俞利膈止呃。内关穴为手厥阴心包经的络穴,通阴维脉,具有宽胸利膈、畅通三焦气机作用,为降逆要穴。公孙,足太阴脾经络穴,通冲脉,主理心、胸、胃之疾。中脘、足三里和胃降逆。膻中为气的会穴,靠近膈肌,具有理气降逆作用。

操作　主穴用毫针平补平泻,配穴按虚补实泻法操作。胃寒积滞、脾胃阳虚可配合艾灸或隔姜灸,中脘、内关、足三里、胃俞可配合温针灸,中脘可配合拔火罐。

2. 其他治疗

(1) 耳针法:膈、胃、神门、相应病变脏腑(肺、脾、肝、肾)。每次选2～4穴,毫针针刺,强刺激。可用耳穴埋针或压丸。

(2) 穴位敷贴法:麝香粉0.5 g,放入神阙穴内,伤湿止痛膏固定。适用于实证呃逆,尤以肝气郁结者取效更捷;或以吴茱萸10 g,研细末,用醋调成膏状,敷贴双侧涌泉穴,胶布或伤湿止痛膏固定。

【按语】

(1) 针灸治疗呃逆有显著疗效。但呃逆停止后,要积极治疗引发呃逆的原发病。

(2) 急重症患者出现呃逆,可能是胃气衰败、病情危重之象,应予以注意。

(3) 治疗期间应注意饮食、情绪调节,忌食生冷、辛辣、油腻食物。

腹　　痛

腹痛是指胃脘以下、耻骨毛际以上部位发生的疼痛,可见于多种脏腑疾患,如痢疾、泄泻、肠痈、妇科经带病证等。腹部内有肝、胆、脾、胃、肾、大小肠、膀胱等脏腑,体表为足阳明、足少阳、足三阴经和冲、任、带脉所过,若外邪侵袭,或内有所伤,以致气血受阻,或气血不足以温养均能导致腹痛。

西医学中,腹痛多见于内、妇、外科等疾病,以消化系统、妇科病更为常见。

【辨证要点】

主症　急性腹痛一般发病急骤,痛势剧烈,多为实证。慢性腹痛病程较长,腹痛缠绵,多为虚证,或虚实夹杂。

寒邪内积:腹痛暴急,喜温怕冷,腹胀肠鸣,多因感寒而发作,四肢欠温,口不渴,小便清长,舌淡苔白,脉沉紧。

湿热壅滞:腹痛拒按、胀满不舒,大便秘结或涩滞不爽,烦渴引饮,汗出,小便短赤,舌红苔黄腻,脉滑数。

气滞血瘀:脘腹胀闷或痛,攻窜作痛,痛引少腹,得嗳气或矢气则痛减,遇恼怒则加剧,舌紫暗或有瘀点,脉弦涩。

脾阳不振:腹痛缠绵,时作时止,饥饿、劳累后加剧,痛时喜按,大便溏薄,神疲怯冷,舌淡苔薄白,脉沉细。

【治疗】

1. 基本治疗

治法　通调腑气,缓急止痛。取足阳明、足太阴、足厥阴经及任脉穴为主。

主穴　足三里　中脘　天枢　三阴交

配穴　寒邪内积加神阙、关元;湿热壅滞加配阴陵泉、内庭;气滞血瘀加曲泉、血海;脾阳不振加脾俞、胃俞、章门。

方义　足三里为胃之下合穴,"肚腹三里留"。中脘为腑会、胃之募穴。天枢为大肠募穴,可通调腑气。三阴交调理足三阴经之气血,通调气机,通则不痛。

操作　中脘用泻法,其余主穴用平补平泻法。配穴按虚补实泻法操作,寒邪内积可用艾灸。腹痛发作时,足三里持续强刺激 1~3 min,直到痛止或缓解。

2. 其他治疗

(1) 耳针法:选胃、小肠、大肠、肝、脾、交感、神门。每次以 2~4 穴,毫针刺,疼痛时用中强刺激,亦可耳穴埋针或压丸。

(2) 穴位注射法:选天枢、足三里。每次选 1~2 穴,用异丙嗪和阿托品各 50 mg 混合液,每穴注射 0.5 ml 药液,每日 1 次。

【按语】

(1) 针灸治疗腹痛有较好的效果,止痛以后应明确诊断,积极治疗原发病。

（2）对于急腹症引起的腹痛,在针灸治疗的同时,应严密观察病情变化,必要时采取其他治疗措施,或手术治疗。

呕　吐

呕吐是临床常见病证,既可单独为患,亦可见于多种疾病。以有声有物谓之呕,有物无声谓之吐,有声无物谓之干呕。因两者常同时出现,故称呕吐。导致胃气上逆的原因很多,如风、寒、暑、湿之邪或秽浊之气侵犯胃腑,致胃失和降,气逆于上则发呕吐;或饮食不节,过食生冷肥甘,误食腐败不洁之物,损伤脾胃,导致食滞不化,胃气上逆而呕吐;或因恼怒伤肝,肝气横逆犯胃,胃气上逆;或忧思伤脾,脾失健运,使胃失和降而呕吐;或因劳倦内伤,中气被耗,中阳不振,津液不能四布,酿生痰饮,积于胃中,饮邪上逆,也可发生呕吐。

西医学中,呕吐多见于急慢性胃炎、胃扩张、贲门痉挛、幽门痉挛、功能性消化不良、胃神经症、胆囊炎、胰腺炎、耳源性眩晕、晕动病等。

【辨证要点】

主症　实证一般发病急,呕吐量多,吐出物多酸臭味。虚证病程较长,发病较缓,时作时止,吐出物不多,腐臭味不甚。

寒邪客胃:呕吐清水或痰涎,食久乃吐,大便溏薄,头身疼痛,胸脘痞闷,喜暖畏寒,苔白,脉迟。

热邪内蕴:食入即吐,呕吐酸苦热臭,大便燥结,口干而渴,喜寒恶热,苔黄,脉数。

食滞内停:因饮食不节,而呕吐、酸腐,脘腹胀满,吐后反快,嗳气厌食,苔厚腻,脉滑实。

肝气犯胃:呕吐每因精神不畅时发作,频频嗳气,平时多烦善怒,吞酸,苔薄白,脉弦。

痰饮内阻:呕吐清水痰涎,脘闷纳差,头眩心悸,苔白腻,脉滑。

脾胃虚寒:饮食稍有不慎,呕吐即易发作,时作时止,呕而无力,纳差便溏,面色㿠白,倦怠乏力,舌淡苔薄,脉弱无力。

【治疗】

1. 基本治疗

治法　和胃降逆,理气止呕。取手厥阴、足阳明经穴及相应募穴为主。

主穴　内关　足三里　中脘

配穴　寒邪客胃加上脘、胃俞;热邪内蕴加合谷,并可用金津、玉液点刺出血;食滞内停加梁门、天枢;肝气犯胃加阳陵泉、太冲;痰饮内阻加膻中、丰隆;脾胃虚寒加脾俞、胃俞;腹胀加天枢;肠鸣加脾俞、大肠俞;泛酸欲呕加公孙。

方义　内关为手厥阴经络穴,宽胸利气,降逆止呕。足三里为足阳明经合穴,疏理胃肠气机,通降胃气。中脘乃胃之募穴,理气和胃止呕。

操作　足三里平补平泻法,内关、中脘用泻法。配穴按虚补实泻法操作;虚邪客胃,可加用艾灸。呕吐发作时,可在内关穴行强刺激并持续运针1～3 min。

2. 其他治疗

（1）耳针法:选胃、贲门、食道、交感、神门、脾、肝。每次以3～4穴,毫针刺,用中等刺激,也可用揿针埋留或耳穴压丸。

（2）穴位注射法:选足三里、灵台、至阳穴。每穴选2～3穴,用维生素 B_1 或维生素 B_{12} 注射液,每穴注射 0.5～1 ml,每日或隔日1次。

【按语】

(1) 针灸治疗呕吐效果良好,因妊娠或药物反应引起的呕吐,可参照本篇治疗。但上消化道严重梗阻、癌肿引起的呕吐和脑源性呕吐,有时只能做对症处理,应重视原发病的治疗。

(2) 针灸对本病的治疗作用,主要是通过针刺对呕吐中枢的调节来实现的。此外,针灸对胃肠功能的良性调节,可缓解胃肠的痉挛状况,使胃肠内容物自然通畅,亦是治疗作用的一个方面。

(3) 患者平时注意饮食调理,情绪稳定,忌暴饮暴食,少食肥甘厚味、生冷辛辣食物。

泄 泻

泄泻又称腹泻,是指排便次数增多,粪便稀薄,甚至如水样的病证。古人将大便溏薄者称为"泄",大便如水注者称为"泻"。泄泻的病位主要在脾、胃和大小肠。不论是肠腑本身的原因,还是其他脏腑的病变影响到肠腑,均可导致大肠的传导功能和小肠的泌别清浊功能失常而发病,如感受外邪、饮食不节、情志所伤及脏腑虚弱等,脾虚、湿盛是导致本病发生的重要因素。

西医学中,泄泻多见于急慢性肠炎、肠易激综合征、过敏性肠炎、溃疡性结肠炎、小肠吸收不良、肠结核等。

【辨证要点】

1. 急性泄泻

主症 发病势急,病程短,大便次数多,小便减少。

感受寒湿:大便清稀,水谷相杂,肠鸣胀痛,口不渴,身寒喜温,舌淡,苔白滑,脉迟。

感受湿热:大便色黄而臭,伴有黏液,肛门灼热,腹痛,心烦口渴,喜冷饮,小便短赤,舌红苔黄腻,脉濡数。

饮食停滞:腹痛肠鸣,大便恶臭,泻后痛减,伴有未消化的食物,嗳腐吞酸,不思饮食,苔垢浊或厚腻,脉滑。

2. 慢性泄泻

主症 发病势缓,病程较长,多由急性泄泻迁延而来,便泻次数较少。

脾气虚弱:大便溏薄,食谷不化,反复发作,稍进油腻食物则大便次数增多,面色萎黄,神疲,不思饮食,喜暖畏寒,舌淡苔白,脉濡缓无力。

肝气郁结:平素多有胸胁胀闷,嗳气食少,每因抑郁恼怒或情绪紧张时,发生腹痛泄泻,舌淡红,脉弦。

肾阳不足:黎明之前,腹部作痛,肠鸣即泻,泻后痛减,腹部畏寒,腰酸腿软,消瘦,面色黧黑,舌淡苔白,脉沉细。

【治疗】

1. 基本治疗

(1) 急性泄泻

治法 除湿导滞,通调腑气。取足阳明、足太阴经穴为主。

主穴 天枢 上巨虚 阴陵泉 水分

配穴 感受寒湿加神阙;感受湿热加内庭;饮食停滞加中脘。

方义 天枢为大肠募穴,可调理肠胃气机。上巨虚为大肠下合穴,可运化湿滞,取"合治内腑"之意。阴陵泉可健脾化湿。水分利小便而实大便。

操作 毫针泻法。神阙用隔姜灸法。

（2）慢性泄泻

治法　健脾温肾,固本止泻。取任脉及足阳明、足太阴经穴为主。

主穴　神阙　天枢　足三里　公孙

配穴　脾气虚弱加脾俞、太白;肝气郁结加太冲;肾阳不足加肾俞、命门。

方义　灸神阙可温补元阳,固本止泻。天枢为大肠募穴,能调理肠胃气机。足三里、公孙健脾益胃。

操作　神阙用灸法;天枢用平补平泻法;足三里、公孙用补法。配穴按虚补实泻操作。

2. 其他治疗

（1）穴位注射法:选天枢、上巨虚。每次选 1～2 穴,用黄连素注射液,或用维生素 B₁、维生素 B₁₂ 注射液,每穴注射 0.5～1 ml,每日或隔日 1 次。

（2）耳针法:选大肠、胃、脾、肝、肾、交感。每次以 3～4 穴,毫针刺,中等刺激。亦可用揿针埋留或耳穴压丸。

【按语】

（1）针灸治疗泄泻有显著疗效。若急性胃肠炎或溃疡性结肠炎等因腹泻频繁而出现脱水现象者,应适当配合输液治疗。

（2）针灸对消化系统有良性双向调节作用,能够影响肠液分泌、肠道血液循环,从而减少炎症渗出。

（3）治疗期间应注意清淡饮食,忌食生冷、辛辣、油腻之品,注意饮食卫生。

便　秘

便秘是指大便秘结不通,患者粪质干燥、坚硬,排便艰涩难下,常常数日一行,甚至非用泻药、栓剂或灌肠不能排便的一种病证。便秘主要为大肠传导功能失常,粪便在肠内停留时间过久,水液被吸收,以致便质干燥难解。本证的发生与脾胃及肾脏关系密切。素体阳盛,嗜食辛辣厚味,以致胃肠积热;或邪热内燔,津液受灼,肠道燥热,大便干结;或因情志不畅,忧愁思虑过度,或久坐少动,肺气不降,肠道气机郁滞,糟粕内停,而成便秘。病后、产后,气血两伤未复,或年迈体弱,气血亏耗,气虚则大肠传导无力,血虚则肠失滋润;或下焦阳气不充,阴寒凝结,腑气受阻,糟粕不行,凝结肠道而成便秘。

西医学中的习惯性便秘、全身衰弱致排便动力减弱引起的便秘,以及神经症、肠道炎症恢复期肠道蠕动减弱引起的便秘,肛裂、痔疮、直肠炎等肛门直肠疾患引起的便秘,以及药物引起的便秘等均可参照本篇治疗。高热患者兼见的便秘,除按热性病辨证治疗外,亦可参考本篇处理便秘兼症。

【辨证要点】

主症　大便秘结不通,排便艰涩难解。

热秘:大便干结,腹胀腹痛,面红身热,口干心烦,口臭,喜冷饮,小便短赤,舌红,苔黄或黄燥,脉滑数。

气秘:欲便不得,嗳气频作,腹中胀痛,遇情志不舒则便秘加重,纳食减少,胸胁痞满,口苦,苔薄腻,脉弦。

虚秘:气虚见大便秘结,临厕努挣,挣则汗出气短,便后疲乏,大便并不干硬,面色㿠白,神疲气怯,舌淡嫩,苔薄,脉虚细;血虚见面色无华,头晕心悸,唇舌色淡,脉细。

寒秘:大便艰涩,排出困难,小便清长,腹中冷痛,面色㿠白,四肢不温,畏寒喜暖,舌淡苔白,脉沉迟。

【治疗】

1. 基本治疗

治法　调理肠胃,行滞通便。以足阳明、手少阳经穴为主。

主穴　天枢　支沟　大横　丰隆

配穴　热秘加合谷、内庭;气秘加太冲、中脘;气虚加脾俞、气海;血虚加足三里、三阴交;寒秘加神阙、关元。

方义　天枢为大肠募穴,疏通大肠腑气,腑气通则大肠传导功能正常。支沟宣通三焦气机,三焦之气通畅,则肠腑通调。大横、丰隆可调理脾胃,行滞通腑。

操作　主穴用毫针泻法。配穴按虚补实泻法操作;神阙、关元用灸法。

2. 其他治疗

(1) 耳针法:选大肠、直肠、交感、皮质下。毫针刺,中等强度或弱刺激,或用揿针埋留或耳穴压丸。

(2) 穴位注射法:选天枢、支沟、归来等穴。每次选 2～3 穴,用生理盐水或维生素 B_1、维生素 B_{12} 注射液,每穴注射 0.5～1 ml,每日或隔日 1 次。

【按语】

(1) 针灸治疗本病尤其对功能性便秘有较好疗效,如经治疗多次而无效者需查明原因。

(2) 针刺可使肠蠕动加强,直肠收缩加强,肛门括约肌松弛,从而使粪便顺畅排出。针刺还可促进大肠黏液的分泌,对于肠道中的宿粪,也可起到加速排出的作用。

(3) 患者平时应坚持体育锻炼,多食蔬菜、水果,养成定时排便习惯。

癃　　闭

癃闭是指排尿困难,点滴而下,甚至小便闭塞不通为主的疾患。"癃"是指小便不利,点滴而下,病势较缓;"闭"是指小便不通,欲溲不下,病势较急。癃与闭都是排尿困难,只是程度上的不同,统称癃闭。本证由膀胱湿热互结,或肺热壅盛,津液输布失常,或肝郁气滞,或跌仆损伤,以及下腹部手术,引起经脉瘀滞,影响膀胱气化而致小便不通;或脾虚气弱,或年老肾气虚惫,命门火衰,不能温煦鼓舞膀胱气化,使膀胱气化无权,形成癃闭。

西医学中,癃闭多见于膀胱、尿道器质性和功能性病变,以及前列腺疾患等所造成的排尿困难和尿潴留等。

【辨证要点】

1. 实证

主症　发病急,小便闭塞不通,努责无效,小腹胀急而痛,烦躁口渴,舌红苔黄腻。

湿热内蕴:小便量少难出,点滴而下,严重时点滴不出,小腹胀满,口苦口黏,口渴不欲饮,大便不畅,舌红苔黄腻,脉沉数。

肺热壅盛:呼吸急促,咽干,咳嗽,舌红苔黄,脉数。

肝郁气滞:小便不通或通而不畅,小腹胀急,口苦,多烦善怒,胁腹胀满,舌红苔黄,脉弦。

外伤血瘀:有外伤或损伤病史,小腹满痛,舌紫暗或有瘀点,脉涩。

2. 虚证

主症　发病缓,小便滴沥不爽,排出无力,甚则点滴不通,精神疲惫,舌质淡,脉沉细而弱。

脾虚气弱：气短纳差,大便不坚,小腹坠胀,舌淡苔白,脉细弱。

肾阳虚：面色㿠白,神气怯弱,腰膝酸软,畏寒乏力,舌淡苔白,脉沉细无力。

【治疗】

1. 基本治疗

(1) 实证

治法　清热利湿,行气活血。取足太阳、足太阴经穴及相应俞募穴为主。

主穴　秩边　阴陵泉　三阴交　中极　膀胱俞

配穴　湿热内蕴加委阳;肺热壅肺加尺泽;肝郁气滞加太冲、大敦;外伤瘀血加次髎、血海。

方义　秩边为膀胱经穴,可疏导膀胱气机。三阴交穴通调足三阴经气血,消除瘀滞。阴陵泉清热利湿而通小便。中极为膀胱募穴,配膀胱之背俞穴膀胱俞,俞募相配,促进气化。

操作　毫针泻法。秩边穴用芒针深刺 2.5～3 寸,以针感向会阴部放射为度。针刺中极等下腹部穴位之前,应首先叩诊,检查膀胱的膨胀程度,以便决定针刺的方向、角度和深浅。不能直刺者,则向下斜刺或透刺,使针感能到达会阴并引起小腹收缩、抽动为佳。

(2) 虚证

治法　温补脾肾,益气启闭。取足太阳经、任脉穴及相应背俞穴为主。

主穴　秩边　关元　脾俞　三焦俞　肾俞

配穴　脾虚气弱加气海、足三里;肾阳虚加太溪、复溜;无尿意或无力排尿加气海、曲骨。

方义　秩边为膀胱经穴,可疏导膀胱气机。关元为任脉与足三阴经交会穴,能温补下元,鼓舞膀胱气化。脾俞、肾俞补益脾肾。三焦俞通调三焦,促进膀胱气化功能。

操作　秩边用泻法,操作同“实证”;其余主穴用毫针补法,亦可用温针灸;配穴用补法。

2. 其他治疗

(1) 耳针法:选肾、膀胱、肺、肝、脾、三焦、交感、神门、皮质下、腰骶椎。每次选 3～5 穴,毫针刺,用中强刺激,或用揿针埋留或耳穴压丸。

(2) 穴位敷贴法:选神阙穴。用葱白、冰片、田螺或鲜青蒿、甘草、甘遂各适量,混合捣烂后敷于脐部,外用纱布固定,加热敷。

【按语】

(1) 针灸治疗癃闭有一定的效果,可以避免导尿的痛苦和泌尿道感染,尤其是对于功能性尿潴留,疗效更好。

(2) 针灸可以调节膀胱功能,使处于松弛状态的膀胱逼尿肌收缩,膀胱张力增加,产生排尿作用。此外,针灸通过对尿道括约肌的良性调节,协同膀胱作用,利于小便排出。

(3) 膀胱过度充盈时,下腹部穴位应斜刺或平刺。如属机械性梗阻或神经损伤引起者,需明确发病原因,采取相应措施。

【附1】　慢性前列腺炎

慢性前列腺炎是泌尿生殖系统最常见的疾病之一,发病年龄集中在 20～40 岁,本病可分为细菌性和无菌性前列腺炎两种类型。细菌性前列腺炎系病原菌侵入前列腺引起,主要病原菌有葡萄球菌、链球菌、大肠杆菌等,侵入途径以直接(逆行或顺行)蔓延为主,常由尿道炎、精囊炎或附睾炎引起,也有通过血行或淋巴感染造成。慢性细菌性前列腺炎常由急性前列腺炎转变而成,无菌性前列腺炎也称前列腺溢液或慢性前列腺充血,其病因目前尚未完全明了,认为与前列腺经常或连续不断的充血有关。

本病多由于房劳不节,忍精不泄或有手淫恶习,劳伤精气,日久肾阳亏损,命门火衰则不能蒸化,或嗜酒和过食肥甘致脾虚湿热内蕴,败精壅滞,腐宿凝阻溺窍,瘀久化腐而发病。中医学无此病名,根据症状,归属于"淋浊""癃闭"的范畴。

【辨证要点】

主症　尿道滴白或遗液,尿频,尿急,尿道灼热,有时有排尿困难、性功能障碍(遗精、早泄、射精时疼痛,个别者为阴茎异常勃起),下腰部、会阴部、耻骨上区、腹股沟部、睾丸部位不舒或隐痛。

脾肾虚弱,湿浊内阻:尿频,尿白,大便不畅,伴有腰膝酸软,头晕失眠,气短体倦,脉多虚弱。

湿热蕴结,气化不利:解尿灼热涩痛,发热腰酸,下阴胀痛,脉多弦数。

【治疗】

1. 基本治疗

治法　健脾化湿,理气活血。取足太阴、少阴、任脉经穴为主。

主穴　气海　中极　太溪　阴陵泉　三阴交　会阴

配穴　脾肾虚弱、湿浊内阻加脾俞、肾俞;湿热蕴结、气化不利加三焦俞、委阳。

方义　取气海、太溪以补肾益气。会阴系冲、任、督三脉之会穴,与肾经关系密切,灸之可壮命门之火。中极为膀胱之募,泻以清利下焦湿热,佐以阴陵泉以健脾化湿。三阴交为肝、脾、肾三经之交会穴,针之能理气活血。脾肾虚弱、湿浊内阻加补脾俞、肾俞以加强补肾健脾之功,湿热蕴结、气化不利加泻三焦俞、委阳以泻下焦湿热。

操作　主穴用毫针平补平泻。配穴按虚补实泻操作。

2. 其他治疗

(1) 穴位注射法:选大赫、次髎。每次选1~2穴,用胎盘组织液或当归注射液,每穴注0.5~1 ml,每星期3次。

(2) 耳针法:选肾、脾、三焦、交感、皮质下、外生殖器。每次取3~4穴,用短毫针浅刺或埋针或压丸。

(3) 刺血法:选腰俞、阴陵泉。用三棱针挑破皮肤出血约数毫升,每星期刺血1次。

【按语】

(1) 前列腺炎是一种较顽固的疾病,由于其病变部位特殊,药物治疗效果不显著。针灸治疗本病有肯定的效果,但需要坚持长期治疗。

(2) 在治疗过程中,应加强临床护理,注意防寒保暖,忌食刺激性食物,配合局部热敷,或用艾灸有助于改善症状。

【附2】　前列腺肥大

前列腺肥大亦称前列腺增生症,主要特征是尿潴留和排尿困难,为常见的男性老年病之一,大多数发生在50~70岁。近年来由于我国平均寿命延长,本病的发病率亦随之增加。本病可因肾元亏虚,中气不足,津液耗损,浊阴下降,致小便排出困难;也可因肝郁气滞、湿热下注、尿道阻塞等原因,使水道阻塞,排尿不畅,甚至形成尿闭之变。

本病归属于中医学"癃闭"的范畴。

【辨证要点】

主症　尿频,排尿困难,甚至出现尿潴留。

膀胱湿热：小便点滴不通，或量少灼热，小腹胀满，口苦口黏，或大便不畅，舌红苔黄腻，脉数。

肾气不足：小便淋漓不爽，排出无力，甚则点滴不通，面色㿠白，神怯气弱，腰膝酸软，舌质淡，脉沉细。

阴虚火旺：时欲小便不得溺，咽干，心烦，手足心热，舌红少苔，脉细数。

【治疗】

1. 基本治疗

治法　膀胱湿热者，清利湿热；肾气不足者，补肾益气；阴虚火旺者，滋阴降火。取任脉和肺、脾、肾经穴为主。

主穴　气海　中极　秩边透水道　会阴　三阴交　列缺

配穴　膀胱湿热加阴陵泉、太冲、金门、飞扬；肾气不足加三焦俞、委阳；阴虚火旺加巨阙、太溪、神门。

方义　秩边透水道可通利膀胱气机。三阴交以疏导脾经气机。中极为膀胱经之募，能通调下焦膀胱气机，气化所出，使水湿得以运化。气海以培补元气。会阴为任脉之起始穴，也是冲、任、督脉之会穴，有行气通络、强阴壮阳的作用。列缺乃肺经络穴，八脉交会穴之一，交任脉，具有通调水道，调节肺经、任脉经气的作用。

操作　膀胱湿热，针用泻法；肾气不足，针灸并用，行补法；阴虚火旺，补泻兼施。常规针刺，得气后，行针使针感气至病所，再行提插、捻转泻法，以通调水道。以上治疗隔日 1 次，10 次为 1 个疗程。

2. 其他治疗

(1) 耳针法：选肾、尿道、膀胱、外生殖器、脑。毫针刺或耳穴压丸。

(2) 电针法：① 阴陵泉、阳陵泉、水道、曲泉。② 三阴交、膀胱俞、委阳、三焦俞。以上任选一组，交替使用，用高频脉冲电治疗。

(3) 皮肤针法：选腰骶部、下腹部、中极、关元、小腿内侧、阳性反应点处。中度或较重度刺激。

(4) 艾灸法：取会阴、曲骨、曲泉以艾条悬灸，每穴灸 15 min，至局部皮肤潮红灼热，但以不灼伤皮肤为度。灸后，可在会阴和曲骨两穴局部按摩，每穴可按摩 5～10 min。以上治疗每日 1 次，10 次为 1 个疗程。病情较重者，在艾灸的同时，加针三阴交、太溪，平补平泻，还可在关元、气海、肾俞、脾俞部位行艾盒灸，每日 1 次。

(5) 刺血疗法：取内至阴(足小趾甲内侧后角去甲 1 分许)、外至阴用三棱针点刺，出血 15～20 滴，每日 1 次，左右足交替，10 次为 1 个疗程。

【按语】

(1) 针灸治疗慢性前列腺肥大有一定的效果，如果为严重的中枢神经疾患或膀胱及尿道损伤用针刺不能奏效者，应立即施行导尿术。

(2) 忌食辛辣之品，戒除烟酒。

(3) 膀胱充盈时，下腹部穴位宜浅刺，斜刺。

阳　痿

阳痿是指青壮年时期，由于虚损、惊恐或湿热等原因，使宗筋失养而弛纵，引起阴茎痿弱不起、临房举而不坚的病证。本证由房劳纵欲过度，久犯手淫，以致精气虚损，命门火衰，引起阳事不举；或思虑忧郁，伤及心脾，惊恐伤肾，使气血不足，宗筋失养；或湿热下注，宗筋受灼而导致阳痿。

西医学中的性神经衰弱和某些慢性疾病表现以阳痿为主者，可参考本篇施治。

【辨证要点】

主症　阳事不举,不能进行正常性生活。

虚证:阴茎勃起困难,时有滑精,头晕耳鸣,心悸气短,面色㿠白,腰酸乏力,畏寒肢冷,舌淡白,脉细弱。

实证:如阴茎勃起不坚,时间短暂,每多早泄,阴囊潮湿、臊臭,小便黄赤,苔黄腻,脉濡数。

【治疗】

1. 基本治疗

治法　补益肾气。取任脉、足太阴经穴及相应背俞穴为主。

主穴　关元　三阴交　肾俞

配穴　肾阳不足加命门;肾阴亏虚加太溪、复溜;心脾两虚加心俞、脾俞、足三里;惊恐伤肾加志室、胆俞;湿热下注加会阴、阴陵泉;气滞血瘀加太冲、血海、膈俞;失眠或多梦加内关、神门、心俞;食欲不振加中脘、足三里;腰膝酸软加命门、阳陵泉。

方义　本证主要为肾气虚衰,肾虚宗筋弛缓,阳事不举。关元为元气所存之处,补之使真元得充,恢复肾之作强功能。三阴交为足三阴经交会穴,补益肝肾,健运脾土。肾俞以培补肾气。

操作　主穴用毫针补法,可用灸;针刺关元针尖略向下斜刺,使针感向前阴放射。配穴按虚补实泻法操作。

2. 其他治疗

(1) 耳针法:选肾、肝、心、脾、外生殖器、神门、内分泌、皮质下。每次选 3～5 穴,毫针刺,施以弱刺激,每日或隔日 1 次。或用揿针埋留或耳穴压丸。

(2) 穴位注射法:选关元、三阴交、肾俞、足三里。每次选 2～4 穴,可以鹿茸精、胎盘组织液、黄芪注射液、当归注射液、丙酸睾酮 5 mg 或维生素 B_1 50 mg,每穴注射 0.5～1 ml,隔日 1 次。

【按语】

(1) 针灸对原发性阳痿可获满意疗效,对继发性者应治疗原发病。

(2) 针刺可以调节性功能中枢的兴奋,尤其是兴奋脊髓的勃起、射精中枢,促进性激素的分泌,使阴茎海绵体能及时足量地充血,从而治疗阳痿。

(3) 配合心理治疗,予以精神疏导,消除其紧张心理。

【附】　性功能障碍

性功能障碍指男子阴茎勃起、性交、射精或女子性冷淡等性功能障碍,以致不能进行或无法完成正常性交过程的病证。以性欲低下或无性欲、阳痿、早泄、不射精等为主要表现。病位在肾,与心、肝、脾关系密切。肾为先天之本,若先天禀赋不足,或婚前手淫过多,婚后房劳过度,肾阴、肾阳亏虚;或情志不遂,过于兴奋、激动、紧张,或思虑过度,劳倦伤心,气血不足等均可导致性功能低下。

本病归属中医学"阳痿""早泄""阴冷"的范畴。

【辨证要点】

主症　性欲低下或无性欲,阳痿,早泄,不射精。

肾阳不足:男子临房阴茎不举或早泄,平时有遗精;女子月经稀少,月经不调;伴头晕目眩,腰膝酸软,四肢不温,面色淡白,舌淡苔白,脉沉细而弱。

心脾两虚:男子遗精,阳痿,早泄;女子性欲淡漠、月经稀少色淡;伴胃纳不佳,面色无华,舌淡苔白,脉细弱无力。

惊恐伤肾：男子过于兴奋、激动、紧张以致阳痿、早泄,女子恐惧异性接触,平时胆怯多疑,心悸易惊,失眠多梦,苔薄腻,脉弦细。

湿热下注：男子阳痿,早泄,遗精,女子外阴潮湿、瘙痒,下肢灼热酸沉,小便赤热,苔黄腻,脉沉滑。

肝郁气滞：情志抑郁不舒,心烦易怒,男子阳痿、不射精,女子经行不畅或闭经、乳房胀痛,舌暗淡,脉弦细。

【治疗】

1. 基本治疗

治法 补益心肾,疏肝理气。以任脉、足太阳经脉穴为主。

主穴 关元 气海 肾俞 次髎 秩边 三阴交

配穴 肾阳不足加命门、足三里;心脾两虚加心俞、脾俞;惊恐伤肾加心俞、胆俞、神门;湿热下注加曲骨、阴陵泉;肝郁气滞加太冲、合谷。

方义 关元、气海属于任脉,系于胞宫和精室,肾俞、次髎、秩边属于足太阳经,作用于盆腔,对提高男、女性功能均有直接作用。三阴交调理肝、脾、肾脏,从根本上治疗性功能低下。

操作 关元、气海、曲骨等穴针尖向下斜刺,使针感向阴部放射;余穴均常规针刺。

2. 其他治疗

(1) 皮肤针法：取下腹部任脉穴、腰骶部夹脊穴、足三里、三阴交。轻、中度刺激 5～15 min。

(2) 耳针法：取心、肝、脾、外生殖器、神门、肾、皮质下。每次选 3～4 穴,毫针刺,中度刺激;或用埋针和压丸。

(3) 电针法：取次髎、中极、三阴交、太溪等穴。每次选 1～2 对穴,在针刺得气的基础上接电针仪,用疏密波中等刺激。

(4) 穴位注射法：取肾俞、中极、足三里、三阴交。每次选 1～2 穴,用当归、黄芪等中药注射剂或绒毛膜促性腺激素 500 U,每穴注射 2 ml,隔日 1 次。也可用人胎盘组织液、鹿茸精注射液,每穴注射 1～2 ml。每星期 1～2 次。

【按语】

(1) 针灸治疗本病有较满意的疗效,尤其对精神因素引起的性功能低下有显著的疗效,坚持针灸并配合心理治疗,往往可获痊愈。针灸对由器质性病变引起的男性性功能低下则疗效欠佳,需要同时治疗原发病。

(2) 注意精神调养,消除紧张心理,避免过度的脑力劳动;因手淫而致者,要戒除手淫;久病体质虚弱者,要采用营养丰富、富含蛋白质的饮食;湿热重者要戒烟戒酒,以免助湿生热。

(3) 改善性生活环境,避免意外干扰。在治疗过程中,应暂时分居,治愈后也应适当节制性生活。

(4) 平时进行适当的体育锻炼,增强体质。

第二节 | 妇儿科病证

月 经 不 调

月经不调是指月经的周期、经色、经量、经质等出现异常改变,并伴有其他症状的疾病。月经不调发生的常见原因如因素体阳盛,过食辛辣,热伏冲任,或情志抑郁,肝郁化火,热扰血海,或久病阴亏,阴虚内热,热扰冲任,或饮食不节,劳倦过度,思虑伤脾,统摄无权,冲任不固,可致月经先期;或外感寒邪,血为寒凝,或久病伤阳,影响血运,或久病体虚,阴血亏损,或饮食劳倦,思虑伤脾,化源不足,可致月经后期;或因情志抑郁,疏泄失常,或肝气不疏,血为气滞,或肾气亏虚,失其封藏,冲任失调,以致血海溢蓄失常而致月经先后无定期。

西医学中,月经不调多见于功能失调性子宫出血,以及生殖器炎症或肿瘤等疾病。

【辨证要点】

1. **月经先期**

主症　月经周期提前7日以上,甚至10余日一行。

实热证:兼见月经量多,色深红或紫,质黏稠,伴面红口干,心胸烦热,小便短赤,大便干燥,舌红苔黄,脉数。

虚热证:月经量少或量多,色红质稠,两颧潮红,手足心热,舌红苔少,脉细数。

气虚证:月经量多,色淡质稀,神疲肢倦,心悸气短,纳少便溏,舌淡,脉细弱。

2. **月经后期**

主症　月经推迟7日以上,甚至40～50日一潮。

实寒证:月经量少色暗,有血块,小腹冷痛,得热则减,畏寒肢冷,苔薄白,脉沉紧。

虚寒证:月经周期延后,月经色淡而质稀,量少,小腹隐隐作痛,喜暖喜按,舌淡苔白,脉沉迟。

3. **月经先后无定期**

主症　月经或提前或错后1～2个星期,连续2个月经周期以上,经量或多或少。

肝郁证:兼见月经量或多或少,经色紫暗,有块,经行不畅,胸胁乳房作胀,少腹胀痛,时叹息,嗳气不舒,苔薄白,脉弦。

肾虚证:经来先后不定,量少,色淡,腰骶酸痛,头晕耳鸣,舌淡苔白,脉沉弱。

【治疗】

1. **基本治疗**

(1) 月经先期

治法　清热调经。取任脉、足太阴经穴为主。

主穴　关元　血海　三阴交

配穴　实热配太冲或行间;虚热配太溪;气虚配足三里、脾俞、肾俞;月经过多配隐白;腰骶疼痛配肾俞、次髎;心烦配神门。

方义　本方重在清热和血,调理冲任。关元属任脉穴,为调理冲任的要穴。血海清泻血分之热。三阴交调理肝、脾、肾脏,为调经之要穴。

操作　关元、三阴交用平补平泻法,血海用泻法。配穴按虚补实泻法操作。气虚者针后加灸或用温针灸。

(2) 月经后期

治法　温经散寒,和血调经。取任脉及足太阴、足阳明经穴为主。

主穴　气海　三阴交　合谷

配穴　实寒配子宫、天枢、地机;虚寒配命门、腰阳关、关元、归来。

方义　气海为任脉经穴,可益气温阳,调一身之阳气,温灸更可温经散寒。三阴交为肝、脾、肾三经交会穴,可调补三阴经经气。合谷为阳明经穴,可行气和血。

操作 气海、三阴交用毫针补法,合谷用泻法,可用灸法或温针灸。配穴按虚补实泻法操作。

(3) 月经先后无定期

治法 疏肝益肾,养血调经。取任脉及足太阴经穴为主。

主穴 关元 三阴交 肝俞

配穴 肝郁加期门、太冲;肾虚加肾俞、太溪;胸胁胀痛配支沟、内关、阳陵泉;腰骶疼痛配次髎。

方义 关元补肾培元,通调冲任。三阴交既是足太阴脾经之穴,又是足三阴经之交会穴,能补脾胃、益肝肾、调气血。肝俞乃肝之背俞穴,有疏肝理气之作用。三穴共用可调理经血。

操作 肝俞用毫针泻法,其余主穴用补法。配穴按虚补实泻法操作。

2. 其他治疗

(1) 耳针法:选皮质下、内生殖器、内分泌、肾、肝、脾。每次选 2～4 穴,毫针刺用捻转法,中等强度刺激,每日 1 次,每次留针 15～20 min。也可用揿针埋留或耳穴压丸。

(2) 皮肤针法:选背部第 2 腰椎以下夹脊穴或背俞穴,下腹部任脉、肾经、脾经、胃经,下肢足三阴经。用梅花针叩刺,至局部皮肤潮红,隔日 1 次。

(3) 穴位注射法:选关元、三阴交、气海、血海、肝俞、脾俞、肾俞。每次选 2～3 穴,用 5% 当归注射液或 10% 丹参注射液,每穴注射 0.5～1 ml,隔日 1 次。

【按语】

(1) 针灸对月经不调有一定的疗效,且无副作用。

(2) 针灸治疗月经不调一般多在经前 5～7 日开始,至月经来潮前停止,连续治疗 3～5 个月,直到病愈。

(3) 现代研究表明,针灸通过对下丘脑-垂体-卵巢轴功能的调节,使失调的生殖内分泌功能恢复到正常生理状态,从而对月经周期的整个过程进行良性调节。

(4) 月经不调患者平时应注意经期卫生;少进生冷及刺激性饮食;调摄情志,避免精神刺激;适当减轻体力劳动强度。如系生殖系统器质性病变引起者,应及早作适当处理。

痛 经

痛经是指妇女在月经期或月经期前后出现小腹冷痛,或痛引腰骶,甚者剧痛难忍的病证,以青年妇女为多见。临床表现有虚实之分,实证多因情志不调,郁怒伤肝,肝气郁结,经血阻滞于胞宫;或经期受寒饮冷,坐卧湿地,冒雨涉水,寒湿客于胞宫。虚证多因脾胃虚弱,或大病久病,气血虚弱;或禀赋素虚,肝肾不足,精血亏虚,以致冲任不足,胞脉失养而发。

西医学中,痛经多见于子宫内膜异位症、急慢性盆腔炎、肿瘤、子宫颈口狭窄及阻塞、子宫前倾或后倾等,分为原发性和继发性两种。

【辨证要点】

1. 实证

主症 经行不畅,少腹疼痛拒按,多在经前或经期疼痛剧烈,经色紫红或紫黑,有血块,下血块后疼痛缓解。

气滞血瘀:经前伴有乳房胀痛,舌有瘀斑,脉细弦。

寒邪凝滞:腹痛有冷感,得温热疼痛可缓解,月经量少,色紫黑有块,畏寒肢冷,苔白腻,脉沉紧。

2. 虚证

主症　腹痛多在经后,小腹绵绵作痛,少腹柔软喜按,月经色淡、量少。

气血不足:面色苍白或萎黄,倦怠无力,头晕眼花,心悸,舌淡,舌体胖大边有齿痕,脉细弱。

肝肾不足:腰膝酸软,夜寐不宁,头晕耳鸣,舌红苔少,脉细。

【治疗】

1. 基本治疗

(1) 实证

治法　行气活血,散寒止痛。取足太阴经、任脉穴为主。

主穴　三阴交　中极　次髎　地机

配穴　气滞血瘀配太冲、阳陵泉;寒邪凝滞配归来。

方义　三阴交为足三阴经交会穴,可通经而止痛。中极为任脉穴位,可通调冲任之气,散寒行气。次髎为治疗痛经的经验穴。地机乃脾经郄穴,能疏调脾经经气而止痛。四穴合用,以行气活血,散寒止痛。

操作　毫针刺,用泻法,寒邪甚者可用艾灸。

(2) 虚证

治法　调补气血,温养冲任。取任脉、足太阴、足阳明经穴为主。

主穴　关元　三阴交　足三里　气海

配穴　气血不足配脾俞、胃俞;肝肾不足配太溪、肝俞、肾俞。

方义　关元既为任脉经穴,又为全身强壮要穴,可暖下焦,温养冲任。三阴交为肝、脾、肾三经之交会穴,可以健脾益气,调补肝肾,肝、脾、肾精血充盈,胞脉得养,冲任自调。足三里补益气血。气海为任脉穴,可暖下焦,温养冲任。

操作　毫针刺,用补法,可配合灸法。

2. 其他治疗

(1) 耳针法:选子宫、内生殖器、交感、皮质下、内分泌、神门、肝、肾。每次选 2~4 穴,在所选的穴位处寻找敏感点,毫针刺,中等强度捻转数分钟,每次留针 20~30 min,每日或隔日 1 次。也可用揿针埋留或耳穴压丸,每 3~5 日更换 1 次。

(2) 穴位注射法:选中极、关元、次髎、上髎。用 1%~2% 利多卡因或 5% 当归注射液或 10% 红花注射液,每次取 2 穴,每穴注射 1~2 ml,隔日 1 次。

(3) 皮肤针法:选下腹部任脉、肾经、脾经,腰骶部督脉、膀胱经、夹脊穴。常规消毒后,腹部从肚脐向下叩刺到耻骨联合,腰骶部从腰椎到骶椎,先上后下,先中央后两旁,以所叩部位出现潮红为度,每次叩刺 10~15 min,以痛止、腹部舒适为度。

(4) 皮内针法:选气海、阿是穴、地机、三阴交。常规消毒后,取揿钉型或麦粒型皮内针刺入,外用胶布固定,埋入 2 日后取出。

(5) 隔药饼灸法:选气海、关元。采用附子饼等进行隔药饼灸,每穴每次灸 3~5 壮,尤适合于子宫内膜异位引发的痛经。

【按语】

(1) 针灸对原发性痛经有较好的疗效。多选择在月经前 1 个星期开始,一般连续治疗 2~4 个月经周期。对继发性痛经,运用针灸减轻症状后,应针对原发病进行治疗。

(2) 现代研究表明,针灸治疗本病可以调整大脑皮质的兴奋状态,缓解精神紧张;可以通过激活内源性镇痛系统而发挥止痛作用;还可通过下丘脑-垂体轴的影响,调节相关激素的水平,调节内分泌系统,改善卵巢功能,抑制前列腺素的分泌,缓解子宫内血管痉挛。

(3) 本病应注意与其他原因引起的腹痛鉴别。其他原因引起的腹痛亦可发生于经期,但不具备周期性发作的特点,痛经一般无腹肌紧张或反跳痛,经血排出流畅时常可缓解。此外,患者平时应注意经期卫生,经期应避免重体力劳动、剧烈运动和精神刺激,防止受凉、过食生冷等。

经 闭

经闭又称闭经,是指女子年过 18 岁,月经尚未来潮,或已形成月经周期,但又连续中断 3 个月以上的病证。本证多因禀赋不足,肾气未充,或多产堕胎,或久病大病,耗伤气血,血海空虚,无血以下而致血枯经闭;或受寒饮冷,血为寒凝,冲任阻滞不通,或脾失健运,痰湿内盛,阻于冲任,或七情内伤,气机不畅,气滞血瘀,胞脉闭阻,导致血滞经闭。

西医学中,可分为原发性闭经和继发性闭经。

【辨证要点】

1. 血枯经闭

主症 女子年过 18 岁而月经尚未来潮,或以往有过正常月经,经期错后,经量逐渐减少,终至经闭,现连续中断在 3 个周期以上。

肝肾不足:头晕耳鸣,腰膝酸软,口干咽燥,五心烦热,潮热盗汗,舌红苔少,脉弦细。

气血亏虚:头晕目眩,心悸气短,神疲肢倦,食欲不振,舌淡苔薄白,脉沉缓。

2. 血滞经闭

主症 以往月经正常,骤然经闭不行,伴有腹胀痛。

气滞血瘀:情志抑郁,或烦躁易怒,胸胁胀满,小腹胀痛拒按,舌质紫暗或有瘀斑,脉沉弦。

痰湿阻滞:形体肥胖,胸胁满闷,神疲倦怠,白带量多,苔腻,脉滑。

寒邪凝滞:小腹冷痛,形寒肢冷,喜温喜暖,苔白,脉沉迟。

【治疗】

1. 基本治疗

(1) 血枯经闭

治法 养血调经。取任脉及足阳明经穴为主。

主穴 关元 足三里 归来

配穴 肝肾不足配肝俞、肾俞、太冲、太溪;气血亏虚配气海、脾俞、胃俞、膻中、内关、中脘。

方义 关元为任脉与足三阴经交会穴,可补下焦真元而化生精血。足三里、归来为胃经穴,健脾胃而化生气血。血海充盈,则经自通,月事自能按时而下。

操作 毫针刺,用补法,可施灸。

(2) 血滞经闭

治法 温经散寒,健脾化痰,活血调经。取任脉及足太阴、足阳明经穴为主。

主穴 中极 三阴交 血海

配穴 气滞血瘀配合谷、太冲;痰湿阻滞配阴陵泉、丰隆;寒邪凝滞配命门、腰阳关。

方义 中极为任脉穴,能通调冲任,疏通下焦。三阴交、血海通胞脉而调和气血,气调血行,冲任调达,经闭可通。

操作 毫针泻法,寒邪凝滞可施灸法。

2. 其他治疗

(1) 耳针法：选内分泌、内生殖器、肝、肾、卵巢、神门。每次选2～4穴，毫针刺，用中等刺激，或用揿针埋留或用耳穴压丸，每3～5日更换1次。

(2) 皮肤针法：选腰骶部相应背俞穴及夹脊穴，下腹部任脉、肾经、脾经、带脉等。用皮肤针从上而下，用轻刺激或中等刺激，循经每隔1 cm叩打一处，反复叩刺3遍，隔日1次。

(3) 穴位注射法：选肝俞、脾俞、肾俞、气海、石门、关元、归来、足三里、三阴交。每次选2～3穴，用5%当归注射液或10%红花注射液，每穴注射1～2 ml，隔日1次。

(4) 电针法：选中极、归来，或三阴交、血海，或地机、大赫。可选任意一组或各组交替使用，用疏密波，强度以患者能够耐受为度，每日1次或隔日1次，每次治疗15～20 min。

【按语】

(1) 针灸对经闭有一定的治疗作用，但疗程较长。在治疗期间，应注意调节患者情绪，让患者保持乐观豁达的心态；加强体育锻炼，增强体质；并注意劳逸结合及生活起居有规律。

(2) 现代研究表明，针灸具有调节下丘脑-垂体-卵巢轴作用，能调节人体内分泌功能，促进卵泡发育成熟及排卵，并可调节体内雌激素和孕激素水平，使子宫功能、月经周期恢复正常。针灸还可调节自主神经功能，缓解机体的紧张因素，从而有利于闭经的治疗。

(3) 本病要注意与生理性停经、早孕相鉴别。

崩　　漏

崩漏是指妇女非周期性子宫出血，其发病急骤，暴下如注，大量出血者为"崩"；病势缓，出血量少，淋漓不绝者为"漏"。青春期和更年期妇女多见。崩漏的发生是由于冲任损伤，不能固摄，以致经血妄行。常见的原因有外感热邪，过食辛辣，肝郁化火，损伤冲任，迫血妄行；或瘀血阻滞，血不归经；或脾气虚弱，统摄无权，或肾气亏损，失于封藏，而致冲任不固。本病涉及冲任两脉和肝、脾、肾三脏。

西医学中，崩漏多见于功能失调性子宫出血及其他原因引起的子宫出血。

【辨证要点】

1. 实证

主症　经血非时而下，量多如崩，或淋漓不断，血色红。

血热：血色深红，质黏稠，气味臭秽，口干喜饮，舌红苔黄，脉滑数。

湿热：出血量多，色紫红而黏腻，带下量多，色黄臭秽，阴痒，苔黄腻，脉濡数。

气郁：血色正常，或带有血块，烦躁易怒，时欲叹息，小腹胀痛，苔薄白，脉弦。

血瘀：漏下不止，或突然下血甚多，色紫红而黑、有块，小腹疼痛拒按，下血后疼痛减轻，舌质紫暗有瘀点，脉沉涩。

2. 虚证

主症　经血非时而下，量多如崩，或量少，淋漓不尽。

脾虚：血色淡，质薄，面色萎黄，神疲肢倦，气短懒言，纳呆便溏，舌质淡而胖，苔白，脉沉细无力。

肾虚：出血量多，淋漓不净，质稀，日久不止，色淡红，少腹冷痛，喜温喜按，形寒畏冷，大便溏薄，舌淡苔白，脉沉细而迟者，为肾阳虚；下血量少或多，色红质稠，头晕耳鸣，心烦不寐，腰膝酸软，舌红少苔，脉细数者，为肾阴虚。

【治疗】

1. 基本治疗

(1) 实证

治法　清热利湿,凉血活血。取任脉、足太阴经穴为主。

主穴　关元　三阴交　隐白　公孙

配穴　血热配血海;湿热配阴陵泉;气郁配太冲;血瘀配地机。

方义　关元为任脉与足三阴经交会穴,公孙通冲脉,两穴配合可通调冲任,固摄经血。三阴交为足三阴经交会穴,可清泻三经之湿、热、瘀等病邪,又可疏肝理气,邪除则脾可统血。隐白为脾经的井穴,是治疗崩漏的经验穴。

操作　毫针刺,关元用平补平泻法,其余穴位用泻法,隐白可用艾炷直接灸。

(2) 虚证

治法　健脾益气,滋阴补肾,固冲止血。取任脉及足太阴、足阳明经穴为主。

主穴　气海　三阴交　足三里　肾俞

配穴　脾虚配百会、脾俞;肾阳虚配腰阳关、命门,肾阴虚配然谷、太溪。

方义　气海既是任脉穴,又为气之海,可补肾气而调补冲任。三阴交为足三阴经交会穴,可健脾益肾。足三里补益气血,使经血化生有源。肾俞加强补肾固摄作用。

操作　毫针刺,用补法,背俞穴可施用灸法。

2. 其他治疗

(1) 耳针法:选内生殖器、皮质下、内分泌、肾、肝、脾、卵巢。每次选3~5穴,毫针刺,用中等刺激,每次留针20~30 min,每日1次。或用揿针埋留或耳穴压丸,左右两耳交替使用,每3~5日更换1次。

(2) 穴位注射法:选气海、关元、三阴交、肾俞、肝俞、脾俞。每次选2~3穴,用5%当归注射液或10%红花注射液,每穴注射1~2 ml,每日1次。

(3) 挑刺法:在腰骶部督脉或膀胱经上寻找反应点,用三棱针挑破皮肤,并将皮下白色纤维挑断,每次选2~4个点,每月1次,连续挑治3次。

(4) 皮肤针法:选腰骶、夹脊穴、足三阴经循行部位等。用皮肤针从上而下采用中等强度叩刺,至皮肤潮红,每次10~15 min,隔日1次。

【按语】

(1) 针灸治疗本病疗效较好,但疗程较长,应坚持治疗。若大量出血,出现虚脱时,应及时抢救,采用现代医疗手段综合治疗。

(2) 现代研究表明,针灸主要通过调节机体的下丘脑-垂体-卵巢轴的失衡状态,对黄体生成素、雌激素、孕激素的释放产生良性的双向调整作用,使之达到机体正常生理状态。

(3) 本病应注意与月经不调、经间期出血等相鉴别。绝经期妇女若出现反复多次出血,需作妇科检查以明确诊断,排除癌性病变。

带　下　病

带下病是指妇女阴道分泌物明显增多,色、质、气味异常,或伴全身及局部症状的病证。本证病因多为外感湿毒,损伤任带两脉;或情志不舒,郁久化热,湿热下注;或饮食劳倦,损伤脾胃,运化失职,湿聚下注;或素体肾气不固,下元亏损;或房劳多产,伤及肾气,而使带脉失约,冲任不固,水湿浊液下注所致。

西医学中,带下病多见于阴道炎、宫颈炎、盆腔炎及妇科肿瘤等疾病。

【辨证要点】

主症 阴道流出的黏稠液体增多,如涕如脓。

湿热下注:带下量多,色黄稠黏,如脓如涕,气秽臭,阴中瘙痒,小腹作痛,小便短赤,身热,口苦咽干,舌红苔黄,脉滑数。

脾虚:带下量多,色白或淡黄,无臭味,质黏稠,连绵不断,面色萎黄,食少便溏,神疲乏力,舌淡苔白腻,脉濡弱。

肾虚:带下色白,量多,质清稀,绵绵不断,小腹寒凉,腰部酸痛,小便频数清长,夜间尤甚,大便溏薄,舌淡苔薄白,脉沉。

【治疗】

1. 基本治疗

治法 健脾利湿,补益肾气,固摄带脉。取足少阳经、任脉及足太阴经穴为主。

主穴 带脉穴 中极 白环俞 三阴交

配穴 湿热下注配阴陵泉、行间、水道、次髎;脾虚配气海、足三里、脾俞;肾虚配关元、肾俞、天枢、照海。

方义 带脉穴固摄带脉,调理经气。中极可清理下焦,利湿化浊。白环俞助膀胱之气化,利下焦之湿邪。三阴交健脾利湿,调理肝肾,固经止带。

操作 毫针刺,带脉穴用平补平泻法,其余主穴用泻法。配穴按虚补实泻法操作,或针灸并用。

2. 其他治疗

(1)耳针法:选内生殖器、内分泌、膀胱、三焦、脾、肾、肝。每次选2～4穴,毫针刺,用中等强度刺激,每次留针20～30 min。亦可用揿针埋留或耳穴压丸,每3～5日更换1次。

(2)穴位注射法:选中极、水道、八髎、白环俞、膀胱俞、血海、三阴交。每次选2～3穴,用5%当归注射液,每穴注射1～2 ml,隔日1次。

(3)三棱针法:选十七椎、八髎、血海、委阳、太冲。寻找瘀血络脉后,三棱针刺入约1 cm,使紫血流出,血色转淡再加拔火罐,留罐15 min。每隔1～2星期治疗1次。

【按语】

(1)针灸治疗本病疗效较好,治疗期间和平时应注意饮食调养,节制房事,注意经期及产褥期的卫生,保持外阴清洁。

(2)若带下乳白如豆渣状,量多,伴外阴瘙痒或刺痛者,应考虑为真菌性阴道炎。

不 孕 症

不孕症又称绝子、无子,指育龄妇女未避孕,其配偶生殖功能正常,婚后有正常性生活,同居两年以上而未怀孕者,或曾有过生育或流产,而又两年以上未怀孕者;前者称原发性不孕,后者为继发性不孕。本病常因先天肾气不充,精血不足,冲任脉虚,胞脉失养;或因情志不畅,肝气郁结,疏泄失常,气血不和,冲任不能相资;或因脾失健运,痰湿内生,痰瘀互结,气机不畅,胞脉受阻,不能摄精成孕。

西医学中,不孕症多见于输卵管炎、卵巢炎、子宫内膜炎、宫颈炎和内分泌失调等疾病。

【辨证要点】

主症 育龄妇女未避孕,其配偶生殖功能正常,婚后有正常性生活,同居两年以上而未怀孕。

肾虚：婚后不孕,兼见月经后期,量少色淡,面色晦暗,性欲淡漠,腰膝酸软,小便清长,大便不实,舌淡苔白,脉沉细或沉迟。

肝郁：多年不孕,经期先后不定,经来腹痛,行而不畅,量少色暗有块,经前乳房胀痛,精神抑郁,烦躁易怒,舌质正常或暗红,苔薄白,脉弦。

脾虚痰阻：婚后久不受孕,形体肥胖,经行推后而不畅,夹有血块,甚或闭经,带下量多,质黏稠,头晕心悸,胸胁胀满,纳呆泛恶,苔白腻,脉滑。

【治疗】

1. 基本治疗

(1) 肾虚

治法　补肾益精,调理冲任。取足少阴经、任脉经穴为主。

主穴　太溪　肾俞　关元　三阴交

配穴　偏肾阳虚配命门;偏肾阴虚配阴谷。

方义　太溪为肾经的原穴,配肾俞补益肾精,温补元阳。关元为任脉之穴,可补益元气。三阴交可调补三阴经经气,调气血,益胞脉。

操作　毫针刺用补法,可灸,肾阳虚明显可重灸。

(2) 肝郁

治法　疏肝解郁,调理冲任。取足厥阴经穴、背俞穴为主。

主穴　肝俞　太冲　气海　三阴交

配穴　经前乳房胀痛配阳陵泉;经行涩滞配地机;白带量多配次髎。

方义　肝俞、太冲疏肝理气。气海通于胞宫,调理下元,通调气机。三阴交健脾疏肝,理气和血,调理冲任。

操作　毫针刺,用泻法,可灸。

(3) 脾虚痰阻

治法　健脾化痰,调理冲任。取任脉、足阳明经穴为主。

主穴　关元　足三里　丰隆　归来

配穴　头晕、心悸配百会、内关;带下量多配次髎;纳差脘闷配中脘、足三里。

方义　关元为任脉穴,为元气之根,可补益元气。足三里、丰隆补益脾胃,除湿化痰。归来化瘀通胞络。

操作　毫针刺,平补平泻法,关元、足三里可用艾灸。

2. 其他治疗

(1) 穴位注射法:选气海、关元、肾俞、肝俞、足三里、大赫。每次 2～3 穴,以胎盘注射液、5% 当归注射液或绒毛膜促性腺激素等,每穴注射 1～2 ml,治疗从月经周期第 12 日开始,每日 1 次,连续 5 次。

(2) 耳针法:选内生殖器、皮质下、肾、肝、内分泌。每次 2～4 穴,或两耳交替。毫针刺,在月经周期第 12 日开始,每日 1 次,连续 5 日,中等刺激。或用揿针埋留或耳穴压丸。

(3) 穴位埋线法:选三阴交。按埋线法常规操作,植入羊肠线,每月 1 次。

【按语】

(1) 针灸主要对神经内分泌功能失调性不孕有良好效果。

(2) 现代研究表明,针灸通过对下丘脑-垂体-卵巢轴的调节,使生殖内分泌功能恢复正常的生理状态,改善卵巢功能,促进卵巢正常发育,并通过刺激垂体促性腺激素的分泌,促进排卵,增加受孕机会。

(3) 治疗期间应注意调畅情志及经期卫生,节欲、蓄精,掌握排卵日期,利于受精。引起不孕的原因有很多,应同时对其配偶进行检查,排除男方因素,以便针对性治疗。

胎 位 不 正

胎位不正是指妊娠30星期后,经产前检查发现臀位、横位、枕后位、颜面位胎位等,其中以臀位为常见异常胎位。本证多见于经产妇或腹壁松弛的孕妇,胎位不正如不纠正,在临产时常表现为宫颈扩张缓慢、宫缩不强、产程延长,或胎膜早破、脐带脱出、胎儿窘迫或死亡,有的可发生子宫破裂或产道损伤等。

【辨证要点】

主症　妊娠30星期后,发现胎位不正。本证在临床上多无自觉症状,可通过妊娠后期妇科检查而发现。

气血虚弱:兼见神疲乏力,少气懒言,心悸气短,食少便溏,舌淡苔薄白,脉滑无力。

肝气郁滞:兼见情志抑郁,烦躁易怒,胸胁胀满,嗳气,苔薄白,脉弦滑。

【治疗】

1. 基本治疗

治法　益气养血,疏肝理气,调整胎位。取足太阳经井穴为主。

主穴　至阴

配穴　气血虚弱配足三里、三阴交、肾俞;肝气郁滞配肝俞、行间。

方义　妇女以血为本,孕育气血充沛、气机通畅则胎位正常。肾藏精,主生殖,肾阴、肾阳调和,则气顺血和,胎正产顺。至阴是足太阳经井穴,与足少阴经相连,灸之可调理足少阴经经气、调和冲任、调整阴阳,至阴穴也是治疗胎位不正的经验穴。

操作　至阴用艾条温和灸。操作时嘱孕妇平卧位,解松腰带,每次灸双侧15～20 min,每日1～2次,3日后复查,至胎位转正为止。也可用艾炷灸,用黄豆大艾炷放置于双侧至阴穴,燃至局部有灼热感,即除去艾灰,每次灸7～9壮,每日1次,3日后复查,至胎位转正为止。配穴用补法,肾俞不宜深刺,或用灸法。

2. 其他治疗

穴位激光照射法:选至阴穴。用医用氦-氖激光仪,功率5 mW,直接照射穴位,每侧5～8 min,每日1次,3～5次为1个疗程。

【按语】

(1) 艾灸至阴穴矫正胎位成功率较高,一般在治疗1个星期内见效。艾灸矫正胎位简便、安全,对孕妇、胎儿均无不良影响。

(2) 灸法应注意治疗时机,妊娠7～8个月(30～32妊娠周)是转胎最佳时机。

(3) 现代研究表明,针灸可以使子宫的紧张性增高,能兴奋垂体-肾上腺皮质系统,通过某些激素的分泌增多,使子宫平滑肌收缩,从而增强子宫的活动,使胎动增多,胎位不正得以矫正。

(4) 因子宫畸形、骨盆狭窄、肿瘤,或胎儿本身因素引起的胎位不正,或习惯性早产、妊娠毒血症,不宜采用针灸治疗,应尽快转产科处理,以免发生意外。

滞 产

自分娩开始至宫口完全张开为第一产程,在此期间如果子宫收缩不能逐渐增强,使第一产程时间超过 24 h,称为滞产,古代称"产难""子难"等。本证多因孕妇素体虚弱,正气不足;或产时用力过早,耗气伤力;或临产胞水早破,浆血枯干,导致气血虚弱,分娩时久产不下;或临产过度紧张,或产前过度安逸,气不运行,血不流畅,或感受寒邪,血寒凝滞,气机不利,气滞血瘀而致。

西医学中,滞产多见于子宫收缩无力。

【辨证要点】

主症　临产浆水已下,胎儿久久不能娩出。

气血虚弱:兼见阵痛微弱,坠胀不甚,或下血量多,色淡,面色苍白,神疲肢软,心悸气短,舌淡苔白,脉沉弱而细。

气滞血瘀:兼见腰腹剧痛、拒按,或下血量多、色暗,精神紧张,胸胁胀闷,舌暗或有瘀斑,脉弦大或紧涩。

【治疗】

1. 基本治疗

治法　调理气血,催产。以手阳明、足太阴、足太阳经穴为主。

主穴　合谷　三阴交　至阴　肩井

配穴　气血虚弱配足三里、太溪、气海;气滞血瘀配次髎、昆仑、太冲。

方义　合谷为手阳明经原穴,三阴交为足三阴经之交会穴,两穴相配可理气行血以致胎下;至阴是足太阳经井穴,与肩井同为催产之经验要穴。

操作　毫针刺,补合谷,泻三阴交,至阴、肩井穴斜刺,行泻法。得气后持续行针 5 min,并间歇行针。配穴按虚补实泻法操作。

2. 其他治疗

(1)灸法:选合谷、气海、关元、上髎、次髎、三阴交、复溜、至阴。每次用 2～3 穴,用艾条温和灸,灸治时间不限,以娩下胎儿为止。或在神阙穴填上适量的细盐,上置黄豆大艾炷点燃,共灸 5～7 壮。

(2)穴位注射法:选合谷、三阴交。每次选 1～2 穴,用 5% 当归注射液,每穴注射 0.5 ml,可根据子宫收缩情况间隔 15～30 min 重复 1 次。

(3)穴位敷贴法:选神阙、涌泉。将蓖麻叶捣烂,做成药饼,或用巴豆 2 粒去壳,加麝香 0.3 克,研制成药饼,贴于穴位上再盖上敷料,产后则去除贴药。

(4)耳针法:选内生殖器、子宫、肾、皮质下、交感、内分泌。每次用 2～3 穴,毫针刺,用中等刺激,每隔 3～5 min 捻转行针 1 次,直到胎儿娩出为止。

【按语】

(1)针灸对宫缩无力的滞产有催产作用。如因子宫畸形、盆腔狭窄等引起的滞产,应转产科处理。

(2)针灸用于处理滞产,方法简便有效,对孕妇、胎儿的调整作用缓和,无不良影响,且有良好的镇痛作用。

(3)现代研究表明,针灸可通过调节垂体-肾上腺皮质系统功能,促进某些激素的分泌(如雌激素),使子宫的紧张性及活动性增强,促使子宫收缩,达到催产的作用。同时,针刺还可缓解疼痛,解除患者的紧张因素,协同子宫收缩,以达到顺利生产的目的。

(4)消除产妇紧张情绪,注意饮食、情志、劳逸,保持充沛精力。若大量出血而出现虚脱晕厥者,应采用中西医结合综合治疗措施。

乳 少

乳少是指产后乳汁分泌甚少或全无,不能满足婴儿需要的病证。本证多因素体脾胃虚弱,生化不足,气血虚弱,或分娩失血过多,气血耗损,乳汁化源不足;或产后七情所伤,情志不调,肝失调达,气机不畅,乳汁运行不畅,甚则乳脉不通所致。

【辨证要点】

主症 产后乳汁分泌量过少或无乳汁分泌,或在哺乳期乳汁正行之际,乳汁分泌减少或全无。

气血虚弱:产后乳少,乳汁清稀,甚或全无,乳房柔软无胀感,面色苍白,唇甲无华,神疲乏力,食少便溏,舌淡苔薄白,脉虚细。

肝气郁滞:产后乳汁不行或乳少,乳房胀满疼痛,甚至身有微热,情志抑郁不乐,胸胁胀闷,脘痞食少,舌红苔薄黄,脉弦。

【治疗】

1. 基本治疗

治法 调理气血,疏通乳络。取足阳明经、任脉穴为主。

主穴 乳根 膻中 少泽

配穴 气血虚弱配足三里、脾俞、胃俞;肝气郁滞配太冲、内关。

方义 乳根可调理阳明气血,疏通乳络。膻中为气会,功在调气通络。少泽为通乳的经验效穴。

操作 少泽实证点刺出血,虚证用灸法,其余主穴用平补平泻法,可加灸。配穴按虚补实泻法操作。

2. 其他治疗

(1) 耳针法:选胸、内分泌、交感、肝、肾、脾。毫针刺,用中等刺激,每次 15～20 min。或用揿针埋留或耳穴压丸。

(2) 皮肤针:背部从肺俞至三焦俞及乳房周围,叩刺强度根据证候的虚实决定轻重,一般多用轻刺激或中等刺激。背部从上而下每隔 2 cm 叩打一处,并可沿肋间向左右两侧斜行叩刺,叩打5～7 次;乳房周围做放射状叩刺,乳晕部做环形叩刺,每次叩刺 10 min,每日 1 次。

(3) 穴位注射法:选乳根、膻中、肝俞、脾俞。每次选 2～4 穴,用维生素 B_1、维生素 C 注射液各10 ml,每穴注射 1～2 ml,每日 1 次。

【按语】

(1) 针灸治疗产后乳少疗效较好。针刺膻中时,宜向乳房两侧平刺;乳根宜沿乳房向上平刺,使针感向乳房扩散。同时,还应积极早期治疗,发病时间越短,则针灸治疗效果越好。

(2) 现代研究表明,针灸通过对下丘脑-垂体轴功能的双向良性调节,使催产素、催乳素分泌增多,有利于乳汁的分泌。同时,针刺通过抑制雌激素、孕激素的分泌,以减少这些激素所产生的抑制乳汁分泌的作用。

(3) 哺乳期产妇应保持心情舒畅,避免过度疲劳,保证充足睡眠,掌握正确哺乳方法,多食高蛋白质流质食物。

遗 尿

遗尿是指年满 3 周岁以上,具有正常排尿功能的小儿,在睡眠中小便不能自行控制而排出,醒后方觉,并反复出现的一种病证。本证多因禀赋不足,或病后体虚,导致肾气不足,下元虚寒,膀胱约束无权;或因肺脾气虚,上虚则不能制下,下虚则不能上承,膀胱约束无权,致使发为遗尿。偶因疲劳或饮水过多而遗尿者,不作病态论。

西医学中,遗尿多见于精神因素诱发,或泌尿系异常、感染和隐性脊柱裂等疾病。

【辨证要点】

主症　年满 3 周岁以上在睡眠中小便自遗,醒后方觉。轻者数日 1 次,重者每夜 1～2 次或更多。

肾气不足:小便清长而频数,神疲乏力,面色苍白,畏寒肢冷,腰膝酸软,甚则肢冷畏寒,舌淡,脉沉迟无力。

肺脾气虚:睡中遗尿,白天小便频而量少,劳累后遗尿加重,面白无华,少气懒言,食欲不振,大便易溏,舌淡苔白,脉细无力。

【治疗】

1. 基本治疗

治法　温肾固摄,健脾益肺。取任脉、足太阴脾经及相应背俞穴为主。

主穴　关元　中极　膀胱俞　三阴交

配穴　肾气不足配肾俞、命门、太溪;肺脾气虚配肺俞、气海、足三里;夜梦多加百会、神门。

方义　关元为任脉与足三阴经交会穴,培补元气,益肾固本。中极、膀胱俞为膀胱之俞募配穴,可促进膀胱气化功能。三阴交为足三阴经交会穴,通调肝、脾、肾三经经气,可健脾益气,益肾固本。

操作　毫针刺,用补法,可灸,尤其在下腹部穴位。

2. 其他治疗

(1) 耳针法:选肾、膀胱、皮质下、尿道、神门。每次选 2～3 穴,毫针刺,用轻刺激,每日 1 次,每次留针 20 min。亦可用揿针埋留或耳穴压丸,于睡前按压以加强刺激。

(2) 穴位注射法:选中极、膀胱俞、气海、肾俞、次髎、三阴交、关元俞等穴。每次选 2～4 穴,用 5% 当归注射液或维生素 B_1 注射液、维生素 B_{12} 注射液等,每穴注射 1～2 ml,隔日 1 次。

(3) 穴位激光照射法:选中极、膀胱俞、肾俞、三阴交。医用氦-氖激光仪照射相应穴位,每穴照射 5 min,每日 1 次。对于畏针患儿尤为适宜。

(4) 皮肤针法:选夹脊穴、气海、关元、中极、膀胱俞、八髎、肾俞、脾俞。每日睡前用皮肤针轻叩或中等强度叩刺,每次 20 min,使皮肤微微潮红,也可叩刺后加拔火罐,隔日 1 次。

【按语】

(1) 小儿遗尿多属功能性遗尿,针灸疗效较好。

(2) 现代研究表明,针刺产生的信号通过周围神经传入高级神经中枢,使患儿排尿中枢的控制功能得到改善和加强,并通过中枢反射性信号的下传,促进了膀胱与中枢间的协调关系,产生正常的排尿活动;改善脑部的供血状况,使脑组织得到充分的血氧供应,促进小儿大脑的发育,使排尿中枢的功能得到不断完善。

(3) 对某些器质性病变引起的遗尿,应治疗原发病。在治疗期间嘱家属密切配合,控制患儿睡前饮水,夜间按时唤醒排尿,逐渐养成自觉起床排尿的良好习惯。

小 儿 惊 风

惊风又称惊厥,是以四肢抽搐、口噤不开、角弓反张甚则神志不清为特征的病证,为中医儿科临床四大证之一。根据其临床表现分为急惊风和慢惊风两类。急惊风多因外感时邪,或内蕴痰热积滞,或暴受惊恐,而致热闭心窍,热盛动风,风痰内结,肝风内动,气机逆乱。慢惊风则多由禀赋不足,或久病正虚,脾肾阳虚,化源不足,或肝肾阴虚,虚风内动而致。

西医学中,小儿惊风多见于脑膜炎、脑炎、高热、血钙过低、大脑发育不全等疾病。

【辨证要点】

1. 急惊风

主症 来势急骤,四肢抽搐,角弓反张,牙关紧闭,甚至神志昏迷。

外感惊风:发热、头痛,鼻塞,流涕,咳嗽,咽痛,随即出现烦躁、神昏、惊风,苔薄白或苔黄,脉浮数。

痰热生风:壮热面赤,烦躁不宁,摇头弄舌,咬牙龂齿,呼吸急促,苔微黄,脉浮数或弦滑。

惊恐惊风:暴受惊恐后惊惕不安,身体颤栗,喜投母怀,夜间惊啼,甚至惊厥,神志不清、大便色青,脉律不整或指纹紫滞。

2. 慢惊风

主症 起病缓慢,时惊时止。

脾肾阳虚:面黄肌瘦,形神疲惫,四肢不温,呼吸微弱,囟门低陷,昏睡露睛,时有抽搐,大便稀薄,舌淡苔薄,脉沉迟无力。

肝肾阴虚:神倦虚烦,面色潮红,手足心热,舌光少苔或无苔,脉沉细而数。

【治疗】

1. 基本治疗

(1) 急惊风

治法 清热祛邪,豁痰开窍。取督脉及足厥阴经穴为主。

主穴 水沟 印堂 合谷 太冲

配穴 外感惊风配大椎、十宣放血;痰热生风配丰隆;惊恐惊风配神门;口噤配颊车、合谷。

方义 水沟、印堂位居督脉,有醒脑开窍、醒神镇惊之功。合谷、太冲相配,谓开"四关",擅长息风镇惊。

操作 毫针刺,用泻法。大椎、十宣点刺出血。

(2) 慢惊风

治法 健脾益肾,镇惊息风。取督脉、任脉及足阳明、足厥阴经穴为主。

主穴 百会 印堂 气海 足三里 太冲

配穴 脾肾阳虚配神阙、关元、肾俞;肝肾阴虚配肾俞、太溪、肝俞。

方义 百会、印堂为督脉经穴,有醒神定惊之功。气海能益气培元。足三里补脾健胃。太冲平肝息风。

操作 印堂、太冲毫针刺,用泻法;其余主穴及配穴用补法;脾肾阳虚,可配合灸法。

2. 其他治疗

耳针法:选交感、神门、皮质下、心、肝。急惊风毫针刺用强刺激,慢惊风毫针刺用中等刺激,间隔5~10 min捻针1次,留针30 min,每日1次。或耳穴压丸。

【按语】

(1) 针灸对惊风有较好的缓解作用,但需查明原因,针对病因治疗。

(2) 小儿惊风应与癫痫相鉴别。癫痫多见于年长儿,一般不发热,多有反复发作病史。发作时,多先有尖叫声,以突然昏仆、口吐白沫、两目上视、四肢抽搐、醒后神志如常为特征,脑电图检查可显示癫痫波形。

(3) 惊风发作时立即让患儿平卧,头侧向一侧,解开衣领,将压舌板缠上多层纱布塞入上、下臼齿之间,防止咬伤舌头。必要时给予吸氧,并随时吸出呼吸道的痰涎和分泌物,保持呼吸道通畅。

小 儿 食 积

小儿食积是指小儿乳食停聚不化、滞而不消所致的一种胃肠疾病。本证多因喂养不当,乳食过度,脾胃受损,致使脾胃运化失调,气机升降失常;或因小儿脾胃素虚,饮食不当,食物停滞不消所致。

西医学中,小儿食积多见于胃肠消化不良等疾病。

【辨证要点】

主症　不思饮食,脘腹胀满或疼痛,伴烦躁,夜啼或呕吐,大便酸臭或溏薄,苔腻,脉沉细而滑。

乳食内积:烦躁多啼,夜卧不安,纳呆,呕吐乳块或酸馊食物,苔白厚或黄腻,脉滑。

脾胃虚弱:面色萎黄,形体较瘦,困倦乏力,夜卧不安,纳呆厌食,腹满喜按,大便稀溏,夹有乳食残渣,苔白腻,脉细滑。

【治疗】

1. 基本治疗

治法　健脾和胃,化积消滞。取足阳明经穴为主。

主穴　天枢　足三里

配穴　乳食内积配中脘、梁门;脾胃虚弱配胃俞、脾俞。

方义　天枢为大肠募穴,足三里为胃之合穴,两穴合用能通调肠道,健脾和胃,以消积滞。

操作　天枢用毫针平补平泻法,足三里用补法。配穴按虚补实泻法操作。

2. 其他治疗

皮肤针法:选脾俞、胃俞、三焦俞、华佗夹脊穴(第7~17椎)。轻轻叩打,每日1次,每次叩打20 min。

【按语】

(1) 针灸治疗本病效果明显,临床应用时还可配合推拿捏脊法以增强疗效。

(2) 现代研究表明,针灸可增强胃肠的蠕动功能和小肠的吸收功能,有助于积食的消化吸收,并对机体各种消化液的分泌有促进作用。

(3) 饮食调节是预防本病发生的主要原因,故应对小儿的喂养定时定量,不宜过饥过饱,更不宜偏食或过食油腻、生冷。

【附】　疳积

疳积是由多种慢性疾患引起的一种疾病,临床以面黄肌瘦、毛发稀疏枯焦、腹部膨隆、青筋暴露、精神萎靡为特征,多发生于5岁以下的婴幼儿。本证的常见原因是由于小儿喂养不良,或病后失调,或慢性腹泻,或肠道寄生虫等。

西医学中,疳积多见于营养不良。

【辨证要点】

主症　精神疲惫,形体羸瘦,面色萎黄,毛发稀疏干枯。

脾胃虚弱:兼见便溏,完谷不化,四肢不温,唇舌色淡,脉细无力。

虫毒所伤:兼见嗜食无度或喜食异物,脘腹胀大,时有腹痛,睡中磨牙,舌淡,脉细弦。

【治疗】

治法　健脾益胃,驱虫消疳。取足阳明经穴、胃之募穴及奇穴为主。

主穴　四缝　中脘　足三里

配穴　脾胃虚弱配脾俞、胃俞、天枢;虫毒所伤配百虫窝。

方义　脾胃乃后天之本,若脾胃功能旺盛,则生化之源可复。胃之募穴、腑之会穴中脘,可和胃理肠。足三里扶土而补中气。四缝为奇穴,是治疗疳积的经验效穴。

操作　毫针刺,中脘用平补平泻法,足三里用补法;四缝严格消毒后,用三棱针点刺,出针后轻轻挤出黄白色黏液,并用消毒干棉球擦干。对婴幼儿可采取速刺不留针法。配穴按虚补实泻法操作。

【按语】

(1) 针灸治疗小儿疳积有一定疗效,若因其他慢性疾病所致者,如肠道寄生虫、结核病等,应治疗其原发病。

(2) 提倡母乳喂养,饮食定时定量,避免偏食,婴儿断乳时给予补充营养丰富、易于消化的食物。

小儿脑性瘫痪

小儿脑性瘫痪简称小儿脑瘫,是以小儿大脑发育不全、智力低下、四肢运动障碍为主要症状的一种疾病。本病属中医儿科"五软""五迟"的范畴,多因先天禀赋不足,肝肾亏虚,精血不能注于筋骨;或元阳不振,阳气不能温煦肌肤、营于四末;或平素乳食不足,哺养失调,或久病、大病后失于调养,以致脾胃亏损,气血虚弱,筋骨、肌肉失于滋养;或因感受热毒,内陷厥阴,后期阶段导致耗气伤阴,日久气血失调,筋脉失养;或风痰留阻络道,气滞血瘀,筋脉失利。

西医学中,小儿脑性瘫痪多见于先天性大脑发育不良或多种原因引起脑损伤而致的后遗症。

【辨证要点】

主症　智力低下,发育迟缓,四肢运动功能障碍。

肝肾不足:筋骨瘦弱,发育迟缓,站立、行走或长齿等明显迟于正常同龄小儿,目无神采,面色不华,疲倦喜卧,智力迟钝,舌淡苔薄白,脉细。

气血虚弱:筋肉痿软,头项无力,精神倦怠,神情呆滞,语言发育迟缓,流涎不禁,食少便溏,舌淡苔白,脉细弱。

痰瘀阻络:反应迟钝,失语痴呆,手足软而不用,肢体麻木,舌淡紫或边有瘀点,苔腻,脉弦滑或涩。

【治疗】

1. 基本治疗

治法　滋养肝肾,益气养血,化瘀通络。取督脉及足少阳、足阳明经穴为主。

主穴　百会　四神聪　悬钟　足三里　合谷

配穴　肝肾不足配肝俞、肾俞;气血虚弱配心俞、脾俞;痰瘀阻络配膈俞、血海、丰隆。

方义　百会属于督脉,为诸阳之会穴,督脉入络脑,故能健脑调神开窍。四神聪为经外奇穴,有宁神醒脑益智之功。悬钟为髓会,可益髓补脑,强壮筋骨。阳明经多气多血,足三里培补后天之本,化生气血,滋养筋骨、脑髓。合谷调理气血,化瘀通络。

操作　主穴毫针刺,用补法或平补平泻法,或速刺不留针。配穴按虚补实泻法操作。

2. 其他治疗

(1) 头针法:选额中线、顶颞前斜线、顶旁 1 线、顶旁 2 线、顶中线、颞后线、枕下旁线。用 1.5

寸毫针迅速刺入帽状腱膜下,然后将针体与头皮平行,推送至所需的刺激区,留针 2～4 h,留针时可以自由活动,隔日 1 次。

(2) 穴位注射法:选大椎、足三里、阳陵泉、曲池、合谷、手三里、丰隆。每次选 2～4 穴,用 5% 当归注射液或维生素 B_1、维生素 B_{12} 注射液等,每穴注射 0.5～1 ml,隔日 1 次。

(3) 耳针法:选枕、皮质下、心、肾、肝、脾、神门。每次选 2～4 穴,毫针刺,用中等强度刺激,每次留针 20～30 min。或耳穴压丸,每 3～5 日更换 1 次。

【按语】

(1) 针灸治疗本病应重视早期治疗;针灸对轻型者有一定效果,可以改善症状。方法多采用体针、头针、穴位注射法等。治疗时疗程应长,同时注意加强智力训练,以提高疗效。

(2) 小儿脑性瘫痪的诊断主要根据病史及临床表现,注意与佝偻病相鉴别。

(3) 现代研究表明,针灸治疗对改善脑代谢有积极作用,可以增加脑血流量,纠正缺血、缺氧状态,有利于脑组织的恢复。

小 儿 多 动 症

小儿多动症是指儿童智力正常或接近正常,但有不同程度的自我控制能力差、活动过多、注意力不集中、学习困难、情绪不稳定和行为异常等症状的一种疾病,是由多种生物因素、心理因素及社会因素等作用所致。中医学认为,本证多由先天禀赋不足,肾精虚衰,阴虚阳亢,虚风内动,或髓海空虚,元神失养所致;或心脾两虚,气血生化不足,心神失养所致。

【辨证要点】

主症 情绪不稳定,行为异常,运动过多,动作不协调,注意力不集中。

阴虚阳亢:兼见烦躁易怒,多动多语,五心烦热,盗汗多梦,发枯不荣,舌红而干,脉细数或弦细数。

心脾两虚:精神疲倦,记忆力差,多梦易惊,面色萎黄,纳少便溏,舌淡苔白,脉细缓。

【治疗】

1. 基本治疗

治法 育阴潜阳,补益心脾,安神定志。取督脉及足少阴、足少阳经穴为主。

主穴 百会 印堂 太溪 风池 太冲 神门

配穴 阴虚阳亢配三阴交、侠溪;心脾两虚配心俞、脾俞。

方义 百会、印堂两穴相配可安神定志,益智健脑。太溪为肾经原穴,育阴潜阳。太冲、风池镇肝潜阳。神门宁心安神。诸穴合用,使阴阳调和,神安志定。

操作 毫针刺,风池、太冲用泻法,太溪用补法,其余主穴用平补平泻法。配穴按虚补实泻法操作。

2. 其他治疗

(1) 耳针法:选心、肝、肾、皮质下、肾上腺、交感、枕。每次选 2～3 穴,毫针刺,用中等刺激,或用揿针埋留或耳穴压丸。

(2) 皮肤针法:选夹脊(第 7～17 椎)、百会、印堂、三阴交、阳陵泉。每日用皮肤针轻叩,以红润为度,每次 20 min。

【按语】

(1) 针灸治疗本病能明显减轻症状,具有较好的临床效果。以体针和耳针配合应用为好,耳穴贴压患儿易于接受。

(2) 在治疗期间应加强教育与诱导,培养患儿良好的生活习惯,给予必要的心理治疗和行为纠正。

第三节 皮外科病证

风 疹

风疹是以异常瘙痒,皮肤出现成块、成片状风团为主症的常见过敏性皮肤病,因其时隐时起,遇风易发,故又称为瘾疹、风疹块。本证多因体质虚弱,腠理不固,风邪乘虚而入,遏于肌肤而成;或食用鱼虾荤腥食物,以及肠道寄生虫等,导致胃肠积热,复感风邪,使内不得疏泄,外不得透达,郁于肌肤之间而发。

西医学中,风疹多见于急、慢性荨麻疹。

【辨证要点】

主症 发病时在皮肤上突然出现大小不等、形状不一的风团,成块或成片,高起皮肤,边界清楚,有如蚊虫叮咬之疙瘩,其色或红或白,瘙痒异常,发病迅速,消退亦快,此起彼伏,反复发作,消退后不留任何痕迹。

风邪袭表:发作与天气变化有明显关系,其疹块以露出部位如头面、手足为重,常兼有外感表证。

胃肠积热:发作与饮食因素有明显关系,伴有脘腹胀痛,大便秘结,小便黄赤,或恶心呕吐,肠鸣泄泻,舌红赤,苔黄腻,脉滑数。

血虚风燥:若病久不愈,热伤阴血,午后或夜间加剧,伴心烦少寐,口干,手足心热,舌红少苔,脉细数无力。

【治疗】

1. 基本治疗

治法 疏风清热,活血调营。取手阳明、足太阴经穴为主。

主穴 曲池 合谷 血海 三阴交 膈俞

配穴 风邪袭表配大椎、鱼际、肩髃;肠胃积热配足三里、天枢、内庭;血虚风燥配足三里。

方义 曲池、合谷同为阳明经穴位,既可疏风解表,又能清泻阳明,故风邪袭表、肠胃积热者皆可用之。血海、三阴交属足太阴,主血分病,调营活血。膈俞为血之会穴,活血祛风,取"治风先治血,血行风自灭"之义。诸穴合用共奏疏风清热、活血调营之功。

操作 毫针刺,用泻法。血虚风燥者配穴用补法。

2. 其他治疗

(1) 拔罐法:在神阙穴拔火罐,留罐 5 min,用闪罐法反复拔罐 5 min 至穴位局部充血,每日 1 次,3 次为 1 个疗程。

(2) 耳针法:选取神门、肾上腺、肺、枕、胃。根据辨证,每次选 3～4 穴,毫针刺,用中等强度刺激,每次留针 30 min,每日 1 次。亦可用揿针埋留或耳穴压丸,隔日 1 次。

（3）皮肤针法：选风池、血海、夹脊（第2～5胸椎、第1～4骶椎），用皮肤针沿经轻叩，急性者每日1次，慢性者隔日1次，每次叩打20 min，穴区重叩至点状出血。

【按语】

（1）针灸治疗风疹疗效较好，多以手阳明、足太阴经穴为主，曲池、血海穴多选。对慢性患者则常用肺俞、膈俞、肝俞、脾俞等益气固表、活血化瘀；急性荨麻疹用神阙拔罐见效快；难治性风疹可采用粗针疗法，刺激穴位可选神道穴。

（2）应详细询问发病时所服用与接触的食物、药物，有无感染或其他慢性疾病及家庭遗传因素。本病若多次反复发作，需查明原因，作针对性治疗。凡属体质过敏者，应忌食鱼腥等食物，便秘者保持大便通畅。

疔　疮

疔疮是好发于颜面部和手足部的外科疾患，以病初即有粟粒样小脓头，发病迅速，根深坚硬如钉为特征。本证多因肌肤不洁，邪毒乘隙侵袭，邪热蕴结肌肤；或因恣食膏粱厚味和酗酒等，以致脏腑蕴热，毒从内发；若毒热内盛则流窜经络，内攻脏腑则属危候。

西医学中，疔疮多见于疖、痈、急性甲沟炎、急性淋巴管炎等金黄色葡萄球菌感染所致的急性化脓性炎症。

【辨证要点】

主症　初起为毛囊口脓疮隆起，呈圆锥形的炎性硬结，状如粟粒，色或黄或紫，红、肿、热、痛，数日内硬结增大，疼痛加剧，继而形成脓肿而硬结变软，疼痛减轻，溃脓后脓腔塌陷，逐渐愈合。

火毒流窜经络：四肢部疔疮，患处有红丝上窜者，称红丝疔。

疔疮走黄：疔疮内攻脏腑之危候，疔疮兼见壮热烦躁，眩晕呕吐，神昏谵语。

【治疗】

1. 基本治疗

治法　清热解毒，行气活血。

主穴　灵台　身柱　合谷　委中

配穴　根据患部所属的经脉循经取穴，如发于面部，属手阳明经，配商阳、内庭；属少阳经，配关冲、足临泣；属太阳经，配少泽、足通谷。发于手，可配足部同名经腧穴；发于足，配手部同名经腧穴。如系红丝疔，可沿红丝从终点依次点刺到起点，以泻其恶血。疔疮走黄伴高热，可点刺十宣或十二井穴出血；伴神昏配水沟、关冲、内关。

方义　督脉总督诸阳，灵台为治疗疔疮的经验穴，配合身柱有疏泄阳热火毒之功。合谷为手阳明经原穴，阳明经多气多血，在三阳经中阳气最盛，故泻之亦可清阳热祛火毒，对面部疔疮更为适宜。疔疮为火毒蕴结血分之急症，委中又名"血郄"，刺血可清泻血热。

操作　毫针刺，用泻法。或点刺出血。

2. 其他治疗

（1）三棱针法：寻找背部脊柱两旁丘疹样突起，用三棱针挑刺，每日1次。或取心俞、脾俞等。

（2）耳针法：取神门、肾上腺、皮质下和相应部位穴位。根据辨证，每次选2～3穴，毫针刺，用中等强度刺激，留针30～60 min，每日1次。

（3）隔蒜灸法：选阿是穴。把蒜片置于疖肿上，将艾炷置于蒜片上点燃灸之，每一疖灸3～10壮，每日1次，10次为1个疗程。轻者灸3～4次痊愈，为防止复发应灸完1个疗程，重者一般需治疗 2 个疗程。

【按语】

(1) 针灸治疗疔疮有一定的疗效。

(2) 疔疮初起，切忌挤压、挑刺，不宜在病变部位拔罐和针刺；红肿发硬时忌手术切开，以免扩散感染；如已成脓，应转外科处理。

(3) 疔疮走黄，证情凶险，需结合西医学综合治疗。

(4) 治疗期间忌食鱼、虾及辛辣厚味食物，多食新鲜蔬菜。

痄 腮

痄腮是以发热、耳下腮部肿胀疼痛为主症的一种急性传染性疾病，俗称"蛤蟆瘟"。多发于冬春季节，好发于 3～9 岁儿童。本证多因外感风温邪毒，从口鼻而入，挟痰化火，遏阻少阳、阳明经脉，郁结于腮部所致。少阳与厥阴相表里，足厥阴之脉循少腹络阴器，若受邪较重则常并发少腹痛、睾丸肿胀。若温毒炽盛，热极生风，内窜心肝，则出现高热、昏迷、痉厥等变证。

西医学中，痄腮多见于流行性腮腺炎。

【辨证要点】

主症　耳下腮部肿胀疼痛，咀嚼困难，或伴有发热。

温毒在表：患者仅觉耳下腮部酸痛肿胀，而无其他见症，可在数日内逐渐肿消痛止。较重者，初起有恶寒、发热、全身轻度不适等症。

热毒蕴结：发热，耳下腮部红肿热痛、坚硬拒按，咀嚼困难。

温毒内陷：高热烦渴，或睾丸肿痛，甚则神昏抽搐。

【治疗】

1. 基本治疗

治法　清热解毒，消肿散结。取手少阳、手足阳明经穴为主。

主穴　翳风　颊车　外关　关冲　合谷

配穴　温毒在表配风池、少商；热毒蕴结配商阳、曲池；温毒内陷、神昏抽搐配水沟、十宣或十二井穴；睾丸肿痛配太冲、曲泉。

方义　从患病部位看，本病以少阳经为主，牵及阳明经，故取手足少阳之会翳风、足阳明经穴颊车，均属局部取穴，以宣散患部气血的蕴结。远取手少阳络穴外关、井穴关冲及手阳明经原穴合谷，以清泻少阳、阳明两经之郁热温毒，且外关通阳维脉，"阳维为病苦寒热"，与擅治头面之疾的合谷同用，更有疏风解表、清热消肿之功。

操作　毫针刺，用泻法。关冲及商阳、十宣、十二井穴点刺出血。

2. 其他治疗

(1) 灯火灸法：选取角孙穴，单侧患者取患侧，双侧患者取双侧。先剪短穴区头发，穴位常规消毒，取灯心草蘸植物油点燃，迅速触点穴位，并立即提起，可闻及"叭"的一声。一般灸治 1 次即可，若肿势不退，次日再灸 1 次。

(2) 耳针法：选取面颊、肾上腺、耳尖、对屏尖。每次选 2～4 穴，耳尖点刺出血，余穴均用毫针强刺激，每次留针 20～30 min，每日或隔日 1 次。

【按语】

(1) 针灸治疗本病疗效较好，常用方法是灯火灸和刺络放血。此外，穴位注射法、梅花针叩刺、局部微波照射等对本病局部炎症的吸收均有益。

(2)若有严重并发症,应采取综合治疗。

(3)流行季节针灸翳风、合谷、足三里等穴,可以起到预防作用。

(4)本病有传染性,自患者起病至腮腺肿胀完全消退期间,需注意隔离。

乳 痈

乳痈是以乳房红肿疼痛、排乳不畅,以致结脓成痈为主症的急性化脓性病证。本证多由忧思恼怒,肝气失于疏泄;或因过食厚味,胃经积热;或产妇乳头皮肤皲裂,外邪火毒侵入乳房,导致乳房脉络不通,排乳不畅,郁热火毒与积乳互凝,从而结肿成痈。

西医学中,乳痈见于急性化脓性乳腺炎。

【辨证要点】

主症 乳房结块,红肿疼痛。

肝气郁结:胸闷胀痛,呕逆,纳呆,苔薄,脉弦。

胃热蕴滞:兼见口渴,口臭,便秘,苔黄腻,脉弦数。

火毒蕴滞:肿块增大,焮红疼痛,时有跳痛,苔黄,脉弦数。

【治疗】

1. 基本治疗

治法 清热解毒,消肿散结。取足阳明、足厥阴经穴为主。

主穴 少泽 膻中 乳根 太冲 肩井

配穴 肝气郁结配期门、行间;胃热蕴滞配曲池、内庭;火毒蕴滞配厉兑、大敦点刺放血。

方义 少泽系小肠经井穴,有疏通乳腺闭塞、行气活血之功效,善治乳房疾患。乳根、膻中两穴疏通局部气血。太冲疏肝解郁。肩井为治疗乳痈的经验用穴,系手足少阳、足阳明、阳维脉交会穴,所交会之经脉均行胸、乳部,故用之可通调诸经之气,使少阳通则郁火散,阳明清则肿痛消。诸穴共奏清热、消肿、散结之功。

操作 毫针刺,用泻法。期门、肩井不得针刺过深,以免伤及肝、肺等脏器。

2. 其他治疗

(1)拔罐法:乳痈早期选大椎、第4胸椎夹脊、乳根(患侧),溃疡期局部取穴。早期在所在穴位处点刺出血后拔罐,每日1次。

(2)隔物灸法:选取阿是穴。用葱白或大蒜捣烂,铺于乳房患处,用艾条熏灸10～20 min,每日1～2次。用于乳痈初起未成脓时。

(3)耳针法:选乳腺、内分泌、肾上腺、胸。每次选2～4穴,毫针刺,用中度刺激,留针20～30 min。

(4)三棱针法:在背部肩胛区寻找阳性反应点。反应点为大如小米粒的红色斑点,指压不褪色,稀疏散在,数个至10多个不等。用三棱针挑刺并挤压出血,出血量以血色变为正常为度。若刺血后拔罐,则疗效更佳。

【按语】

(1)针刺本病对初起未化脓者有较好疗效,应强调早期治疗。已化脓患者应考虑结合外科综合治疗。

(2)本病早期应辨清发病部位,这对针灸临床选穴治疗具有实用意义。注意与浆细胞性乳腺炎、乳腺结核相鉴别。浆细胞性乳腺炎多发生于未哺乳期妇女,其炎症肿块多发生于乳晕部,乳头内有粉刺样带臭味的分泌物;乳腺结核进展缓慢,疼痛不甚。

乳　癖

乳癖是指妇女乳房部常见的慢性良性肿块,以乳房肿块和胀痛为主症,常见于中老年妇女。本证多由于忧郁思虑,肝失调达,心脾郁结,气血失调;痰湿阻滞乳络而成;或因冲任失调,肝肾阴虚,经脉失养而成。

西医学中,乳癖多见于乳腺小叶增生、乳房囊性增生、乳房纤维瘤等疾病。

【辨证要点】

主症　单侧或双侧乳房发生单个或多个大小不等的肿块,胀痛或压痛,表面光滑,边界清楚,推之可动,增长缓慢,质地坚韧或呈囊性感。

肝郁气滞:兼见乳房胀痛结块,于生气后加重,伴头晕胸闷,少腹胀痛,月经不调,情志抑郁,心烦善怒,苔薄,脉弦。

痰浊凝结:兼见眩晕,恶心,胸闷脘痞,食少便溏,呕吐痰涎,苔腻,脉滑。

肝肾阴虚:兼见午后潮热,头晕耳鸣,失眠多梦,腰背酸痛,舌淡,脉细数。

【治疗】

1. 基本治疗

治法　疏肝解郁,化痰散结。取足阳明、足厥阴经穴为主。

主穴　乳根　屋翳　膻中　天宗　肩井　期门

配穴　肝郁气滞配肝俞、太冲;痰浊凝结配丰隆、中脘;肝肾阴虚配肝俞、肾俞。

方义　乳根、屋翳疏导阳明经经气,疏通局部气血。膻中为气海,泻之以利气机。天宗、肩井为治疗乳腺疾病的经验穴,可化痰消结。期门疏肝气,调冲任。

操作　毫针刺,虚补实泻。乳根、膻中均可向乳房肿块方向斜刺或平刺。

2. 其他治疗

(1)耳针法:选取内分泌、胸、乳腺。每次选1～3穴,毫针刺,用中度刺激,每次留针30 min,间歇运针2～3次,10次为1个疗程。或用揿针埋留或耳穴压丸,每3～5日更换1次。

(2)电针法:可选用乳根、屋翳,给予电针弱电流刺激。

【按语】

(1)针灸对本病有良好的疗效,但疗程较长,配合中药可增强疗效。少数病例有恶变的可能,必要时应及时进行手术治疗。

(2)西医学认为乳腺增生症与卵巢功能失调有关,如黄体生成素分泌减少、雌激素的分泌相对增高。现代研究表明,针灸能调节机体黄体生成素和雌激素的水平,从而达到对本病的治疗作用。

(3)调理月经,戒怒去忧,保持乐观情绪,对本病的防治十分重要。

肠　痈

肠痈是外科常见的急腹症,临床以持续伴有阵发性加剧的右下腹痛、肌紧张、反跳痛为特征。可发生于任何年龄,多见于青壮年。本证多因饮食不节,暴饮暴食,或过食油腻、生冷不洁之物,损伤肠胃,湿热内生蕴于肠间;或因饮食后急剧奔走,导致气滞血瘀,肠络受损;或因寒温不适、跌仆损伤、精神因素等,导致气滞、湿阻、热壅、瘀阻、积热不散,血腐肉败成痈肿。

西医学中,肠痈见于急、慢性阑尾炎。

【辨证要点】

主症　持续伴有阵发性加剧的右下腹疼痛、肌紧张、反跳痛。

轻症：初起上腹部或脐周作痛，阵发性钝痛，数小时后疼痛转移至右下腹部，逐渐加重，伴有恶寒发热，恶心呕吐，便秘，腹胀，溲赤，苔黄腻，脉洪数。

重症：痛处固定不移，痛势加剧，腹肌紧张拘急、拒按，局部可触及肿物，高热不退。

【治疗】

1. 基本治疗

治法　清热导滞，行气活血。取足阳明、太阴经穴为主。

主穴　阑尾穴　天枢　上巨虚　阿是穴

配穴　发热配曲池、大椎；呕吐配上脘、内关；便秘配腹结、丰隆；腹胀配大肠俞、次髎。

方义　本病病位在大肠，故取大肠募穴天枢、下合穴上巨虚（合治内腑）以通调肠腑，清泻肠腑积热。阑尾穴是治疗肠痛的经验效穴。针刺阿是穴可直达病所，畅通患部气血，消痛止痛。

操作　毫针刺，用泻法，并可长留针。

2. 其他治疗

（1）电针法：选取右天枢、右阑尾穴。电针刺激，强度以患者能耐受为度，每次 30～60 min，每日 2 次。

（2）耳针法：选取阑尾、神门、新阑尾点（位于对耳轮耳腔缘，在臀与腰椎之间）。每次选 1～3 穴，毫针刺，用中强度刺激，每次留针 30～60 min，每日 1～2 次。

【按语】

（1）针灸对初期或一部分酿脓期患者效果较好，有即刻止痛的作用，但对于重症者疗效较差。足三里、上巨虚、阑尾穴、麦氏点局部针刺对控制疼痛和病情的发展有良好的作用，对于慢性阑尾炎所致右少腹经常疼痛者，除针刺外，应配合灸法治疗。

（2）本病初期疼痛多不明显，或无腹痛，或见左侧腹痛等，但不久即固定为右下腹痛。腹痛的性质和程度与本病的发病类型有一定的关系，单纯性阑尾炎多呈持续性钝痛或胀痛，化脓性或坏疽性阑尾炎则呈阵发性剧痛或跳痛，阑尾梗阻则表现为阵发性绞痛。应与急性胃肠炎、急性肠系膜淋巴结炎和胃、十二指肠急性穿孔等病证相鉴别。

（3）对急性阑尾炎症状严重、已化脓有穿孔或坏死倾向者，宜及时转外科处理，采取综合疗法进行治疗。

痔　疮

痔疮是发生于肛肠部的慢性疾病，指直肠下端黏膜下和肛管皮下的静脉丛扩大曲张形成的静脉团块，男女均可发病，以青壮年、经产妇多见。本证发生多因久坐、久站、负重远行、妊娠所致；或因饮食不节，嗜食辛辣厚味，燥热内生，肠胃受损而得；或因久泻、久痢、便秘，以致湿热内生，脉络瘀阻，结壅肛肠而致。

西医学认为，痔疮是直肠下端黏膜下和肛管皮下的静脉丛由于各种原因扩大曲张而形成的静脉团块。

【辨证要点】

主症　肛门部出现小肉状突出物，无症状或仅有异物感，也可伴有肛门处疼痛、肿胀和大便时出血。

兼见痔疮伴有疼痛、肿胀者，为湿热下注；病久伴有脱肛、乏力者，为气虚下陷，本病也宜辨清内痔、外痔还是混合痔。

内痔:初起痔核很小,质柔软,不痛,早期常因大便时摩擦出血,或出血如射,或点滴不已,血色鲜红或暗红,如反复发作,痔核增大,脱垂于肛门外,不能及时复位,或因感染引起局部剧痛、肿胀,嵌顿时可致糜烂、坏死。

外痔:于肛门外赘生皮瓣,逐渐增大,按之质较硬,一般无痛感,也不出血,仅觉肛门部有异物感,如有感染时则肿胀、疼痛。

混合痔:直肠上、下静脉丛同时扩大,曲张延长,兼有内、外痔共同症状,痔核常突出于肛外,黏膜经常受到刺激,黏液分泌大量增加,使肛周潮湿不洁、瘙痒,形成肛周湿疹。

【治疗】

1. 基本治疗

治法　清热利湿,化瘀止血。取足太阳经穴为主。

主穴　次髎　承山　会阳　长强　二白

配穴　湿热下注配阴陵泉、三阴交;气虚下陷灸神阙、百会;便秘配支沟、天枢;肛周肿痛配秩边、飞扬。

方义　次髎、承山、会阳均为膀胱经穴,足太阳经别又自腨至腘,别入肛中,故取三穴用泻法,清泻肛肠湿热,疏导膀胱经气而消瘀滞。近取长强以加强其作用。二白为经验用穴,善治内痔出血。《玉龙歌》说:"痔漏之疾亦可憎,表里急重最难禁,或痛或痒或下血,二白穴在掌后寻。"

操作　毫针刺,用泻法,气虚下陷者宜用补法,可灸。

2. 其他治疗

(1) 耳针法:选肛门、直肠、大肠、神门、脾、肾上腺。根据辨证,每次选2～3穴,毫针刺,用中度刺激,每次留针20～30 min,每日1次,10次为1个疗程。

(2) 挑治法:在大肠俞或第7胸椎两侧到骶尾间寻找痔点(紫红色或粉红色丘疹),以腰骶部接近督脉的痔点疗效较好。常规消毒后,用粗针将挑刺部位的表皮纵行挑破,然后再向深部挑,将皮下白色纤维样物挑断,7日左右操作1次,连续3～4次。

【按语】

(1) 针刺能迅速缓解痔疮肿痛发作症状,并可经过通大便而减轻痔疮的痛苦。若求根治则需专科处理。

(2) 注意内痔和外痔的不同临床表现:内痔主要表现有出血、肛门脱出、痔疮黏液渗出、肛周瘙痒;外痔则是肛门外赘生皮瓣,逐渐增大,一般无痛感,也不出血,仅觉肛门部有异物感。

(3) 平素少食辛辣刺激性食物,保持大便通畅。

扭 伤

扭伤是指四肢关节或躯体部的软组织(如肌肉、肌腱、韧带、血管等)损伤,而无骨折、脱臼、皮肉破损等情况。临床主要表现为损伤部位疼痛、肿胀和关节活动受限,多发于腰、膝、踝、肩、肘、腕、颈、髋等部位。本证多由于剧烈运动或负重不当,或不慎跌仆、外伤、牵拉和过度扭转等原因,引起肌肉、肌腱、韧带、血管等软组织的痉挛、撕裂、瘀血肿胀,以致气血壅滞局部,局部肿胀疼痛,甚至关节活动受限。

【辨证要点】

主症　扭伤部位疼痛,关节活动不利或不能,继则出现肿胀,伤处肌肤发红或青紫。

气血阻滞：伤处皮色发红，或青，或紫。

寒湿侵袭：陈伤每遇天气变化而疼痛反复发作。

此外，临床上可根据扭伤部位的经络所在，辨清扭伤属于何经。如急性腰扭伤、脊椎正中扭伤为伤在督脉，一侧或两侧腰部扭伤为伤在足太阳经。同时，应分清是新伤抑或陈伤。

【治疗】

1. 基本治疗

治法　祛瘀消肿，活血止痛。取受伤局部腧穴和阿是穴为主。

主穴　腰部：阿是穴　大肠俞　腰痛穴　委中

　　　髋部：阿是穴　环跳　秩边　居髎

　　　膝部：阿是穴　膝眼　膝阳关　梁丘

　　　踝部：阿是穴　昆仑　丘墟　解溪

　　　肩部：阿是穴　肩髃　肩髎　肩贞

　　　肘部：阿是穴　曲池　小海　天井

　　　腕部：阿是穴　阳溪　阳池　阳谷

配穴　可根据受伤部位的经络所在，配合循经远取，如腰部正中扭伤病在督脉，可远取水沟、后溪；也可在其上下循经邻近取穴，如膝内侧扭伤病在足太阴脾经者，除用阿是穴外，可在扭伤部位其上取血海、其下取阴陵泉，以疏通脾经气血。

方义　扭伤多为关节伤筋，属经筋病，"在筋守筋"，故治疗时取扭伤部位穴位为主，以疏通经络，散除局部的气血壅滞，达到"通则不痛"的效果。

操作　毫针刺，用泻法。陈旧性损伤留针加灸，或用温针。

2. 其他治疗

(1) 刺络拔罐法：选取阿是穴，用皮肤针叩刺疼痛肿胀处，以微出血为度，再拔火罐。适用于新伤局部血肿明显者或陈伤瘀血久留、寒湿侵袭者等。

(2) 耳针法：选取相应扭伤部位、神门。毫针刺，用中强度刺激，或耳穴压丸。

【按语】

(1) 针灸对扭伤疗效较好，常有针入痛止之效。但需排除骨折、脱位、韧带断裂等情况。

(2) 现代研究表明，针灸除了镇痛作用外，还可通过神经-体液调节方面的作用，改善扭伤部位的血液循环状况，减少渗出，促进新陈代谢，加快瘀血、水肿的吸收，缓解各种代谢产物对扭伤处的刺激，从而达到活血祛瘀止痛的作用。

(3) 受伤后适当限制扭伤部位活动，避免加重损伤。扭伤早期应配合冷敷止血，24 h 内禁止热敷，24 h 后予以热敷以助消散。病程长者要局部护理，注意患部保暖，避免风寒湿邪的侵袭。亦可配合推拿、药物熏洗等疗法以增强疗效。

肘　劳

肘劳属"伤筋"的范畴，一般起病缓慢，常反复发作，无明显外伤史，多见于从事旋转前臂和屈伸肘关节的劳动者，如木工、钳工、水电工、矿工及网球运动员等。本证主要由慢性劳损引起，肘关节长期劳作，以致劳伤气血，血不荣筋，筋脉失养，风寒之邪乘虚侵袭肘关节，手三阳经筋受损而发为本病。

西医学中，肘劳多见于肱骨外上髁炎、肱骨内上髁炎和尺骨鹰嘴炎等疾病。

【辨证要点】

主症 肘关节活动时疼痛,有时可向前臂、腕部和上臂放射,局部肿胀不明显,有明显而固定的压痛点。

手阳明经筋证:肘关节外上方(肱骨外上髁周围)有明显的压痛点,又称网球肘。

手太阳经筋证:肘关节内下方(肱骨内上髁周围)有明显的压痛点,又称高尔夫球肘。

手少阳经筋证:肘关节外部(尺骨鹰嘴处)有明显的压痛点,又称学生肘或矿工肘。

【治疗】

1. 基本治疗

治法 舒筋通络。取局部阿是穴为主。

主穴 阿是穴

配穴 手阳明经筋证加曲池、肘髎、手三里、合谷;手太阳经筋证加阳谷、小海;手少阳经筋证加外关、天井。

方义 阿是穴疏通局部经络气血,舒筋通络止痛。

操作 毫针刺,用泻法。在局部压痛点采用多向透刺,或作多针齐刺,得气后留针,局部可加温和灸或电针刺激。网球肘局部疼痛明显时可用隔姜灸。

2. 其他治疗

(1)刺络拔罐法:选局部压痛点,用皮肤针叩刺出血,加拔火罐。2～3日治疗1次。

(2)小针刀疗法:用针刀松解肱骨外上髁、肱骨内上髁部位肌腱附着点的粘连。

(3)穴位注射法:选局部压痛点,早期用醋酸氢化可的松0.5 ml注射,每星期1次,或用1%利多卡因1 ml加曲安西龙注射液40 mg注射,每穴注射0.5～1 ml。病程长者用威灵仙注射液,每穴注射1 ml,隔日1次。

(4)隔姜灸法:选局部压痛点、曲池、肘髎、手三里、外关等,在上述穴位上放置新鲜姜片,用艾炷隔姜灸,每穴灸3～5壮,每日或隔日1次,10次为1个疗程。

【按语】

(1)针灸治疗肘劳有很好的临床疗效。

(2)在治疗期间注意局部保暖,尽量避免风寒湿邪的侵袭。且应减少肘关节活动,勿提重物。

肩 痹

肩痹是以肩部长期固定疼痛、活动受限为主症的疾病,俗称"五十肩",又称"肩凝症""冻结肩"等。肩部主要归手三阳经所主,内外因素可导致肩部经络阻滞不通或失养而致肩痹。本证多因体虚、劳损、风寒侵袭肩部,使经气不利所致;或肩部感受风寒,气血阻痹,或劳作过度,损及筋脉,气滞血瘀;或年老气血不足,筋骨失养,皆可使肩部经络气血不利,不通则痛。

肩痹相当于西医学的肩关节周围炎,其认为本病是软组织退行性、炎症性病变,与肩部受凉、慢性劳损、外伤等有关。早期单侧肩部酸痛,偶见两侧同时受累。其痛可向颈部和上臂放射,或呈弥散性疼痛。静止痛为本病的特征,表现为日轻夜重,晚间常可痛醒,晨起肩关节稍活动后疼痛可减轻。本病早期以疼痛为主,后期以功能障碍为主。

【辨证要点】

主症 肩周疼痛、酸重,夜间为甚,常因天气变化及劳累而诱发或加重,患者肩前、后及外侧均有压痛,主动和被动外展、后伸、上举等功能明显受限,后期可出现肌肉萎缩。

外邪内侵:兼有明显的感受风寒史,遇风寒痛增,得温痛缓,畏风恶寒。

气滞血瘀:肩部有外伤或劳作过度史,疼痛拒按,舌暗或有瘀斑,脉涩。

气血虚弱:肩部酸痛,劳累加重,或伴见头晕目眩,四肢乏力,舌淡,苔薄白,脉细弱。

同时,肩痹可根据受累经脉进行经络辨证。手阳明经证者肩前部压痛明显,手少阳经证者肩外侧压痛明显,手太阳经证者肩后部压痛明显。

【治疗】

1. 基本治疗

治法　通经止痛。取局部阿是穴及手阳明、手少阳、手太阳经穴为主。

主穴　肩髃　肩髎　肩贞　肩前　阿是穴

配穴　手阳明经证配合谷;手少阳经证配外关;手太阳经证配后溪;外邪内侵配合谷、风池;气滞血瘀配内关、膈俞;气血虚弱配足三里、气海。

方义　肩髃、肩髎、肩贞分别为手阳明经、手少阳经、手太阳经穴,加阿是穴和奇穴肩前,均为局部选穴,可疏通肩部经络气血,活血祛风而止痛。

操作　毫针刺,用泻法。先刺远端配穴,做较长时间的手法,行针后鼓励患者运动肩关节,局部要求针感强烈,可加灸法。但若肩痛发作期,局部腧穴宜轻刺。

2. 其他治疗

(1)刺络拔罐法:用三棱针在肩部压痛点点刺,使少量出血,加拔火罐;或用皮肤针叩刺肩部压痛点,使少量出血后再拔火罐。

(2)小针刀疗法:肩关节出现粘连时在局麻下将小针刀刺入痛点,可触及硬结及条索状物,顺肌纤维走行方向剥离松解粘连。

(3)穴位注射法:在肩部压痛点注射当归注射液,每处注射 2 ml,隔日 1 次,10 次为 1 个疗程。或用 1%利多卡因 1 ml 加曲安西龙注射液 40 mg 注射,每穴注射 0.5~1 ml,隔日 1 次。

(4)电针疗法:可选用肩部穴位 1 对和外关、合谷,连接电针仪,采用疏密波刺激。

【按语】

(1)针灸治疗肩痹以近部取穴和循经远道取穴为主,采用多种针灸疗法如刺络拔罐、火针、电针等综合应用。

(2)本病早期针灸治疗效果较好,后期可配合推拿疗法以提高疗效。肩关节疼痛减缓和肿胀消失后,应在医生指导下坚持关节功能锻炼,并注意肩部保暖。

(3)现代研究表明,针灸激活了内源性镇痛系统,达到了减轻疼痛的效用;针灸能改善局部血液循环状况,有利于消炎及清除致痛物质,加快局部新陈代谢,促进关节及周围组织的功能修复。

(4)本病治疗时,应排除肩关节结核、肿瘤等疾患。同时,应注意与肱二头肌长头肌腱炎、冈上肌腱炎等做相应的鉴别,治疗方法可参照本病。

颈　痹

颈痹指颈部麻木胀痛,转侧不利,多因体虚、劳损、风寒侵袭颈部,使经气不利所致。颈部感受风寒,气血闭阻;或劳作过度、外伤,损及筋脉,气滞血瘀;或年老肝血亏虚、肾精不足,筋骨失养,皆可使颈部经络气血不利,不通则痛。

颈痹相当于西医学的颈椎病等疾病。

【辨证要点】

主症　颈部麻木胀痛,转侧不利。

外邪内侵:兼有明显的感受风寒史,遇风寒痛增,得温痛减,畏风恶寒。

气滞血瘀:颈部有外伤或劳作过度史,痛如针刺,疼痛拒按。

肝肾不足:肩部酸痛,劳累加重,或伴头晕目眩,四肢乏力。

【治疗】

1. 基本治疗

治法　通经止痛。取局部阿是穴和手三阳经穴为主。

主穴　颈夹脊　天柱　风池　曲池　外关　阿是穴

配穴　外邪内侵配风府、合谷、列缺;气滞血瘀配阴郄、膈俞、血海;肝肾不足配肝俞、肾俞、气海。

方义　颈夹脊使局部经气舒畅。天柱可疏通太阳经气,配以局部风池、阿是穴,辅以远部曲池、外关,以疏导阳明、少阳、太阳经气,共奏通经止痛之功。

操作　毫针刺,局部腧穴多加灸。

2. 其他治疗

(1)拔罐法:选局部压痛点,先用皮肤针叩刺出血,再拔火罐。

(2)穴位注射法:选取局部压痛点,注射当归注射液或1%利多卡因注射液,每穴注射1 ml,隔日1次。

【按语】

(1)颈椎病临床可分为颈型、神经根型、椎动脉型、脊髓型和交感型等,其中颈型以颈部疼痛、酸胀及沉重不适,向枕部及肩背部放射,颈部肌肉紧张、僵硬、压痛为特点;神经根型以一侧颈肩上肢反复发作的疼痛、麻木,仰头、咳嗽时症状加重,手指发麻、活动不灵为特点;椎动脉型临床症状与颈部活动相关,出现头痛、头晕、视觉障碍、耳鸣耳聋,头痛多为一侧,呈跳痛、刺痛。

(2)针灸治疗颈痹有较好的疗效,可明显改善症状。神经根型多加用上肢穴,椎动脉型多取上项部穴位加后枕部穴位。

(3)现代研究表明,针刺可缓解血管痉挛,降低血管紧张度,使椎动脉血流量明显增加;也可有效地改善椎-基底动脉血流量,增加脑的灌流量。

(4)长期伏案或低头工作者,要注意颈部保健。工作1～2 h后要活动颈部,或自我按摩局部,放松颈部肌肉。落枕会加重颈椎病病情,故平时应注意正确睡眠姿势,枕头高低应适中,枕于颈项部。还应进行适当的功能锻炼,注意颈部保暖,避免风寒之邪侵袭。

【附】　落枕

落枕是指患者颈项部强痛、活动受限的一种病证,又称"失枕""失颈"。主要由项部肌肉感受寒邪或长时间过分牵拉而发生痉挛所致,多见于成年人。中、老年患者落枕往往是颈椎病变的反映,且易反复发作。中医学认为,本证多由睡眠姿势不当,或枕头高低不适,引起颈部气血不和,筋脉拘急而致病。也可由颈部扭伤或风寒侵袭项背,局部经气不调而致。

西医学中,落枕多见于颈肌劳损、颈肌风湿病、颈部扭挫伤、颈椎退行性变以及颈椎关节突关节滑膜嵌顿、半脱位或肌肉筋膜的炎症等疾病所引起的颈项强痛和活动障碍。

【治疗】

1. 基本治疗

治法 疏通经气活络,调和气血。取局部阿是穴和奇穴为主。

主穴 阿是穴 落枕穴 后溪

配穴 风寒袭络配风池、合谷;气滞血瘀配内关及局部阿是穴;肩痛配肩髃、外关;背痛配肩外俞、天宗。

方义 阿是穴可疏通局部经气,使脉络通畅,通则不痛。后溪属手太阳经,又为八脉交会穴之一,通于督脉,针之可疏通项背部经气。落枕穴是治疗落枕的经验效穴,有活血通络、解痉镇痛作用。

操作 毫针刺,用泻法。先刺远端落枕穴和后溪,持续捻转,同时嘱患者在行针中向前、后、左、右活动颈项部,再针局部的腧穴,可加艾灸或点刺放血。

2. 其他治疗

(1)指针法:取患侧承山穴。医生以拇指重掐至局部酸胀,边指压边让患者活动颈部。适宜于病证初起。

(2)皮肤针法:叩刺颈项强痛部位及肩背部压痛点,使局部皮肤潮红。

(3)拔罐法:取大椎、肩井、天宗、阿是穴。疼痛轻者直接拔罐;疼痛较重者可先在局部用皮肤针叩刺出血,然后再拔火罐,可行走罐法。

(4)耳针法:取颈、颈椎、神门。每次选2～3穴,毫针浅刺,捻转泻法,动留针 30 min,同时嘱患者活动颈项部。

【按语】

(1)针灸治疗落枕疗效快而显著。治疗关键在于局部取穴,强调"以痛为腧",远端穴位强刺激,并令患者配合颈项部运动。

(2)注意保持正确的睡眠姿势;枕头高低适中,枕于颈项部;避免风寒等外邪的侵袭。

(3)患者反复出现落枕时,除高枕等诱发因素外,应考虑颈椎病。

腰 痛

腰痛又称腰脊痛,是以自觉腰部疼痛为主症的一类病证。疼痛的部位或在脊中部,或在一侧或两侧,为临床常见的病证。腰为肾之府,督脉并于脊里,肾附其两旁,膀胱经夹脊络肾,故腰脊部经脉、经筋、络脉的不通和失荣可致腰痛。本证多由于感受风寒,坐卧湿地,寒湿之邪侵袭腰部经络,经络气血凝滞;或劳累外伤,经脉受损,瘀血阻滞;或房劳过度,肾精耗损,肾气虚衰所致。

西医学中,腰痛多见于腰部软组织损伤、肌肉风湿、腰椎病变及部分内脏病变。

【辨证要点】

主症 腰部疼痛。

寒湿腰痛:兼见腰部受寒史,值天气变化或阴雨风冷时加重,腰部冷痛,重着、酸麻,或拘挛不可俯仰,或痛连臀腿。

瘀血腰痛:腰部有劳伤或陈伤史,劳累、晨起、久坐加重,腰部两侧肌肉触之有僵硬感,痛处固定不移。

肾虚腰痛:腰眼(肾区)隐隐作痛,起病缓慢,或酸多痛少,乏力易倦,脉细。

【治疗】

1. 基本治疗

治法　活血通经。取局部阿是穴、足太阳经穴为主。

主穴　阿是穴　局部夹脊穴　大肠俞　委中

配穴　寒湿腰痛配腰阳关；瘀血腰痛配膈俞、昆仑；肾阳虚腰痛配肾俞、命门；肾阴虚腰痛配肾俞、志室。

方义　阿是穴、局部夹脊穴、大肠俞可疏通局部经脉、络脉及经筋之气血，通经止痛。委中为足太阳经穴，"腰背委中求"，可疏调腰背部膀胱经之气血。

操作　毫针刺，用泻法。寒湿腰痛加艾灸；瘀血腰痛加刺络拔罐；肾阴虚腰痛配穴用补法，肾阳虚腰痛加灸法。

2. 其他治疗

(1) 皮肤针法：选择腰部疼痛部位，用梅花针叩刺出血，加拔火罐。适用于寒湿腰痛和瘀血腰痛。

(2) 穴位注射法：用1％利多卡因2 ml和曲安西龙40 mg混合液，严格消毒后刺入痛点，无回血后推药液，每穴注射0.5～1 ml，每日或隔日1次。

(3) 耳针法：取患侧腰骶椎、肾、神门。每次选2～3穴，毫针刺后嘱患者活动腰部，或用揿针埋留或耳穴压丸。

【按语】

(1) 针灸治疗腰痛的疗效与引起腰痛的原因密切相关，腰肌劳损及肌肉风湿疗效最好，腰椎骨质增生症疗效较好，腰椎间盘突出症、骶管狭窄疗效次之，韧带撕裂疗效较差。对盆腔疾患及肾脏疾患引起的腰痛则应以治疗原发病为主，而因脊柱结核、肿瘤等引起的腰痛，则不属针灸治疗范围。

(2) 平时常用两手掌根部揉擦腰部，早晚1次，可减轻和预防腰痛。

(3) 对于腰椎间盘突出症引起的腰痛可配合推拿、牵引等方法。

【附1】　腰椎间盘突出症

腰椎间盘突出症又称腰椎间盘纤维环破裂髓核突出症，是腰椎间盘发生退行性病变后，在外力作用下，纤维环破裂，髓核突出刺激或压迫神经根、血管或脊髓等组织所引起的腰痛，并且伴有坐骨神经反射性疼痛等症状的一种病变。多发生在第4、第5腰椎和第5腰椎、第1骶椎之间，腰痛常局限于腰骶附近，第3、第4腰椎棘突间有局限性深压痛，并向患侧下肢放射，沿患侧大腿后侧向下放射至小腿外侧、足跟部和足背外侧。咳嗽、喷嚏、用力排便时加重。疼痛多为间歇性，卧床休息可明显减轻，但轻微损伤后易复发。

本病归属于中医学"腰痛""痹证"的范畴。多因风寒湿邪、跌仆劳损或肾气不足而致气血凝滞，筋脉不利。

【治疗】

主穴　局部夹脊穴　肾俞　秩边　环跳　承扶　委中　阳陵泉

配穴　腰痛明显配阿是穴、上髎、次髎；股前区疼痛明显配风市、犊鼻；小腿部疼痛明显配飞扬、承山、昆仑。

操作　毫针刺，平补平泻法。痛甚时，局部可采用1％利多卡因注射液加曲安西龙40 mg混合液注射以止痛。

【按语】

(1) 针灸治疗本病有一定的疗效,止痛作用明显。亦可配合牵引或推拿治疗。病情较重者可考虑手术治疗。

(2) 本病宜早治疗,避免瘢痕形成,防止粘连。

(3) 患者急性期应卧硬板床休息,避免风寒,以防复发。

【附2】 **坐骨神经痛**

坐骨神经痛是指多种病因所致,沿坐骨神经通路(腰、臀、大腿后侧、小腿后外侧及足外侧)以疼痛为主要症状的综合征。通常分为根性和干性两种,以根性多见。中医学称"坐臀风""腿股风""腰腿痛",《灵枢·经脉》记载足太阳膀胱经的病候"腰似折,髀不可以曲,腘如结,腨如裂",形象地描述了本病的临床表现。

【治疗】

治法 通经止痛。取足太阳、足少阳经穴为主。

主穴 大肠俞 腰夹脊穴 环跳 委中 阳陵泉 悬钟 丘墟

操作 毫针刺,用泻法,以沿腰腿部足太阳、足少阳经产生向下放射感为度,不宜多次重复。

【按语】

(1) 针灸治疗坐骨神经痛疗效显著,但应区分根性坐骨神经痛和干性坐骨神经痛,注意治疗原发病及采取相应的配合处理。

(2) 急性期应卧床休息。平时应注意保暖,劳动时注意正确姿势。

痹　证

痹证是由于风、寒、湿、热等外邪侵袭人体,闭阻经络,气血运行不能畅通所导致的肌肉、筋骨、关节发生酸痛、麻木、重着、屈伸不利,甚或关节肿大灼热等为主要临床表现的病证。"痹"有闭阻不通之义。素体虚弱,正气不足,腠理不密,卫外不固,是引起痹证的内在因素。感受外邪,易使肌肉、关节、经络痹阻而形成痹证。根据感受邪气的相对轻重,分为行痹(风痹)、痛痹(寒痹)、着痹(湿痹)。若素体阳盛或阳虚火旺,复感风寒湿邪,邪从热化,或感受热邪,留注关节,则发为热痹。

西医学中,痹证多见于风湿性关节炎、风湿热、类风湿关节炎、骨性关节炎、纤维组织炎和神经痛等疾病。

【辨证要点】

主症 关节肌肉疼痛,屈伸不利。

行痹:疼痛游走,痛无定处,时见恶风发热,舌淡苔薄白,脉浮。

痛痹:疼痛较剧,痛有定处,遇寒痛增,得热痛减,局部无红肿热胀,苔薄白,脉弦紧。

着痹:肢体关节酸痛,重着不移,或肿胀,肌肤麻木不仁,阴雨天加重或发作,苔白腻,脉濡缓。

热痹:关节疼痛,局部灼热红肿,痛不可触,关节活动不利,可涉及单个关节或多个关节,并兼有发热恶风,口渴烦闷,苔黄燥,脉滑数等。

【治疗】

1. **基本治疗**

治法 通痹止痛。取局部经穴和阿是穴为主,结合循经和辨证选穴。

主穴 阿是穴 局部经穴

配穴 行痹配膈俞、血海;痛痹配肾俞、关元;着痹配阴陵泉、足三里;热痹配大椎、曲池。另可根据部位循经配穴。

方义　疼痛局部及循经取穴,旨在疏通局部经络气血,使营卫调和而风寒湿热等邪无所依附,痹痛遂解。风邪偏盛为行痹,取膈俞、血海以活血养血,遵"治风先治血,血行风自灭"之义。寒邪偏盛为痛痹,取肾俞、关元益火之源,振奋阳气而祛寒邪。湿邪偏盛为着痹,取阴陵泉、足三里健脾利湿。热痹取大椎、曲池可泻热疏风、利气消肿。

操作　毫针刺,用泻法或平补平泻法。痛痹、着痹可加灸法。痛甚加电针,着痹又可加用皮肤针叩刺,加拔火罐,热痹可疾刺疾出。大椎、曲池可点刺出血。局部穴位可加拔罐法。

2. 其他治疗

(1) 拔罐法:用皮肤针重叩脊柱两侧和关节病痛部位,使少许出血,加拔火罐。

(2) 电针法:选取上述穴位,进针得气后加脉冲电刺激,先用连续波刺激 5～10 min,以患者能耐受为度,后改疏密波,通电时间为 20～30 min,每日或隔日 1 次,10 次为 1 个疗程。本法适用于痹痛发作时。

(3) 穴位注射法:用当归注射液或威灵仙注射液,或 1% 利多卡因加曲安西龙 40 mg 混合液,病痛部位取穴,每穴每次注射 0.5～1 ml,注意勿注入关节腔。每隔 1～3 日注射 1 次,10 次为 1 个疗程。每次选穴不宜过多,可交替应用。

【按语】

(1) 针刺治疗痹证有较好的疗效。《内经》中有关痹证的病因病机和辨证治疗记载颇多,尤其是九刺、十二刺、五刺中不少刺法对痹证治疗颇有临床实用意义。

(2) 临床上应注意区分风湿性关节炎和类风湿关节炎。风湿性关节炎特点为四肢大关节游走性肿痛,很少出现关节畸形;类风湿关节炎特点为以近端指骨间关节最常见,小关节游走性肿痛,后期出现关节畸形。还要注意鉴别诊断骨结核、骨肿瘤。

(3) 患者平时应注意关节的保暖,避免风寒湿邪的侵袭。

痿　证

痿证是指肢体痿软无力,肌肉萎缩,甚至运动功能丧失而成瘫痪的一类病证,又称"痿躄"。本证多由正气不足,感受湿热毒邪,或高热不退,或病后余热燔灼,伤津耗气,使肺热叶焦,不能输布津液;或坐卧湿地,冒雨涉水,湿邪浸淫,郁久化热,湿热阻闭经络;或饮食不节,脾胃所伤,湿从内生,蕴湿积热,浸淫筋脉,使筋脉肌肉弛纵不收;或久病体虚,劳伤过度,筋损难复,肝肾亏虚,精血亏损,筋脉失养所致。

西医学中,痿证多见于感染性多发性神经根炎、多发性末梢神经炎、运动神经元病、重症肌无力、肌营养不良及周围神经损伤等引起的肢体瘫痪。

【辨证要点】

主症　肢体软弱无力,筋脉弛缓,甚则肌肉萎缩或瘫痪。

肺热津伤:兼见发热多汗,热退后突然出现肢体软弱无力,心烦口渴,小便短黄,舌红苔黄,脉细数。

湿热浸淫:肢体逐渐痿软无力,下肢为重,微肿而麻木不仁,或足胫热感,小便赤涩,舌红苔黄腻,脉濡数。

脾胃虚弱:肢体痿软无力日久,食少纳呆,腹胀便溏,面色少华,舌淡苔白,脉细缓。

肝肾亏虚:病久肢体痿软不用,肌肉萎缩,形瘦骨立,腰膝酸软,头晕耳鸣,舌红绛,少苔,脉细数。

【治疗】

1. 基本治疗

治法 祛邪通络,濡养筋脉。取手、足阳明经穴和夹脊穴为主。

主穴 上肢:肩髃 曲池 合谷 颈、胸部夹脊穴

下肢:髀关 风市 足三里 阳陵泉 三阴交 腰部夹脊穴

配穴 肺热津伤配尺泽、肺俞;湿热浸淫配阴陵泉、大椎;脾胃虚弱配脾俞、胃俞、中脘;肝肾亏虚配肝俞、肾俞。

方义 治痿证重在调理阳明,补益气血,疏筋通络。根据《素问·痿论篇》"治痿独取阳明"的治疗原则,取上、下肢阳明经穴位,阳明经多气多血,可疏通经络,调理气血;又"主润宗筋",宗筋约束骨骼,利于关节运动。夹脊穴为督脉之旁络,通于膀胱经第1侧线之脏腑背俞,可调阴阳,行气血,疏调脏腑。

操作 毫针刺,按虚补实泻法操作。

2. 其他治疗

(1) 电针法:在瘫痪肌肉处选取穴位,针刺得气后加脉冲电刺激,采用断续波,以患者能耐受为度,每日1次,每次留针30 min,10次为1个疗程。

(2) 穴位注射法:用维生素 B_1 或 B_{12} 注射液注射于上述穴位,每次取2～4穴,每穴注射0.5～1 ml,隔日1次。

(3) 皮肤针法:叩刺上述穴位,病变部位腧穴需反复叩刺,以局部微热或充血为度,隔日1次。

【按语】

(1) 针刺治疗痿证有较好的疗效。现代临床选穴多以阳明经穴及夹脊穴为主,但因本证疗程较长,需坚持治疗。同时,可配合药物、推拿、理疗等以提高疗效。

(2) 应明确其病灶所在和发病原因等,临证时注意与下列疾病鉴别。多发性神经炎为各种不同原因引起的全身多数周围神经的对称性损害,主要表现为四肢远端对称性的感觉、运动和自主神经障碍,多可出现不同程度的四肢软瘫。重症肌无力是一种累及神经-骨骼肌接头处突触后膜上乙酰胆碱受体的自身免疫性疾病,主要特征为受累骨骼肌极易疲劳,经休息后有一定程度的恢复。肌营养不良症是一组原发于肌肉的遗传性变性疾病,主要表现为受累骨骼肌的进行性萎缩、无力。

(3) 现代研究表明,针灸通过调节神经系统、内分泌系统的作用,可以改善血管的舒缩功能,增强患肢的血液循环状况,使损伤的组织细胞及神经得以修复、再生。

(4) 卧床患者应保持四肢功能体位,以免造成足下垂或内翻,还要注意预防褥疮。治疗期间应配合主动及被动的肢体功能锻炼,以增强疗效。

【附1】 小儿麻痹后遗症

小儿麻痹症又称脊髓灰质炎,系由脊髓灰质炎病毒引起的一种急性传染病。传染源是本病患者或带有病毒者,病毒由鼻咽分泌物和粪便排出体外,生活接触、食物污染经口传染为主要传播途径,主要侵害中枢神经系统,以脊髓前角运动神经细胞受损明显,出现肢体弛缓性瘫痪。本病一年四季皆有,以夏秋季节发病率最高,常见于2～4岁儿童,5岁以后发病率显著降低。多由于感受湿热、时疫之毒,由口鼻侵入肺胃二经,流注经络,导致气血失调,筋脉肌肉失养。后期可出现肢体麻痹,肌肉萎缩、瘫痪等症,则归属于中医学"痿证""痿躄"的范畴。

【辨证要点】

主症　本病早期表现为发热,咳嗽,呕吐,腹泻,肢体疼痛,肢体瘫痪呈弛缓性,以下肢多见;或病情较严重者,表现为半身瘫痪,亦有腹肌、肋间肌、膈肌瘫痪。瘫痪肢体在急性症状消失后1～2个星期开始恢复,6个月内恢复较为明显,以后恢复很慢,遗留肌肉萎缩、关节变形等后遗症。

【治疗】

治法　祛邪通络,濡养筋脉。取手、足阳明经穴和夹脊穴为主。

主穴　下肢麻痹:腰部夹脊穴　髀关　伏兔　足三里

上肢麻痹:颈胸部夹脊穴　肩髃　曲池　手三里

腹肌麻痹:胸夹脊穴　带脉穴

配穴　腕下垂配外关;足下垂配解溪;足外翻配三阴交;足内翻配悬钟;肺热配风池、列缺;湿热配阴陵泉;肝肾阴虚配肝俞、肾俞。

操作　毫针刺,按虚补实泻法操作。每次选4～5穴,每日1次,交替使用,每次留针30 min,10次为1个疗程。虚者可灸。

【按语】

(1)针灸治疗小儿麻痹后遗症弛缓性瘫痪有较好效果。重症呼吸肌麻痹和呼吸中枢受损应采取综合治疗措施。

(2)由于预防工作较好,本病的发病率已明显降低。发病早期应与感冒、胃肠疾病相鉴别,病程两年以上,关节出现严重畸形者,应采用手术矫正。

(3)要配合功能锻炼,应注意纠正不良姿势。

【附2】　重症肌无力

重症肌无力是乙酰胆碱受体抗体(AChR-Ab)介导的、细胞免疫依赖的及补体参与的一种神经-肌肉接头处传递障碍的自身免疫性疾病。临床特征为部分或全身骨骼肌易于疲劳,呈波动性肌无力,常具有活动后加重、休息后减轻、晨轻暮重和应用胆碱酯酶药物后症状减轻等特点。重症肌无力在一般人群中发病率为8～20个/10万。可见于任何年龄,但高峰期有两个,一个为20～30岁,女性多见,常伴胸腺增生;另一个为40～50岁,以男性居多,多伴胸腺瘤和其他疾病,如甲状腺功能亢进症、类风湿关节炎等。感染、过度疲劳、精神创伤、外伤、妊娠、分娩等常为本病诱因,南方的发病率高,女性发病率较男性高。

中医学将本病归属于"痿证""睑废"的范畴。其病因多为脾胃虚弱,气血不足,或肝肾亏损,精血亏虚,筋肉失养所致。

【辨证要点】

主症　本病大多起病隐袭,常以一组肌肉开始,逐步侵犯其他肌群。以眼外肌为首发症状者最常见,其次为延髓肌和肢带肌。眼外肌受累表现为眼睑下垂、复视、斜视;咀嚼肌和咽喉肌受累出现咀嚼、进食和吞咽困难,饮水呛咳,构音不清;面肌受累则表情缺乏,闭目无力;胸锁乳突肌及斜方肌受累则出现转头和耸肩无力;四肢肌受累时以近端无力为重,表现为易跌、上楼困难等。如侵犯呼吸肌则出现呼吸困难,呈重症肌无力危象。本病病程呈缓慢迁延,缓解和恶化交替。

【治疗】

治法　健脾益肾,补益气血。取阳明经穴及夹脊穴为主。

主穴　足三里　合谷　手三里　夹脊穴　脾俞　胃俞　三阴交　太溪

配穴 眼型重症肌无力配睛明、丝竹空、攒竹、太阳。

方义 根据"虚者补之,损者益之"的治疗原则,以健脾益气、补益气血、滋补肝肾为基本治疗方法,阳明经多气多血,本方选用足三里、合谷、手三里调理阳明气血。脾俞,胃俞健脾益胃,使气血生化有源。三阴交、太溪补益肝肾。用夹脊穴以舒筋活络。诸穴合用,达到濡养筋肉的作用。

操作 毫针刺,用补法。

【按语】

(1)针灸治疗本病有较好的疗效,临床选穴多以阳明经穴及夹脊穴为主,配合内服中药和外用循经药浴、按摩等疗法以提高疗效。

(2)劳逸结合,生活规律,避免过度紧张和精神创伤,预防感冒。

【附3】 脊髓空洞症

脊髓空洞症是缓慢进展的脊髓退行性疾病,是由于脊髓内形成空洞和空洞壁胶质细胞增生而发病,主要表现为受损节段的分离性感觉障碍、病变节段支配区肌肉萎缩及营养障碍。多于20～40岁起病,少数为儿童或40岁以上成年人,男性多于女性。本病的病因尚不清楚,是多种因素和机制引起的综合征,如先天性发育异常、机械因素、脊髓血液循环异常等,基本病变是空洞形成和胶质增生。本病起病隐袭,病程进行缓慢,常以手部小肌肉萎缩无力或感觉迟钝引起注意。

中医学将本病归属于"痿证"的范畴,认为本病病位主要在肾、脾两脏,肾主骨生髓,脾主气血,脾肾虚弱,精血不旺,髓海空虚,而见肌肉无力、感觉不灵、筋骨痿软、肌肉萎缩。

【辨证要点】

主症 本病临床症状因空洞的部位和范围不同而异。首先可见两种类型的感觉障碍,即由空洞部位脊髓支配的节段性浅感觉分离性感觉障碍和病变以下的束性感觉障碍,前者为本病最突出的临床体征。运动障碍多见下运动神经元瘫痪,当脊髓颈、胸段空洞波及前角时,出现手部鱼际肌、骨间肌以及前臂诸肌无力、萎缩和肌束震颤。手肌严重萎缩进而可呈爪形手;自主神经功能障碍常较明显,常见上肢营养障碍,皮肤增厚,烧伤瘢痕或顽固性溃疡,发绀发凉,多汗或少汗。此外,脊髓空洞症其空洞常从脊髓而来,也可为疾病的首发部位。

【治疗】

治法 补肾健脾,活血通络。取阳明经和夹脊穴为主。

主穴 足三里 脾俞 肾俞 三阴交 悬钟 血海 夹脊穴

方义 足三里配脾俞健脾和胃,补益气血;肾俞和三阴交补益肝肾;悬钟强筋健骨;血海活血通脉;夹脊穴舒筋活络。

操作 毫针刺,用补法。

【按语】

(1)本病尽量早期采用针灸治疗,能减缓病变的发展。

(2)患者应保持乐观愉快的情绪状态,并合理调配饮食结构,劳逸结合。此外,患者应注意预防感冒。

腱 鞘 囊 肿

腱鞘囊肿是发生于关节或腱鞘附近的囊性肿物,内含有无色透明或橙色、淡黄色的浓稠黏液,常见于腕背和足背部及指、趾附近。患者多为青壮年,女性多见。本病归属于中医学"筋结""筋瘤"的范畴,病位在筋,属经筋病。多因劳累过度,外伤筋脉,而致筋脉不和,气血运行不畅,阻滞筋脉络道而成。

西医学认为,腱鞘囊肿多与关节或腱鞘部的慢性劳损、机械性刺激、外伤等有关。

【辨证要点】

主症   腕背或足背部囊性肿物,逐渐发生或突然出现但生长缓慢,局部小包块,大小不一,呈圆球状,表面光滑,边界清楚,质软,有波动感,无明显自觉症状或有轻微酸痛。囊液充满时,囊壁纤维化而变得坚硬,局部压痛。

【治疗】

1. 基本治疗

治法   行气活血,舒筋散结。取局部阿是穴为主。

主穴   囊肿局部阿是穴

配穴   发于腕背部配外关;发于足背部配解溪。

方义   囊肿局部围刺,可起到舒筋散结、行气活血的作用,配合艾灸的温通作用,使囊肿尽快消退。

操作   囊肿局部常规消毒,用较粗的毫针在囊肿的正中和四周各刺入 1 针,以刺破对侧的囊壁为度,留针 20～30 min,并用艾条在局部温和灸。隔日 1 次,至囊肿消失为止。

2. 其他治疗

三棱针法:选取阿是穴。在囊肿局部常规消毒,医者左手掐持囊肿,右手持三棱针对准囊肿高点迅速刺入,将表层囊壁刺破,并向四周深刺,但勿透过囊壁的下层,然后摇大针孔并快速拔针,同时左手用力挤压囊肿,尽量使囊内的黏稠状物全部排出,然后常规消毒并加压包扎 3～5 日,一般 1 次即可。若囊肿未全消或复发,可于 1 个星期后再行治疗 1 次。

【按语】

(1) 采用局部围刺或配合艾灸的方法疗效较好。治疗时应注意严格消毒,以防感染。

(2) 本病应与狭窄性腱鞘炎相鉴别。狭窄性腱鞘炎多发生于桡骨茎突,且疼痛明显,腕部活动疼痛,握拳尺偏试验阳性,甚至拇指肌力明显下降。

(3) 治疗期间及愈后 1 个月内,应注意休息,避免过劳,尽量减少囊肿发生部位的活动摩擦,以防复发。

丹   毒

丹毒是患部皮肤突然变赤,色如涂丹,游走极快的一种急性感染性疾病,常伴有恶寒、高热等。本症多因血分有热,更兼火毒侵袭,或见皮肤黏膜破损,邪毒乘隙而入,火热毒邪郁于肌肤,经络气血壅遏而成。发于头面者,多挟风热;发于胸胁者,多挟肝火;发于下肢者,多兼湿热;发于新生儿者,则多由胎毒内蕴,外邪引动而发。

西医学认为,丹毒是溶血性链球菌侵入皮肤或黏膜内的网状淋巴管所引起的急性感染性皮肤病。

【辨证要点】

主症   起病急骤,皮肤红肿热痛,状如云片,边界分明。

热毒挟风:发于头面,兼见发热恶寒,头痛,骨节酸楚,舌红苔薄白或薄黄,脉浮数。

热毒挟湿:发于下肢或红斑表面出现黄色水疱,兼见发热心烦,口渴,胸闷,关节肿痛,小便黄赤,脉濡数。

热毒内陷:出现胸闷呕吐,壮热烦躁,恶心呕吐,神昏谵语甚至痉厥等,属危急之候。

【治疗】

1. 基本治疗

治法　清热解毒,凉血祛瘀。取手足阳明、足太阳经穴为主。

主穴　大椎　曲池　合谷　委中　阿是穴

配穴　热毒挟风配风门;热毒挟湿配血海、阴陵泉、内庭;毒邪内陷配十宣或十二井穴。

方义　阳气过多则为热,热甚则为火,火盛则为毒,故清火毒必当泻阳气。阳明经为多气多血之经,在三阳经中阳气最盛,故本病当取阳明经穴为主。大椎为督脉与诸阳经交会穴,曲池、合谷为手阳明经穴,三穴同用可泻阳气而清火毒。委中又名"血郄",凡血分热毒壅盛之急症,用之最宜。本病病在血分,诸经穴及皮损局部点刺或散刺出血可直接清泻血分热毒,使热毒泻则丹毒自消,有"菀陈则除之"之义。

操作　毫针刺,用泻法。大椎、委中、十宣、十二井穴均可点刺出血,皮损局部阿是穴可散刺出血。

2. 其他治疗

(1) 刺络拔罐法:选取皮损局部阿是穴。散刺或用皮肤针叩刺出血,刺后拔罐。

(2) 耳针法:选取肾上腺、神门、耳尖、耳背静脉、皮损对应部位。每次选2～4穴,毫针刺,用中度刺激,耳尖、耳背静脉点刺出血。

【按语】

(1) 针灸治疗本病有效,但一般应配合内服或外用中药以提高疗效,缩短病程。

(2) 本病应与接触性皮炎、类丹毒鉴别。接触性皮炎有过敏物接触史,皮损以红肿、水疱、丘疹为主,伴瘙痒,多无疼痛,且无明显的全身症状。类丹毒则多发于手部,有猪骨或鱼虾之刺划破皮肤史,红斑范围小,症状轻,无明显症状。

(3) 病情严重者,需及时应用抗生素控制感染,并给予相应支持疗法。

蛇　丹

蛇丹是以突发单侧簇集状水疱,呈带状分布,并伴有烧灼刺痛为主症的病证,又称"蛇串疮""蛇窠疮""蜘蛛疮""火带疮""缠腰火丹"等。本证多因情志内伤,或因饮食失节而致肝胆火盛;或脾经湿热内蕴,复又外感火热时邪,毒热交阻经络,凝结于肌肤、脉络而成。

蛇丹相当于西医学的带状疱疹。

【辨证要点】

主症　初起时先觉发病部位皮肤灼热刺痛,皮色发红,继则出现簇集性粟粒大小丘状疱疹,多呈带状排列,多发生于身体一侧,以腰、胁部为最常见。疱疹消失后可遗留疼痛感。

肝胆火盛:兼见疱疹色鲜红,灼热疼痛,疱壁紧张,口苦,心烦,易怒,脉弦数。

脾胃湿热:疱疹色淡红,起黄白水疱,疱壁易于穿破,渗水糜烂,身重腹胀,苔黄腻,脉滑数。

疱疹消失后遗留疼痛,证属余邪留滞、血络不通,为瘀血阻络。

【治疗】

1. 基本治疗

治法　清热燥湿,解毒止痛。取局部阿是穴及相应夹脊穴为主。

主穴　阿是穴　局部夹脊穴　合谷　曲池

配穴　肝胆火盛配太冲、支沟;脾胃湿热配隐白、内庭、阳陵泉;瘀血阻络配血海、三阴交。

方义 局部阿是穴围针法或点刺拔罐可引火毒外出。本病是疱疹病毒侵害神经根所致,取相应夹脊穴,直针毒邪所留之处,可泻火解毒,通络止痛,正符合《内经》所言"凡治病必先治其病所从生者也"。合谷、曲池合用疏导阳明经气,以清解邪毒。

操作 毫针刺,用泻法。疱疹局部阿是穴用围针法,即疱疹带的头、尾各刺一针,两旁则根据疱疹带的大小选取 1～3 点,向疱疹带中央沿皮平刺。或点刺疱疹及周围,再拔罐,令每罐出血 3～5 ml。

2. 其他治疗

(1) 皮肤针法:疱疹后遗神经痛可在局部用皮肤针叩刺后,加艾条灸。

(2) 耳针法:选胰、胆、肾上腺、神门、肝。每次选 2～4 穴,毫针刺,用强刺激,捻转 3～5 min,每次留针 30～60 min,每日 1 次。

(3) 穴位注射法:选肝俞、足三里、相应夹脊穴。每次选 2～4 穴,选用维生素 B_1、维生素 B_{12} 注射液,每穴注射 0.5 ml,每日或隔日 1 次。

(4) 激光针法:选阿是穴,医用氦-氖激光治疗仪局部照射,每次 20～30 min,每日 1 次。

【按语】

(1) 针灸治疗带状疱疹效果很好,早期应用针灸治疗能减少神经痛的后遗症状,若遗留有神经痛则针灸有较好的止痛效果。合并化脓感染需外科处理。

(2) 本病应注意与单纯性疱疹相鉴别,单纯性疱疹好发于皮肤黏膜交界处,多出现于发热性疾病过程中,且有反复发作史。

(3) 治疗时若配合中药内服、外敷效果更好。忌食辛辣、油腻、鱼虾等食物。

扁 平 疣

扁平疣是发生于皮肤浅表部位的小赘生物,为一种多发生于青年人颜面、手背部的常见皮肤病,尤以青春期前后女性为多,故也称青年扁平疣,归属于中医学"扁瘊""瘊子""疣目"的范畴。本证多由肌肤受风热毒邪搏结而赘生,或因肝气郁结,或毒聚瘀结,发于肌肤而成。

西医学认为,扁平疣是由人类乳头瘤病毒引起的。

【辨证要点】

主症 颜面、手背和前臂处散在或密集分布芝麻粒至米粒大的扁平丘疹,色淡红或浅褐或暗褐或正常肤色,表面光滑发亮,呈圆形、椭圆形或多角形,边界清楚,可因搔抓呈线状排列。一般无自觉症状,偶有痒感,病程缓慢,有时可自愈,愈后不留瘢痕。

肝郁化火:兼见烦躁易怒,口苦咽干,目眩,脉弦。

风热搏结:发病初期,丘疹呈淡红色或红褐色伴有瘙痒者,兼见咳嗽,发热,脉浮数。

毒聚瘀结:发病日久,丘疹呈灰色或暗褐色,疣体较大,触之坚实。

【治疗】

1. 基本治疗

治法 疏风清热,解毒散结。取手、足阳明经穴为主。

主穴 合谷 曲池 血海

配穴 肝郁化火加行间、侠溪;风热搏结加风池、商阳;毒聚瘀结加大椎、三阴交;疣数较多加风池;亦可取"母疣"(指最先长出或体积最大者)部阿是穴或疣体所在部位的经络邻近取腧穴 1～2 个。

方义　本证为风热毒邪结聚于皮肤所致,故取曲池、合谷针而泻之,散风清热。再针泻血海凉血化瘀、软坚散结,更有助于疣体之枯萎。

操作　毫针刺,用泻法。可用 26～28 号 0.5～1 寸毫针,在母疣中心快速进针至疣底部,大幅度捻转提插 30 次左右,然后摇大针孔,迅速出针,放血 1～2 滴,再压迫止血;若疣体较大,再于疣体上下、左右四面与正常皮肤交界处各刺 1 针,以刺穿疣体对侧为度,施用同样手法,3～5 日针刺 1 次。

2. 其他治疗

(1) 激光照射法:选取阿是穴。用 7～25 mV 的医用氦-氖激光仪做局部照射 20～30 min,每日 1 次。

(2) 耳针法:选取肺、肝、肾、面颊、内分泌、交感。根据辨证,每次选用 2～3 个穴位,毫针刺,用中等刺激,留针 30 min,每日 1 次。亦可耳穴压丸。

(3) 艾灸法:选局部阿是穴。点燃艾条,对准扁平疣熏灸,至局部皮肤微红,有灼热感为度,每日 1 次,10 次为 1 个疗程。

【按语】

(1) 针灸治疗扁平疣有较好疗效,多采用局部选穴。若在治疗期间出现局部色泽发红、隆起明显、瘙痒加重,往往是经气通畅之象,为转愈之征兆,应坚持治疗。

(2) 治疗期间应忌食辛辣、海鲜等发物;避免挤压摩擦疣体,以防感染。

神 经 性 皮 炎

神经性皮炎是一种皮肤神经功能失调所致的肥厚性皮肤病,又称慢性单纯性苔藓,以皮肤革化呈苔藓样改变和阵发性剧痒为特征,成年人多发。多局限于某处,如颈项、肘窝、腋窝、腘窝、阴部、骶部等,偶可见散发全身,双侧对称分布。本病归属于中医学“顽癣”“牛皮癣”“摄领疮”等的范畴。多因风热之邪客于皮肤,留而不去,或衣领等物长期刺激皮肤,致生风化热;或情志不畅,气郁化火;或病久不愈,血虚风燥,皮肤失养而成。

【辨证要点】

主症　皮肤损害呈苔藓样改变,阵发性剧痒。

风热侵袭:发病初期,仅有瘙痒而无皮疹,或丘疹呈正常皮色或红色,食辛辣食物加重,伴小便短赤,苔薄黄,脉弦数。

肝郁化火:每因心烦发怒、情志不畅而诱发或加重。

血虚风燥:病久丘疹融合成片,皮肤增厚,干燥如皮革样,或有少量灰白鳞屑,而成苔藓化,夜间瘙痒加剧。

【治疗】

1. 基本治疗

治法　疏风止痒,清热润燥。取局部阿是穴及手阳明、足太阴经穴为主。

主穴　阿是穴　合谷　曲池　血海　膈俞

配穴　风热侵袭配太渊、风池;肝郁化火配肝俞、太冲;血虚风燥配脾俞、三阴交、足三里。

方义　取阿是穴可直刺病所,既可散局部的风热郁火,又能通患部的经络气血,使患部肌肤得以濡养。合谷、曲池祛风止痒。取血海、膈俞活血养血,乃“治风先治血,血行风自灭”之义。

操作　毫针刺,阿是穴围刺,并可艾灸,其余主穴用泻法。配穴按虚补实泻法操作。

2. 其他治疗

(1) 皮肤针法：取阿是穴,先轻叩皮损周围,再重叩患处阿是穴以少量出血为度,可配合拔罐或艾条灸。

(2) 耳针法：选取肺、肝、神门、相应病变部位。每次选2~4穴,毫针刺,用中度刺激,每次留针30 min,每日1次。

【按语】

(1) 针灸治疗本病有一定疗效,以皮肤针叩刺局部及相应夹脊穴较为多用。

(2) 本病应注意与慢性湿疹、原发性皮肤淀粉样变相鉴别。慢性湿疹多有糜烂、渗液等,苔藓样变不如神经性皮炎显著,但浸润、肥厚比较明显,边界也不如神经性皮炎清楚。原发性皮肤淀粉样变可好发于小腿伸侧,为绿豆大的半球形丘疹,质坚硬,密集成片。

(3) 本病较难痊愈,需坚持治疗。治疗期间应注意劳逸结合,避免精神过度紧张。避免搔抓皮损区,并注意调理饮食,忌食鱼虾、辛辣,忌饮酒、恼怒。

痤 疮

痤疮又称粉刺、青春痘,是青春期男女常见的一种毛囊及皮脂腺的慢性炎症。好发于颜面、胸背等处,可形成黑头粉刺、丘疹、脓疱、结节、囊肿等损害,常伴有皮脂溢出。青春期以后,大多自然痊愈或减轻。中医学认为,人在青春期生机旺盛,由于先天禀赋的原因,使肺经血热郁于肌肤,熏蒸面部而发为疮疹;或冲任不调,肌肤疏泄失畅而致;或恣食膏粱厚味、辛辣之品,使脾胃运化失常,湿热内生,蕴于肠胃,不能下达,上蒸头面、胸背而成。

西医学对其发病机制尚未完全清楚,初步认为与遗传因素密切相关,与内分泌因素、皮质分泌过多、毛囊内微生物等也有一定的关系。

【辨证要点】

主症　初起为粉刺,有的为黑头丘疹,可挤出乳白色粉质样物,常呈对称分布。

肺经风热：多以丘疹损害为主,可有脓疱、结节、囊肿等,苔薄黄,脉数。

脾胃湿热：多有颜面油腻不适,皮疹有脓疱、结节、囊肿等,伴有便秘,苔黄腻,脉濡数。

冲任不调：病情与月经周期有关,可伴有月经不调、痛经,舌暗红,苔薄黄,脉弦细数。

【治疗】

1. 基本治疗

治法　疏风清热,行气活血。取手足阳明经穴为主。

主穴　合谷　曲池　内庭　阳白　四白

配穴　肺经风热配少商、尺泽、风门;脾胃湿热配足三里、三阴交、阴陵泉;冲任不调配血海、膈俞、三阴交。

方义　阳明经多气多血,其经脉上走于面,又手阳明经与肺经相表里,肺主皮毛,取合谷、曲池、内庭清泻阳明邪热。阳白、四白可疏通局部气血,使肌肤疏泄功能得以调畅。

操作　毫针刺,用泻法。

2. 其他治疗

(1) 耳针法：选交感、肺、大肠、内分泌、耳尖。每次选用3~4穴,毫针刺,用中度刺激,耳尖点刺放血。

(2) 耳针割治法：取耳尖、相应部位耳穴、肺、大肠。常规消毒后,用小手术刀片轻轻在耳穴处划割,以渗血为度,用消毒干棉球压迫止血。每星期割治1～2次,两耳交替。

【按语】

(1)本病以脂溢性为多,治疗期间禁用化妆品及外擦膏剂,用硫黄肥皂温水洗面,以减少油脂附着面部,堵塞毛孔。

(2)本病应注意与酒渣鼻和溴、碘引起的痤疮样药疹相鉴别。酒渣鼻的发病年龄比痤疮晚,皮疹只发生于面部中央,发疹较晚,常伴毛细血管扩张。溴、碘引起的痤疮样药疹有服药史,皮疹为全身性,无典型的黑头粉刺,好发于各种年龄。

(3)严禁用手挤压丘疹,以免引起继发感染,遗留瘢痕。忌食辛辣、油腻及糖类食品,多食新鲜蔬菜及水果,保持大便通畅。

斑　秃

斑秃是指头皮部毛发突然发生斑状脱落的病证,又称"油风",俗称"鬼剃头"。中医学认为,"发为血之余",本证多由脾胃虚弱,气血生化无源,致血虚生风;或肝肾阴虚,精血不足,而致毛发失养脱落;或情志不畅,肝气郁结而致血瘀气滞,瘀血不去,新血不生,血不养发而脱落。

西医学认为,本病可能由中枢神经功能紊乱、内分泌失调、毛发供血障碍、营养不良所致。

【辨证要点】

主症　患部头发突然间成片脱落,呈圆形、椭圆形或不规则形,边界清楚,小如指甲,大如钱币,一个至数个不等,皮肤光滑而有光泽。少数患者可出现头发全秃,甚至眉毛、胡须、腋毛、阴毛亦脱落。

肝肾不足:伴头晕目眩,耳鸣,失眠多梦,健忘,舌淡无苔,脉濡细。

气滞血瘀:病程日久,面色晦暗,舌质暗或有瘀点、瘀斑,脉弦涩。

血虚生风:兼见患部发痒,头晕,失眠,舌淡红,苔薄,脉细弱。

【治疗】

1. 基本治疗

治法　养血祛风,活血化瘀。取督脉穴及局部阿是穴为主。

主穴　阿是穴　百会　风池　太渊　膈俞

配穴　肝肾不足配肝俞、肾俞;气滞血瘀配太冲、血海;血虚生风配足三里、血海。

方义　头为诸阳之会,百会为足太阳经与督脉交会穴,风池为足少阳经与阳维脉交会穴,且两穴皆近脱发患处,同用可疏通患部气血,疏散风邪。肺主皮毛,太渊为肺经原穴,且脉会太渊,血会膈俞,两穴同用,补能益气养血,泻能活血化瘀。再用梅花针叩刺阿是穴,更可疏导局部经气,促进新发生长。

操作　毫针刺,主穴中阿是穴用梅花针叩刺,血虚生风者以局部发红为度,气滞血瘀者以微有渗血为度。太渊、膈俞虚补实泻,余穴用泻法。配穴按虚补实泻法操作。

2. 其他治疗

(1)皮肤针法:选阿是穴。用梅花针轻叩患部,至皮肤微呈红晕时为止,每日1次,10次为1个疗程。

(2)艾灸法:取阿是穴,用艾条在患部熏灸,以皮肤红晕为度,每日1～2次。

【按语】

(1)本病注意与脂溢性脱发相鉴别,脂溢性脱发多从额部开始,延及前头和颅顶部,伴有脂溢,患部毛发稀疏,均匀不一,常有瘙痒和脱屑。

(2)针灸治疗本病有较好的效果,但对毛发全脱者则疗效欠佳。

(3) 治疗期间及平时宜保持心情舒畅,忌烦恼、悲观、忧愁。

第四节 五官科病证

目 赤 肿 痛

目赤肿痛为多种眼疾患中的一个急性症状,以目赤而痛、羞明多泪为主要表现。古代文献根据发病原因、症状急重和流行性,有称"赤眼""风热眼""暴风客热""天行赤眼"等,俗称"红眼病"。往往双眼同时发病,春夏两季多见。本证多因外感时疫热毒或风热时邪,侵袭目窍,郁而不宣;或因素体阳盛,肝胆积热,循经上扰,以致经脉闭阻,血壅气滞,而发为目赤肿痛。

西医学中,目赤肿痛常见于急慢性结膜炎、流行性结膜炎等。

【辨证要点】

主症 目赤肿痛,羞明,流泪,眵多。

外感风热:起病急,头痛,发热,苔薄白或微黄,脉浮数。

肝胆火盛:起病稍缓,口苦咽干,烦热,耳鸣,便秘,苔黄,脉弦数。

【治疗】

1. 基本治疗

治法 疏风散热,泻火解毒。取手足阳明,足厥阴经穴为主。

主穴 睛明 太阳 合谷 太冲

配穴 外感风热加少商、风池;肝胆火盛加风池、侠溪、行间。

方义 目为肝之外窍,阳明、太阳、少阳均循引目部。合谷调阳明经气以泄风热。太冲为肝经之原穴,导肝胆之火下行。睛明为太阳、阳明交会穴,可宣泄患部之郁热。太阳以泄热消肿。

操作 毫针刺用泻法,少商、太阳可点刺放血,睛明应严格注意局部消毒、针刺深度和强度,避免伤及眼球和血管。

2. 其他治疗

(1) 挑刺法:可在肩胛间按压反应点,或在大椎两旁 0.5 寸处选点挑刺,用 6 号注射针头挑断皮下白色纤维 2～3 根。本法适用于急性结膜炎。

(2) 耳针法:选眼、目 1、目 2、肝。每次选 2～4 穴,毫针刺或耳穴压丸。

(3) 刺血法:选耳尖或耳后静脉,点刺出血。

【按语】

(1) 针刺治疗本病初期疗效肯定,缓解病情快,可明显缩短病程,还有预防发病的效果。

(2) 本病流行时,注意洗脸用具隔离;羞明重者应避强光刺激,忌食辛辣食物。

(3) 眼区穴位针刺时严密消毒,遵守针刺操作规程。

麦 粒 肿

麦粒肿又称睑腺炎,是皮脂腺受感染而引起的一种急性化脓性炎症。中医学称之为"针眼""眼丹"等,其发生的原因有外感风热,热毒炽盛,脾胃湿热,使气血瘀阻,火热结聚于胞睑,以致眼睑红肿,熟腐化为脓液。

西医学认为,本病为细菌所致,多为金黄色葡萄球菌感染。炎症首先发生在腺体内,形成局部红肿,继则变软化脓。

【辨证要点】

主症 病起睑缘局限性红肿硬结、疼痛和触痛,继则红肿渐大,数日后硬结顶端出现黄色脓点,破溃后脓自流出。

风热外袭:伴发热头痛,全身不适,苔薄黄,脉浮数。

热毒炽盛:口渴喜饮,便秘溲赤,舌红苔黄或腻,脉数。

脾胃湿热:针眼反复发作,但症状不重,面色少华,腹胀便秘,口干口臭,苔薄黄,脉细数。

【治疗】

1. 基本治疗

治法 疏风清热,解毒散结。取局部穴为主。

主穴 睛明 攒竹 太阳 二间 内庭

配穴 风热外袭加风池、合谷;热毒炽盛加大椎、曲池、行间;脾胃湿热加三阴交、阴陵泉。

方义 睛明、攒竹为足太阳经穴,与太阳均位于眼区,取之清泻眼部郁热而散结。二间、内庭分别为手、足阳明经的荥穴,用之加强清热散结的作用。

操作 只针不灸,用泻法。攒竹可透鱼腰、丝竹空;太阳点刺出血,二间、内庭可用强刺激,睛明应注意针刺深度,避免伤及眼球和血管。

2. 其他治疗

(1)刺络放血法:取耳尖或耳穴眼区点刺放血。

(2)挑刺法:在两肩胛间,第1~7胸椎两侧,探寻淡红色疹点。采用三棱针点刺,放出少量血液,亦可用缝衣针挑断疹点处的皮下纤维组织。

(3)耳针法:选眼、肝、肾上腺。毫针刺或耳穴压丸。

【按语】

(1)针灸治疗本病初期疗效肯定,如已成脓者宜转眼科切开排脓。

(2)麦粒肿初起至酿脓期间,切忌用手挤压。

(3)患病期间饮食宜清淡。

近 视

近视是以视近清楚、视远模糊为主症的眼病,又称"能近怯远症"。近视发生的原因有先天禀赋不足致肝肾亏虚,久视伤血使气血受损,以及不良用眼习惯使眼过度疲劳,目络瘀阻,目失所养致视物昏花。

本病即西医学近视眼,为屈光不正的疾病之一,多发于青少年时期。

【辨证要点】

主症 视物昏花,能近怯远。

肝肾阴虚:失眠,健忘,腰酸,目干涩,舌红,脉细。

心脾两虚:神疲乏力,纳呆便溏,头晕心悸,面色无华,舌淡,脉细。

【治疗】

1. 基本治疗

治法 补益肝肾、养血明目。以调节眼部经气为主,穴位近取和远取相结合。

主穴　睛明　承泣　风池　光明

配穴　肝肾阴虚加肝俞、肾俞;心脾两虚加心俞、脾俞;用眼过度、视物昏花加四白、足三里、三阴交。

方义　睛明、承泣可疏通眼部经气,是治疗眼疾的常用穴,为局部取穴。风池为足少阳与阳维脉之交会穴,内与眼络相连;光明为足少阳经之络穴,与肝经相通,两穴相配有通经活络、养肝明目之功。

操作　毫针刺,平补平泻。肝俞、肾俞、心俞、脾俞用补法,可加灸,睛明应注意针刺深度,避免伤及眼球和血管。

2. 其他治疗

(1) 皮肤针法:轻度或中度叩刺眼周围穴及风池穴,也可中度叩刺颈椎旁至大椎穴。

(2) 耳针法:选眼、肝、肾、心、脾。毫针刺或耳穴压丸。

【按语】

(1) 针灸对假性近视效果显著,年龄越小效果越好。

(2) 针灸治疗同时,应注意用眼卫生,坚持做眼保健操,以辅助治疗。

【附】　视神经萎缩

视神经萎缩是严重影响视力的慢性眼底病,其致盲率较高,是视网膜神经节细胞轴索广泛损害,出现萎缩变性后引起的。本病归属于中医学"青盲""视瞻昏渺"等的范畴,其发病的主要原因多为先天禀赋不足,肝肾亏损,精血虚乏,目窍萎闭;或情志失调,肝气郁结,致神光不得发越于外;或目系受损,脉络瘀阻,精血不能上荣于目所致。

视神经萎缩分原发性和继发性二大类。如视网膜、视神经的炎症、退变、缺血、外伤、遗传等因素,眶内或颅内占位性病变的压迫,以及其他原因所致的视乳头水肿、青光眼等均可引起视神经萎缩。

【辨证要点】

主症　患眼外观无异常而视力显著减退,甚至完全失明。

肝气郁结:急躁易怒,郁闷胁痛,口苦咽干,舌红苔薄,脉弦。

气血瘀滞:头或眼部外伤史,头痛,眩晕,健忘,舌暗有瘀斑,脉涩。

肝肾阴虚:双眼干涩,头晕耳鸣,咽干颧红,遗精腰酸,舌红苔薄,脉细数。

【治疗】

1. 基本治疗

治法　理气活血,养精明目。取局部穴为主。

主穴　睛明　承泣　球后　风池　太冲　光明

配穴　肝气郁结加行间、侠溪;气血瘀滞加合谷、膈俞;肝肾阴虚加肝俞、肾俞、太溪。

方义　睛明、承泣、球后均在眼部,可通调眼部气血。风池属足少阳,内通眼络,通络明目。太冲为足厥阴之原穴,光明为足少阳之络穴,原络相配,以疏肝理气、养肝明目。

操作　毫针刺用平补平泻法,肝俞、肾俞、太溪用补法,可加灸,睛明应注意针刺深度,避免伤及眼球和血管。

2. 其他治疗

(1) 皮肤针法:取眼眶周围、第5~12胸椎两侧、风池、膈俞、肝俞、胆俞、肾俞。眼眶周围轻叩至潮红,其余施中等强度叩刺。

(2)耳针法:选眼、肝、肾、皮质下、枕。每次选2～4穴,毫针刺或耳穴压丸。

(3)头针法:取枕上正中线、枕上旁线。可加脉冲电刺激。

【按语】

视神经萎缩属于内眼病,针刺治疗有一定疗效,一般起效慢,疗程较长,病情易反复。一般有效治疗3～6个月,巩固治疗6个月左右。

耳 鸣、耳 聋

耳鸣、耳聋是指听觉异常的两种症状,可由多种疾病引起。耳鸣以自觉耳内鸣响为主症,耳聋以听力减退或听觉丧失为主症。耳鸣、耳聋的病因病机大致相同,实证多因风邪侵袭、肝胆火盛、痰火郁结上扰清窍;虚证多因肾精亏损、脾胃虚弱而致气血生化不足,经脉空虚不能上承于耳而发病。

西医学中,耳鸣、耳聋可见于多种疾病,包括耳科疾病、脑血管病、高血压病、动脉硬化、贫血、红细胞增多症、糖尿病、感染性疾病、药物中毒、外伤性疾病等。

【辨证要点】

1. 实证

主症　暴病耳聋,或耳中溃胀,鸣声隆隆不断,按之不减。

外感风邪:开始多有感冒症状,继之卒然耳鸣、耳聋、耳闷胀,伴头痛恶风,发热口干,舌红苔薄白或薄黄,脉浮数。

肝胆火盛:兼见头胀,面赤,咽干,烦躁善怒,脉弦。

痰热郁久:耳内憋气感明显,兼见头昏头痛,胸闷痰多,舌红苔黄腻,脉弦滑。

2. 虚证

主症　久病耳聋,耳中如蝉鸣,时作时止,劳累则加剧,按之鸣声减弱。

肾精亏损:兼见头晕,腰腿酸软乏力,遗精,带下,脉虚细。

脾胃虚弱:兼见神疲乏力,食少腹胀,大便溏,脉细弱。

【治疗】

1. 基本治疗

治法　清肝泻火,豁痰开窍,补肾健脾。取手、足少阳经穴为主。

主穴　听宫　耳门　听会　翳风　中渚　侠溪

配穴　外感风邪加外关、合谷;肝胆火盛加太冲、丘墟;痰热郁久加丰隆、阴陵泉;肾精亏虚加肾俞、太溪;脾胃虚弱加气海、足三里。

方义　耳门、听宫、听会为耳前三穴,主治耳疾。手、足少阳两经经脉均绕行于耳之前后,取手少阳之耳门、翳风和足少阳之听会疏导局部少阳经气。听宫为手太阳与手少阳经之交会穴,疏散风热,聪耳启闭。循经远取侠溪、中渚,通上达下,疏导少阳经气,宣通耳窍。

操作　实证毫针刺用泻法,虚证毫针刺用补法,耳前三穴可交替使用。

2. 其他治疗

(1)穴位注射法:选翳风、完骨、肾俞、阳陵泉。每次选2穴,交替使用。用丹参注射液或维生素 B_{12} 注射液,每穴0.5～1 ml,每日或隔日1次。

(2)耳针法:选肝、肾、胆、内耳、皮质下、神门。每次选2～4穴,毫针刺或耳穴压丸。

(3)电针法:选耳门、听宫、听会、翳风。每次2穴,交替使用,强度以患者能耐受为度,每次

30 min。

【按语】

(1) 针灸对神经性耳鸣、感音性耳聋有一定效果,应早期治疗,但对鼓膜损伤致听力完全丧失者疗效不佳。

(2) 引起耳鸣、耳聋的原因很复杂,治疗中应明确诊断,并治疗原发病。

牙 痛

牙痛是指牙齿因某种原因引起的疼痛,为口腔疾患中常见的症状,遇冷、热、酸、甜等刺激时发作或加重,归属于中医学"牙宣""骨槽风"等的范畴。牙痛的常见原因有胃火、风火和肾阴不足。

西医学中,牙痛常见于各种牙病,如龋齿、牙髓炎、冠周炎、根尖周炎、牙周炎等。

【辨证要点】

主症　牙齿疼痛。

风火牙痛:牙痛阵发性加重,痛甚则龈肿,兼形寒身热,脉浮数。

胃火牙痛:牙痛剧烈,兼有口臭,齿龈红肿或出脓血,口渴口臭,便秘,舌红苔黄燥,脉弦数。

虚火牙痛:如隐作痛,时作时止,牙龈微红肿,久则牙龈萎缩,牙齿松动,口不臭,腰脊酸软,手足心热,舌红少苔,脉细数。

【治疗】

1. 基本治疗

治法　风火牙痛、胃火牙痛者清热泻火,消肿止痛;虚火牙痛者养阴清热止痛。取手、足阳明经穴为主。

主穴　合谷　颊车　内庭　下关

配穴　风火牙痛加外关、风池;胃火牙痛加厉兑、二间;虚火牙痛加太溪、行间;龋齿牙痛加偏历。

方义　手足阳明经入上下齿,阳明郁热,循经上扰而为牙痛。取合谷清手阳明之热。取颊车、内庭、下关疏导足阳明经气,通经止痛。

操作　毫针刺用泻法,循经远取可左右交叉刺。虚火牙痛太溪用补法。

2. 其他治疗

(1) 耳针法:选口、神门、牙、胃、大肠、肾。每次选 2～4 穴,毫针刺或耳穴压丸。

(2) 电针法:选颊车、下关、合谷。先行毫针刺,得气后选用密波,通电 20～30 min。每日 1～2次,直至缓解为止。

(3) 穴位注射法:取合谷、颊车、翳风、下关。每次 2 穴,交替使用。用阿尼利注射液或柴胡注射液,每穴注射 0.5～1 ml,隔日 1 次。

(4) 穴位敷贴法:将大蒜捣烂,于睡前贴敷双侧阳溪穴,至发疱后取下,用于龋齿牙痛者。

【按语】

(1) 针刺治疗牙痛效果良好,但对龋齿只能暂时止痛。

(2) 引起牙痛的原因很多,应针对不同的原发病进行治疗。

(3) 注意口腔卫生和避免冷、热、酸、甜的刺激。

(4) 应与三叉神经痛相鉴别。

鼻 渊

鼻渊是以鼻流腥臭浊涕、鼻塞、嗅觉丧失等为主症,重者又称为"脑漏"。引起鼻渊的常见原因有肺经风热,邪热循经上蒸于鼻;肝胆火盛,胆火循经上犯于脑;或因脾胃湿热,运化失常,清气不升,浊气不降,上犯于鼻而成。

西医学中,鼻渊多见于急慢性鼻炎、急慢性鼻窦炎、副鼻窦炎等。

【辨证要点】

主症　鼻流浊涕,色黄腥秽,鼻塞不闻香臭。

肺经风热:病变初起,可有发热恶寒,头痛,咳嗽,舌红苔微黄,脉浮数。

肝胆郁热:眉心部疼痛,口苦咽干,耳鸣目眩,烦躁易怒,舌红苔黄,脉弦数。

脾经湿热:头晕头重,神疲倦怠,胸闷纳呆,舌红苔黄腻,脉滑数。

【治疗】

1. 基本治疗

治法　清热泻火,宣肺通窍。取手阳明经穴为主。

主穴　迎香　合谷　印堂　鼻通　通天　列缺

配穴　肺经风热加少商点刺出血;肝胆郁热加行间;脾经湿热加阴陵泉;头痛加风池、太阳。

方义　迎香、印堂、鼻通近鼻部,有通窍、清热的作用。合谷、列缺为远部表里配穴,以清泻肺热。通天善通鼻窍。

操作　毫针刺用泻法。

2. 其他治疗

(1) 耳针法:选内鼻、额、肺、肾上腺。每次选2~4穴,毫针刺或耳穴压丸。

(2) 穴位注射法:选合谷、迎香等穴。用维生素B注射液或丹参、当归注射液,每穴注射0.2~0.5 ml,隔日1次。

【按语】

(1) 针灸治疗慢性鼻炎有一定效果,但对副鼻窦炎效果较差。

(2) 对鼻渊慢性反复发作者,应做专科检查,排除肿瘤。

咽 喉 肿 痛

咽喉肿痛以咽喉部红肿疼痛、吞咽不适为特征,是口咽和喉咽部病变的一个症状,又称为"喉蛾""喉痹""乳蛾"等。常见病因有外感热等,邪熏灼肺系,或肺胃二经郁热上壅,而致咽喉肿痛,属实热证;如肾阴亏耗,阴液不能上润咽喉,虚火上炎,亦可致咽喉肿痛,属虚热证。

西医学中,咽喉肿痛多见于急性扁桃体炎、急性咽炎和单纯性喉炎,以及扁桃体周围脓肿等。

【辨证要点】

主症　咽喉肿痛,吞咽困难。

实热证:咽喉红肿疼痛,吞咽困难,如兼发热,咳嗽,咽干,口渴,便秘,舌红苔黄,脉浮数。

虚热证:咽喉稍肿,疼痛较轻,色暗红,或吞咽时觉痛楚,微有热象,入夜则见症较重,兼见口干咽燥,手足心热,舌红,脉细数。

【治疗】

1. 基本治疗

(1) 实热证

治法　清热利咽,消肿止痛。取手太阴、手足阳明经穴为主。

主穴　少商　尺泽　合谷　内庭　关冲

配穴　外感风热加风池、外关;肺胃热盛加曲池、鱼际。

方义　本方通治咽喉肿痛之属于实热证者。少商为手太阴井穴,点刺出血,可清泻肺热,为治喉证之主穴。尺泽为手太阴经合穴,泻肺经实热,取实则泻其子之意。合谷、内庭分属于手、足阳明经,两穴能疏通阳明之郁热。配手少阳井穴关冲,点刺出血,加强清泻肺胃之热,达到消肿清咽的目的。

操作　毫针刺用泻法,少商、关冲可点刺出血。

(2)虚热证

治法　滋阴清热。取足少阴经穴为主。

主穴　太溪　照海　鱼际

配穴　盗汗加复溜;入夜热甚加三阴交。

方义　太溪乃足少阴经原穴,照海乃肾经与阴跷脉之交会穴,两脉均循行于咽喉,取之能调两经经气。鱼际为手太阴荥穴,配五行属火,可清肺热利咽喉。三穴同用,使虚火得清,不致灼伤阴液,故用之治疗虚热证咽喉肿痛。

操作　毫针刺,平补平泻法。

2. 其他治疗

(1)耳针法:选咽喉、肺、轮$_1$~轮$_4$、扁桃体、肾上腺。每次选2~4穴,毫针刺或耳穴压丸。

(2)三棱针法:取少商、商阳、耳背静脉,点刺出血。

(3)皮肤针法:取合谷、大椎、后项部,发热加刺肘窝、大小鱼际,咳嗽加刺气管两侧、太渊,中度或重度刺激。

【按语】

(1)针刺治疗咽喉肿痛效果较好。

(2)扁桃体化脓者应转外科处理。

(3)患者不宜吸烟、饮酒及进食辛辣食物等。

口　疮

口疮是口舌表面溃烂,形若黄豆的一种病证,又称"口疡""口疳",本证多由心脾积热,外感邪热,或阴虚阳亢,或虚阳浮越等,致邪热上蒸、虚火上浮,发为口疮。

西医学中,口疮多见于溃疡性口炎、复发性口疮。

【辨证要点】

主症　口舌表面溃烂。

心脾积热:唇、颊、上腭及舌面等处见绿豆大小黄白色溃疡,周围鲜红微肿,灼热作痛,舌红苔黄腻,脉滑数。

阴虚火旺:口疮灰白,周围色淡红,溃疡面积小而少,每因劳累而诱发,此愈彼起,反复绵延,舌红苔少,脉细数。

【治疗】

1. 基本治疗

治法　清热泻火。以手、足阳明经穴为主。

主穴　地仓　廉泉　曲池　合谷　劳宫

配穴　心脾积热加腕骨;阴虚火旺加通里、照海;痛甚加金津、玉液点刺出血。

方义　地仓为手、足阳明与阳跷脉之会,可清泻阳明邪热。廉泉为阴维脉、任脉之会,联系舌本,疏通口腔气机,为局部取穴。曲池为手阳明经合穴、合谷为手阳明经原穴,两穴合用以泻阳明之热。劳宫为手厥阴荥穴,可清心火而止痛。

操作　心脾积热者,毫针刺用泻法,刺激宜强;阴虚火旺者,毫针刺用平补平泻。

2. 其他治疗

(1) 耳针法:选心、口、脾、胃、三焦。每次选2~4穴,毫针刺或耳穴压丸。

(2) 挑治法:用三棱针在大椎穴及大椎旁开1.5~2 cm处划断皮下纤维2~3根,刺后挤压针孔,令少量出血,最后用碘酒涂于伤口。

【按语】

针刺治疗口疮有一定效果。平时注意口腔卫生,少食刺激性食物。

第五节　急　症

晕　厥

晕厥是指骤起而短暂的意识和行动丧失。其特征为突感眩晕,行动无力,迅速失去知觉而昏倒,数秒至数分钟后恢复清醒。其发生原因,一为元气虚弱,病后气血未复,或产后失血过多,每以操劳过度,骤起骤立,引起经脉气血不能上充于头,阳气不能达于四末而致;其二是情志异常激动,或外伤剧烈疼痛,以致气机逆乱,气血运行一时紊乱,清窍受扰而突然昏倒。

西医学中,晕厥可见于一过性脑缺血发作、体位性低血压、低血糖、脑血管痉挛、癔病性昏迷等病。

【辨证要点】

主症　始则自觉疲乏无力,眼前昏黑,泛泛欲吐,而致突然昏厥,不省人事。

虚证:素体虚弱,疲劳惊恐而致昏仆,面色苍白,四肢厥冷,气短眼花,汗出,舌淡苔薄白,脉细缓无力。

实证:素体健壮,偶因外伤、恼怒等致突然昏仆,不省人事,呼吸急促,牙关紧闭,舌淡苔薄白,脉沉弦。

【治疗】

1. 基本治疗

治法　苏厥醒神。取督脉经穴为主。

主穴　水沟　百会　中冲　内关

配穴　虚证加气海、关元;实证加合谷、太冲。

方义　水沟、百会属督脉,督脉入脑上巅,取之以续接阴阳经气,开窍醒脑。中冲为手厥阴经井穴,为治疗昏厥之要穴。内关清心宁神。

操作　虚证者毫针用补法,可灸;实证者毫针用泻法。

2. 其他治疗

(1) 耳针法:选神门、肾上腺、心、脑。每次选2~4穴,毫针刺或耳穴压丸。

（2）刺络法：选十二井穴（或十宣）、大椎。毫针刺后，大幅度捻转数次，不留针，实证者出针后可使其出血数滴。

（3）电针法：实证可在针刺的基础上加电刺激，直至患者苏醒。

【按语】

（1）针灸对情绪激动、外伤疼痛引起的晕厥效果好，其他原因者可作为辅助治疗。治疗时使患者平卧，解开衣扣，并注意保暖。

（2）现代研究表明，针刺能改善心脑的供血状况，缓解脑血管的紧张性，升高血压，纠正脑部的缺氧。

（3）对晕厥需详细检查，明确病因，对症处理。

虚　脱

虚脱是以面色苍白、神志淡漠，或昏迷、肢冷汗出、血压下降为特征的危重证候。其发病多由大汗、大吐、大泻、大失血，或六淫邪毒、神志内伤、药物过敏或中毒、久病虚衰等，严重损伤气血津液，致脏腑阴阳失调，气血不能供养全身所致，甚者可导致阴阳衰竭，出现亡阴亡阳的危候。

虚脱类似于西医学的休克。

【辨证要点】

主症　面色苍白或发绀，神志淡漠，反应迟钝或昏迷，或烦躁不安，尿量减少，肢冷汗出，血压下降，脉细微或芤大无力。

亡阳：兼有呼吸气微，唇色发绀，舌质胖，脉细无力或芤大。

亡阴：兼烦躁不安，口渴，舌唇干红，脉细数或细数无力。

若病情恶化，每可导致阴阳俱脱的危候。

【治疗】

1. 基本治疗

治法　回阳固脱，苏厥救逆。

主穴　素髎　水沟　内关

配穴　亡阳加气海、足三里；亡阴加太溪、涌泉；神志昏迷加中冲、涌泉；肢冷脉微加百会、神阙、关元。

方义　素髎属督脉，可升阳救逆，开窍醒神，急取之可升血压。水沟为急救要穴，可醒脑开窍。内关可宁心安神，改善心脏功能。

操作　素髎、水沟毫针刺用泻法；内关毫针刺用补法；中冲、涌泉可用点刺；百会、神阙、关元用灸法。

2. 其他治疗

（1）耳针法：选肾上腺、皮质下、心。每次选2～3穴，毫针刺。

（2）艾灸法：选百会、膻中、神阙、关元、气海。每次2～3穴，用艾炷直接灸，中等艾炷灸至神醒脉复。

【按语】

虚脱可由多种原因引起，发病突然，病情复杂，针灸只是一种抢救措施，苏醒后应根据病因治疗。

高　热

高热是指体温超过39℃的急性症状，中医学称为"壮热""实热""日晡潮热"等。其病因有外感风热致肺失清肃;外感暑热内犯心包;温邪疫毒内侵,燔于气分;或内陷营血所致。

西医学中,高热常见于急性感染性疾病、急性传染病、寄生虫病,以及中毒、风湿热、结核、恶性肿瘤等。

【辨证要点】

主症　口温超过 39℃(或腋温 39.5℃,肛温 38.5℃)。

风热表证:发病急,高热恶寒,咽干,头痛,咳嗽,舌红苔黄,脉浮数。

肺热证:高热,咳嗽,痰黄而黏,咽干口渴,脉数等。

热在气分:高热汗出,烦渴引饮,舌红,脉洪数。

热入营血:高热夜甚,斑疹隐隐,吐血便血,舌绛心烦,甚至出现神昏谵语、抽搐。

【治疗】

1. 基本治疗

治法　清泄热邪。取督脉、手太阴、手阳明经穴、井穴为主。

主穴　大椎　十二井穴　曲池　合谷　外关

配穴　风热表证加外关、鱼际;肺热加少商、尺泽;热在气分加内庭;热入营血加曲泽、委中、中冲、内关、十宣。

方义　大椎属督脉,是诸阳之会,总督一身之阳,为退热要穴。十二井穴在四末,为阴阳经交接之处,点刺之可泄热安神。曲池为手阳明经之合穴,配合谷清泄阳明实热。外关为手少阳之络,通于阳维,宣达三焦之气,疏散风热。

操作　毫针刺用泻法;大椎、十二井穴、十宣可点刺出血。

2. 其他治疗

(1)耳针法:选耳尖、耳背静脉、肾上腺、神门。每次选 2～4 穴,耳尖、耳背静脉点刺放血,其余用短毫针刺,强刺激。

(2)刮痧法:脊柱两侧和背俞穴。用刮痧板或瓷汤匙蘸食油或清水刮至皮肤呈红紫色为度。

【按语】

(1)针灸退热有很好的效果,尤其是外感高热。但在针灸治疗同时,需查明原因,明确诊断。

(2)针灸治疗高热只针不灸,用泻法或点刺出血。

抽　搐

抽搐又称"瘛疭",是指筋脉拘急致四肢不随意的肌肉抽动,或兼有颈项强直、角弓反张、口噤不开等。引起抽搐的原因很多,临床上根据有无发热分为发热性抽搐和无热性抽搐两类。前者多由温热之邪损及营血,或热邪内陷心包,热盛动风;后者每以脾虚不运,津液凝聚成痰,或脾肾阳虚,久以耗液,以致肝风内动,痰蒙清窍,发为抽搐昏迷。此外,金刃所伤、虫兽咬伤也是引起抽搐的重要原因。

西医学中,抽搐常见于高热、小儿惊厥、急性颅内感染、癔病、癫痫、颅脑外伤等。

【辨证要点】

主症　以四肢抽搐为特征,或见短时意识丧失,两目上翻或斜视,牙关紧闭,或口吐白沫,二便失禁,严重者伴有昏迷。

热极生风:多兼表证,起病急骤,有汗或无汗,头痛神昏,舌红苔黄,脉洪数。

痰热化风:壮热烦躁,昏迷惊厥,喉间痰鸣,牙关紧闭,舌红苔厚腻,脉滑数。

血虚生风：多无发热,伴手足擂搦,露睛,纳呆,脉细无力。

【治疗】

1. 基本治疗

治法 息风止痉,清热开窍。取督脉经穴为主。

主穴 大椎 水沟 合谷 太冲 阳陵泉

配穴 热极生风加曲池;痰热化风加百会、涌泉;痰盛加内关、丰隆;血虚生风加血海、足三里;神昏加十宣、涌泉。

方义 督脉为病,脊强反折,大椎、水沟息风止痉,开窍醒神,水沟为止抽搐要穴,可醒脑开窍,调神导气。合谷、太冲相配,为"开四关",为息风定惊之首选穴。阳陵泉为足少阳经合穴,又为筋会,可镇肝息风、缓解痉挛。

操作 毫针刺用泻法;血海、足三里用补法或平补平泻。

2. 其他治疗

(1) 耳针法:选皮质下、神门、肝、脾、缘中、心。每次选2～4穴,毫针刺,用中等度刺激。

(2) 电针法:选内关、四神聪、合谷、太冲、神门,每次2～4穴。

【按语】

针灸治疗抽搐有一定疗效,可镇惊止痉以救其急,痉止后需查明病因,针对病因进行治疗。

内 脏 绞 痛

内脏绞痛是泛指内脏不同部位出现的剧烈疼痛,临床常见者如下。

心绞痛

心绞痛是由冠状动脉供血不足,心肌急剧的、短暂的缺血、缺氧所致,以左侧胸部心前区突然发生的压榨性疼痛,伴心悸、胸闷、气短为特征,是冠心病的主要临床表现。其归属于中医学"胸痹""心痛""厥心痛""真心痛"的范畴。

【辨证要点】

主症 每突然发生,胸骨后剧烈疼痛,可放射至左颈部、肩和臂内侧,胸前压榨感,出汗和恐惧情绪。疼痛一般持续5～15 min,很少超过15 min。

【治疗】

1. 基本治疗

治法 通阳行气,活血止痛。取手厥阴、手少阴经穴为主。

主穴 内关 阴郄 膻中

配穴 气滞血瘀加血海、膈俞、太冲;寒邪凝滞加神阙、至阳;痰浊阻络加丰隆、中脘;阳气虚衰加心俞、至阳。

方义 内关为手厥阴经络穴及八脉交会穴之一,可调理心气,活血通络,为治疗心绞痛的特效穴。阴郄为手少阴经郄穴,可缓急止痛。膻中为心包之募穴,为气会,可疏调气机,治心胸疾患。

操作 毫针刺用泻法。

2. 其他治疗

耳针法:选心、神门、交感、皮质下、内分泌。每次选2～4穴,毫针刺,用中等刺激。

胆绞痛

胆绞痛是一种常见的急腹症,以右上腹胁肋区绞痛、阵发性加剧或痛无休止为主要特征,归属于中医学"胁痛"的范畴。

西医学中,胆绞痛常见于多种胆道疾患,如胆囊炎、胆管炎、胆石症、胆道蛔虫等。

【辨证要点】

主症　右季肋部和右上腹中部突然作痛,呈持续性并阵发性加剧,疼痛常放射至右肩胛区,并伴有恶心、呕吐。右上腹胆囊区有明显压痛和肌紧张,有时可摸到肿大的胆囊。如并发胆管炎时,可出现黄疸和高热。忧思恼怒、过食油腻等可诱发本病。

【治疗】

1. 基本治疗

治法　疏肝利胆,行气止痛。取足少阳及相应俞募穴为主。

主穴　胆囊穴　阳陵泉　胆俞　日月

配穴　肝胆气滞配太冲、丘墟;肝胆湿热配行间、阴陵泉;发热寒战配大椎、曲池;恶心呕吐配内关、足三里;黄疸加至阳、阴陵泉;胆道蛔虫加迎香、四白。

方义　胆囊穴为治疗胆腑疾病的经验穴。阳陵泉为足少阳经之下合穴,可利胆止痛。胆俞为胆之俞穴,日月为胆之募穴,俞募相配,疏调肝胆气机,共奏疏肝利胆之功。

操作　日月、胆俞注意针刺方向,勿深刺。余穴毫针刺,用泻法。

2. 其他治疗

(1) 耳针法:选肝、胰、胆、交感、神门、直肠下段。每次选3～4穴,先刺右侧,痛未止再刺左侧。毫针刺,用强刺激。

(2) 穴位注射法:选右上腹部压痛点、日月、期门、胆囊、阳陵泉。每次1～2穴,用山莨菪碱注射液,每穴5 mg,隔日1次。

肾绞痛

肾绞痛是由泌尿系结石引发的剧痛症,以阵发性剧烈腰部或侧腹部绞痛并沿输尿管向下或向上放射,伴不同程度的尿痛、尿血为主要特征。归属于中医学"腰痛""石淋""砂淋""血淋"的范畴。

【辨证要点】

主症　根据结石部位不同,有肾结石、输尿管结石、膀胱结石、尿道结石之分,但均以突发绞痛,从后腰肾区向腹前部同侧阴囊、大腿内侧放射。或小便时尿液突然中断,尿道剧烈刺痛、涩痛,有血尿,肾区叩击痛。痛剧日久则可见面色苍白、恶心、呕吐,冷汗淋漓,甚至昏厥。

【治疗】

1. 基本治疗

治法　清利湿热,通淋止痛。取肾与膀胱背俞穴为主。

主穴　肾俞　膀胱俞　中极　三阴交　阴陵泉

配穴　下焦湿热配阳陵泉、委阳;肾气不足配水分、水道;血尿配血海、膈俞;尿中砂石配次髎、水道;恶心呕吐配内关、足三里。

方义　本病病位在肾与膀胱,肾俞、膀胱俞为两者背俞穴,中极为膀胱经募穴,俞募相配,可助膀胱气化,清利下焦湿热,达调气止痛的目的。三阴交为肝、脾、肾三经之交会穴,为鼓舞肾气、利尿通淋之要穴。阴陵泉清利湿热,通淋止痛。

操作　毫针刺用泻法。

2. 其他治疗

(1) 耳针法：选肾、膀胱、输尿管、神门、交感、皮质下、三焦。每次选 2～4 穴，毫针刺，用强刺激。

(2) 电针法：每次选 2 对穴，以连续波、高频电针刺激 30～60 min。

【按语】

(1) 针刺治疗各种内脏疼痛疗效肯定，其止痛效果已被大量临床和实验证实。

(2) 在针刺止痛的基础上，要进一步明确病因，治疗原发疾病。

第六节　其　他

慢性疲劳综合征

慢性疲劳综合征是现代快节奏生活方式下出现的一组以长期极度疲劳为突出表现的全身性综合征，可伴有头晕、头痛、失眠、健忘、低热、肌肉关节疼痛和多种神经精神症状，基本特征为休息后不能缓解，体检和常规实验室检查没有器质性病变。其临床表现常见于中医学"头痛""不寐""心悸""郁证""眩晕""虚劳"等病证之中。引起本病原因主要有烦劳过度、情志不畅、禀赋不足或大病后失于调理等，各种因素导致五脏气血阴阳失调是本病发生的总病机。

【辨证要点】

主症　主要症状是原因不明的持续或反复发作的严重疲劳，并持续至少 6 个月，充分休息后疲劳不能缓解，活动水平较健康时下降 50% 以上。次要症状为记忆力减退或注意力难以集中，可有咽喉炎、颈部或腋下淋巴结触痛、肌痛、多发性非关节炎性关节痛、头痛、睡眠障碍、劳累后持续不适。

【治疗】

1. 基本治疗

治法　补益气血，调理气机，健脑养神。取督脉经穴和相应背俞穴为主。

主穴　百会　四神聪　脾俞　肝俞　肾俞　合谷　太冲　足三里　三阴交

配穴　肝气郁结加太冲、膻中；脾气虚弱加中脘、章门；心肾不交加神门、太溪；疲劳重加气海、关元；失眠、心悸加内关、照海、心俞；潮热加肾俞、太溪；头晕、注意力不集中加四神聪、悬钟。

方义　百会、四神聪能升阳健脑。足三里、脾俞健脾益气。肝俞、肾俞补虚安神。合谷、太冲调理气机。三阴交有疏肝补血功能。

操作　针灸并用，背俞穴、足三里刺用补法，余穴可平补平泻。

2. 其他治疗

(1) 皮肤针法：轻叩督脉、背俞穴和夹脊穴。

(2) 捏脊法：沿督脉和足太阳膀胱经捏脊 3 遍。

(3) 耳针法：选心、肾、肝、脾、神门、皮质下、交感。每次选 2～4 穴，毫针刺或耳穴压丸。

【按语】

(1) 针灸治疗本病可以较好缓解机体疲劳的自觉症状，能调节患者的情绪和睡眠，并在一定程度上改变患者体质虚弱的状况。

（2）本病以综合治疗为佳，可补充维生素和矿物质；服用中药及西药抗抑郁剂、免疫增强剂等。

（3）本病属社会-心理-生物医学疾病，心理、社会因素在治疗中占有重要地位。因此，应结合进行身心治疗，鼓励患者树立战胜疾病的信心。适当参加体育活动，如太极拳、气功等，以调节精神，流畅气血，有利康复。

戒 断 综 合 征

戒断综合征是指在戒烟、戒酒、戒毒等情况下出现的烦躁不安、呵欠连作、流泪流涎、全身疲乏、昏昏欲眠、感觉迟钝等一系列戒断现象。中医无此病名。

戒烟综合征

【辨证要点】

主症 有较长的吸烟史，每日吸 10～20 支或 20 支以上，当中断吸烟后出现精神萎靡、疲倦乏力、焦虑不安、呵欠连作、流泪流涎、口淡无味，甚至心情不畅、胸闷、恶心呕吐、肌肉抖动等症状。

【治疗】

1. 基本治疗

治法 安神除烦，宣肺化痰。取督脉、手少阴经穴为主。

主穴 百会 神门 合谷 戒烟穴（位于列缺与阳溪之间）

配穴 咽部不适者配颊车、三阴交；烦躁者配涌泉；肺气损伤者配肺俞；欲眠者配劳宫。

方义 百会、神门安神除烦。合谷宣肺。戒烟穴为戒烟的有效穴。

操作 毫针刺，用泻法。

2. 其他治疗

耳针法：选肺、口、气管、交感、神门。每次选 2～4 穴，毫针刺或耳穴压丸。

【按语】

针灸（尤其是耳针）戒烟效果较好，但烟龄长、每日吸烟量大者效差。

戒毒综合征

【辨证要点】

主症 长期吸食毒品成瘾，戒断时出现渴求阿片、恶心或呕吐、肌肉疼痛、流泪流涕、瞳孔扩大、毛发竖立或出汗、腹泻、呵欠、发热、失眠等瘾癖综合征。

【治疗】

1. 基本治疗

治法 调神定志，疏调气血。取督脉、手厥阴经穴为主。

主穴 水沟 内关 神门 合谷

配穴 腹泻加上巨虚、足三里；失眠加照海、申脉。

方义 水沟调神导气。内关、神门宁心安神。合谷通络，疏调气血。

操作 毫针刺，用泻法。

2. 其他治疗

（1）电针法：取劳宫、合谷、内关、外关穴，进行电脉冲刺激。

（2）耳针法：选肺、神门、皮质下、内分泌、心、肾、脑、交感。每次选 2～4 穴，毫针刺或电针。

【按语】

(1) 针灸戒毒有较好的疗效,但需要患者的决心和家庭的支持配合。

(2) 在进行戒毒前要详细了解患者吸毒的原因和方式,有的放矢地进行宣传教育和心理疏导。

(3) 对出现惊厥、虚脱等病情较重者,应及时采取静脉输液、支持疗法等综合治疗措施。

肥 胖 症

肥胖症是指人体脂肪积聚过多,体重超过标准体重的 20% 以上。肥胖症分为单纯性和继发性两类,前者不伴有明显神经或内分泌系统功能变化,临床上最为常见;后者常继发于神经、内分泌和代谢疾病,或与遗传、药物有关。针灸减肥,以治疗单纯性肥胖症为主。

肥胖症容易合并发生糖尿病、高血压、动脉粥样硬化、冠心病和各种感染性疾病。

【辨证要点】

主症　体重超过标准体重的 20% 以上。

轻度肥胖常无明显症状,重度肥胖多伴有疲乏无力,动则气促,行动迟缓;或脘痞痰多,倦怠恶热;或少气懒言,动则汗出,怕冷,甚至面浮肢肿等。

【治疗】

1. 基本治疗

治法　祛湿化痰,通经活络。取手、足阳明经穴为主。

主穴　曲池　天枢　阴陵泉　丰隆　太冲

配穴　胃肠积热加上巨虚、内庭;脾胃虚弱加脾俞、足三里;肾阳亏虚加肾俞、关元;腹部肥胖加中极、归来、下脘;便秘加支沟、上巨虚。

方义　取曲池、天枢以疏导阳明经气,通调肠胃。阴陵泉、丰隆清热利湿,化痰消脂。太冲疏调肝肾之气。

操作　毫针刺,用泻法。

2. 其他治疗

(1) 耳针法:选胃、内分泌、三焦、脾。每次选 2～4 穴,毫针刺或耳穴压丸。

(2) 电针法:取腹部胃经、脾经腧穴,加曲池、丰隆、上巨虚、阴陵泉。每次交替选用 6～8 穴,得气后加用电针,疏密波,以患者耐受为度,每次 30 min。

【按语】

(1) 针灸减肥对单纯性肥胖症具有较好效果,患者要适当控制饮食,加强锻炼。

(2) 病理性肥胖症要针对原发病进行治疗。

衰 老

衰老是指人体功能随年龄增加而逐渐衰退、死亡危险增高的现象,是一系列生理、病理过程综合作用的结果。人体气血不足,经络之气运行不畅,脏腑功能减退,阴阳失去平衡,均会导致和加快衰老。

【辨证要点】

主症　精神不振,形寒肢冷,纳差少眠,腰膝无力,发脱齿摇,气短乏力,甚则面浮肢肿等。

【治疗】

1. 基本治疗

治法　调理气血,补益脏腑。取强壮保健穴为主。

主穴 足三里 关元 三阴交 百会 神阙

配穴 肾虚配肾俞;脾虚配脾俞;心肺气虚配心俞、肺俞。

方义 足三里健补脾胃,促进气血生化,提高机体免疫力,是防病保健、益寿延年的要穴。关元培本固肾。三阴交健脾益胃,补益肝肾,益精填髓。百会健脑益智,抗老防衰。灸神阙可鼓舞元气。诸穴相合可以调整人体阴阳气血活动,补益脏腑。

操作 神阙、百会用灸法,余穴毫针刺,用补法。

2. 其他治疗

耳针法:选皮质下、内分泌、肾、心、脑。每次选2～4穴,毫针刺或耳穴压丸。

【按语】

(1)针灸延缓衰老历史悠久,特别是艾灸法,因其效果肯定、方法简便,老年人可以自行施行,长期坚持,更为民间所推广。针灸延缓衰老主要选用任脉脐及脐以下穴、脾胃经穴,以对人体进行整体调节,起到补益脏腑、调理气血的效果。

(2)除针灸疗法之外,还应结合推拿、气功、运动、饮食等多种养生保健方法进行治疗。

术后切口疼痛

术后切口疼痛是指外科手术后切口部位的疼痛。切口疼痛可使患者焦虑、躁动和兴奋,进而引起机体新陈代谢增加,交感神经系统活动升高,免疫系统功能降低,影响伤口愈合,增加术后并发症等不良反应。因此,临床上已将术后镇痛视为提高患者生存质量、促进早日康复的重要环节。

中医学认为,术后的切口疼痛乃是因为手术损伤人体的经络,导致气血运行不通,"不通则痛"。

【辨证要点】

主症 手术后切口部位的疼痛,一般麻醉作用消失后切口即开始疼痛,24 h内达到高峰,持续48～72 h。疼痛的程度与手术的大小、部位和患者的耐受性有关。

【治疗】

1. 基本治疗

治法 活血化瘀,通络止痛。取手、足阳明经穴为主。

主穴 合谷 足三里

方义 合谷、足三里为阳明经穴,阳明为多气多血之经,取之可行气活血、通络止痛,且两穴分布于上、下肢,便于对术后患者的操作。

操作 毫针刺,平补平泻。

2. 其他治疗

(1)耳针法:取皮质下、神门、脑、交感。每次选2～4穴,毫针刺或耳穴压丸。

(2)穴位注射法:用当归注射液穴注射合谷、足三里。

(3)电针法:取合谷、足三里。得气后用低频和高频的电脉冲交替的疏密波,每次30 min。

【按语】

针刺镇痛疗效确切,方法简便,无副作用。

术后胃肠功能紊乱

术后胃肠功能紊乱是指手术后出现的腹胀、腹痛、恶心、呕吐、呃逆、食欲不振、大便失调等一系列胃肠功能受到抑制的临床症状。

中医学认为,手术伤气耗血,使气血虚弱,脾胃气虚,运化无力;加之手术后卧床日久,可致气机不畅,致胃肠功能失调。

【辨证要点】

主症　术后2～3日可出现不同程度的腹胀,阵发性的脐周围腹痛,恶心呕吐,呃逆,食欲不振,大便失调。

【治疗】

1. 基本治疗

治法　理气醒脾。取手、足阳明经穴为主。

主穴　内关　曲池　足三里

配穴　腹痛甚加合谷;食欲不振加梁门、中脘;大便不调加天枢。

方义　内关为手厥阴经络穴,可宽胸理气,降逆止呕。曲池为手阳明经之合穴,可增加肠道动力。足三里为足阳明经之合穴,可醒脾补气,以助气血生化之功。

操作　足三里毫针刺,平补平泻,可加灸,曲池、内关毫针刺泻法。

2. 其他治疗

耳针法:选胃、大肠、食道、肝、脾、交感。每次选2～4穴,毫针刺或耳穴压丸。

【按语】

针灸治疗术后胃肠功能紊乱有较好疗效。

放疗、化疗反应

放疗、化疗是治疗恶性肿瘤的重要手段,但在消灭肿瘤细胞的同时,也损伤机体的正常细胞和组织。放疗、化疗反应主要表现在对消化系统的毒副作用和对机体骨髓造血功能的抑制。

中医认为,本病是邪毒内侵,干扰胃肠,脾失健运而不升,气血俱虚,胃内浊气不降而上逆所致。

【辨证要点】

主症　放疗、化疗对消化系统的毒副作用是厌食、进食减少、嗳气、呃逆、恶心呕吐、大便失常等,对骨髓造血功能抑制作用是出现头昏乏力、心悸不宁、毛发脱落、肢体懒动。实验室检验示白细胞、血小板、血色素下降。

【治疗】

1. 基本治疗

治法　和胃降逆,芳香化浊;气血双补,滋补肝肾。取足阳明、足太阴经穴为主。

主穴　内关　足三里　膈俞　血海　三阴交　悬钟

配穴　消化系统受累加脾俞、胃俞;骨髓造血功能受累加肾俞、命门。

方义　内关为手厥阴经络穴,可宽胸理气,降逆止呕。足三里为足阳明经之合穴,可醒脾补气,以助气血生化之功。膈俞为血会,悬钟为髓会,配血海,可生血补髓。三阴交可滋补肝肾,健脾养血。

操作　内关毫针刺用泻法,余穴毫针刺用补法,可加灸。

2. 其他治疗

耳针法:选胃、脾、食道、肝、肾。每次选2～4穴,耳穴压丸。

【按语】

针灸可降低放疗、化疗的毒副作用,对抗放疗、化疗反应和减轻对骨髓造血功能的抑制有一定效果,可使白细胞增高,临床还可根据具体情况配合中药治疗。

附 篇

参 考 资 料

第一节 针灸现代研究概况

目前针灸现代研究主要集中在文献、临床、开发、标准化和实验研究等方面,并分别取得一定进展。

一、针灸文献研究

（一）人体经脉漆雕的发现

人体经脉漆雕于 1983 年出土于绵阳永兴西汉墓,高 28.1 cm,周身遍绘标识经脉的红色线条。经考证,是我国现存最早的人体经脉模型,它的出土把世界人体经脉模型历史推前了 1 100 多年,为研究我国人体经脉的起源和经脉学理论的形成、发展提供了弥足珍贵的实物资料。2012 年成都天回镇出土的西汉经穴髹漆人体模型,木胎髹漆,高约 14 cm,五官位置造型准确,头与肢体结构比例协调,较之于绵阳汉墓经脉漆人,制作更精致,保存更完整,是迄今为止我国发现的最早、最完整的经穴人体模型。该经穴髹漆人像经脉数量、循行径路和交汇信息等更丰富复杂,有绵阳汉墓漆人所不具有的腧穴及铭文等独特优势,出土 920 余支医简中的《经脉书》论及经脉的名称及走向,有数十条纵横交错的经络线条,更有百余个清晰可见的腧穴和多处阴刻的铭文,具有重要的学术价值。

（二）古典文献研究

针灸古典文献研究主要集中在归类整理、鉴别真伪、理清渊源、探索新的传播途径,发掘新的文献价值。通过对经络、穴位、刺法灸法、针灸治疗古典文献的梳理,出版了针灸学术专著《中华大典·医药卫生典·医学分典·针灸总部》《中国针灸经络通鉴》《中国针灸穴位通鉴》《中国针灸刺灸法通鉴》《中国针灸证治通鉴》《中国针灸史图鉴》《中国针灸学术史大纲》《针灸腧穴通考》《中华针灸穴典》等。针灸古典文献浩如烟海,郭霭春先生主编《现存针灸医籍》共收清代以前针灸文献 129种,其中针灸专书 99 种,综合性医书所载针灸专篇 30 种。但黄龙祥等通过研究指出,古典针灸文献存在伪书、伪本,需考镜源流,鉴别真伪,为此,精选文献书目,编著《针灸名著集成》,为后人继承发扬、去伪存真提供了参考。此外,针灸古典文献的研究已经结合运用现代计算机信息技术、数据挖掘等技术制作成多媒体、光盘、数据库等多种新兴形式,为针灸古典文献的储存和传播起到了良好的作用。

（三）现代文献研究

现代文献研究主要集中在各种期刊的针灸临床报道方面。为尽快给针灸临床工作者提供针灸医疗决策,目前研究者主要结合循证医学(evidence based medicine, EBM),采用循证医学的方法对报道的针灸现代文献进行评价。其中,已经完成的针灸治疗急性中风、中风后失语、抑郁、癫痫、精神分裂症、帕金森病、自闭症、小儿脑瘫、原发性头痛、偏头痛、肩痛、术后疼痛、术后恶心、呕吐、放化疗后呕吐、早孕恶心呕吐、助产、助孕、多囊卵巢综合征、胎位不正、子宫内膜异位症、分娩疼痛、经前综合征、失眠、哮喘、类风湿关节炎、骨关节炎、慢性便秘、肠易激综合征、小儿遗尿、下腰背痛、可卡因依赖症、阿片依赖症、戒烟、网球肘、血管性痴呆、贝尔面瘫、腕管综合征、颈部疾患、慢性乙肝病毒感染等的循证医学系统评价,已经被 Cochrane 图书馆收录。

二、针灸临床研究

（一）针灸临床适应证范围

针灸临床适应证广,1980 年 WHO 向全世界推广 43 种病证使用针灸疗法;1996 年 WHO 意大利米兰会议通过的针灸适应证 64 种。国内有专家指出,针灸适应证可分为:单独用针灸即有效的病证;针灸为主、其他疗法为辅的病证;其他疗法为主、针灸为辅的病证;针灸无效的病证。1997 年 NIH 针灸听证会结论指出:"临床研究证明用针灸治疗手术后和化疗导致的恶心、呕吐以及口腔手术后的牙痛确有疗效。对于其他疾病的治疗,如戒毒、中风康复、头痛、月经痛、网球肘、纤维肌肉痛、肌筋膜痛、关节炎、腰痛、腕管综合征和哮喘,针灸可以作为复合疗法或替代疗法,亦可作为综合疗法之一。进一步的科学研究很可能会发现更多的针灸应用领域。"

（二）针灸临床穴位主治、配伍研究

自北宋以来,针灸的"国家标准"一直未经修订,经穴功能主治异常混杂、错乱。国家中医药管理局 2003 年设立《中华人民共和国针灸穴典》专项研究项目,除欲编撰出台一部国家标准的"针灸穴典",并力争成为国际标准外,也冀针对腧穴功能主治进行临床示范性研究,探索针灸临床研究新思路。通过全国多家单位协作,共启动完成研究项目 63 项,穴位涉及三阴交(围绝经期综合征、提高分娩质量、尿潴留)、足三里(预防流感、防治恶性肿瘤化疗毒副作用、防治胃肠检查中的副作用)、丰隆(降血脂)、迎香(过敏性鼻炎)、中极(良性前列腺增生症)、肺俞(哮喘)、百会(中风后抑郁、急性脑梗死患者运动功能障碍)、膻中(乳汁分泌不足)、支沟(便秘)、日月(慢性胆囊炎)、中脘(消化性溃疡)、水沟(抗休克、急性腰扭伤)、手十二井穴(中风)、内关(恶心呕吐、早搏)、丘墟(偏头痛)、环跳(原发性坐骨神经痛)、曲池(慢性荨麻疹)、神门(失眠)、后溪(急性腰扭伤)、条口(肩关节周围炎)、天枢(腹泻型肠易激综合征、便秘)、合谷(牙痛、子宫收缩乏力)、气舍(瘿瘤)、会阳(女性尿道综合征)、肩髃(肩关节周围炎)、印堂(过敏性鼻炎)、四神聪(失眠)、曲池(高血压)、地机(原发性痛经)、风池(高血压)、上巨虚(溃疡性结肠炎)、阳陵泉(腓肠肌痉挛)、膈俞(防治癌症化疗毒副作用)、太冲(肝阳上亢型高血压)、至阴(矫正胎位)、四缝(小儿疳证)、太阳(偏头痛、眩晕)、照海(慢性咽炎)、大椎(高热)、少泽(乳汁不足)等。

针灸临床上除了特别有效的单穴使用外,更多的是两个或两个以上的穴位配伍使用。其结局为三:效应不变、效应协同、效应拮抗。如针刺中脘可使胃运动增强,配胃俞呈协同作用,配肺俞则呈拮抗作用等。

（三）针灸临床研究

国家中医药管理局科技教育司发布的《中医临床研究发展提纲(试行)》(1999～2015)指出针灸

临床研究的重点是："针灸对神经系统疾病、痛症等优势病种的辨证施治规律,针灸手法和经穴配伍规律的研究,提高针灸疗效的研究……对临床具有一技之长的各种特色疗法,应注重探索治疗机制、总结其适应证、规范治疗方法和提高疗效的研究。"

在针灸临床研究的方法学方面,1995 年 WHO 西太平洋地区办事处出版的《针灸临床研究方法指南》指出：多中心、随机、对照临床试验(RCTs)是针灸临床研究必须遵循的研究原则。目前已开展的针灸疗法临床 RCT 研究主要集中在有效性、安全性、耐受性的评价;针灸疗法和其他疗法综合运用的临床研究主要从增效、减毒两方面进行。

在针灸临床研究技术平台方面,2004 年 3 月 21 日,北京市中医药管理局"针灸临床研究网络及质量控制平台的方法学研究"项目正式启动。该项目在借鉴国际上临床流行病学、循证医学、临床研究规范等临床研究成功经验的基础上,根据针灸临床特点,发挥专家群体作用,计划在 3 年内建立一个针灸临床研究质量控制平台,建立针灸临床研究评价中心及网络,形成适合针灸临床研究特点并取得国际认可的方法学体系。这标志着我国将搭建起具有国际质量标准,能被国际学术领域普遍接受的针灸临床研究网络及质量控制平台,从而使针灸疗法这一古老而有效的中国传统医术在全世界进一步发扬光大。

截至 2012 年 1 月,国内外已经完成的具有重要影响的高质量临床研究病种主要有偏头痛、高血压、骨关节炎、功能性消化不良、周围性面瘫、带状疱疹、原发性痛经、肠易激综合征等。中国国内学者与德国、美国等开展国际针灸临床合作研究也已启动,将为更多的国际性多中心针灸临床研究提供示范。此外,与针灸临床研究密切相关的针灸转化医学也已开始起步。

三、针灸开发研究

通过与物理、化学等学科的交叉、借鉴,已经开发出多种多样新一代针灸器材和仪器、设备。主要适用于诊断、治疗、康复、保健、研究等相关领域。针灸器材有磁极针、穴位注射针、超声针、激光针、美容针、灸架、灸盒、无烟灸条、含药灸条、刮痧板、拔罐器具、进针器、埋线针等。新的针灸仪器设备有电针仪、耳穴诊治仪、穴位探测仪、经络导平仪、电子冷灸仪、电热针仪、针刺手法仿真系统、针刺补泻仪、针灸专家诊疗系统、针灸病历处方计算机系统、子午流注针灸开穴系统等。并从外治法的角度针对不同人群、不同疾病或症状开发出了新的穴位用药产品,如寒痛灵、中国灸、宝宝一贴灵、痛经贴、肛泰以及近视治疗仪、减肥仪等。用于针灸研究的假针灸针、针刺手法控制仪、生物信息针疗仪、去电针伪迹仪、双极联体针、针灸数据挖掘系统等。

四、针灸标准化研究

中医药标准化研究已经得到国家高度重视。2006 年制定的《中华人民共和国国民经济和社会发展第十一个五年规划纲要》指出："加强中医药和医学科研工作：保护和发展中医药,加强中医临床研究基地和中医医院建设,推进中医药标准化、规范化。"这是首次将中医药标准化写入国家发展纲要,具有划时代的重要意义。针灸标准化已经取得一定成就,已经完成的针灸标准有"针灸针""腧穴名称与定位""耳穴名称与定位",以及艾灸、耳针、穴位敷贴、穴位埋线、拔罐、头针、三棱针、皮肤针、皮内针、穴位注射、眼针等 18 项"针灸技术操作规范"和"腧穴定位图""腧穴定位人体测量方法"等 23 项;"针灸技术操作规范·艾灸""耳穴名称与定位""针灸技术操作规范·头针"和"针灸针"4 项国家标准正在申请转化成为国际标准。此外,由 WHO 西太区传统医学办公室和中国中医科学院组织制定的偏头痛、贝尔面瘫、中风后假性球麻痹、抑郁、带状疱疹 5 个病种的针灸临床实践指南已经完成并出版《中医循证临床实践指南：针灸》。针灸标准化研究已经成为针灸研究的重要组成部分,对于提高针灸临床疗效,促进针灸事业的广泛推广具有重要的深远意义。

五、针灸实验研究

（一）实验研究的重心和成果

在经络研究方面,我国从"七五"期间开始即列入国家攀登计划进行研究,以冀找到经络的实质,研究结果"有进展,无突破"。目前,由不同的研究者从不同角度提出的经络实质假说已逾100种,但尚未达成一致。到目前为止,经络的研究已经从寻找经络的物质结构转向经络功能的研究,并从单一经脉深入到了两条或两条以上相关经脉的研究(如表里经脉的研究)以及古典经络系统理论的现代科学阐释(如经脉上下会聚的联系基础的研究)。我国的国家重大基础研究计划(973计划)已经将针灸研究列入专项支持,从2005年起,已分别启动"络病学说与针灸理论的基础研究"(2005年)、"基于临床的经穴特异性基础研究"(2006年)、"基于临床的针麻镇痛基础研究"(2007年)、"灸法的基本规律与应用原理研究"(2009年)、"经脉体表特异性联系的生物学机制及针刺手法量效关系的研究"(2010年)、"针刺对功能性肠病的双向调节效应及其机制"(2011年)、"经穴效应循经特异性规律及关键影响因素基础研究"(2012年)、"基于临床的针麻镇痛与机体保护机制研究"(2013年)进行专项研究、"腧穴配伍方案优选及效应影响因素研究"(2014年)和"基于临床的灸法作用机理研究"(2015年)。

在穴位研究方面,穴位的形态结构研究显示,穴位所在部位与神经、血管、淋巴管等组织密切相关。目前的研究主要集中在穴位-经脉-脏腑相关的联系基础方面,以阐明脏腑经脉气血输注于穴位这一特殊部位的理论基础。并由国家自然科学基金委员会牵头,于2006年启动"穴位与靶器官相互关系研究"的重点项目研究,"拟采用严谨的现代科学方法,在中国医学数千年经验的基础上,借助现代生命科学研究的成果和方法,对穴位与内脏、穴位与体表其他部位以及远端器官联系的规律加以系统的研究,对其联系的机制作出科学阐释,不仅为中医经络问题的研究奠定实证基础,而且将为医学科学的理论创新带来新的机遇"。

在针法灸法研究方面,主要集中在古典针法理论(烧山火、透天凉、子午流注针法等)的合理性、有效性的验证和古典针法的生物学基础(如缪刺的脊神经元交互支配理论研究、刺络疗法的血管生物学基础及提插、捻转等手法操作的生物力学基础等)、留针时间、疗程的科学性与合理性研究、不同针灸方法的效应差异等方面。

在针灸作用原理方面,一是通过运用各种不同针灸方案研究针灸疗法对机体神经系统、循环系统、消化系统、呼吸系统、运动系统、免疫系统、血液系统、生殖系统、内分泌系统等的影响,初步表明针灸疗法的三大作用：针刺镇痛、对免疫系统的调整和对脏腑组织器官的调整。并总结出针灸疗法的作用特点：良性、双向性、整体性、综合性、功能性、早期性。目前,正在深入研究针灸疗法作用特点(如双向性、整体性等)的物质基础。二是正在逐步深入研究针灸作用特点的规律,如针刺信息特征的提取、储存;针刺作为生物电信息等在机体的传入、整合、编码、传出的信号通路及其规律;针刺疗法对细胞水平的信号传导途径和规律;针刺疗法对神经系统、对大脑水平影响的整体神经信息特征。三是针灸作用原理研究已经从细胞、分子水平深入到了基因组、蛋白质组学水平,并将提升到系统生物学研究层次。四是针灸作用原理研究在穴位肩部针灸作用的腺苷受体参与机制和结缔组织、肥大细胞、瞬时受体通道响应等机制取得了重要进展。

（二）研究技术的发展与更新

针灸学实验研究与研究技术的发展密不可分,不同时代、不同学科的研究技术都可运用到针灸研究领域。无论是还原论指导下的解剖学、组织形态学、病理学、生物化学、分子生物学等研究技术,还是系统论指导下的整体行为学、基因组学、蛋白质组学、转录组学、代谢组学、表观组学等系统生物学研究技术,都可在针灸学实验研究中充分运用。鉴于针灸学中经络、腧穴在动物和人体的种属差异,正逐步引入各种无创伤人体检测研究技术(如磁共振、功能磁共振、单光子发射扫描、正电子发射扫描、红外热像图、脑内光学成像、脑磁图等)进行临床机制探讨,以更真实反映针灸作用原理本质和把握针灸作用特点与规律。

第二节 古代人体部位释义

首　又称头,指人体颈项以上的部位。

巅　又称巅顶,俗称头顶,为头顶中央最高处。

囟　同"囟",巅顶前为囟,即现代解剖学上的前囟。婴儿额骨与左右顶骨未闭合时,称作囟门,可触及动脉搏动;已合,称作囟骨。

发际　头发之边缘。前额处的称前发际,后项处的称后发际。

额　又名额颅,与现代解剖学同名,为发下眉上之处。

额角　又称头角,简称角,即前发际在左右两端弯曲下垂所呈的角度。

颜　又称庭、天庭,即额部中央。一说指左右眉目之间,一说指面部前中央。

阙　又名印堂,俗称眉心。两眉之间称阙中,两眉之间微上方称阙上。

眉棱骨　现称眉弓,相当于额骨构成眼眶的部分。

眉本　与眉梢对举,俗称眉头,即眉毛之内侧端。

目窠　眼眶内凹陷如窝状的巢穴,又称眼窝。

目胞　俗称眼胞,现称眼睑,又名目裹。上面称上眼睑,下面称下眼睑。

目纲　纲,或作"网",又称眼弦,现称睑缘,即眼睑边缘生长睫毛处。上面称目上纲(网),或上弦,即上睑缘;下面称目下纲(网),或下弦,即下睑缘。

目内眦　又称大眦,即内眼角。

目锐眦　又称小眦、目外眦,即外眼角。

頞(è 扼)　又称下极,俗称鼻梁、山根,现称鼻根。即两目之间,鼻柱之上凹陷处。

王宫　又称明堂骨,俗称鼻柱,即鼻根之下、鼻尖之上。一说指鼻根部。

明堂　即鼻。一说指鼻尖。

鼻准　又称面王,指鼻尖、鼻头、准头。

䪼　指眼眶下缘的骨,相当于现代解剖学上的上颌骨和颧骨构成眼眶的部分。

頄　亦称顴,即颧骨,为眼眶外下侧之高骨,或指頄内鼻旁间的部位。

顴　亦称面頄骨,眼眶外下侧之高骨,现称颧骨。

颊　耳的前方,颧骨的下方。

颃颡　指上腭与鼻相通的部位,相当于鼻咽部。

水沟　又称人中,指鼻下唇上中央之凹陷处。

承浆　唇下颏上中央凹陷处。

颏　承浆之下,颊骨之前,又称地阁,俗称下巴,现称下颌骨体。

吻　指口四周之口唇。一说指两口角。

颐　口角外下方,腮部前方。

颞颥　俗称太阳,现称翼点。眉弓外侧,颧骨弓上方。

曲隅　又称曲角、曲周,俗称鬓角。位于额角外下两旁,耳前上方的发际呈弯曲下垂的部分。

耳蔽　耳前小珠,俗称耳门,现称耳屏。

耳缺　耳屏上切迹。

耳郭　俗称耳朵,为外耳道以外全部耳壳的统称。

引垂　即耳垂。

颌　又称辅车。即下颌骨支,为下颌骨的耳下部分。

齿本　即牙齿的根部。

牙车　即牙床。

曲牙　即下牙床。因其弯曲向前,故名。

曲颊　指下颌角部。

颊车　指下颌骨。

舌本　即舌根。

结喉　又称喉结,与现代解剖学同名。颈间喉外隆起之骨,女子不甚明显。

喉关　口腔后部的大孔,为呼吸饮纳之门户,如同关卡要道。

会厌　即会厌软骨。覆盖在喉的上端。

嗌　指食管上口(咽腔),又指喉咙。咽喉部的总称。

颔　颏下结喉上,两侧肉之空软处。即下颌底与甲状软骨之间。

颈　头下肩上部位的统称。或指舌骨至胸骨体上缘的部位。

项　肩上头下之后部,即从枕骨到大椎之间。

枕骨　与现代解剖学同名,指后头中央隆起之骨。俗称后山骨。

玉枕骨　枕外隆凸两旁高起之骨,现称枕骨上项线。

完骨　又称寿台骨。指耳后之高骨,现称乳突。

柱骨　为颈椎的统称。又称天柱骨。

缺盆　指锁骨上窝。

骺骨　指骨之端骨,如胸骨之端。

巨骨　又称缺盆骨,现称锁骨。

骨空　泛指腧穴。

肩　与现代解剖学同名。颈项之下,左右两侧均称之。是上肢和躯干的连属处。

两叉骨　指肩胛骨与锁骨相接之处,相当于肩锁关节部。古书称的巨骨穴,在两叉骨间。

髃骨　简称髃,又名肩髃、肩端骨,俗称肩头。相当于肩胛冈之肩峰突。

肩解　指肩端之骨节解处,现称肩关节。

胸　缺盆下、腹之上的部位。

膺　胸前两旁肌肉隆起处,相当于胸大肌处。

膻中　两乳之间的部位。

䯏骭　又称鸠尾、前蔽骨。胸骨下端蔽心之骨。现称胸骨剑突。

腋　肩下胁上之陷窝,俗称胳肢窝。

胁　腋下到肋骨尽处之统称。

胠　腋下胁上,是胁肋的总称。

季胁　又称季肋、软肋、橛肋,即胁下软肋的部分。

曲甲　肩胛骨上 1/3 弯曲凸出之处,现称肩胛冈。古书称曲垣穴在曲甲陷者中央。

肩胛　肩下背侧成片之骨,现称肩胛骨。

肩膊　指两肩及肩之偏后部分。一说为肩胛骨的别称。

腹　与现代解剖学同名。胸以下、脐以上称上腹,脐以下称少腹或小腹。一说脐下称小腹,脐下两旁称少腹。

眇　季胁下无肋骨之空软处,相当于腹部九分法之腰部。

神阙　即肚脐。

丹田　指脐直下 3 寸左右的部位,内与男子精室、女子胞宫所对应。

横骨　指两股之间的横起之骨,相当于现代解剖学上的耻骨。

曲骨　位于横骨的中央部,现称耻骨联合。

鼠蹊　即腹股沟部。气冲穴在鼠蹊部。

气街　指腹股沟股动脉处。足阳明胃经入气街中。

毛际　指下腹部阴毛的边际。

廷孔　又作"庭孔",指阴道口。《素问·骨空论篇》:"督脉者,起于少腹以下骨中央,女子入系廷孔。"

篡　又称下极、屏翳,指前后二阴之间,即会阴部。督、任二脉均出于篡。

二阴　即前阴和后阴的统称。前阴又称下阴,是男、女外生殖器及尿道的总称。后阴指肛门部。

下极　指两阴之间,即会阴部。亦有指鼻根、肛门者。

背　躯干之后统称为背。

脊骨　指脊椎骨(脊柱),又名膂骨,俗名脊梁骨。中医指的脊多从第 1 胸椎棘突开始,向下数至第 4 骶椎棘突,共 21 节。

膂　又称膂筋。指脊柱两旁的肌肉,约当竖脊肌分布处。腰以下称䐬。膂骨指脊骨,一指脊柱之统称,一指第 1 胸椎棘突。

腰　背部第 12 肋以下、髂嵴以上软组织部分。

䐬　泛指脊柱两侧的肌群,或指髂嵴以下的肌肉部分。

腰髁　指腰部两旁凸起之骨,与今之髂后上棘似。

尻　尾骶骨部分统称。

骶端　又称骶、尾骶、尾闾、穷骨、橛骨。指尻骨的末节,即尾骨。古书称长强穴位于骶端。

臀　指骶骨部两旁隆起之臀大肌部分。

膊　又称胳膊,指肩以下、手腕以上的部分。一说指上臂外侧面。

臑　指肩至肘内侧靠近腋部隆起的肌肉,即肱二头肌部。一说为上臂统称。其屈侧称臑内,伸侧称臑外。

分肉　泛指肌肉。

肘　即肘关节,指臂和前臂相接的部分。其内侧面为肘窝,外侧为肘尖。

臂　指肘以下、腕以上部分。现称前臂。

辅骨　在上肢,指桡骨,亦称上骨。在下肢,指膝两侧之骨,内侧者称内辅,即股骨下端的内侧髁与胫骨上端的内侧髁组成的骨突;外侧者称外辅,即股骨外侧髁与胫骨外侧髁组成的骨突。或指腓骨,又称外辅骨。

腕　指前臂下端与手掌相连接的可以活动的部分。

手表　即手背。

兑骨　又称锐骨,指小指侧臂骨下端之高骨,相当于尺骨茎突。一说指豆骨。

高骨　体表高突之骨的通称。或指大指侧臂骨下端的高起骨,相当于桡骨茎突。

寸口　两手桡侧掌横纹下,桡动脉搏动处。

掌　俗称手心,指、腕之间内侧面。其对侧称手背。

鱼　大指后侧隆起之肉。其外方赤白肉分界处称鱼际。

大指(趾)　指、趾,古通,即拇指(脚趾)。

大指(趾)次指(趾)　即第 2 指(趾),在手亦称示指。

将指　即第 3 指,俗称中指(趾)。

小指(趾)次指(趾)　即第 4 指(趾)。

无名指　又称环指,即第 4 指,古称小指次指,即小指侧之次指。

爪甲　即指(趾)甲。

髀　指股骨之上端。一说为下肢膝上部分的通称。

髀骨　指膝上之大骨,今称股骨。

髀枢　指髋关节部。又名髀厌、机。或指股部外侧最上方,股骨向外上方显著隆起的股骨大转子。

髀关　大腿前上端,即股四头肌之上端。

髀阳　指大腿外侧部。

股阴　指大腿内侧部。

股　膝以上通称股。俗称大腿。

鱼腹股　大腿内侧,其形如鱼腹处。即股内收肌群处。

伏兔　大腿前隆起的股四头肌,形如兔伏,故名。

腘　膝部后面,腿部弯曲时形成凹窝,并呈现横缝(纹),分别称腘窝和腘窝横纹。

膝　大腿与小腿之交接关节处。其关节称膝解,又称骸关。今称膝关节。

膝解　膝骨分解处,今称膝关节。

膑　膝前的圆形骨,亦称膝盖骨。今称髌骨。

犊鼻　即膝眼。状若牛鼻之两孔故名。

骭　即胫骨。一说指胫骨之下端。

腨　又称腓肠,俗称小腿肚。今称腓肠肌。

踹　胫下尽处之曲节,今称踝关节。

踝　足上胫下隆起之大骨。内侧称内踝,为胫骨之下端;外侧称外踝,是腓骨之下端。

然骨　内踝下前方隆起之大骨,今称舟骨。

绝骨　外踝之上 3 寸许,腓骨凹陷的部位。悬钟穴所在。

趺　称跗或足跗,即足背。

覈骨　又写作核骨。足第1跖趾关节内侧的圆形突起。

京骨　足小趾本节后外侧突起的半圆骨,即第5跖趾关节外侧的圆形突起。

三毛　足大趾爪甲后方有毛处,又称丛毛、聚毛。

聚毛　足大趾爪甲后方有毛聚集处,又称丛毛。

踵　即足跟部。

赤白肉际　指手(足)的掌(跖)面与背面肤色明显差别的分界处。掌侧皮色较浅,称白肉;背侧肤色较深,称赤肉;两者交接之处称赤白肉际。

歧骨　泛指两骨连接成角之处。如锁骨肩峰端与肩胛冈肩峰之连接处,第1、第2掌骨连接处,胸骨下端与左右肋软骨结合处等。

本节　指掌指关节或跖趾关节的圆形突起。手足指(趾)最上一节,即掌指关节与跖趾关节处。其前方称本节前,后方称本节后。

第三节　子午流注、灵龟飞腾八法

子午流注、灵龟、飞腾八法,是中国古代医学中的重要内容,是以经络学说为基础,结合古代哲学、天文、历法等知识,根据不同的时间选取不同穴位的治疗方法。具体包括纳支法、纳甲法、灵龟八法、飞腾八法。

一、纳支法

纳支法又称十二经纳支法,是以十二地支(子、丑、寅、卯、辰、巳、午、未、申、酉、戌、亥)时辰为主,根据一日十二时辰气血流注顺序,选取穴位进行治疗的方法。

(一)纳支法应用基础

纳支法的应用基础是需要掌握十二时辰气血流注顺序,见附表-1。

附表-1　十二时辰气血流注顺序

经　脉	胆	肝	肺	大肠	胃	脾
时　辰	子	丑	寅	卯	辰	巳
时　间	23~1	1~3	3~5	5~7	7~9	9~11
经　脉	心	小肠	膀胱	肾	心包	三焦
时　辰	午	未	申	酉	戌	亥
时　间	11~13	13~15	15~17	17~19	19~21	21~23

(二)纳支法应用方法

纳支法的应用主要有两种方法。一是按一天十二时辰,每个时辰各配一经,在这个时辰内,该经从起点到终点的任何腧穴都可以选用。例如,肺经病,每日寅时都可取肺经从中府到少商的任何腧穴进行针刺治疗。二是根据气血流注到某经的时辰,结合五输穴五行属性,按照虚则补其母,实则泻其子,进行选穴针刺。虚证宜补,选取本经母穴;实证宜泻,选取本经子穴。如肺热咳嗽的实证,于寅时泻尺泽(水),即金生水、水为金之子。虚证取本经所属"五行"之母穴补之,如肺虚气喘,于卯时补太渊(土),土生金,土为金之母。如果补泻时间已过,或不虚不实证,或遇有急症,可取本经本穴或原穴(附表-2)。

附表-2 纳支法取穴表

经 脉	补		泻		本 穴	原 穴
	腧 穴	时 辰	腧 穴	时 辰		
肺(金)	太渊(土)	卯	尺泽(水)	寅	经渠(金)	太渊
大肠(金)	曲池(土)	辰	二间(水)	卯	商阳(金)	合谷
胃(土)	解溪(火)	巳	厉兑(金)	辰	足三里(土)	冲阳
脾(土)	大都(火)	午	商丘(金)	巳	太白(土)	太白
心(火)	少冲(木)	未	神门(土)	午	少府(火)	神门
小肠(火)	后溪(木)	申	小海(土)	未	阳谷(火)	腕骨
膀胱(水)	至阴(金)	酉	束骨(木)	申	通谷(水)	京骨
肾(水)	复溜(金)	戌	涌泉(木)	酉	阴谷(水)	太溪
心包(相火)	中冲(木)	亥	大陵(土)	戌	劳宫(火)	大陵
三焦(相火)	中渚(木)	子	天井(土)	亥	支沟(火)	阳池
胆(木)	侠溪(水)	丑	阳辅(火)	子	临泣(木)	丘墟
肝(木)	曲泉(水)	寅	行间(火)	丑	大敦(木)	太冲

二、纳甲法

纳甲法又称纳干法,它是由天干、地支、阴阳、脏腑、经络以及五输穴结合组成的一种逐日按时开穴针法。

(一)纳甲法应用基础

1. **干支序数及其阴阳属性** "干",指天干;"支",指地支,是古代用来记述年、月、日、时的符号。天干是甲、乙、丙、丁、戊、己、庚、辛、壬、癸,分别代表1、2、3、4、5、6、7、8、9、10。地支是子、丑、寅、卯、辰、巳、午、未、申、酉、戌、亥,分别代表1、2、3、4、5、6、7、8、9、10、11、12。

干支阴阳属性以奇数为阳、偶数为阴进行分类。天干中的甲、丙、戊、庚、壬为阳干,乙、丁、己、辛、癸为阴干。地支中的子、寅、辰、午、申、戌为阳支,丑、卯、巳、未、酉、亥为阴支。

2. **干支配合** 干支分为阴阳,干支的配合原则是阴与阴相配,阳与阳相合。阳干必配阳支,在日为阳日,在时为阳时;阴干必配阴支,在日为阴日,在时为阴时。天干起于甲,地支起于子,两者配合即成甲子、乙丑、丙寅……壬戌、癸亥,即六十环周,又称六十花甲,是计算年、月、日、时干支的基础。

3. **天干配脏腑** 纳甲法在逐日按时、循经取穴的应用方面,主要以天干作为经穴和日时的代名词。十天干配合十二脏腑原则为:甲配胆、乙配肝、丙配小肠与三焦、丁配心与心包、戊配胃、己配脾、庚配大肠、辛配肺、壬配膀胱、癸配肾。

4. **天干配五行** 五脏属阴,配合阴干;六腑为阳,配合阳干。甲乙为木,丙丁为火,戊己为土,庚辛为金,壬癸为水。

(二)纳甲法应用方法

纳甲法的应用关键在于先知道某日具体某一时辰的天干,再根据天干和脏腑相配的原则选取穴位进行针刺治疗。

1. **求具体时辰天干方法**

(1)先求日干支:日干序号＝元旦天干数＋月份加减数＋所求日数(取和之尾数)

日支序号＝(元旦地支数＋月份加减数＋所求日数)÷12 之余数

元旦干支数见附表-3,月份加减数见附表-4。

附表-3 2006～2029年元旦干支表

年 份	元 旦 干 支	年 份	元 旦 干 支	年 份	元 旦 干 支	年 份	元 旦 干 支
2006	庚寅(7,3)	2012	辛酉(8,10)	2018	癸巳(10,6)	2024	甲子(1,1)
2007	乙未(2,8)	2013	丁卯(4,4)	2019	戊戌(5,11)	2025	庚午(7,7)
2008	庚子(7,1)	2014	壬申(9,9)	2020	癸卯(10,4)	2026	乙亥(2,12)
2009	丙午(3,7)	2015	丁丑(4,2)	2021	己酉(6,10)	2027	庚辰(7,5)
2010	辛亥(8,12)	2016	壬午(9,7)	2022	甲寅(1,3)	2028	乙酉(2,10)
2011	丙辰(3,5)	2017	戊子(5,1)	2023	己未(6,8)	2029	辛卯(8,4)

注:凡是闰年,从3月1日起均需再加1日计算。

附表-4 月份加减数表

月 份	1	2	3	4	5	6	7	8	9	10	11	12
天 干	−1	+0	−2	−1	−1	+0	+0	+1	+2	+2	+3	+3
地 支	−1	+6	+10	+5	−1	+6	+0	+7	+2	+8	+3	+9

如:求2006年6月10日干支。套用上述公式:

日干序号＝7(元旦天干数)＋0(月份加减数)＋10(取和之尾数),为7,天干为庚。

日支序号＝〔3(元旦地支数)＋6(月份加减数)＋10(所求日数)〕÷12 之余数,为7,地支为午。

即2006年6月10日为庚午日。

(2)求时辰天干:与纳支法一样,时辰地支是固定不变的,因此时辰干支只需求出时辰天干即可。方法为:根据求出的某日天干推算具体时辰天干。具体有歌诀可用:甲己还生甲,乙庚丙作初,丙辛起戊子,丁壬庚字头,戊癸起壬子,周而复始求。意思是指甲日与己日的十二时辰,都是从甲子开始,乙日、庚日从丙子开始,丙日、辛日从戊子开始,丁日、壬日从庚子开始,戊日、癸日从壬子开始。

2. **纳甲法开穴**

(1)按时开井穴:其取穴规律是根据日、时的干支,阳日阳时开阳经之穴,阴日阴时开阴经之穴,本着阳进阴退的规律循环。

阳进是指天干为阳主进,即从甲→乙→丙……。阴退是指地支为阴主退,即从戌……→

酉……→申……→……。戌是地支中阳支的最末,故阴退从戌开始。阳进阴退是推算次日的干支取井穴时辰的方法。如甲日甲戌时开窍阴,要推算乙日开井穴的时辰,就要根据阳进阴退的原则,天干从甲进一为乙,地支从戌退一为酉,故乙日开井穴大敦应在乙酉时。癸日肾经井穴的开穴时间不能在癸丑,应在亥时,这是因为每日每经值日十一时,十日累积十时形成的。见附表-5。

附表-5 纳甲法开井穴表

日 干	甲	乙	丙	丁	戊	己	庚	辛	壬	癸
时辰	甲→ 戌……	乙→ 酉……	丙→ 申……	丁→ 未……	戊→ 午……	己→ 巳……	庚→ 辰……	辛→ 卯……	壬→ 寅……	癸 亥
经脉	胆	肝	小肠	心	胃	脾	大肠	肺	膀胱	肾
井穴	窍阴	大敦	少泽	少冲	厉兑	隐白	商阳	少商	至阴	涌泉

(2) 经生经、穴生穴开五输穴:在开井穴之后,以下的开穴则按照经生经、穴生穴的顺序开穴。如日干为甲,则胆经主气,甲戌时应开胆经的井穴窍阴,甲戌的下一个时辰为乙亥,为阴时,阳时逢阴时为闭,无穴可开;再下一个时辰是丙子,属阳,阳日遇阳时则有穴可开,按经穴相生的顺序,胆属木,木能生火,小肠属火,故应开小肠经穴,窍阴属金,金能生水,小肠经的水穴是前谷,故丙子时当开前谷穴;丙子时后是丁丑时,属阴,无穴可开;再下一个时辰是戊寅时,属阳,本着经穴相生的规律,应开胃经的输穴陷谷穴。再下一个时辰是己卯,属阴,无穴可开;再下一个时辰是庚辰,属阳,按经穴相生,开大肠经阳溪穴;下一个时辰是辛巳,属阴,无穴可开;再下一个时辰是壬午,属阳,按经穴相生,当开膀胱经委中;下一个时辰是癸未,属阴,无穴可开;最后一个阳时是甲申,甲日两见甲称日干重见,因为天干10个,经脉12条,10天干不够配12经,故起于甲必重见于甲,起于乙必重见于乙。

五输穴开完后,重见如何开穴? 如甲申该开何穴? 这时需采用阳经气纳三焦、阴经血归包络和阳经纳穴他生我、阴经纳穴我生他的规律来开穴,即阳干重见开三焦经穴、阴干重见开心包经穴。因此,根据阳经纳穴他生我的原则,甲申时应开三焦经的水穴液门穴。根据阴经纳穴我生他的原则,乙未时应开心包络的火穴劳宫穴。

(3) "返本还原"开原穴:运用纳甲法经穴相生顺序开穴,当开到的穴位是"输"穴时,同时开值日经的原穴,即返本还原开穴。"本"指的是本日的值日经,"原"指的是值日经的原穴。如甲日胆经值日,当穴位开到足阳明胃经"输"穴陷谷时,应同时开胆经原穴丘墟。若为阴经,则以"输"穴代之。

为便于迅速推算纳甲法逐日按时开穴,可背诵附篇歌诀徐凤《子午流注逐日按时定穴歌》。

三、灵龟八法

灵龟八法又称奇经纳干支法、奇经纳卦法,它是运用古代哲学的九宫八卦学说,结合人体奇经八脉气血的会合,取与奇经八脉相通的八个经穴,按照日时干支的推演数字变化,采用相加、相除的方法,作出按时取穴的一种针刺法。

(一) 灵龟八法应用基础

1. 逐日干支代数 这是根据五行生成数和干支顺序的阴阳定出的,它是演算灵龟八法穴位的基本数字(附表-6)。推算歌诀:甲己辰戌丑未十,乙庚申酉九为期,丁壬寅卯八成数,戊癸巳午七相宜,丙辛亥子亦七数,逐日干支即得知。

附表-6　八法逐日干支代数表

代　数	10		9		8	7	
天　干	甲	己	乙　庚		丁　壬	戊　丙	癸　辛
地　支	辰　戌　丑　未		申　酉		寅　卯	巳　亥	午　子

2. **临时干支代数**　在灵龟八法中,每日每个时辰的干支,亦各有一个代数,也是推演八法必须掌握的内容(附表-7)。推算歌诀:甲己子午九宜用,乙庚丑未八无疑,丙辛寅申七作数,丁壬卯酉六须知,戊癸辰戌各有五,巳亥单加四共齐,阳日除九阴除六,不及零余穴下推。

附表-7　八法临时干支代数表

代　数	9	8	7	6	5	4
天　干	甲己	乙庚	丙辛	丁壬	戊癸	
地　支	子午	丑未	寅申	卯酉	辰戌	巳亥

3. **八脉交会穴与九宫八卦对应关系**　这是灵龟八法取穴的重要环节,九宫八卦与八脉交会穴对应关系为:坎一联申脉,照海坤二五,震三属外关,巽四临泣数,乾六是公孙,兑七后溪府,艮八系内关,离九列缺主。

(二)灵龟八法应用方法

运用灵龟八法,是将八法逐日、临时的干支代数共同相加,以四个数字的和按照阳日除九、阴日除六的原则,求得余数;余数即为九宫数,然后根据九宫数与八脉交会穴的对应关系开取相应穴位。

如求甲子日甲子时所开穴位:八法逐日干支代数,甲为十,子为七;八法临时干支代数,甲为九,子亦为九。四数相加的总和为35,甲子日属阳,故除九,所得余数为八。八对应的八脉交会穴是内关。即甲子日甲子时应开内关穴。此外,也可按照内关、公孙八脉交会穴配伍方式,同时开取内关、公孙穴。

四、飞腾八法

飞腾八法又称奇经纳干法,是以天干为主,按时开取八脉交会穴的方法。与灵龟八法略有不同的是,飞腾八法不论日干支和时干支,均以时干支的天干为主,取用天干所对应的八脉交会穴进行治疗。

(一)飞腾八法应用基础

飞腾八法的应用基础是知晓天干与八脉交会穴、八卦的对应关系。有歌诀:壬甲公孙乃是乾,丙居艮上内关然,戊为临泣生坎水,庚属外关震相连,辛上后溪装巽卦,乙癸申脉到坤传,己土列缺南离上,丁居照海兑金全(附表-8)。

附表-8　天干八穴八卦配合表

时　辰	壬　甲	丙	戊	庚	辛	乙　癸	己	丁
腧穴	公孙	内关	临泣	外关	后溪	申脉	列缺	照海
八卦	乾	艮	坎	震	巽	坤	离	兑

（二）飞腾八法应用方法

飞腾八法的应用方法是，只要推算出某时的天干，即可按照天干为壬甲取公孙、天干为丙取内关等的方法取穴治疗。此外，也可按照八脉交会穴配穴配伍方式，同时开取上下两穴。

第四节　针灸歌赋选

一、四总穴歌

【出处】　明代徐凤《针灸大全》

【歌诀】

肚腹三里留，腰背委中求。头项寻列缺，面口合谷收。

二、十五络脉歌

【出处】　明代刘纯《医经小学》

【歌诀】

人身络脉一十五，我今逐一从头举，手太阴络为列缺，手少阴络即通里，
手厥阴络为内关，手太阳络支正是，手阳明络偏历当，手少阳络外关位，
足太阳络号飞扬，足阳明络丰隆记，足少阳络为光明，足太阴络公孙寄，
足少阴络名大钟，足厥阴络蠡沟配，阳督之络号长强，阴任之络名尾翳，
脾之大络为大包，十五络名君须记。

三、井荥输（原）经合歌

【出处】　明代刘纯《医经小学》

【歌诀】

少商鱼际与太渊，经渠尺泽肺相连，商阳二三间合谷，阳溪曲池大肠牵。
隐白大都太白脾，商丘阴陵泉要知，厉兑内庭陷谷胃，冲阳解溪三里随。
少冲少府属于心，神门灵道少海寻，少泽前谷后溪腕，阳谷小海小肠经。
涌泉然谷与太溪，复溜阴谷肾所宜，至阴通谷束京骨，昆仑委中膀胱知。
中冲劳宫心包络，大陵间使传曲泽，关冲液门中渚焦，阳池支沟天井索。
大敦行间太冲看，中封曲泉属于肝，窍阴侠溪临泣胆，丘墟阳辅阳陵泉。

四、十二背俞穴歌

【出处】　选自罗永芬主编的中医药类规划教材《腧穴学》

【歌诀】

三椎肺俞厥阴四，心五肝九十胆俞，十一脾俞十二胃，十三三焦椎旁居，
肾俞却与命门平，十四椎外穴是真，大肠十六小十七，膀胱俞与十九平。

五、郄穴歌

【出处】 选自罗永芬主编的中医药类规划教材《腧穴学》

【歌诀】

郄犹孔隙义,本属气血集;肺向孔最取,大肠温溜别;
胃经是梁丘,脾属地机穴;心则取阴郄,小肠养老别;
膀胱金门守,肾向水泉施;心包郄门刺,三焦会宗持;
胆郄在外丘,肝经中都是;阳跷跗阳走,阴跷交信期。

六、十四经穴歌

【出处】 李梴《医学入门》

【歌诀】

1. **手太阴肺经穴歌** 手太阴肺十一穴,中府云门天府诀,侠白尺泽孔最存,列缺经渠太渊涉,鱼际少商如韭叶(左右二十二穴)。

2. **手阳明大肠经穴歌** 手阳明经起商阳,二间、三间、合谷藏,阳溪、偏历、温溜长,下廉、上廉、手三里,曲池、肘髎、五里近,臂臑、肩髃、巨骨当,天鼎、扶突、禾髎接,鼻旁五分号迎香(左右四十穴)。

3. **足阳明胃经穴歌** 四十五穴足阳明,头维、下关、颊车停,承泣、四白、巨髎经,地仓、大迎对人迎,水突、气舍连缺盆,气户、库房、屋翳屯,膺窗、乳中延乳根,不容、承满、梁门起,关门、太乙、滑肉门,天枢、外陵、大巨存,水道、归来、气冲次,髀关、伏兔走阴市,梁丘、犊鼻、足三里,上巨虚连条口位,下巨虚跳上丰隆,解溪、冲阳陷谷中,内庭、历兑经穴终(左右九十穴)。

4. **足太阴脾经穴歌** 二十一穴脾中州,隐白在足大指头,大都、太白、公孙盛,商丘、三阴交可求,漏谷、地机、阴陵穴,血海、箕门、冲门开,府舍、腹结、大横排,腹哀、食窦连天溪,胸乡、周荣、大包随(左右四十二穴)。

5. **手少阴心经穴歌** 九穴午时手少阴,极泉、青灵、少海深,灵道、通里、阴郄邃,神门、少府、少冲寻(左右一十八穴)。

6. **手太阳小肠经穴歌** 手太阳穴一十九,少泽、前谷、后溪数,腕骨、阳谷、养老绳,支正、小海外辅肘,肩贞、臑俞接天宗,髎外秉风、曲垣首,肩外俞连肩中俞,天窗乃与天容偶,锐骨之端上颧髎,听宫耳前珠上走(左右三十八穴)。

7. **足太阳膀胱经穴歌** 足太阳经六十七,睛明目内红肉藏,攒竹、眉冲与曲差,五处上寸半承光,通天、络却、玉枕昂,天柱后际大筋外,大杼背部第二行,风门、肺俞、厥阴四,心俞、督俞、膈俞强,肝、胆、脾、胃俱挨次,三焦、肾、气海、大肠,关元、小肠到膀胱,中膂白环仔细量,自从大杼至白环,各节外寸半长。上髎、次髎中复下,一空二空腰髁当,会阳尾骨外取,附分侠脊第三行,魄户、膏肓与神堂,譩譆、膈关、魂门九,阳纲、意舍仍胃仓,肓门、志室、胞肓续,二十椎下秩边场。承扶臀横纹中央,殷门、浮郄到委阳,委中、合阳、承筋是,承山、飞扬踝附阳,昆仑、仆参连申脉,金门、京骨、束骨忙,通谷、至阴小指旁(一百三十四穴)。

8. **足少阴肾经穴歌** 足少阴穴二十七,涌泉、然谷、太溪溢,大钟、水泉通照海,复溜、交信、筑宾实,阴谷膝内跗骨后,以上从足走至膝。横骨、大赫联气穴,四满、中注、肓俞脐,商曲、石关、阴都密,通谷、幽门半寸辟。折量腹上分十一,步廊、神封膺灵墟,神藏、彧中、俞府毕(左右五十四穴)。

9. **手厥阴心包络经穴歌** 九穴心包手厥阴,天池、天泉、曲泽深,郄门、间使、内关对,大陵、劳宫、中冲侵(左右一十八穴)。

10. **手少阳三焦经穴歌** 二十三穴手少阳,关冲、液门、中渚旁,阳池、外关、支沟正,会宗、三阳、四渎长,天井、清冷渊、消泺,臑会、肩髎、天髎堂,天牖、翳风、瘈脉青,颅息、角孙、丝竹张,和髎、耳门听有常(左右四十六穴)。

11. **足少阳胆经穴歌** 少阳足经瞳子髎,四十四穴行迢迢,听会、上关、颔厌集,悬颅、悬厘、曲鬓翘,率谷、天冲、浮白次,窍阴、完骨、本神邈,阳白、临泣、目窗辟,正营、承灵、脑空摇,风池、肩井、渊液部,辄筋、日月、京门标,带脉、五枢、维道续,居髎、环跳、风市招,中渎、阳关、阳陵穴,阳交、外丘、光明宵,阳辅、悬钟、丘墟外,足临泣、地五、侠溪,第四指端窍阴毕(左右八十八穴)。

12. **足厥阴肝经穴歌** 一十三穴足厥阴,大敦、行间、太冲侵,中封、蠡沟、中都近,膝关、曲泉、阴包临,五里、阴廉、羊矢穴,章门常对期门深(二十六穴)。

13. **任脉经穴歌** 任脉三八起阴会,曲骨、中极、关元锐,石门、气海、阴交仍,神阙、水分、下脘配。建里、中上脘相连,巨阙、鸠尾蔽骨下,中庭、膻中慕玉堂,紫宫、华盖、璇玑夜,天突结喉是廉泉,唇下宛宛承浆舍(二十四穴)。

14. **督脉经穴歌** 督脉中行二十七,长强、腰俞、阳关密,命门、悬枢接脊中,筋缩、至阳、灵台逸,神道、身柱、陶道长,大椎平肩二十一,哑门、风府、脑户深,强间、后顶、百会率,前顶、囟会、上星圆,神庭、素髎、水沟窟,兑端开口唇中央,龈交唇内任督毕(二十七穴)。

七、百症赋

【出处】 明代高武《针灸聚英》

【歌诀】

百症俞穴,再三用心。囟会连于玉枕,头风疗以金针。悬颅、颔厌之中,偏头痛止;强间、丰隆之际,头痛难禁。原夫面肿虚浮,须仗水沟、前顶;耳聋气闭,全凭听会、翳风。面上虫行有验,迎香可取;耳中蝉噪有声,听会堪攻。目眩兮,支正、飞扬;目黄兮,阳纲、胆俞。攀睛攻少泽、肝俞之所,泪出刺临泣、头维之处。目中漠漠,即寻攒竹、三间;目觉䀮䀮,急取养老、天柱。观其雀目肝气,睛明、行间而细推;审他项强伤寒,温溜、期门而主之。廉泉、中冲,舌下肿疼堪取;天府、合谷,鼻中衄血宜追。耳门、丝竹空,住牙疼于顷刻;颊车、地仓穴,正口㖞于片时。喉痛兮,液门、鱼际去疗,转筋兮,金门、丘墟来医。阳谷、侠溪,颔肿口噤并治;少商、曲泽,血虚口渴同施。通天去鼻内无闻之苦,复溜祛舌干口燥之悲。哑门、关冲,舌缓不语而要紧;天鼎、间使,失音嗫嚅而休迟。太冲泻唇㖞以速愈,承浆泻牙疼而即移。项强多恶风,束骨相连于天柱;热病汗不出,大都更接于经渠。且如两臂顽麻,少海就傍于三里;半身不遂,阳陵远达于曲池。建里、内关,扫尽胸中之苦闷;听宫、脾俞,祛残心下之悲凄。久知胁肋疼痛,气户、华盖有灵;腹内肠鸣,下脘、陷谷能平。胸胁支满何疗,章门、不容细寻。膈疼饮蓄难禁,膻中、巨阙便针。胸满更加噎塞,中府、意舍所行;胸膈停留瘀血,肾俞、巨髎宜征。胸满项强,神藏、璇玑已试;背连腰痛,白环、委中曾经。脊强兮,水道、筋缩;目瞤兮,颧髎、大迎。痉病非颅息而不愈,脐风须然谷而易醒。委阳、天池,腋肿针而速散;后溪、环跳,腿疼刺而即轻。梦魇不宁,厉兑相谐于隐白;发狂奔走,上脘同起于神门。惊悸怔忡,取阳交、解溪勿误;反张悲哭,仗天冲、大横须精。癫疾必身柱、本神之令,发热仗少冲、曲池之津。岁热时行,陶道复求肺俞理;风痫常发,神道还须心俞宁。湿寒湿热下髎定,厥寒厥热涌泉清。寒慄恶寒，二间疏通阴郄暗；烦心呕吐，幽门开彻玉堂明。行间、涌泉，主消渴之肾竭；阴陵、水分，去水肿之脐盈。痨瘵传尸，趋魄户、膏肓之路；中邪霍乱，寻阴谷、三里之程。治疸消黄，谐后溪、劳宫而看；倦言嗜卧，往通里、大钟而明。咳嗽连声，肺俞须迎天突穴；小便赤涩，兑端独泻太阳经。刺长强与承山，善主肠风新下血；针三阴与气海，专司白浊久遗精。且如肓俞、横骨，泻五淋之久积；阴郄、后溪，治盗汗之多出。脾虚谷以不消，脾俞、膀胱俞觅；胃冷食而难化，魂门、胃俞堪责。鼻痔必取龈交，瘿气须求浮白。大敦、照海，患寒疝而善蠲；五里、臂臑，生疬疮而能治。至阴、屋翳，疗痒疾之疼多；肩髃、阳溪，消瘾风之热极。抑又论妇人经事改常，自有地机、血海；女子少气漏血，不无交信、合阳。带下产崩，冲门、气冲宜审；月潮违限，天枢、水泉细详。肩井乳痈而极效，商丘痔瘤而最良。脱肛趋百会、尾翳之所，无子搜阴交、石关之乡。中脘主乎积痢，外丘收乎大肠。寒疟兮商阳、太溪验，痃癖兮冲门、血海强。夫医乃人之司命，非志士而莫为；针乃理之渊微，须至人之指教。先究其病源，后攻其穴道，随手见功，应针取效。方知玄理之玄，始达妙中之妙。此篇不尽，略举其要。

八、徐凤《子午流注逐日按时定穴歌》

【出处】 明代徐凤《针灸大全》

【歌诀】

甲日戌时胆窍阴，丙子时中前谷荥，戊寅陷谷阳明俞，返本丘墟木在寅。
庚辰经注阳溪穴，壬午膀胱委中寻，甲申时纳三焦水，荥合天干取液门。
乙日酉时肝大敦，丁亥时荥少府心，己丑太白太冲穴，辛卯经渠是肺经，
癸巳肾宫阴谷合，乙未劳宫火穴荥。
丙日申时少泽当，戊戌内庭治胀康，庚子时在三间俞，本原腕骨可祛黄，
壬寅经火昆仑上，甲辰阳陵泉合长，丙午时受三焦火，中渚之中仔细详。
丁日未时心少冲，己酉大都脾土逢，辛亥太渊神门穴，癸丑复溜肾水通，
乙卯肝经曲泉合，丁巳包络大陵中。
戊日午时厉兑先，庚申荥穴二间迁，壬戌膀胱寻束骨，冲阳土穴必还原，
甲子胆经阳辅是，丙寅小海穴安然，戊辰气纳三焦脉，经穴支沟刺必痊。
己日巳时隐白始，辛未时中鱼际取，癸酉太溪太白原，乙亥中封内踝比，
丁丑时合少海心，己卯间使包络止。
庚日辰时商阳居，壬午膀胱通谷之，甲申临泣为俞木，合谷金原返本归。
丙戌小肠阳谷火，戊子时居三里宜，庚寅气纳三焦合，天井之中不用疑。
辛日卯时少商本，癸巳然谷何须忖，乙未太冲原太渊，丁酉心经灵道引，
己亥脾合阴陵泉，辛丑曲泽包络准。
壬日寅时起至阴，甲辰胆脉侠溪荥，丙午小肠后溪俞，返求京骨本原寻，
三焦寄有阳池穴，返本还原似的亲，戊申时注解溪胃，大肠庚戌曲池真，
壬子气纳三焦寄，井穴关冲一片金，关冲属金壬属水，子母相生恩义深。
癸日亥时井涌泉，乙丑行间穴必然，丁卯穴中神门是，本寻肾水太溪原，
包络大陵原并过，己巳商丘内踝边，辛未肺经合尺泽，癸酉中冲包络连，
子午截时安定穴，留传后学莫忘言。

第五节 | 针灸临床病历书写格式

一、门诊病历书写格式

1. 初诊记录

　年　　月　　日

2. 患者基本情况

姓名：　　　性别：　　　年龄：　　　病历号：

3. 问诊

主诉：

病史：

4. 望诊、闻诊、切诊

与诊断有关的望诊、闻诊、切诊的阳性所见，必要的体格检查等。

舌象：舌体、舌质、舌苔、舌底脉络。

脉象：成人脉诊，2周岁以下小儿察指纹。

实验室检查及特殊检查结果。

5. 辨证分析

归纳四诊所得的主症、阳性体征、舌象、脉象等，扼要分析病因、病机、病位、病性。

6. 诊断

含中医病(证)名(包括证型)及西医病名。倘若一时难以明确诊断者，可写疑似诊断。但门诊3次仍未确诊者，应请上级医师会诊，协助诊断。

7. 治则及治法

根据辨证写出治疗原则；根据治疗原则拟订针灸处方及刺灸方法，即根据治则选穴配方，施行一定的刺灸方法。

8. 医嘱

进一步诊治建议以及护理要求、饮食宜忌等。

医师(签名)：×××

二、住院病历书写格式

1. 患者基本情况

姓名：　　　性别：　　　年龄：

婚况：　　　职业：　　　民族：

国籍：　　　出生地：

家庭住址：　　　　　邮政编码：

入院时间：　　　　　病历采集时间：

病史陈述者：　　　　　　　　　　可靠程度：

发病节气：　　　　病案号：　　　　　　　联系电话：

2. 问诊

主诉：患者最痛苦的主要症状(或体征)及持续时间(多种主诉者,应按发生顺序分别列出)。

现病史：围绕主诉,详细询问疾病发生、发展及诊治过程。重点写明起病诱因、原因、时间、形式、始发症状、主要症状和伴随症状(若以疼痛为主诉,则应记录疼痛的部位、性质、规律和使疼痛减轻或加重的原因),病情发展与演变过程,检查、诊断及治疗经过,所用过的中、西药物的名称、剂量、用法、用药时间和其他特殊疗法,治疗反应和症状、体征等病情变化情况,发病以来的精神、饮食、睡眠、二便等情况和就诊当时的症状(结合"十问"加以记录)。对有鉴别诊断意义的阴性表现也应列入。

既往史：记录既往健康状况,按时间顺序,系统回顾过去曾患疾病的情况及传染病接触史、手术史等。

个人史：记录出生地、居留地、居住环境和条件、生活和工作情况、饮食习惯、情志状态、特殊嗜好等。

婚育史：包括结婚年龄和配偶、子女的健康状况。女性患者要记录月经史、生育史等情况。月经史包括初潮年龄、月经周期和经质、经量、经色、绝经年龄等;生育史包括怀孕、胎次、分娩及哺乳情况。

过敏史：记录药物、食物及其他过敏情况。

家族史：记录直系亲属和与本人生活密切相关的亲属的健康状况,如果亲属已死亡则应记录其死亡时间、年龄及死因。

3. 望诊、闻诊、切诊

神色形态：包括发育、神志、精神、体态及气色。

声息气味：包括语言、呼吸、咳喘、嗳气、呃逆、呕吐、呻吟、肠鸣音和患者身体的分泌物、呕吐物以及大、小便的气味等。

皮肤毛发：毛发的分布、疏密、色泽,肌肤的温度、湿度、色泽、弹性,以及有无斑疹、疮疡、结节、肿块、浮肿、脱皮、脱毛现象等。

舌象：舌体形态,舌质(颜色、润燥、瘀点、瘀斑),舌苔(颜色、厚薄、润燥),舌底脉络(颜色、形态)。

脉象：主要指寸口脉而言。必要时切人迎脉(颈部)、趺阳脉(足背)。2周岁以下小儿需察指纹。

其他：头面、五官、颈项、胸腹、腰背、四肢、爪甲、前后二阴的望、闻、切诊。

体格检查：记录西医查体的阳性体征及有鉴别诊断意义的阴性体征。特殊检查情况也可记录在此。

实验室检查：记录入院时已做过的各种实验室检查结果及特殊检查结果,如血常规、尿常规、大便常规、肝功能、乙肝表面抗原(HBsAg)、胸透、心电图、B超、内镜、CT等。

4. 辨证与诊断依据

四诊摘要：把与辨证论治密切相关的四诊所得资料进行全面、系统、扼要的归纳。

辨证分析：从四诊、病因病机、证候、病证鉴别、病势演变等方面进行分析。

西医诊断依据：指主要疾病的诊断依据(并非所有疾病)。

5. 入院诊断

中医诊断：病(证)名(包括证型)。

西医诊断：病名。

6. **治则及治法**

治疗原则：根据辨证而设立相应的治则。

针灸处方及刺灸方法：根据治则选穴配方,选择相应的刺灸方法及补泻手法。

如果结合用药,则要写出方名及加减(自拟方可不写方名)。处方药物要求每行写四味药,药物名称右下角写剂量(g),右上角注明特殊煎服法(必要时写明总体煎服法)。中成药、西药只写药名和服法。

7. **医嘱**

对患者的生活起居、饮食调养等提出护理方面的指导。

医师(签名)：×××